DSM-5™ 实践指南

DSM-5™ in Action

（第 3 版）

原　著　Sophia F. Dziegielewski

主　译　郑　毅　石　川

U0233571

北京大学医学出版社

DSM-5™ SHIJIAN ZHINAN（DI 3 BAN）

图书在版编目（CIP）数据

DSM-5™ 实践指南：第 3 版 /（美）索菲娅·泽奇勒维施奇著；郑毅，石川主译 . —北京：北京大学医学出版社，2019.2

书名原文：DSM-5™ in Action

ISBN 978-7-5659-1911-4

Ⅰ . ① D… Ⅱ . ①索… ②郑… ③石… Ⅲ . ①精神障碍－诊疗－指南 Ⅳ . ① R749-62

中国版本图书馆 CIP 数据核字（2018）第 266386 号

北京市版权局著作权合同登记号：图字：01-2016-2812

DSM-5 in Action/Sophia F. Dziegielewiski

DSM-5™ 实践指南（第 3 版）

主　译：郑　毅　石　川
出版发行：北京大学医学出版社
地　址：（100191）北京市海淀区学院路 38 号　北京大学医学部院内
电　话：发行部 010-82802230；图书邮购 010-82802495
网　址：http://www.pumpress.com.cn
E-mail：booksale@bjmu.edu.cn
印　刷：北京瑞达方舟印务有限公司
经　销：新华书店
责任编辑：陈　奋　靳　奕　责任校对：靳新强　责任印制：李　啸
开　本：787mm×1092mm　1/16　印张：31.25　字数：780 千字
版　次：2019 年 2 月第 1 版　2019 年 2 月第 1 次印刷
书　号：ISBN 978-7-5659-1911-4
定　价：168.00 元
版权所有，违者必究
（凡属质量问题请与本社发行部联系退换）

献给 Cheryl · Green 博士

我相信智力是一个人一辈子所获得知识的总和。然而，智慧远远超越了智力。智慧要以智力为基础，如若不能惠及他人，则毫无意义。当拥有智慧时，人会自然地想要给予，而没有对损失的恐惧。这意味着知识纯粹是由我们能教给别人的事情和与别人分享的事情来衡量的。

对于谢丽尔·格林博士来说，她的聪明才智使她成为一名社会工作学者。她的智慧触动了我的灵魂，使她成为我的同事和我最亲爱的朋友。她的幽默感和"谢丽尔风格（Cheryllisms）"使我们在一起的时光显得那样短暂。尽管 Cheryl 在本书成形前就去世了，但她的教学和写作，在像我这样的众多社会工作者的心中留下了永恒的印记。虽然我没有一天停止过对我最亲爱朋友的思念，但曾和她一起度过的美好时光让我感到宽慰。

译者名单

主　　译　郑　毅　石　川

译　　者（按姓氏汉语拼音排序）

曹玉萍　中南大学湘雅二医院

陈　俊　上海交通大学医学院附属精神卫生中心

胡少华　浙江大学医学院附属第一医院

柯晓燕　南京医科大学附属脑科医院

李春波　上海交通大学医学院附属精神卫生中心

李　静　重庆医科大学附属第一医院

李　毅　武汉市精神卫生中心

刘寰忠　安徽医科大学附属巢湖医院

骆艳丽　上海交通大学医学院附属仁济医院

邵春红　复旦大学附属华山医院

石　川　北京大学第六医院

宋学勤　郑州大学第一附属医院

苏中华　济宁医学院第二附属医院

孙秀丽　河北省第六人民医院

田　峰　山西医科大学第二医院

王华丽　北京大学第六医院

王惠玲　武汉大学人民医院

王志仁　北京回龙观医院

吴仁容　中南大学湘雅二医院

夏　炎　哈尔滨医科大学附属第一医院

向小军　中南大学湘雅二医院

谢守付　大连市第七人民医院

杨建中　昆明医科大学第二附属医院

袁勇贵　东南大学附属中大医院

岳伟华　北京大学第六医院

张瀚迪　汕头大学精神卫生中心

张　岚　四川大学华西医院

张云淑　河北省第六人民医院

周　波　四川省医学科学院·四川省人民医院

邹韶红　新疆维吾尔自治区人民医院

译者前言

DSM-5，即《精神疾病诊断与统计手册》（第 5 版），被誉为精神医学的新版"圣经"。美国精神病学会（APA）耗时 14 年，汇聚了 1500 余名专家的智慧与心血编写了这本手册，DSM-5 在美国乃至世界上许多其他国家都是"至高无上"的行业标准。不仅精神卫生专业人员在治疗患者时常规使用这本手册，就连保险公司决定将哪些疾病纳入保险也依照此手册。此外，其他学科的临床医生、法医，监狱，制药企业以及药物代理机构，甚至是确定领养儿童资格的相关机构，都要参照这本书。

然而，DSM-5 自 2013 年问世至今，尽管在相关领域已被广为知晓，诊断条目也被翻译成中文发表，但在国内能正确和合理应用者并不多。很多精神科医生"知其然，但不知其所以然"，对理解和操作层面的认识都不够深入。究其原因，一方面是 DSM-5 发生了很多不同于先前版本的概念和结构上的变化，增加了一些复杂的新疾病和新概念；另一方面，也是根本原因，就是 DSM-5 的配套应用书籍没有被翻译成中文引入国内。

其实在美国有两本配套的辅助用书：一本是 *DSM-5 in Action*（《DSM-5™ 实践指南（第 3 版）》），另一本是 *DSM-5 Clinical Cases*（《DSM-5 临床案例》）。这两本书从应用者的需求出发，强调实用性和可操作性，相互呼应、相互支撑，不但适合精神科医生使用，也适合医学及心理学相关的各个学科的从业人员参考。

《DSM-5™ 实践指南（第 3 版）》涵盖从概念解析分类到诊断性评估的内容，强调对概念的理解和应用，而从临床操作入手学习和应用 DSM-5 诊断标准是符合精神科临床实践、使诊断逐渐趋同和标准化的主要方法。本书还注重引导读者对诊断和分类进行思考，以及学会用质疑的眼光寻找问题，特别是强调应用现代化的诊断性评估手段。虽然诊断和评估的概念具有丰富的历史传承，但是诊断程序和基于行为结果之间的联系须不断地实践和强化。

本书还重点强调 DSM-5 中多学科和跨学科的合作问题。的确，随着医学科学的进步，诊断过程需要所有医学和非医学专业训练有素的人员以团队协作的方式来完成。通过团队的共同努力，才能较好地完成精神科的复杂诊断。

本书将有助于促进 DSM 与 ICD 在术语使用上的沟通，特别是中国强调使用 ICD 系统，这本书的作用更为突出。在 ICD-11 即将问世之际，本书将有助于形成一个全面的诊断性评估体系的国际视角，这对于直接指导临床治疗和实现基于实践策略的治疗计划是必不可少的。

本书在编排上也有独特之处，不仅能帮助执业医生将完整的信息整合于诊断性评估系统，同时还能使诊断性评估更有效地用于当前的治疗计划和实践策略。书中的"快速参考"栏目能帮助读者方便和有效地掌握 DSM-5 的核心知识，并提供了一种快速的实践学习和参与形式。

我非常认同原书作者的观点，即编写一本读者喜欢的、实用的、基于实践的诊断辅助手册是不容易的。事实也是如此，最佳的诊断性评估需要大量艰苦的工作、基于个性化的实践智慧及以循证为基础的实践策略。因此，本书的完成是时间和经验的融合。原书的作者中有许多高年资的专家，其中一些有超过25年的专业实践经历和教学经验。他们耗时4年多的时间，对许多章节进行了反复的修改，甚至重写，才将此书出版。

本书的翻译工作由中华医学会精神科分会的青年委员完成，他们都是来自全国的优秀中青年精神科医生，大部分是医学博士。经过大家不懈的努力，该书的中文版才得以面世，在此对他们的辛勤工作和无私的奉献表示衷心的感谢。我还要特别感谢我的合作伙伴，联合主译者石川教授，他的专业、执着和奉献精神令我感动。

本书和《DSM-5 临床案例》这两本介绍和指导使用 DSM-5 的权威著作终于在中国全部翻译出版了，被誉为精神医学新版"圣经"的 DSM-5 也将随之被广大中国精神医学界从业人员深入了解。这无疑会推动中国精神医学科研、教学和临床实践的发展，并最终使广大的精神障碍患者及其家庭乃至全社会受益。

本书译成中文时，为保持学术文章完整性，未对内容进行删减，保留了所有内容。原著中不同学者的观点不代表译者本人的观点，对此请读者本着批判吸收的态度甄别借鉴。由于翻译人员众多，各人对原版书意思的理解可能存在不尽相同之处。此外，由于时间仓促和水平有限，书中难免出现一些表达上的缺陷甚至错误。在此，我们诚恳地希望读者能给予谅解并敬请大家斧正！

在组织翻译这本书的过程中，对于出版社人员的精心审校，我们在此深表感谢！

郑　毅

2018 年 10 月初于北京

原著前言

本书的重点是向读者介绍诊断性评估，包括其明显的优势以及其局限性。虽然诊断和评估的概念具有丰富的历史传承，但是将诊断程序和行为结果联系起来需要一种实践策略，该策略应认识到个人问题与其所处环境之间关系的重要性。持续不断地评估和再评估，以确定如何最好地应对与患者健康相关的情绪、身体和情境因素的变化是至关重要的。

本书强调多学科和跨学科这一焦点，邀请所有医学和非医学背景的专业人员、社会工作者和其他精神卫生执业医生加入团队协作。在共同努力下，团队通过提供综合的诊断性评估来确保高质量的服务。

本书利用但并不限于《精神疾病诊断和统计手册》（DSM）中罗列的诊断术语，以清楚地提供治疗计划和应用建议。诊断性评估贯穿于被称作精神卫生领域圣经的著作中，如《精神疾病诊断和统计手册》（第 5 版）（DSM-5，美国精神病学会，2013），《国际疾病分类》（第 9 版，第 10 版）（ICD-9-CM，ICD-10-CM；WHO，1993，2008）。这些书几十年来一直是精神卫生实践的标准。对于精神卫生专业人士来说，由于新版 DSM-5 与 ICD-10 保险结算相交叉，最新要求其在 2015 年 10 月强制使用，因此，新版 DSM-5 将带来翻天覆地的变化也就不足为奇了。

熟悉这些书对于实施诊断性评估是重要的，所有精神卫生专业人员都须了解这些信息，及如何将其纳入合适的、有效的及高效的实践策略。为辅助此过程，这本书概述了 DSM-5 的相关基本诊断信息，并提供了治疗策略的建议。

与之前的版本类似，这一版的内容也不仅仅是学习诊断标准的一个手册，在提供基本概述之后，内容扩展到治疗方案、治疗策略，包括最佳个性化治疗建议。在使用 DSM 过程中，仍存在一些对过度诊断、误诊、给患者贴标签的忧虑——这些无疑会对个人、医学、社会和就业产生严重负面影响——因此，在实践中知情同意且符合伦理标准比任何时候都更加重要。向 DSM-5 过渡的初期须平衡 DSM-Ⅳ-TR 和 DSM-5 这 2 本书的知识。精神卫生执业医生坚信在临床实践决策中应恪守道德规范、考虑环境因素的影响、尊重文化多样性的原则。从这个角度看，本书中描述的诊断性评估体现了这些概念，如个人尊严、价值、尊重，以及无偏见的态度。

社会工作者和其他精神卫生咨询师（通常称为执业医生），认识到这些价值是所有治疗计划和干预的基石。很多时候这些概念仍然是主观的，需要专业的确认、解释和应用。执业医生不要局限于常规的诊断标准，须根据实际情况解读、应用，以形成有用和有效的实践策略。最重要的是要记住各个版本的 DSM 都不提供具体的治疗建议。但我希望这本书将有助于促进 DSM 与 ICD 在医疗保险支付上的联动，这本书将概述综合的诊断性评估，将其直接用于指导治疗和治疗计划对于实施、实践策略是必不可少的。

概览

本书第一部分的 4 个章节，向读者介绍专业人员既往使用的主要诊断性评估方案，并通过诊断的视角概述支持和反对的问题。在这些介绍性章节中，诊断和评估的基础以这些专业术语当前在健康和精神卫生实践领域的应用为例进行说明。学习过程从开始就要求了解这些术语，如诊断和评估，是如何与当前的健康和精神卫生实践相结合的。历史回顾的角度提供了 DSM 的背景，对比了先前多版本之间的异同以及最新版本 DSM-5 基本原理的异同点。此外，本单元还总结了当前关于 DSM-5 的期望和争议。DSM-5 考虑了支持性信息的重要性，包括使用维度评估、横断面症状和文化模式的访谈（CFI）。本部分以诊断印象同治疗计划和实践策略的连接如何在实践指南中得到体现的概述结束。病例展示了理论概念的应用及这些原则是如何与实践策略相结合的。

第二部分提供了每个障碍类别的综合诊断信息，指出常见的精神病性障碍状况。每章都包含了快速参考，旨在清晰和简明地突出最重要的诊断标准。病例展示了标准如何在现实中呈现。应用章节的每一个障碍类别中，至少一个障碍突出了"实践指南"这本书的焦点。病例提供了一个综合的诊断性评估和治疗计划，反映相关的实践策略。

附加治疗方案是这本书之前的版本最受欢迎的特点之一，在本版中得到了扩展。治疗计划对于干预策略必不可少，无论诊断中依据 DSM 还是 ICD，治疗计划和干预策略是相似的。因此，附录涵盖了没能在独立章节中介绍的部分障碍，同时也选择性增加了快速参考条目来简明解释这些标准。每个治疗方案解释应该记录的症状和体征，患者的短期和长期治疗目标，以及患者、医生和家庭需要做的事情。

独特之处

本书保持的独特之处在于它对执业医生提出了新的挑战，它要求执业医生将信息整合于一个完整的诊断性评估系统，该系统给诊断性评估用于当前的治疗计划和实践策略搭建了桥梁。每一章配有快速参考，目的是给健康和精神卫生执业医生一种有实践参与感的学习经历。这本书无意涉及精神障碍及其后续治疗的所有方面。相反，它提供了一个便于入手的框架和对后续治疗的建议。

因此，本书为读者提供了最常被诊断的精神障碍的综合参考，以及旨在展示如何将诊断框架专门用于当前的实践策略。每个涉及的障碍都是精挑细选的，也是基于现实中最常见和在研究生课堂最常讲授的情况。此外，根据诊断的普及程度，本书涉及的这些障碍也是社会工作和其他精神卫生相关的执业考试中经常考查的障碍。

就我个人而言，我认为编写一本方便读者阅读并基于实践的手册绝非易事，事实也是如此。做出最好的诊断性评估需要大量艰苦的工作，所有实践智慧必须植根于个性化的、以实证为基础的实践策略。因此，这个版本的实际章节起草，从第一次提议到最终定稿耗时超过4年，历经数次重写和编辑。这本书体现了我超过25年的专业实践和教学经验。此外，我与所有章节的特约作者共事过，他们都是该领域的执业医生，我们一起花了无数个小时决定如何最好地将实践经验转换为文字。所有参与编写本书的工作者都对自己的职业充满激情，且都认同我们能从所服务的患者身上学到很多。我们都深信如果不联系实践策略，诊断技巧将永远无法满足实际需要。

本书所用的病例旨在帮助读者理解本书内容及其与应用实践之间的有机连接。其他专业人员提到的许多难点在书中得到了特别关注。病例中呈现信息的方式高效且具有实践意义，在考虑到现实环境的同时注重保护患者的权益。因此，作者希望读者通过对本书的学习探索，认识到诊断性评估不仅仅是"盲人摸象"。

诊断和评估总会具有一定的主观性，就像每个个体和最佳干预策略都有一定的主观性一样。从当事人立场入手往往最能实现成功的诊断性评估，而这一点经常被忽略。本书的这个版本，与之前的版本一样，希望使执业医生超越传统的诊断性评估模式，并为实践策略的制定和实施点燃创造性的星星之火，正如其已经在我们之间做到的那样。成功的应用治疗策略的前提是充分考虑到个人在环境中的重要性，以及与个人、家庭和相关支持系统支持作用的重要性。欢迎你阅读本书的最新版，当面对就诊者时，我希望你永远不要忘记以下3点（3Rs）：理解、尊重和责任。

REFERENCES

American Psychiatric Association. (2013). *Diagnostic and statistical manual of mental disorders* (5th ed.). Arlington, VA: American Psychiatric Publishing.

World Health Organization. (1993). *International classification of diseases: Mental disorders* (10th ed.). Geneva, Switzerland: Author.

World Health Organization. (2008). *ICD-10: International statistical classification of diseases: Clinical modification* (10th rev. ed.). New York: NY: Author.

致　谢

　　我非常感激所有帮助我完成"实践"章节的共同作者。能分享这些经验丰富的执业医生的一手经历是非常宝贵的。我还要感谢我在督导的专业实践和社会工作执照考试培训中指导过的 18 000 名社会工作者和咨询师。他们在实践中的所见所闻和对遇到的问题的出色反馈帮助我成为了一名更好的教师和执业医生。为此，我将永远心存感激，并打算为更多人的职业道路提供帮助，尽我所能回馈他们。作为精神卫生执业医生，尽管有指南的指导，但在职业道路上我们会面对复杂变化的环境带来的挑战，我们还肩负着探索这些变化给我们所服务的患者及我们的专业实践带来的影响和根据变化调整我们的工作的重任。

　　我还要感谢我的患者，他们使我懂得不拘泥常规及认识到每一个我有幸治疗的个体的独特之处的重要性。亲眼目睹了对精神疾病患者的歧视和给患者贴上精神疾病标签带来的危险，使我非常敏感和警惕，它提醒我注意确保诊断性评估有据可循，且要考虑不同情境或不同环境中个体的差异。这意味着每遇到一个就诊者，必须首先认识个体的独特性，对就诊者和他所处的情境表示尊重，并承担起提供最全面的诊断性评估和后续治疗的责任。

　　此外，本书的最终质量离不开幕后为编辑和出版辛勤工作的人。首先，我要感谢社会学硕士 Barbara Maisevich 女士对书稿的复审和技术支持。我还要感谢高级编辑、社会工作者和心理咨询师 Rachel Livsey，以及 John Wiley & Sons 出版社的"超级"编辑 Kim Nir。感谢他们对新想法的接纳，他们充沛的精力、不懈的动力、昂扬的斗志和坚定的毅力，使他们两人成为富有智慧的老师、导师、同事和朋友。

　　最后，我想要感谢我的家人、朋友和同事，当我因为忙于此书的编写不能参与他们的活动时，他们给予我理解和支持。还要特别感谢我的丈夫，35 年来他总是倾听和理解我的压力，我们在一起的时间常常伴随着催稿的一个又一个的最后期限。我坚信我们与他人分享得越多，得到的回报也就越多。因此，我才能有幸结识并与这么多关心和支持我的家庭成员、朋友和同事共事。有他们如此的鼓励和支持，一切都是可能的。

Sophia F. Dziegielewski

目　录

第一部分　DSM-5：评估、规划和实施原则

第二部分　诊断和治疗应用

第一部分
DSM-5：评估、规划和实施原则

第一章　入门指南

前言

本章介绍精神病理学至临床精神卫生实践的概念和目前的应用原则。这一应用得到目前基于行为的、生物 - 心理 - 社会医学实践领域诊断和评估技能的使用的支持。本章同时介绍了行业中主要诊断性评估策略，以及其支持和反对的问题。这些诊断和评估在目前精神卫生实践中得到应用。本文站在历史性的角度探索，列出了现今最常用的诊断性评估类型。在强调实践策略的同时，提出了对未来探索和进步的思索。

过程起始

形成和完善诊断性评估的概念贯穿于临床精神卫生咨询策略应用的历史。Sadler（2002）将精神诊断传统目的定义为促进专业人士相互之间充分有效的交流、支持精神病理学的研究、为服务对象制订合适的治疗方法助力。诊断性评估的重要性体现在对我国大众人群中精神障碍患病率的估计和精神障碍可能对人体功能和生产能力的影响上。据估计，每年有 1/4 的美国人受到某种临床精神障碍的困扰。此组人群中，将近一半被诊断为患有 2 种或 2 种以上的精神障碍（Kessler，Chiu，Demler 和 Walters，2005）。Paula Caplan（2012），一位临床和研究心理学家在华盛顿邮报发表文章，估计大概一半的美国人会在其一生中的某个时候经历精神障碍的诊断。尽管表面上看这些数字似乎很惊人，一些研究人员质疑这些精神障碍的病例发生只是时代的产物，因其主要与定义精神障碍的分类方法相关（Ahn 和 Kim，2008）。在临床实践中，医疗费用报销时的强制要求明显强化了明确诊断印象的传统（Braun 和 Cox，2005；Davis 和 Meier，2001；Kielbasa，Pomerants，Krohn 和 Sullivan，2004；Sadler，2002）。例如，一位患者是否享有健康医疗保险可能成为其是否得到精神卫生诊断和其是否接受支持治疗的一个影响因素（Pomerantz 和 Segrist，2006）。同时，DSM 的使用和精神诊断的建立基本上不太规范，并有待进一步的专业解释（Caplan，2012）。

为帮助给出诊断印象，目前有多种诊断和评估方法存在——其中许多构成独特的类别和分类方法。所有精神卫生专业人士都须熟悉通常被行业中人称为精神卫生"圣经"的文字。这些资源呈现最具影响力的诊断性评估方法，在卫生服务中最常用，并得到广泛接受。尽管描述所有这些不同工具的细节和应用以及各种精神障碍的诊断标准超出了本书的范畴，熟悉其中最常用的方法很有必要。此外，本书通过展示支持诊断性评估的最新方法，介绍基于现今实践智慧的干预方法，着重于专业领域中应用的最新循证干预手段，使临床专业人士不仅仅局限于评估。

建立诊断性评估：有助于评估过程的工具

最常用和被认可的诊断标准源于精神疾病诊断和统计手册，第 5 版（DSM-5）和国际疾病分类第 10 版（ICD-10）或是第 11 版（ICD-11），这已被大多数专业人士所接受。跨越洲际，特别是在美国，这些书籍已经被认为是更好地理解精神卫生现象而设计的官方著作，已被大部分卫生相关机构使用。DSM-5 [美国精神病学会（American Psychological Association，APA），2013 出版] 是替代精神疾病诊断和统计手册，第 4 版修订版（DSM-IV-TR，APA，2000 出版）的最新版本。

如今，DSM 和 ICD 就诊断代码和计费类别而言有其类似之处。然而之前却不是如此。20 世纪 80 年代，临床医生为计费账单清晰，须使用 ICD，同时为诊断标准清晰，须参考 DSM，这时抱怨很常见。精神科医生、心理学家、社会工作者和精神卫生技师常常抱怨两者的诊断标准缺少清晰度和一致性。由于专业人士对两者的不一致和诊断标准的清晰性不足的不满，后来的版本因此而做改动不足为奇。为了帮助统一临床实践，DSM-5，利用 DSM 的标准协助建立诊断，利用 ICD 协助计费账单（从前的版本也是这样），是这两者的桥梁。为建立综合诊断性评估，平衡使用这两本书很有必要。明确地用两者密切相关的诊断标准和描述分类系统将两者相互关联，贯穿所有的理论。

就历史观点而言，大部分临床工作者对两者都有丰富的认识。但 DSM 在美国最为普及，常常是焦点所在。成为精神科医生、心理学家、精神科护理人员、社会工作者和其他精神健康专业人士最常用的文献工具。

社会工作者和其他精神卫生专业人士的角色

DSM 出版商是美国精神病学会，精神科领域的一个专业机构。然而，非精神科医生的其他人员购买和使用了大部分发行的书籍。在书籍前言中，作者提醒读者说这本书是为精神健康各个领域的专业人士使用而设计，包括精神科医生、内科医生、精神科护士、心理学家、社会工作者和其他精神卫生专业人士（APA，2013）。由于需要一个可以准确识别和分类生物 - 心理 - 社会学症状的系统，使用其分类模式作为评估精神卫生问题的基础，这本书的持续流行在意料之中。

有文献记载，美国社会工作者所占据的 650 500 个工作岗位中，超过 57% 是在卫生、精神卫生、物质滥用、医疗社会工作和公众卫生领域。其中许多岗位直接涉及诊断过程（Bureau of Labor Statistics、U.S. Department，2012）。与精神科医生、心理学家和精神科护士相比，社会工作者是提供精神卫生服务的最大人群，对诊断印象影响最大。其诊断印象与所有接受服务的就诊者的现在和之后持续的精神卫生相关。

精神卫生从业人员（也称临床工作者），例如社会工作者，积极活跃于临床评估和干预计划中。回溯到 1988 年，Kutchins 和 Kirk 报道说他们对临床社会工作者进行问卷调查，显示 DSM 是最常用的文献。此外，由于美国各州和哥伦比亚区要求某种职业执照、认证，或者注册才可以从事专业临床实践工作（Bureau of Labor Statistics、U.S. Department，2012），对 DSM 的透彻了解被认为是胜任临床工作的必要条件。

由于所有精神卫生领域专业人士须具备为医疗服务报销、精通诊断性评估和治疗计划的能力，大部分的精神卫生专业工作人员支持这个手册的使用是在意料之中（Dziegielewski，2013；Dziegielewski，Johnson 和 Webb，2002）。然而历史上有些专业人士，如社会工作者 Carlton，曾对此选择存有疑问。Carlton 相信，所有卫生和精神卫生干预都必须不能仅仅简单局限于诊断就诊者的精神卫生状况的传统范畴。从这种观点来看，社会、情境，以及环境因素被认为是解决患者问题的关键组成部分。为与"人在情境中"的观点相协调，使用 DSM 可能是打一场胜仗最省力的方法，但是会赢得整个战争吗？Carlton 和他同时代的其他专业人士，害怕这场仗选错了战场，借导将环境因素考虑在内的更综合的报销系统。所提出的问题包括：DSM 是如何被使用的？在临床工作中，DSM 是否被用来指导临床干预？或是这手册的使用和重心是否局限于确保第三方报销、获得代理服务资格，或避免诊断标签？精神科医生和心理学家也对如何在临床上用 DSM-5 指导就诊者提出质疑（First 和 Westen，2007；Hoffer，2008）。考虑到就诊者不总是依据诊断标准得到诊断，得到的诊断标签可能通常与无关因素相关，如个人临床意见，或仅仅为确保能报销。这些与渎职直接相关的考虑引起道德和法律难题关系到是否可计费的情况，会有意或无意地对就诊者产生影响。为提供最相关的实惠的服务，许多医疗保险要求诊断代码，这就使问题进一步复杂化。从社会工作者的角度，当促进精神卫生所需的帮助主要在于提供家庭支持或加强所处环境的支持系统时，这可能是个问题。DSM 主要是描述性文字，几乎没有任何内容涉及深层的原因（Sommers-Flanagan，2007）。

因此，一些精神卫生专业人士就须选择最严重的诊断，这样他们的就诊者才有资格接受机构服务或是得到保险的报销。反之，为防止污名和标签而给予最轻的诊断，则会使问题进一步复杂化（Feisthamel 和 Schwarts，2009）。依据 Braun 和 Cox（2005）的观点，其中包括严重违反道德的行为，例如为获得服务与就诊者共谋来指定精神障碍诊断。同意这种临床行为的就诊者可能完全不了解这种错误诊断对当前、之后以及未来就业、卫生、精神卫生、生活，以及其他保险服务和保险费用会造成长期影响。

无论原因和意图如何，错误的诊断对接受服务的就诊者和提供服务的专业人士都有伤害（Feisthamel 和 Schwarts，2009）。如果专业人士从事这类行为，如何能得到信任？显而易见，有意错误诊断的这种行为引起与道德和法律方面的相关问题。这种行为违反了精神卫生专业人士临床实践职业道德原则的多个方面。

尽管 DSM 在精神卫生临床实践中的使用价值显而易见，一些专业人士持续对其是否得到恰当使用存有疑问。对一些人，例如社会工作者来说，利用这个系统确定诊断性评估的争论持续存在。无论在精神卫生临床实践和应用上如何有争议，DSM 的持续、普遍的应用使其成为精神卫生领域最常用的出版物。关于使用此手册，大多数专业人士一致同意的观点是没有单独的某个诊断系统会得到所有人的完全接受。一些怀疑论和对 DSM 功能恰当性的质疑是有用的。这些质疑，以及对所需的变动和更新的认定和质疑，使 DSM 成为一个反映时代气息、充满活力、蓬勃发展的著作。大多数专业人士达成的一致意见是：精确、细致、相关的诊断标签远远不止保证服务费用的报销。知道如何适当使用这个手册很有必要。此外，为防止滥用，还必须丰富相关知识，考虑到，并不断地专业性地讨论有关某种诊断类别的恰当性，以及其如何使用的问题。

DSM 分类系统的发展：历史和保留

DSM 最初发表于 1952 年。最新版本的 *DSM-5* 发表于 2013 年。DSM 的出版与 ICD 的出版相呼应。下一版 *DSM* 将伴随世界卫生组织的 ICD-11 而出版，出版时间未定。

DSM-Ⅰ 和 DSM-Ⅱ

ICD 被誉为第一部精神障碍的官方国际分类系统。第一版发表于 1948 年。APA 于 1952 年发表 *DSM* 第 1 版。此版尝试融合心理与生理，为临床工作者提供被称为心理生理观点的统一方法。第 1 版 *DSM* 列出 60 种精神障碍（APA 1952）。此螺旋装订本收获了精神卫生团体的注意。第 1 版的流行之后，此书的第 2 版于 1968 年发表。与其前身不同，DSM-Ⅱ 没有反映某一特别观点，试图将诊断类别以更科学的方式构建。然而，DSM-Ⅰ 和 DSM-Ⅱ 都因不够科学及其增加患者负面标签的可能，而受到许多人的批评（Eysenck，Wakefield 和 Friedman，1983）。当时的想法集中在基于临床解释和判断来理解个体的精神卫生状况。从这个角度，手册显著突出了对症状进行象征性的、专业的、有意义的解释。这个角度很大程度上依赖于临床解释，同时考虑到患者的个人病史、整体人格和生活经历（Mayes 和 Horwits，2005）。为识别精神障碍将重点放在病因学上，最早的版本常常因类别中临床和诊断解释中的变化而受到批评。许多专业人士害怕因个人解释的不同导致偏差的精神障碍标签，可能危害患者，因此十分谨慎。使用此书作为诊断工具的不同精神卫生专业人士使情况进一步复杂化。此书由最初经精神科医生设计，给精神科医生使用，后来发展到与精神卫生相关学科也开始使用此书来协助诊断过程。其他学科的从业人员和一些精神科医生，认为使用像 DSM 这样指导手册是危险的，指出精神卫生临床执业医生内在的人生观的差异可能导致手册内容解释上的问题。例如，Carlton（1984）和 Dziegielewski（2013）觉得社会工作者（主要的精神卫生服务提供者）在目的和哲学定位上与精神科医生不同。由于精神病学是医学专业学科，其重点工作是从与社会工作相当不同的角度，以病理为基础与传统医学模式相关联，而社会工作者则是以优势为基础的角度，着重于帮助就诊者在身体精神残疾的情况下有效管理生活（通过快速参考 1.1 获取 *DSM* 简史）。

DSM-Ⅲ 和 DSM-Ⅲ-R

Carlton（1984）：

任何诊断方法必须与建立和使用它的专业人士的临床实践相关。就是说诊断必须指导临床从业人员的干预措施。如果做不到这一点，诊断就是不相关的。除了其中一个编辑是社会工作者，DSM-Ⅲ基本上还是精神疾病手册。那它如何能指导社会工作干预措施？

这些在不同专业定位之间的不同专业意见持续存在。对于如何在对一个精神障碍的症状给予最好分类的同时考虑到专业人士的理论倾向，精神科医生和心理学家之间的意见进一步分化。一些专业人士特别是精神科医生，认为没有足够的证据说明精神障碍主要由心理因素引起；其他精神科医生，尤其是其中精通心理治疗技术的人员，以及其他精神卫生专业人士拒绝排除经验和其他根植于精神分析理论的病因学概念（Mayers 和 Horwits，2005）。

快速参考 1.1

DSM 简史

- DSM-Ⅰ 最早由美国精神病学会（APA）于 1952 年出版，反映心理生理学观点。
- DSM-Ⅱ（1968 年出版）没有反映特定观点。许多专家批评 DSM-Ⅰ 和 DSM-Ⅱ 都不科学，鼓励负面标签。
- DSM-Ⅲ（1980 年出版）声称不含偏见，更科学。许多原来的问题依然存在，但是，为了使患者有资格参加保险，从保险公司或政府资助项目获得报销，要求使用 DSM-Ⅲ 的需求增加，使得原来的问题被掩盖。DSM-Ⅲ 通常被称为第一个使用分类方法的版本，在前面的研究中常被作为对比模型。
- DSM-Ⅲ-R（1987 年出版）使用现场试验数据，编制者声称以科学为依据验证了系统，但是出现了关于其临床可靠性、滥用可能性、错误诊断潜在性和医学伦理的严肃问题。
- DSM-Ⅳ（1994 年出版）寻求消除对 DSM 的早期批评。它增加了文化信息、诊断测试和实验室发现，以 500 个临床现场试验为基础。
- DSM-Ⅳ-TR（2000 年出版）没有改变 DSM-Ⅳ 的诊断编码和诊断标准，但是为诊断类别补充了以调查研究和各个领域现场试验为基础的额外资料。
- DSM-5（2013 年出版）展示了诊断标准的主要变化，突出从以往分类的方法向维度方法的转移。

另有其他专业人士认为常态和病态的标准带有偏见，性别角色的刻板印象根植于精神障碍的分类和类别之中。他们认为女性成为系统中所谓男子化偏见的受害者（Boggs 等，2005；Braun 和 Cox，2005；Kaplan，1983a，1983b；Kass，Spitzer 和 Williams，1983；Williams 和 Spitzer，1983）。对于 DSM-Ⅲ（1980）的研究是偏见更少的和更科学的论点是这一领域中最有争议的问题。

为着重解决这些不断增长的顾虑，DSM-Ⅲ（APA，1980）以高度创新而闻名。此版推出一个多轴诊断系统，几乎所有的诊断都包括了特定和明确的成套标准。充分扩展的讨论文字来帮助形成诊断印象（Spitzer，Williams 和 Skodol，1980）。此版手册明确强调使用成套标准的重要性，这些成套标准是依据基于观察和经验的研究而建立的，忽略深层的精神心理机制和原因（Helzer 等，2008）。这一版被认为相比前几版有明显的改进（Bernstein，2011）。然而，即使这种从心理动力学角度向医学模型的转变也未能将健康人与患者的分类区分开来（Mayer 和 Horwitz，2005）。因此，许多专业人士认为以前的问题持续存在，因为这些诊断标准通常不以循证的实践原则为基础，获取观察数据和做出精确定义其实是不可能的。但是，为了使患者有资格参加保险、从保险公司和政府资助项目获得报销，及为了满足健康管理实施系统和药品公司提供治疗的要求，要求使用DSM-Ⅲ的需求增加，因而掩盖了那些使用它的顾虑。

APA 在着重解决这个问题的压力之下，立即呼吁独立研究人员批判性评估此版手册中的诊断类别，验证其信度。编制者们也发起了他们的呼吁，寻求研究来支持新的改进版本，DSM-Ⅲ-R（APA，1987）。一些最初质疑这一版本基础的从业人员认为立即开始修订等于跳过对旧版信度研究的过程，而在缺乏对旧版进一步认识的情况下修订也是徒劳无功的。因此，所有关于 DSM-Ⅲ 缺乏信度的批评变得毫无意义，因为所有的注意力都转移到修订版上。

修订的结果是产生了 DSM-Ⅲ-R（1987），但并没有终止争议。然而，这一版开始着重报告由美国国立精神卫生研究所（NIMH）发起的现场试验的结果。依据 Mayes 和 Horwitz（2005）的报告，这些现场试验包括从全国各地 12 000 位患者和 500 多名精神科医生中收集的信息。这些研究者熟悉 DSM-Ⅱ，而且实际参与了撰写初稿。批评家很高兴看到以科研为基础建立诊断标准，但仍然担心标准的验证人员是支持最初狭义认定一组症状为精神障碍诊断标准的同一人群（Mayers 和 Horwits，2005）。其他人深感使用现场试验和循证研究是积极向前迈进了一步，它促使对大众人群中精神障碍的发生率和患病率更好地进行统计评估（Kraemer，Shrout 和 Rubio-Stipec，2007）。

不管这些批评怎样，DSM-Ⅲ 开始了这个趋势，并被后来的版本跟随效仿。它归纳出了为所有精神卫生服务人员所使用的共同语言，并为使用此手册的从业人员和为各人群提供精神卫生服务的系统定义了精神障碍（Mayers 和 Horwitz，2005）。

从现场试验所搜集的资料有助于在科学的基础上对系统做出验证，同时提出了关于诊断可靠性、临床误用和误诊的可能性，以及关于其使用上的伦理学问题（Dumont，1987；Kutchins 和 Kirk，1986；Mayes 和 Horwitz，2005）。研究者，如 Kutchins 和 Kirk（1993），也提到新版 DSM-Ⅲ-R 保持了与 DSM-Ⅲ 同样的结构和所有的创新，却对特定的诊断做了很多改动。超过 100 个类别被改动、删除或添加。不满意的人指出，将新版手册与旧版相比，没有人会知道这些改动是增加还是减少了诊断的可靠性。对这些意见进行跟踪调查的意图和对 DSM-Ⅲ 总体可靠性的实际测试的顾虑并未得以解决，甚至在其出版后还是未能解决。特别是，Kutchins 和 Kirk 继续质疑是否新修订版仍然创造一种氛围，即诊断或是没有必要或是过度使用。一些研究者认为，抱怨已经从对误解或误用 DSM 中统计学部分及其如何做出相关的临床决策，发展到其得出的结果（Kraemer，Shrout 和 Rubio-Stipec，2007）。

DSM-Ⅳ

DSM-Ⅲ-R 出版后不到一年，APA 开始下一次修订。DSM-Ⅳ原计划于 1990 年出版，预期将重点放到以实践经验为基础，反映发生的变化。除了 DSM-Ⅳ本身，四卷 DSM-Ⅳ 的原始资料提供了综合参考，支持负责更新 DSM 的任务组和工作组的研究和临床决策。此出版物包括超过 150 篇文献综述，来源于现场试验的数据分析和再分析，以及报告。4 卷原始资料是任务组和工作组做出最终决定的基石，在执行纲要中展示了其合理性（APA，1995）。由于强调以证据为基础的诊断类别和标准，DSM-Ⅳ 的出版延迟到 1994 年 5 月。等待第 4 版出版的这段时间（1990—1994），许多从业人员质疑出版的延迟会转移验证前几版的注意和努力。他们觉得仅仅等待新版 DSM 是不够的。缺乏对前几版的注意可能同样对手册的整体信度产生巨大影响（Zimmerman，1988）。大多数从业人员同意 DSM-Ⅳ（1994）确实将重点放到了以经验证据为基础，修改诊断规则上。DSM-Ⅲ 和 DSM-Ⅲ-R 及其后来的修订版缺少相关研究、修订过程中缺少连贯的统计咨询计划，限制了统计学参与的作用和可行性（Kraemer，Shrout 和 Rubio-Stipec，2007，p. 259）。DSM-Ⅳ 因重大改进而受欢迎，但以研究为基础的变动是否足够解决发现的不足还是被质疑。

DSM-Ⅳ-R：再次文本修订

DSM-Ⅳ-TR（精神疾病诊断和统计手册，第 4 版，文本修订版）由 APA 于 2000 年出版。DSM-Ⅳ 出版时没有 400 个诊断，DSM-Ⅳ-TR 的改版没有改变实际诊断数量。DSM-Ⅳ 和 DSM-Ⅳ-R 相对最早 DSM-Ⅰ 的 60 个诊断类别显然有相当大的变化。为准备出版 DSM-Ⅳ-TR，从 1997 年开始，改编工作组接受了此项文本修订的工作和任务。由于 DSM 有作为教学工具的历史，人们认为很有必要用最新的研究结果更新版本。APA 最早预计于 2005 年出版 *DSM-5*，但是由于一再推迟，于 2013 年才最终出版，以致造成需要信息更新的巨大空档。但是令人惊异的是，即使这段时间内有很多研究和信息，DSM-Ⅳ 仍然被认为比较时新，文本修订几乎没有改变实际诊断标准。（参照快速参考 1.2，获取 DSM-Ⅳ 和 DSM-Ⅳ-TR 出版原因，参照快速参考 1.3，获取 DSM-Ⅳ-TR 目的。）

发布 DSM-Ⅳ-R 有 5 个主要原因。

快速参考 1.2

DSM-Ⅳ 和 DSM-Ⅳ-TR 出版原因

1. 纠正了事实错误。
2. 使工作研究组有机会浏览了每个诊断类别，以确保信息及时更新。
3. 从文献综述和研究中整合了新的信息。
4. 提升了本书的教学价值。
5. 整合了 ICD-10（ICD-10-CM）中更新变动的编码，这被认为在 2004 年就开始执行。

---

1. 作者纠正了 DSM-Ⅳ 中的事实错误。例如，称为广泛性发育障碍的未特定的诊断类别下有一个错误得到纠正，允许对只有 1 个发展领域，而不是多个相关领

域的广泛性损害的患者给予诊断（APA，2000）。其他与事实不一致、得到纠正的方面有由于躯体状况和伴有抑郁特征的双相障碍而导致的人格改变。某种障碍相关的共病信息也是 DSM-Ⅳ-TR 增加的重要内容，这显然为 DSM-5 中更全面的诊断性支持性信息提供了基础。

2．作者用最新的支持文献更新了 *DSM-Ⅳ* 中的信息。为这版中列出的自闭性障碍类别中不同类型的行为补充了更好的例子。为了帮助从业人员建立更精确的诊断印象，此版为许多诊断类别补充了类似的资料。

3．1994 年，DSM-Ⅳ 出版时，一些现场试验和文献综述仍在进行。DSM-Ⅳ-TR 包括了 1994—2000 年间的最新研究结果，并整合了这些信息是如何与临床诊断类别相关联的。然而，DSM-Ⅳ 中大部分信息及诊断类别仍然跟得上时代，无须改动。

4．由于 DSM 常用于教授专业人士诊断类别的教学中，许多信息被补充进来，以支持这一应用。

5．直到 1996 年，ICD 全部编码才公布。因此，购买早期 DSM-Ⅳ 版本的人没有全部 ICD 编码。后来的印刷本包括了 ICD 的更新。只须看 DSM-Ⅳ 封面就很容易看出其中是否包括 ICD 编码。如果其中包括 ICD 编码，封面上会印有橘色的印章，上写"有 ICD-9-CM 编码更新"。DSM-Ⅳ-TR 将 ICD-9-CM 编码融入了文本中。

快速参考 1.3

DSM-Ⅳ-R 目的

根据 APA，此版的目的是
- 回顾 DSM-Ⅳ 中的现存数据，确保信息在此段时间更新及时，引入最新研究及已有的支持性信息。
- 做教学上的改进，提升 DSM 作为教学工具的价值，并在文本中涵盖新的 ICD-9-CM 编码（这些编码直到 1996 年才发表——DSM-Ⅳ 出版后的下一年。）

总之，在文本修订过程中，没有改变 DSM-Ⅳ 中的诊断类别、诊断编码或诊断标准。更新的内容是许多诊断类别的补充信息。另外，DSM-Ⅳ 中介绍的许多现场试验，在 1995 年出版的时候还没有完成，更新版本中对此提供了更多的信息。出版 DSM-Ⅳ-TR 使其包括最新的研究发现。此外，此版特别注意更新诊断发现、文化信息，及其他信息来明确诊断类别（APA，2000）。然而，Muller（2008）仍然告诫说，尽管为使 DSM 更加以研究为基础而付出了巨大努力，做出了所有这些改进，使用中仍要特别谨慎。Muller 明确概括了采纳患者异常思维、情感和行为的报告，并将其扩充，以符合一种或一种以上相关症状列表。

DSM-5——久等了的改动和争论

尽管第 2 章详细讨论了 DSM-5 最新版本的应用，这里给出了与 DSM-5 的争议和改动相关的简单概述。与此前版本类似，APA 继续改进 DSM，来反映临床诊断和培训的方法。而且，与其历史相似，DSM 继续努力与国际疾病分类（ICD-10）中所展现的问题相一致（虽然并不完全等同），同时也抢先纳入了预定于 2017 年出版的 ICD-11 中的编码。

在出版最新版本的 DSM-5 之前，批评仍旧强烈。关于要怎样改动的争论依旧热烈。Hoffer（2008）鼓励 DSM-5 引入医学检验和诊断测试等附加支持性信息，更好明确所认定的诊断。Sadler、Fulford 和 Phil（2004）要求用更综合的方法，将患者及家属的观点考虑在内，支持合理的政策和公众关心的问题。Shannon 和 Heckman（2007）提醒说过快将行为病理化和贴上疾病标签的危险持续存在。在这些关于所期待的改变的讨论中，Zachar 和 Kendler（2007）表示可能最好还是承认精神障碍是须确定的非常复杂的概念。从这个角度来看，承认精神障碍分类学的一些方面还有待于确定（而不是有待于被发现）成为可能。在诊断性评估的最前沿有了切合实际的目标和顾虑（Ahn 和 Kim，2008）。APA 的公开信中最近关注的是，讨论当强调以神经生物学为治疗标准，而不强调社会文化差异和其对完整综合诊断印象的影响时，可能产生的长期危害。

为支持这一争论，Caplan（2012）提醒道，仅在名称中含有统计这个词就可能会给专业人士以及非专业公众一种错误的期望，即专业人士可以科学、精确地使用此书。由于做出精神卫生诊断性归类仍然无规可循，专业的敏锐性和判断间的显著差异仍持续存在。这些差异很容易导致科研和临床上的不同诊断标准，与之前的 DSM 版本相似，可能影响到问题的知晓、知识、报告，及做出的相应的临床诊断性评估的普适性。Bernstein（2011）对 DSM-5 工作组为何认为在"有限诊断集（A29）"中加强沟通有很大的重要性提出了质疑。然而，她还是很乐观地认为，这个问题可以至少在某种程度上通过识别可以最恰当地描绘患者感受的症状群来解决。

APA 仔细聆听这些顾虑，对 DSM-5 的形式和内容做出一些重大的改动。与专业人士呼吁的改进相一致，启动该过程时，对这本书的结构和形式做出了重大改动，将所有章节按照生命周期排列。例如，在新的组织结构中，在幼儿、儿童和青春期可能出现的精神障碍在各章中被先列出来。这样，去掉了在 DSM-Ⅳ 和 DSM-Ⅳ-TR 中的儿童障碍部分。

还有，与 Bernstein（2011）要求的症状群相关，横断面被引入，可将密切相关的障碍的症状考虑在内，而不形成新的诊断条件。此外，维度方法的引入也有助于加强诊断。由于直接围绕着从分类法延伸到维度法，这种改变成为这次改版最热烈的争论点（Helzer 等，2008）。DSM-5 工作组希望维度方法具有更大的灵活性，认识到精神障碍不能由一个诊断类别来简单描述（Helzer 等，2008）。当评估横断面症状，或考虑到可能影响现有表现和行为的一系列不同诊断的相关症状时，维度评估也似乎允许执业医生评价某一特定患者症状的严重程度。本书接下来的章节会非常详细地解释许多这些明显变化。

尽管有很多争论，最新版本的 DSM 于 2013 年 5 月在 APA 会议上揭晓，被重整结构，分成 3 个部分（见快速参考 1.4）。这些 DSM-5 中所提出的改动由从 13 个工作组成员中选拔出来的 160 多位世界著名的执业医生和科研人员组成的团队来完成。这些工作组审阅科研文献，咨询大量专家，首次征询公众意见。第一部分提供手册简介、一些改变的理由和更新的手册使用指导。接下来是第二部分，共 21 章，列出收录的精神障碍（见快速参考 1.5）。最后一部分即第三部分列出需要未来研究的情况，文化模式和其他信息。

> **快速参考 1.4**
>
> **DSM-5 三个部分**
>
> - 第一部分：介绍和指导如何使用新版手册
> - 第二部分：无多轴系统的分类诊断大纲（20 个疾病章节和 2 个附加支持性信息类别）
> - 第三部分：需要未来研究的情况、文化模式和其他信息

> **快速参考 1.5**
>
> **分类部分：20 种疾病和 2 种附加类别**
>
> **DSM-5 章节**

神经发育障碍	性别焦虑症
精神分裂症谱系和其他精神病性障碍	破坏性行为障碍、冲动控制和品行障碍
双相及相关障碍	物质相关及成瘾性障碍
抑郁障碍	神经认知障碍
焦虑障碍	人格障碍
强迫及相关障碍	性欲倒错障碍
创伤及应激相关障碍	其他精神障碍
分离性障碍	*药物所致的运动障碍及其他不良反应
躯体症状障碍	*可能成为临床关注焦点的其他状况
喂食及进食障碍	*需要临床关注但并非精神障碍的问题和情况
排泄障碍	
睡眠‐觉醒障碍	*非精神障碍
性功能障碍	

诊断标签

尽管围绕早期、现有和未来版本的 DSM 作为诊断性评估工具的争论存在，这个工具得到持续使用。一个最大的顾虑还是存在：将个人归类为患有一种精神卫生问题的诊断会导致一个精神病的标签，难以去除。许多执业医生相信他们必须总是考虑到做出诊断意味着什么。如果使用合理，结果就是识别疾病、提供服务、获取所提供服务的报销。社会污名和丧失其他机会不是有意导致的结果（Caplan，2012；Feisthamel 和 Schwarts，2009）。毫无疑问，给一个人贴上精神卫生问题诊断的标签会导致个人和公众的歧视（Hinshaw 和 Stier，2008）。实际上，一些精神卫生专业人士由于对给就诊者贴标签存有强烈反感，而一直拒绝在临床实践中使用这个诊断体制。例如（如本文后面所讨论），如果一个孩子在小时候得到行为障碍的诊断，许多专业人士认为，这种状况会继续到成年期，结果成为分类中持续终身的精神卫生状态如反社会型人格障碍。使这个诊断模式变得更为复杂的是，相信这个诊断的患者可能开始按照 DSM 所呈现的情况那

样行动，造成恶性循环（Tsou，2007）。

快速参考 1.6

DSM-5 正面（PRO）和反面（CON）

PRO：产生一致的改进的诊断。

CON：导致诊断标签。

PRO：通过一致性促进有见地的专业交流。

CON：对环境因素和精神健康状况各方面之间关系提供的信息有限。

PRO：为综合诊断和教学工具提供基础。

CON：没有描述干预策略。

这样的标签，无论是否准确，都可能因其特定的负面含义及此后就诊者自身和他人对就诊者的预期，而对就诊者产生危害。有时候伴随行为障碍的诊断标签的负面含义（例如通常对干预无反应、缺乏道德标准、缺乏内疚感）可能导致最初没有表现出来的品行障碍行为（例如对人或动物的强烈攻击）。这类行为不被所有社会标准所接受，但是却被认可为诊断的一部分，造成的结果是加倍的：如在行为障碍中，人们预期就诊者无法控制所表现的行为，这些公然的举动可能被认为是可以接受的、无法改变的。当不被社会接受的行为被认为是诊断中不可避免的部分，人们对被诊断的个体成长和改变的能力所抱的希望就较低。还有，如果某人并不存在障碍而被错误诊断为行为障碍，这个人可能开始发展被认为是不可接受，不可改变的行为，如此按照诊断而表现行为。无论如何，这些行为因为与精神疾病相关而被接受、容忍（见快速参考 1.6，*DSM-5* 正面和反面）。

关于每版 DSM 诊断体系的一个常见误解仍旧是"精神障碍分类将人分了类，而实际上被分类的是人所患的疾病"（APA，2000，xxxi）。当指代患有精神障碍的人时，专业人士放置和使用标签要保持敏感。例如，不要指定个体为"精神分裂症患者"而是称为"患有精神分裂症的个体"或者"遭受精神分裂症的个体"。要时刻想到不要错误地使用术语，不粗心或贬损地称呼和对待患有精神分裂症的个体。提防这类标签，并提醒他人如此做也很重要。

当精神卫生评价体系被使用时，标签被放到就诊者身上。理想化情况下，标签不该存在，某些特定精神障碍也不该比其他障碍更容易得到保险报销。通常在躯体和精神健康的临床实践中，很多评价和诊断过程是依据服务项目的保险报销要求来完成的。许多医疗系统专业人士在压力下，不管这种压力可能造成的严重后果，仍将注意力放到更容易得到保险报销的诊断类别上。对精神卫生执业医生来说，很有必要谨慎评价就诊者的实际情况。诊断性评估过程从提供精确诊断开始（尽管报销可能是判断依据和诊断动机）。在这个过程中，要注意帮就诊者做好战胜诊断标签负面含义可能带来的污名，以及接受通常不被保险所报销的诊断的准备。

另一种精神卫生评价方法

社会工作者坚信研究设计，将实践策略建立在对人在环境中或人在情景中的识别上（Colby 和 Dziegielewski，2010；Dziegielewski，2013）。从这个角度来看，个体被认为是社会环境的一部分，他的行为不能被从这个系统中分离出来。个体与环境因素相互影响。

发展这个观点的动力可能部分来源于对依赖以精神病为基础，没有考虑到环境影响的分类学的不满。DSM 中分类的方法没有给予环境影响适当的注意。由于这些存在的类别不包括心理社会环境或是超出个人范围的系统，问题没能从周围环境的角度来审视，这增加了问题被分类为精神疾病的可能性（Braun 和 Cox，2005）。在此系统中，精神卫生执业医生可能由于某种全科医学或基于对症状的考虑而诊断个体患有精神卫生问题，而未考虑到生活事件和（或）环境因素的影响。

伴随着始于 DSM-Ⅲ 的动态变化的经历鼓励了社会工作者和其他精神卫生专业人士共同参与建立一个诊断分类系统。这种只关注个体的方法将心理的和社会的原因最小化，而更注重简化的生物学病因，因此特别重视依据症状的分类学（Brendel，2001）。保险公司推崇这种有清晰界限的依据症状的诊断和分类标准，它成为治疗精神障碍的高效而划算的方法。由于保险公司要求先有临床诊断才会报销医疗费用，社会工作者、心理学家和其他精神卫生专业人士，为独立使用 DSM 以得到第三方报销和他们独特的服务，而发动了一场长期而艰难的斗争。

最初，国家社会工作者协会（National Association of Social Workers，NASW）加州分会受国家社会工作者协会项目发展基金的资助（Whiting，1996），设计发展了一个注重心理社会方面、情境和超出个体的系统，称为人在环境中分类系统，或 PIE（Person-in-Environment）（Karls 和 Wandrei，1996a，1996b）。它围绕 2 点建立：认同对社会的考虑和人在环境中的立场——所有社会工作实践的基石。因其强调情境因素，无论教育水平，所有精神卫生的社会工作者都要有 PIE 的知识（Karls 和 O'Keefe，2008，2009）。

PIE 系统主张先有社会工作评价，进而转化成对就诊者社会功能问题的编码描述。社会功能是就诊者完成日常生活所必需的能力（例如，获取食物、住宿和交通）和满足就诊者所处的亚文化或社区所要求完成的主要社会角色的能力（Karls 和 Wandrei，1996a，p. vi）。

PIE 的最初设计是为支持 DSM-Ⅳ 的使用而不是作为其替代品，其目的是评估社会环境，并影响 DSM 的修订。从本质上讲，它为社会工作者和社会工作的教育者提供一个工具，使环境因素被认为是最重要的。PIE 作为一种环境敏感的工具，补充了 DSM 的描述系统，使用一个整体的、生态的、多元的方法，而不是仅仅使用注重诊断为基础的（医学的）DSM，将精神疾病与人类的生存状况相联系（Satterly，2007）。

社会工作者提出了一个生态系统的角度，认为临床实践须将个人包括在他的社会环境中，他的行为离不开他的支持系统。它采用 DSM-Ⅳ 和 DSM-Ⅳ-R 多轴诊断系统特点的评估类型，对 DSM 的修改有显著影响，尤其是在认识到环境问题方面。PIE 对 DSM-Ⅳ 影响的一个具体例子是其诊断系统的轴Ⅳ的变化，问题被明确列出来以反映

"社会心理和环境问题"。过去，DSM- Ⅲ -R 诊断系统的轴Ⅳ仅列出"心理社会应激源的严重程度"，将问题按严重程度排序。虽然多轴系统在 DSM-5 中已被删除，第 22 章列出了"可能成为临床关注焦点的其他情况，"而仍被继续使用。

PIE 系统是以一种卫生专业人士容易理解的方式制定的，其目的是为了对识别就诊者问题的需求回应（Karls 和 Wandrei，1996a，1996b）。作为成年人使用的一个分类系统，PIE 提供：

- 一种共同语言，各种情景下的社会工作者可以描述他们的就诊者的社会功能问题。
- 一种对社会现象的共同描述，可以促进治疗或改善就诊者提出的问题。
- 收集数据的基础，以用来评估服务的需要、设计人群服务计划，并评估有效性。
- 一种更为清晰的社会工作者之间与执业医生、管理者及研究人员之间的沟通机制。
- 明确人群服务中社会工作领域的基础（Karls 和 Wandrei，1996a）。

在专业实践中，如 PIE 这样的工具，以人在环境中的视角，容易被社会工作者接受为综合视角，方便对就诊者的识别和评估。DSM- Ⅳ -TR 和 DSM-5 相比，PIE 为精神卫生专业人士提供一个分类系统，使他们评估个人的情况时能够考虑到众多的环境因素。PIE 这样的分类系统允许精神卫生专业人士首先识别，然后系统地解决在就诊者环境背景下的社会因素。它可以帮助专业人士以友好和适合的方式，对问题与环境的关系获得更清晰的判断。

专业咨询领域的专业培训

本书是为不同学科的卫生和精神卫生专业人士写的指南。与 *DSM* 类似，本书的目的是支持它在医学和精神病学、心理学、社会工作、护理和咨询中的使用。涉及这么多不同但类似的领域，这种类型的整合不是项容易的任务，因为不同的专业遵循不同的实践模型和方法。然而，无论哪一学科的专业训练，治疗知识和技能往往有很大的重叠。下一章应特别注意如何应用 DSM-5 中列出的诊断框架。

如果执业医生未来继续利用诊断性评估系统，这对专业培训和教育有重大意义。MacCluskie 和 Ingersoll 很快就提醒我们，如果不同学科的专业人士要使用 DSM，将其在课堂教学中运用，及作为实习课的一部分或实习的要求，对其使用的训练和充分准备很有必要。这需要更统一的方法来在所有有帮助的学科中进行教育和应用。其他专业人士，例如 Horn（2008）提醒我们，目前所有的解释必须保持灵活，提醒当采用新的版本时，我们必须对可能会滥用这个重要的诊断工具的伦理问题保持警惕。

在今天的实践环境中，大多数人会认为，跨学科的专业人士一起工作帮助就诊者的状态会继续。从实践的角度提供这种同质化，几乎所有的专业人士都有一个共同目标："帮助就诊者更有效地处理他们生活中的问题，开发未被利用或未被充分利用的机会"（Egan，1998，p.7）。现在，扩大已经统一方法，同时确保有能力的、合乎道德的和同质性的方法，这些有帮助的学科也须在专业教育、使命和目标上团结起来。跨学科的统一的专业教育（无论是对社会工作、心理学，还是其他领域的专业咨询）的第一原则是，培训计划对于专业培训内容及其对参与人员的影响要更统一和具体。当培训可以以一个合理的具体的方式定义和实际测量时，专业人士将更好地评估其对就诊者的行为的影响。随着当代对专业责任的强调，预测和记录专业培训的具体成效的做法是及时的，也是必要的。数据还表明，单向的专业培训可以通过对特定治疗方法的不同的选择进一步提高。对这些不同治疗方法的培训，允许不同的致病变量（例如情感和行为）在评估就诊者行为的过程中被识别。一些研究人员认为，坚持以传统的方法为主，仍然是专业培训强调倾向性诊断（例如诊断与出院的直接关系）的一个重要组成部分，可能会导致行为评估的准确性降低（Dziegielewski，2013）。

教育者可以通过引入行为评价的具体训练来提高对就诊者行为评价的准确性。这可能是卫生保健系统中以行为为基础的生物 - 心理 - 社会学方法得到普及的主要原因。临床评估，特别是当它强调就诊者的行为的时候，是一种可以容易被教学、传播和测量的技能。因此，推荐包括行为观察的专业培训，了解如何建立可观察的和可靠的行为类别和各种观察系统。

概要

本章中强调，国际疾病分类和《精神疾病诊断和统计手册》反映了精神疾病在美国精神卫生和其他卫生相关机构的官方命名。诊断系统，例如 DSM、ICD 和 PIE，是 3 个描述（分类）的分类方案，跨越所有的理论定位。

理解精神障碍的概念，它们的分类学分类，诊断、评估或诊断性评估的制订和完成和它们的定义和含义嵌入在 DSM 的历史之中。到底什么是诊断、什么是评估仍然是模糊和重叠的，词语互换使用，既有不同又相互关联。对所有专业的从业人员来说，实践中的强制要求和保险报销的相关压力明显强调了精神卫生保健的提供和随后的干预之间须协调。尽管各学科之间存在差异，所有的精神卫生专业人士须熟悉和能够应用 DSM 诊断中使用的标准。

由于越来越多的基于循证的实践相关需求，以达到满意的评估质量的结局的有效的服务和收集的数据，大量的诊断和评估测量目前可用。许多都是结构化的独特的类别和分类体系。DSM 中使用的分类方法是否被 DSM-5 中的一个维度方法所取代仍然有待决定（Helzer 等，2008）。利用目前的系统，本文演示了这些分类体系的应用，并介绍了评估、治疗计划和干预如何相互交织（Dziegielewski，2008）。因为评估和治疗主要是根据医生的临床判断和解释，深入理解这些分类系统将帮助医生做出相关的、有用的和符合伦理的就诊者评估。

执业医生须对一些主要的正式诊断和评估方法保持熟悉和更新，特别是最常用的用于精神卫生服务计费的方法的相关知识。随着时间的推移，努力改善 DSM 中列出的标准，DSM 的变化使其成为现有的最好的诊断工具。所有的精神卫生执业医生，无论学科，都可以从利用这一信息中获益，从而系统地解释和帮助就诊者了解诊断性评估的结果意味着什么，如何最好地选择实证有效的和道德上明智的干预实践方式。

无论我们将专业的执业医生所做的工作称为评估，或称为诊断，或两者组合而成的诊断性评估，其功能仍然是帮助性过程的一个重要组成部分。诊断和评估是制订干预计划的关键的第一步（Dziegielewski 等，2002；Dziegielewski 和 Leon，2001）。干预计划为专业帮助程序设定整体基调和环境。如 Dziegielewski（2013）所说，基于报销或服务费的一般背景下，所有专业人士继续斗争以区分诊断和评估是否是明智的？不幸的是，随着精神卫生服务向以市场为基础的服务转变，实践和方法已经发展到可以反映作为服务提供的重要部分的专业化、整合和成本效益。现在出现的问题是：谁有资格进行诊断或评估？专业人士的游说和专业许可证的发放反映了这种转变，并有助于提供公共问责。

现在，医生的作用是双重的：①确保高质量的服务提供给就诊者；②提供给就诊者就诊的途径和机会，使其看到他的卫生和精神卫生的需求得到解决。这两类任务都不容易或不受欢迎。在这种困难的实践中，执业医生提供评估和干预的服务的作用和必要性仍然显而易见。所有提供帮助的专业人士必须了解和利用诊断性评估的工具，并证明其有能力正确地完成诊断性评估——治疗层次的第一步。要实现这一点，重要的是，卫生和精神卫生专业人士在此领域有全面的培训，以在充满了限制和短缺的环境中，满足当前的要求和服务的需求。问题仍然是：我们如何能最好地帮助我们服务的就诊者？

未来需要思考的问题

1. 诊断和评估这两个名词有区别吗？你如何界定诊断性评估，什么样的就诊者相关因素最需要识别？
2. 如果执业医生在某一特定卫生或精神卫生领域中，这些名词会被不同地对待或被赋予不同含义吗？
3. 在诊断过程中，你认为什么是使用像 *DSM-5* 这样的手册最有利的一面？
4. 在专业实践中，你感觉什么是使用像 *DSM-5* 这样的手册最没用的一面？
5. 你认为将 DSM 用作一个诊断 / 评估工具能提升你的实践经验吗？为什么能或为什么不？

（石　川　杨雨静）

参考文献

Ahn, W., & Kim, N. S. (2008). Causal theories of mental disorder concepts. *Psychological Science Agenda, 22*(6), 3–8.

American Psychiatric Association. (1952). *Diagnostic and statistical manual of mental disorders.* Washington, DC: Author.

American Psychiatric Association. (1980). *Diagnostic and statistical manual of mental disorders* (3rd ed.). Washington, DC: Author.

American Psychiatric Association. (1987). *Diagnostic and statistical manual of mental disorders* (3rd ed., rev.).

Washington, DC: Author.

American Psychiatric Association. (1995). *Diagnostic and statistical manual of mental disorders* (4th ed., rev). Washington, DC: Author.

American Psychiatric Association. (2000). *Diagnostic and statistical manual of mental disorders* (4th ed., text rev.). Washington, DC: Author.

American Psychiatric Association. (2013). *Diagnostic and Statistical Manual of Mental Disorders* (5th ed.). Arlington, VA: American Psychiatric Publishing.

Bernstein, C. A. (2011). Meta-structure in the *DSM-5* process. *Psychiatric News, 46*(5), 7–29.

Boggs, C. D., Morey, L. C., Skodol, A. E., Shea, M. T., Sanislow, C. A., Grilo, C. M., . . . Gunderson, J. G. (2005). Differential impairment as an indicator of sex bias in *DSM-IV* criteria for four personality disorders. *Psychological Assessment, 17*, 492–496.

Braun, S. A., & Cox, J. A. (2005). Managed mental health care: Intentional misdiagnosis of mental disorders. *Journal of Counseling and Development, 83*, 425–433.

Brendel, D. H. (2001). Multifactorial causation of mental disorders: A proposal to improve the *DSM. Harvard Review of Psychiatry, 9*(1), 42–45.

Bureau of Labor Statistics, U.S. Department of Labor. (2012). *Occupational outlook handbook, social workers, 2012–2013 ed.* Retrieved from: http://www.bls.gov/ooh/community-and-social-service/social-workers.htm#tab-3

Caplan, P. J. (2012, April 27). Psychiatry's bible, the *DSM,* is doing more harm than good. *The Washington Post.* Retrieved from http://www.washingtonpost.com

Carlton, T. O. (1984). *Clinical social work in health care settings: A guide to professional practice with exemplars.* New York, NY: Springer.

Carlton, T. O. (1989). Classification and diagnosis in social work in health care. *Health and Social Work, 14*(2), 83–85.

Colby, I., & Dziegielewski, S. F. (2010). *Introduction to social work: The people's profession* (3rd ed.). Chicago, IL: Lyceum Books.

Davis, S. R., & Meier, S. T. (2001). *The elements of managed care: A guide for helping professionals.* Belmont, CA: Brooks/Cole.

Dumont, M. P. (1987). A diagnostic parable: First edition, unrevised. *Journal of Reviews and Commentary in Mental Health, 2*, 9–12.

Dziegielewski, S. F. (2008). Brief and intermittent approaches to practice: The state of practice. *Journal of Brief Treatment and Crisis Intervention, 8*(2), 147–163.

Dziegielewski, S. F. (2013). *The changing face of health care social work: Opportunities and challenges for professional practice* (3rd ed.). New York, NY: Springer.

Dziegielewski, S. F., Johnson, A., & Webb, E. (2002). *DSM-IV* and social work professionals: A continuing education evaluation. *Social Work in Mental Health, 1*(1), 27–41.

Dziegielewski, S. F., & Leon, A. M. (2001). Time-limited case recording: Effective documentation in a changing environment. *Journal of Brief Therapy, 1*(1).

Egan, G. (1998). *The skilled helper: A problem management approach to helping* (6th ed.). Pacific Grove, CA: Brooks/Cole.

Eysenck, H. J., Wakefield, J. A. Jr., & Friedman, A. F. (1983). Diagnosis and clinical assessment: The *DSM-III. Annual Review of Psychology, 34*, 167–193.

Feisthamel, K. P., & Schwartz, R. C. (2009). Differences in mental health counselors' diagnoses based on client race: An investigation of adjustment, childhood, and substance-related disorders. *Journal of Mental Health Counseling.* Retrieved from http://www.thefreelibrary.com/Differences+in+mental+health+counselors%27+diagnoses+based+on+client . . . -a0193182088

First, M. B., & Westen, D. (2007). Classification for clinical practice: How to make *ICD* and *DSM* better able to serve clinicians. *International Review of Psychiatry, 19*(5), 473–481.

Helzer, J. E., Kraemer, H. C., Krueger, R. F., Wittchen, H. U., Sirovatka, P. J., & Regier, D. A. (Eds.). (2008). *Dimensional approaches in diagnostic classification: Refining the research agenda for* DSM-V. Washington, DC: American Psychiatric Association.

Hinshaw, S. P., & Stier, A. (2008). Stigma in relation to mental disorders. *Annual Review of Clinical Psychology, 4*, 269–293.

Hoffer, A. (2008). Child psychiatry: Does modern psychiatry treat or abuse? *Journal of Orthomolecular Medicine, 23*(3), 139–152.

Horn, P. (2008). Psychiatric ethics consultation in light of the *DSM-V. HEC Forum, 20*(4), 315–324.

Kaplan, M. (1983a). A woman's view of *DSM-III. American Psychologist, 38*, 786–792.

Kaplan, M. (1983b). The issue of sex bias in *DSM-III:* Comments on articles by Spitzer, Williams, and Kass. *American Psychologist, 38*, 802–803.

Karls, J. M., & O'Keefe, M. E. (2008). *The PIE Manual.* Washington, DC: NASW Press.

Karls, J. M., & O'Keefe, M. E. (2009). Person in environment system. In A. R. Roberts (Ed.), *Social workers' desk reference* (2nd ed., pp. 371–376). New York, NY: Oxford University Press.

Karls, J. M., & Wandrei, K. M. (Eds.). (1996a). *Person-in-environment system: The PIE classification system for social functioning problems.* Washington, DC: NASW Press.

Karls, J. M., & Wandrei, K. M. (1996b). *PIE manual: Person-in-environment system: The PIE classification system for social functioning problems.* Washington, DC: NASW Press.

Kass, F., Spitzer, R. L., & Williams, J. B. W. (1983). An empirical study of the issue of sex bias in the diagnostic criteria of *DSM-III* Axis II personality disorders. *American Psychologist, 38*, 799–801.

Kessler, R. C., Chiu, W. T., Demler, O., & Walters, E. E. (2005). Prevalence, severity, and comorbidity of twelve-month *DSM-IV* disorders in the national comorbidity survey replication (NCS-R). *Archives of*

General Psychiatry, 62, 617–627.

Kielbasa, A. M., Pomerantz, A. M., Krohn, E. J., & Sullivan, B. F. (2004). How does clients' method of payment influence psychologists' diagnostic decisions? *Ethics and Behavior, 14*, 187–195.

Kraemer, H. C., Shrout, P. E., & Rubio-Stipec, M. (2007). Developing the diagnostic and statistical manual V: What will "statistical" mean in the *DSMV? Social Psychiatry and Psychiatric Epidemiology, 42*, 259–267.

Kutchins, H., & Kirk, S. A. (1986). The reliability of *DSM-III*: A critical review. *Social Work Research and Abstracts, 22*, 3–12.

Kutchins, H., & Kirk, S. A. (1988). The business of diagnosis. *Social Work, 33*, 215–220.

Kutchins, H., & Kirk, S. A. (1993). DSM-IV and the hunt for gold: A review of the treasure map. *Research on Social Work Practice, 3*(2), 219–235.

Kutchins, H., & Kirk, S. A. (1997). *Making us crazy. DSM: The psychiatric bible and the creation of mental disorders.* New York, NY: Free Press.

MacCluskie, K. C., & Ingersoll, R. E. (2001). *Becoming a 21st century agency counselor.* Belmont, CA: Brooks/Cole, Thompson Learning.

Mayes, R., & Horwitz, A. V. (2005). *DSM III* and the revolution in the classification of mental illness. *Journal of the History of the Behavioral Sciences, 41*(3), 249–267.

Moses, T. (2009). Stigma and self-concept among adolescents receiving mental health treatment. *American Journal of Orthopsychiatry, 79*(2), 264–274.

Muller, R. J. (2008). *Doing psychiatry wrong: A critical and prescriptive look at a faltering profession.* New York, NY: Analytic Press.

Pomerantz, A. D., & Segrist, D. J. (2006). The influence of payment method on psychologists' diagnostic decisions regarding minimally impaired clients. *Ethics and Behavior, 16*(3), 253–263.

Sadler, J. Z. (Ed.). (2002). *Descriptions & prescriptions: Values, mental disorders and the DSMs.* Baltimore, MD: Johns Hopkins University Press.

Sadler, J. Z., Fulford, B., & Phil, M. B. (2004). Should patients and their families contribute to the *DSM-V* process. *Psychiatric Services, 55*, 133–138.

Satterly, B. A. (2007). The alternative lenses of assessment: Educating social workers about psychopathology. *Teaching in Social Work, 27*(3/4), 241–257.

Shannon, S., & Heckman, E. (2007). *Please don't label my child: Break the doctor–diagnosis–drug cycle and discover safe, effective choices for your child's emotional health.* New York, NY: Rodale.

Sommers-Flanagan, R. S., & Sommers-Flanagan, J. (2007). *Philosophical foundations.* Hoboken, NJ: Wiley.

Spitzer, R. L., Williams, J. B. W., & Skodol, A. E. (1980). *DSM-III*: The major achievements and an overview. *American Journal of Psychiatry, 137*, 151–164.

Tsou, J. Y. (2007). Hacking on the looping effects of psychiatric classifications: What is an interactive and indifferent kind? *International Studies in the Philosophy of Science, 21*(3), 329–344.

Whiting, L. (1996). Foreword. In J. M. Karls & K. M. Wandrei (Eds.), *Person-in-environment system: The PIE classification system for social functioning problems* (pp. xiii–xv). Washington, DC: NASW Press.

Williams, J. B. W., & Spitzer, R. L. (1983). The issue of sex bias in *DSM-III*: A critique of "A woman's view of *DSM-III*" by Marcie Kaplan. *American Psychologist, 38*, 793–798.

Zachar, P., & Kendler, K. S. (2007). Psychiatric disorders: A conceptual taxonomy. *American Journal of Psychiatry, 164*, 557–565.

Zimmerman, M. (1988). Why are we rushing to publish *DSM-IV? Archives of General Psychiatry, 45*, 1135–1138.

第二章　基础及应用

规划和实施诊断性评估的概念深深地根植于精神卫生实践的历史中（Ahn 和 Kim，2008；Dziegielewski，2010）。诊断性评估对于报销的必要性强化了对掌握这一过程的需求（Dziegielewski，2013）。因此，所有精神卫生执业医生都须熟悉主流的、规范的诊断性评估方法，尤其是那些在卫生及精神卫生服务中被接受并使用的方法。本章对下述问题进行了概述，即是什么使得精神障碍的组成有疑问，以及诊断和评估这两个术语是如何联系在一起的。如果把这两个术语视为毫不相干的，可能会造成在实践重心及策略上出现明显的困难。本章的目标是探究诊断和评估间的关系，并介绍一个涵盖范围更为广泛的术语，即诊断性评估。诊断性评估所描述的是一种将这两个术语的固有含义结合起来使用的方法。

在术语被清晰地定义后，在诊断性评估期间收集的信息便成为对精神障碍进行确认和分类，以及将这些信息系统地报给保险公司以获得报销的中心要点。在实施诊断性评估时，许多因素，例如种族、民族、文化，以及性别，都能影响诊断印象的获取。随着全球化带来的快速变化，文化深深地根植于人类经历中，以至于要将之分离出来几乎是不可能的（Pare，2013）。识别这种支持性信息对于确保全面的诊断性评估是必要的，而这种全面的诊断性评估对于高质量的医疗服务又是至关重要的。在一个全面的诊断性评估中获取的信息亦能被用来理解就诊者，并能反过来更好地帮助就诊者理解自己。当完成之后，诊断性评估便成为确认问题行为的基础，而对问题行为的确认将来会被用来确定针对特定就诊者的治疗计划以及干预的最佳进程。由于在大部分实践中都是使用DSM来作为正规诊断性评估系统的基础，本文便聚焦于这一分类方案。

在实际环境中使用 DSM-5

在美国，大部分卫生及精神卫生执业医生使用 DSM 来对精神卫生问题进行分类。然而，正如第一章中所述，DSM 最初是以统计和评估为目的而进行设计的，并不会推荐任何治疗手段。这使 DSM 变得不可或缺，一是作为判断就诊者问题本质的起点，二是为政策制定提供关于大规模人群中患病率的支持性信息。因此，DSM 对于临床医生、卫生工作者，以及研究人员都是十分有价值的。对于研究人员，其兴趣是了解精神障碍的病因学和病理生理学；对于临床医生，其关注的仍是直接且务实的方面，如确认临床显著的症状，即影响人的行为和功能的症状（Nunes 和 Rounsaville，2006）。然而，DSM 确实不提供治疗策略及治疗选择。因此需要辅助书籍以解决这一对于全面、高效、有效的治疗十分重要的问题。除了 DSM-5 提供的信息，医疗从业人员还须熟悉基于相关诊断标准的、最新的、最有效的治疗方式及使用策略。

专业应用：谁能使用 DSM-5？

DSM-5 明确声明它是被设计在多种情景下使用的，包括住院和门诊环境中，以及咨询和会诊工作中。此外，DSM-5 是设计给专业人士使用的，而非给普通大众的自助手册。DSM 是非常复杂的，会把不熟悉专业术语的就诊者难倒，因此不推荐普通大众使用。从历史上来说，专业人士的作用便是理解诊断标准，告知就诊者，并同就诊者一起决定最佳的干预措施。

DSM-Ⅳ-TR 及 DSM-5 都明确地声明了这一观点，但是 Paris（2013）提出了质疑。他相信就诊者有权利获知其诊断，而且他们知道得越多便越倾向于选择自助策略。此外，随着互联网及其他获取信息的手段变得如此容易获得，就诊者通常积极地收集与他们自身精神健康相关的信息。这为不应该向就诊者隐瞒他们的诊断及相应标准这一观点提供了支持。隐瞒迫使他们成为其自身卫生及精神卫生服务的消极消费者，反而帮了倒忙。大部分卫生从业人员都会由衷地同意让就诊者参与到其自身的卫生服务中是必要的，那为什么在精神卫生服务中不是如此？人们开始质疑 DSM 太过复杂，以至于可能把不熟悉专业术语的就诊者难倒这一论点，并期待着就诊者的积极参与（Paris，2013）。

这种积极参与被技术的使用强化。许多就诊者善于使用互联网来查找信息，这使得他们会毫不犹豫地去查找关于其自身及其家属的卫生及精神卫生需求的信息的行为显得合理。不幸的是，这会使就诊者获取到可能并不准确、并不充分或与其情况并不完全一致的信息，抑或就诊者出现认知下降的情况而无法完全理解这些信息。使情况变得更为复杂的是，互联网是开放的，从中获取的信息可能并不可靠，可能会造成误导，或者会使就诊者或其家属感到迷惑。虽然 DSM 信息是为专业人士而设计的，但是当就诊者对诊断性评估及其信息存在疑问时，专业意识及专业支持对于最佳治疗结局是不可或缺的。

在某些治疗中，与就诊者分享诊断信息并不罕见。举例来说，在一些认知行为疗法中，可能会给就诊者展示一张列表，其内容为反映了某一诊断的症状的诊断标准，然后询问就诊者有哪些症状。当就诊者自己识别出其症状后，下一步可能便是研究如何通过行为改善这些症状。通过这种方式，能够完成包含清晰实践策略的、关于如何控制或避免症状的治疗计划。因此，无论 DSM 是否为专业人士设计，都会出现就诊者发起的、关于诊断信息的互动。了解如何以最优的方式为就诊者及其家属处理这一情境是治疗过程的重要成分。

本书是为使用 DSM-5 的专业的相关从业人员而设计的，这些人员包括精神科医生及其他医生、心理学家、社会工作者、职业及康复治疗师，以及其他卫生及精神卫生专业人士。虽然这些专业人士可能都有不同的专业及专长，但是他们仍应该通过应用临床技能及临床判断，来使用这种分类及维度的方法，以得到相似的判断结果。这些专业人士在实际使用前，须接受关于如何使用这种类别及维度手段，以及如何发现这种手段存在被误用可能的训练。在查找须解决的问题时，必须对保护就诊者的权利给予特别的注意和考虑，以保障就诊者的利益，并使工作取得进展。

作为小组成员工作：联系以及合作

作为小组成员来提供服务，社会工作者以及其他精神卫生专业人士在评估及诊断过程中都有其独特的角色。大部分专业人士都同意全面的诊断性评估由于对人类处境的复杂性和影响行为健康的情境因素的考量而展开（Pearson，2008）。作为合作小组的成员，精神卫生专业人士应搜集关于就诊者环境及家庭因素的有价值的信息。相关从业人员也要明白，无论作为领导者或是辅助者，所有行为都必须与该小组的文化保持一致（Conyne，2014）。因此，相关从业人员可以作为将就诊者与多学科、交叉学科和跨学科小组以及环境联系在一起的专业桥梁（Dziegielewski，2013）。

多学科的（*multidisciplinary*）这一术语可以通过将其分解为 *multi* 和 *discipline* 两个词根来得到最好的解释。*multi* 的意思是"许多的"或"多样的"，*discipline* 的意思是"专家从事的研究方向"。当合在一起，意思便是来自多个学科的专业人士共同工作以解决常见问题。在卫生系统里，多学科小组是通过提供专业服务，以在专科治疗向社区及家庭治疗的过渡中，实现部分高成本效益的实践（Rosen 和 Callaly，2005）。这类小组合作亦可改善患者的治疗结局（Burns 和 Lloyd，2004）。多学科小组通常被认为是提供医疗服务的首选方式，尤其是在复杂的卫生及精神卫生服务系统中（Orovwuje，2008）。多学科小组包括来自多个领域的卫生及社会福利专业人士：精神科医生、全科医生、护士、社会工作者、理疗师、职业治疗师等。

当在多学科小组中工作时，每名成员都有其独特的专业角色，并以一种松散而半结构化的方式与同一或不同机构中的其他专业人士联系。一般来说，每名专业人士为解决就诊者的问题和相关需要而独立地工作，这种工作有时甚至是孤立的。同时，他们分享从就诊者身上获取的信息，以促进治疗的顺利进行以及小组在总体上顺利运作。多学科小组的核心特征为成员的联络式组间互动（Rosen 和 Callaly，2005），在组间，学科间的专业界限仍存在，但每名成员都对于就诊者的问题提出自己的看法，以解决提供治疗时的关键问题。这一治疗计划制订过程为就诊者提供了全面的服务提供方式。在多学科小组合作中，小组根据患者的需求共同管理小组资源，或根据学科界限独自管理其资源（Whyte 和 Brooker，2001，p. 27）。在学科间交流及目标是一致的，各个学科都对就诊者的整体利益做出了贡献（见快速参考 2.1）。

快速参考 2.1	
多学科小组	一组专家，他们为共同的目标通力合作，各专家的工作是独立的，但是会通过正式的交流分享信息，以便更好地帮助患者/就诊者/消费者。

Definition from The Changing Face of Health Care Social Work：Opportunities and Challenges for Professional Practice（3rd edition），by S. F. Dziegielewski，2013，New York，NY：Springer（p. 35）.

在目前强调循证实践并以结局来衡量质量的精神卫生系统中，多学科方法在满足目前的治疗标准方面存在局限性，而这些标准在多学科方法中的服务提供方式的结构化构成及风格前是次要的。当对目标的理解以及如何最好地实现这些目标在不同专业人士间存在差异时，评估是困难的。这些专业人士都致力于通力合作来帮助就诊者，但是在这种团队合作方式中，可能会存在不同方法，对什么是高质量治疗以及如何实现它的看法也不同。虽然交流是显而易见的，但是在提供服务时多学科小组间并不是总有凝聚力，在成员的世界观、专业身份、薪水、地位、态度，以及教育背景存在不同时尤为常见（Carpenter，Schneider，Brandon 和 Wooff，2003；Lankshear，2003）。多学科小组在精神卫生治疗中依然经常以小组层面来提供服务，但是一种合作性及整合性更加高的被称为交叉学科小组法的方式正变得受欢迎（Dziegielewski，2013；Molodynski 和 Burns，2008；Rosen 和 Callaly，2005）。

与多学科小组相似，交叉学科小组包括多个卫生领域的专家。交叉学科方法以一种整体性更强的方式来进行医疗实践。"在现代精神卫生服务中，交叉学科小组将专业评估及个体化治疗用一种整合性的方式结合在一起，并且体现了治疗分配、临床决策、教学、培训及督导，以及为服务使用者的最佳结局将必要技能整合应用的根本机制"（Rosen 和 Callaly，2005，p.235）。交叉学科的专家在提供服务的整个过程中都通力合作。一般来说，是整个小组共同制订方案。这种团队合作的方式包含治疗的合作协调、小组相关活动（如制订治疗计划），以及分享领导权及其他权力（Zeiss 和 Gallagher-Thompson，2003）。

在服务的提供过程中，不同专家提供的技巧和技术常常出现重叠。在整个转诊、评估、治疗，以及制订计划过程中都强调相互依赖而不仅仅是联络。这便与常常孤立地完成评估而后在组内分享的多学科小组不同。在交叉学科小组的构建中，界限往往是模糊的。在交叉学科小组的工作过程中，鼓励每名专业的组员都以提供卫生服务为小组目标而做出贡献、进行设计并实施（Dziegielewski，2013；Mezzich 和 Salloum，2007）。

在交叉学科小组内，每名成员还可以监督另一名成员的工作——这是与多学科小组的一项关键不同之处，小组内对每名成员的评价和监督不依赖于其学科及机构（Rosen 和 Callaly，2005）。交叉学科小组可通过收集与分析就诊者困难相关的参与式信息来促进高质量治疗。交叉学科小组提供多种多学科技巧，它们以互助互惠的教育方式运作，并带来可行的、可展示的结果。这可提供执行及解决问题的能力，即鼓励服务提供者间合作，以减少和避免孤立，并帮助产生新想法（见快速参考 2.2）。

快速参考 2.2

交叉学科小组　　　　一组卫生保健专家，他们为共同的目标通力合作，各专家的工作是独立的，但是会在一定程度上分担角色、任务，以及责任，还可以有正式及非正式的交流，从而更好地帮助患者 / 就诊者 / 消费者。

Definition from The Changing Face of Health Care Social Work: Opportunities and Challenges for Professional Practice（3rd edition），by S. F. Dziegielewski，2013，New York，NY：Springer（p. 35）.

跨学科小组与交叉学科小组类似，也包括多个卫生领域专家。两者间的首要区别是组员间的开放程度，跨学科小组全然开放地分享信息，并参与到帮助就诊者的策略中。通过这样的整体实践手段，就诊者所有的卫生及精神卫生需求都被一同满足，并且病例定位、临床决策、教学、培训，以及监督都以小组为单位合作进行。尽管这在其他卫生系统中更为常见，但是其重要性可能会随着对合作性更高的团队的需求的增长而持续增加（见快速参考 2.3）。

快速参考 2.3

| 跨学科小组 | 一组卫生专家、患者 / 就诊者 / 消费者，及其支持系统中的成员作为一个协作整体自由地分享想法并通力合作，在这里想法分享和责任分担是治疗常规中的常见现象。 |

Definition from The Changing Face of Health Care Social Work：Opportunities and Challenges for Professional Practice（3rd edition），by S. F. Dziegielewski，2013，New York，NY：Springer（p. 35）.

无论使用的是何种小组，多学科的、交叉学科的或跨学科的，精神卫生专业人士应该一直强调就诊者的技能掌握和能力增强。小组形式有助于在成员间建立满足感，并给所有组员提供由领导地位所带来的满足感（Baran，Shanock，Rogelberg 和 Scott，2012）。如果就诊者的需求能由此得到满足，每名组员会据此更好地为诊断性评估做出贡献，并为治疗计划的发展提供支持，正是这些指导并决定了服务提供的未来。对团队合作的动态以及每名组员做出的贡献给予关注会促进服务的提供（Packard，Jones 和 Nahrstedt，2006）。这种合作小组的形式能用于提供服务，并当治疗失败时为理解为何失败提供了坚实的基础（Bunger，2010）。

诊断和评估：有区别吗?

确认精神障碍

诊断性评估由对精神障碍的构成下定义而开始。该术语与在精神障碍下的问题行为是一致的，包括会造成损害性功能紊乱、异常或错乱的痛苦及残疾（Cooper，2004；Kraemer，Shrout 和 RubicStipec，2007）。从生物学角度来说，躯体疾病通常被定义为生物学上或进化上对生物体的不利情况，这种不利情况会干扰或降低生命质量或适应性（Lilienfeld 和 Landfield，2008）。明确的定义可有助于指导对正常与病态间界限的判断，没人会不同意这一点（APA，2013）。当采取尊重每个就诊者的价值和尊严的能力视角时，对精神障碍的标准明确地进行定义并不是一项简单的工作（Corcoran 和 Walsh，2010）。与在尝试确认躯体疾病时所遇到的困难相似，实际标准可能会受制于就诊者及服务提供者自己对此的理解。对于就诊者来说，他认为自己正在经历的和实际发生的差别可能使对症状的自我报告变得混乱。对于相关从业人员来说，用分类法定义症状来表现精神障碍也可能造成差异。经验丰富的相关从业人员在如何确认症状以及什么情况才满足诊断标准上可能会有非常不同的理解（Rashidian，Eccles 和 Russell，2008）。

当开始对精神障碍的构成下定义时，注意障碍和疾病间的区别十分重要（Kraemer，Shrout 和 Rubio-Stipec，2007）。对区别的辨识是判断一个人是否患有疾病或障碍的基础。据 Cooper（2004）所述，由于相关学科不停对是什么构成了精神障碍提出质疑，因此对这两个术语的区别的识别并不容易。此外，对 DSM 分类法的使用会如何影响诊断过程存在争议。早在 DSM-Ⅱ 时，当某种情况影响到了角色形成及诊断印象的应用时，便会将这种情况视为精神障碍。从 DSM-Ⅲ 的出版开始，*障碍与疾病*这两个术语便交叉互用。无论使用的是哪个术语，疾病还是障碍，都直接与进化心理学上有害的、功能紊乱的行为直接相联系（Cooper，2004）。为了简化目前常使用的定义，疾病是指代已知的病理学过程。一种障碍可能为 2 种或以上单独的疾病，但一般来说其病理学过程已知或未知皆可。

对于医学专业人士，特别是那些在初级卫生系统工作的人来说，确认精神障碍方面的困难来自诊断印象以及不同人对障碍相关的特征、特质，以及行为的识别上存在差异（Mitchell，Vaze 和 Rao，2009）。由于确认率和识别率可以不同，有时难以确定是否真的存在精神障碍，这会导致专业人士对这些症状报高或报低的情况发生。此外，诊断印象建立中的灵活性会导致对究竟什么是诊断印象产生疑问。由精神卫生专业人士完成的诊断流程会更准确地定义出*诊断*或*评估*吗？

当我们专门在精神卫生实践中看待*诊断*及*评估*时，如果这两个术语没有区别开来，会造成混乱。在这种情况下，2 个词组的内在概念在应用时常出现模糊和重叠。对于用来描述就诊者正体验着什么以及这种体验是否与疾病或障碍有关的术语，其含义的多样性使情况进一步复杂化。定义的不精确性可造成在卫生及精神卫生实践中社会、个人，以及专业人士对其理解存在差异而无法统一。如同对疾病及障碍下定义时出现的问题一样，就诊者的精神卫生问题大体上是什么样的，对此问题的辩论依然持续着。在今日的实践环境中，交叉互用这些词汇的情况并不罕见（Dziegielewski，2013；Dziegielewski 和 Holliman，2001）。

对所有这些术语及它们间相互关系的具体定义有助于诊断过程顺利进行。相关从业人员必须注意，对就诊者问题的分类不要进行得太快，这样可能导致诊断偏倚以及诊断结果欠准确。就诊者需要治疗的症状可能会随着一些变量而变化，这些变量包括心理、社会、文化，以及环境。

诊断和诊断过程　实际定义、标准，以及随后的评估和诊断任务被视为相似或重叠的，并因此产生了共有的定义，这一过程是如何发生的是显而易见的。Rankin（1996）认为在大多数情况下，如果分开来看，则评估会被认为是发生在诊断之前。大多数人都会同意，实施心理评估提供了一个将就诊者的功能进行分类的过程。从这个角度来说，相关从业人员检查了就诊者重要的功能，例如认知、情绪，以及心理弱点和优势（Wright，2011）。心理评估是诊断过程中最开始的组成部分。在其他病例中，历史上就曾认为诊断过程包含 1 次评估和 1 个诊断。无论卫生或精神卫生从业人员是否真的同意或支持*评估和诊断*这两个术语的区别，仍会意识到尝试对这两个术语进行区分，并对它们的独特性进行定义是十分困难的。*社会工作词典*（Barker，2003）中对社会工作范畴中*诊断*的定义是被普遍接受的：

> 诊断：确认问题（社会、精神及躯体上的）及其深层原因，并建立解决方案的过程。在早期对社会工作的描述中，诊断与社会学习及治疗一样，是社会工作的 3 个过程之一。目前由于诊断这一术语常常伴随着躯体疾病的内在含义，许多社会工作者偏向于将这一过程称为评估。其他社会工作者则认为，诊断是查找深层原因的过程，而评估更多的是与相关信息的分析有关（Barker，2003，p. 118）。

由于建立在医学所关心问题的呈现的基础上，最被广泛认可的*诊断*的定义存在于医学模型中。然而这常被视为一个合作而变化的过程，当就诊者和治疗师一起工作时，他们都可发生改变（Corey，2012）。虽然 Perlman（1957）对孤立地看待诊断发出警告，但是这种独立的现象目前仍然很严重。她的提醒目前依旧有用，我们应该一直小心不要认为判断及形成一个诊断"会奇迹般地超出诊断印象而为所有问题提供治疗方案……得到现成的诊断标签"（p.165）。Perlman 将诊断定义为确认的过程以及结果。她又将诊断过程定义为"检验某个问题的各个部分以寻求其重要的本质和组织方式、它们之间的关系，以及解决它们的方法"（p.164）。

在精神卫生评估史上，重点被放在对诊断产品的衡量上。Falk（1981，被 Carlton 引用，1984）提出用 14 个维度来解决如何提供诊断印象这一问题：生命阶段、健康状况、家庭及其他成员身份、种族和民族、社会地位、职业、经济状况、权利、交通、住房、精神功能、认知（个人）、认知（能力）、心理社会因素。使用生物 - 心理 - 社会精神视角，这些维度可分为 3 类：生物医学、心理学，以及社会学因素（Dziegielewski，2013）。由于所有精神卫生专业人士都有责任去协助具体服务的提供，因此对这些因素的识别经常被视为相关从业人员在评估这三类外的第四类，即影响诊断进程的功能 / 情境的因素。

在历史上，将诊断和就诊者的需求联系起来一直是必要的。进行诊断是为了更好地理解并解决精神障碍的症状。诊断中发现的相关因素应与就诊者分享，以助于实现自助或持续技能学习的目标。从医学的角度来看，诊断过程检查症状和背景，并为开始帮助性过程提供基础。规范的诊断过程引导并有利于基于已获取的信息而规范地进行诊断性及功能性评估。已收集的诊断信息有助于干预计划的制订。

Carlton（1984）进一步举例说明诊断过程：

> 为了效率和有症状有所回应，任何临床社会工作的诊断都必须是"暂时"的诊断——初步诊断。这是相关从业人员与就诊者共同解决问题的基础。为了实现这一目标，诊断必须与就诊者分享。随着工作的不断进行，会经历临床社会工作过程的不同时期，诊断也必须随着问题要素构成的变化而变化。因此临床社会工作诊断有进化的特点，并能对相关问题或状况的变化本质做出反应（p. 77）。

在进行诊断的过程中，必须取得*诊断结果*的清楚结果。诊断结果是在诊断性评估过程中获取的信息。它包括进行逻辑推断和从所获取信息中基于科学原理而得出的结论。Corey（2012）提醒相关从业人员，心理治疗以及任何衍生的评估都须作为合作过程的一部分而存在。用于启动这一过程的特定问题包括：

- 就诊者想要解决的最重要的问题是什么？
- 就诊者期望通过解决这一问题而获得什么？

Corey（2012）认为任何访谈过程都需要就诊者和相关从业人员的合作。这一交互过程使诊断和评估能在试探性的假设中相互联系。在整个治疗过程中从业人员都可形成由训练而获得的直觉，并与就诊者进行分享。为了给诊断过程打下坚实的基础，专业治疗师必须精通于获取并理解信息，同时确定就诊者所关心的事物，并排除鉴别诊断（Owen，2008）。Dziegielewski（2013）强调了识别下列 4 个因素的重要性：生物医学、心理、社会，以及精神。为了理解我们所服务的卫生及精神卫生事业，专业人士须熟悉用于卫生实践的生物 - 心理 - 社会 - 精神方法，并使这些因素间达到平衡状态。这种平衡并不一定是相等，而且强调的方面也可发生改变。与有丰富经历的人在其所处环境中一起工作需要灵活性。因为环境在变，因此人的需求和印象也需随之改变，理解就诊者所经历的处境永远是首先要解决的问题中最重要的一点。

举例来说，被诊断感染 HIV 的就诊者可能会有许多须优先解决的担忧。首先，相关从业人员必须澄清哪些方面仅与躯体情况相关，而哪些方面与精神情况相关。生物医学信息会强调对获取就诊者信息的需求以及医学检验中阳性发现的意义。医学检验会测定 T 细胞计数（一项躯体保护因素），并为目前及将来对此疾病、机会感染，以及治疗的自我保护水平制订基线。当澄清生物医学状况后，重心将转换到其他问题上，即教育、提供关于疾病会造成什么影响的信息、该病意味着什么，以及如果疾病恶化会发生什么。此时，治疗依从策略对于确保就诊者会使用并持续使用所需服务是至关重要的。疾病管理、提供者 - 就诊者关系，以及其他个人因素等依从性问题对于治疗的成功是不可或缺的（Gilbert，Abel，Stewart 和 Zilberman，2007）。在许多情况下，仅当即刻的躯体需要被满足后，精神卫生需要才可被评估并在后续工作中被满足。

在考虑到就诊者的总体需求后，诊断重心转移至解决就诊者社会方面的问题。相关从业人员必须判断哪个才是最有效的评估手段——是通过将优缺点进行分类，还是通过描述就诊者的人格来构建一个更全面的手段（Corcoran 和 Walsh，2010）。对于这名就诊者，包括性接触及性行为在内的传播因素都会被提出，并与目前或既往与其有活跃性接触的伴侣一同解决其问题。这种做法要求对就诊者进行教育，内容是疾病的揭露以及探索患有传染性疾病对就诊者及相关人士意味着什么。此时关注点是怎样向所爱之人解释发生了什么，并弄清这种疾病对现在和将来的社会关系意味着什么。这种关注点涉及复杂的人际过程以及就诊者在应对此病时出现的人际和情绪问题，这些都必须被妥善地解决。无论强调的是哪一方面且严重程度如何，理解并整合生物 - 心理 - 社会方法对诊断性评估是必要的。

总的来说，精神卫生专业人士接受了实践中进行诊断的必要性——虽然通常会谨慎地识别这种需求。虽然接受了对进行诊断的要求，在专业人士中仍然存在许多不满和不快。一些精神卫生专业人士表示担心，当诊断是在最传统意义上反映医疗或疾病的视角，这便违背了专业价值和伦理。对于这些专家来说，关注疾病的视角损失了就诊者基于自己意愿或理性选择的主观能动性。然而今日这种观点正在改变。许多在充满竞争性的、成本引导的卫生系统中挣扎的精神卫生专业人士都不同意这一观点。他们感觉实际应用要求使用传统的诊断方法以方便报销。在对服务进行收费的环境下，报销能力决定并影响了专业人士会因提供服务而获得什么样的报酬。这种有压力的服务氛围会使做出正确的判断变得困难，并使道德上两难的局面变得更常见，这些都让专业决策成为了重要的技能（Strom-Gottfried，2014）。

然而在为报销而对治疗进行记录时，使用*评估*或*诊断性评估*这两个术语以代替*诊断*可能会更好（Dziegielewski 和 Leon，2001）。*评估*通常与医学模型没有直接联系，而*诊断*这个术语就常会与医学模型有这种联系（Barker，2003）。评估常常与实践模型相联系，其基础是临床专业知识，以及设计来识别患者整体情况并考虑到其优势和家庭支持的临床训练（Corcoran 和 Walsh，2010；Siebert，2006）。

评估 大部分精神卫生专业人士在诊断性考虑的普通背景下进行并完成评估（Corey，2012）。根据 Barker 的观点（2003），*评估*包括"判断一个问题的本质、原因、发展，以及预后，并涉及人格和境遇"，同时还要理解并做出改变，以使问题最小化或得到解决（p.30）。评估要求根据患者处境中的事实思考，并形成初步假设和逻辑结论（Owen，2008；Sheafor 和 Horejsi，2012）。因此，评估是治疗过程中的一个必要成分，并是所有精神卫生专业活动的特征。由于成为了就诊者、治疗师、多学科及交叉学科小组，以及支持系统间整合互动的一部分，评估也是一个合作的过程（Corey，2012）。它控制并指导实践的方方面面，包括本质、方向，以及范围。然而，评估和诊断并不能被分割开来，而且必须作为干预过程的一部分而持续地更新（Corey，2012）。

对于经常在合作小组中扮演多种角色的相关从业人员来说，评估的过程必须反映出多样性和灵活性。为了准确性，就诊者问题处境中的环境压力和变化要求检验并重新检验就诊者的处境。如果评估过程很匆忙，可能会强调表面因素而不强调或忽视有意义的因素。为了在权衡财政和报销上的考虑同时提供消费者保护方面的建议，专业人士承受了行政以及经济上的压力。消费者保护是最重要的，永远不应该排在削减支出的后面——应该一直维护卫生保健的质量。

对诊断和评估进行鉴别，这一问题并非任何一种心理咨询专业所独有。由于没有任何一种有帮助的专业是孤立发展的，包括医学、精神病学、护理学、心理学，以及社会工作在内的许多学科都影响了对个体的评估过程。从历史上来看，评估曾指代*诊断*或*心理社会诊断*（Rauch，1993）。尽管似乎存在着深层的相似性，将这些术语交叉互用的行为不应该被专业助人者所接受。诊断关注的是就诊者即时体验到的症状，并将它们归入与之最相符的类别。评估关注的范围更广，即一定情境下或一定环境下个体完成日常生活活动的功能。

这种用词上的模糊变得常见，甚至前一版本，DSM-Ⅳ-TR（APA，2000），也将这两个词混用。在一些情况下，整本书中都混用了这些词以描述诊断印象。似乎术语学、作为其结果的帮助性活动，以及随后的实践策略都被迫去适应这种主流文化（Dziegielewski，2013），和指导服务的构建以及实施的模型。因为这种预期与服务的报销压力有关，所以它能影响和指导实践的干预方式及策略。因此，无论我们怎么称呼，鉴于评估和诊断能决定服务提供的内容、方式以及时间，它们的作用都是关键的。

综合法：诊断性评估

诊断性评估的固有特征涵盖了随后的实践策略。2 个术语间存在的区别为，*诊断*用于描述所表现出的症状，而*评估*则用来获取用以描述和（或）证实疾病存在的信息。此外，*评估*能被更广泛地使用，涵盖了对过程中各个阶段的更宏大背景的考量，这包括理解就诊者的人格、问题、优势，以及会影响其精神健康的相关社会及人际考虑因素的信息（Corcoran 和 Walsh，2010；Dziegielewski，2013）。这些术语常被混用，但首要的区别是评估的重点为实践策略的应用。在本文中，*诊断性评估*这一术语仅作为那两个术语的结合而使用。

在诊断性评估中，治疗的基础和目标是确定的，并且使用确定和不确定的策略来得出用于证实诊断和（或）测试其他诊断可能性的信息（Owen，2011）。大部分就诊者 - 服务提供者的互动表现为询问问题、建立共同治疗及治疗关系的目标，以及获取用来形成诊断印象的信息。除了诊断标准，全面的评估还要查找关于多种个人及环境因素的信息。收集这些附加信息有助于增加对精神障碍的理解，并通过考虑个人关系系统造成的影响来补充治疗背景。

有 5 个因素能指导精确的诊断性评估的开始，而这种诊断性评估最终会与实践策略的实施相关。当与就诊者一起工作并为完成诊断性评估做准备时，专业的相关从业人士应：

1. 仔细地检查就诊者愿意分享多少信息以及这些信息的准确性。这能确保所呈现的信息的深度和应用性，并确保随后在干预过程中所需要的动机和行为改变。由于与症状报告的方式有关，因此在从 *DSM* 中收集信息并评估这些信息是否与就诊者所报告的信息相符的时候，须意识到这一现象的存在。专注于已获取的信息并快速地产生印象和结论可导致不完整或不准确的信息（Owen，2008）。不仅要对就诊者说了什么，还要对信息揭露的背景给予特别的注意。在这段时间里就诊者的生活中正在经历着什么？哪些系统因素可能影响着某些特定的行为？揭露这些信息对家人及好友意味着什么，而又会对就诊者的支持系统造成什么样的影响？收集这些信息是十分重要的，这是因为就诊者可能会担心准确地陈述信息反而会造成负面的结果。举例来说，如果就诊者认为揭露这些信息可能会带来法律后果（坐牢）、社交后果（被家人或朋友拒绝）或医学后果（再次入院），他们就可能隐瞒信息。

2. 用尽可能准确的问题定义来收集信息。这能指导诊断性评估以及将来干预时所使用的措施或方法。此外，对于让诊断印象或干预措施指导问题而非让问题指导方法的行为，永远予以抵制（Sheafor 和 Horejsi，2012）。评估的问题确认过程大部分都是智力活动。相关从业人员一定不能忽视评估过程的最终目的，即帮助制订具体的服务计划以解决就诊者的需求。

3. 要意识到就诊者的信仰如何影响对问题的理解。个体的世界观或范式塑造了他对环绕在情境周围的事件的看待方式。大部分专业人士都会同意个体的信仰塑造了他身份的基础，并影响他学习的方式。在伦理道德的专业实践中，对个体的这些影响不能直接作用于诊断过程。因此，相关从业人员会对治疗结果造成影响的价值观、信仰以及实践在治疗开始时清楚地识别。相关从业人员须问一问自己"我对就诊者及其表述问题的即刻应对方法是什么？"就诊者有权利自己做决定，提供帮助的专业人士必须尽一切可能去保证这项权利，并且不要让个人观点损害合理评估的实施。由于交叉学科小组通常都包含心理咨询专业人士，必须同样考虑组员的信仰和价值观。在为个人感情以及随之而来的意见会如何对情境的感知和评估产生阻碍这一点上做准备时，对小组成员间可能出现的价值冲突的察觉是至关重要的。价值观和信仰能影响个体决策的策略因素，它们仍是评估过程中须考虑及确认的重要因素（Sue 和 Sue，2013）。

4. 在评估阶段开放地解决关于文化和种族的问题，以确保最开放和最接纳的环境的建立。简单来说，专业从业人员须察觉自己文化的局限性，对文化差异持开放的心态，并能识别就诊者在使用包括资源和支持在内的自身学习方式时所表现出的整合性及独特性（Dziegielewski，2013；Sue 和 Sue，2013）。种族认同以及文化习俗能影响行为，并不应该忽视或无视。例如，在使用 DSM-5 时，在做出诊断前要注意文化因素。DSM-5 强调，妄想和幻觉有时难以同一般信仰或是与就诊者特定文化习俗或生活方式相关的行为区别开来。因此，像 DSM-Ⅳ-TR 一样，DSM-5 包含了对影响诊断和评估过程的文化相关综合征进行描述和定义的附录（APA，1995，2000，2013）。

5. 评估过程必须专注于就诊者的优点，而且要强调以就诊者自身资源来解决影响其日常生活活动的问题，并提供持续支持（Lum，2011）。识别优点和资源，并将它们与个体、家庭以及社会功能问题相联系，这并不像听起来的那么简单。评估过程经常存在关注个体的缺点而非赞美其优点的倾向。此外，精神卫生专业人士必须快速识别个体和集体优点，这一时间有限的干预方式将问题进一步复杂化（Dziegielewski，2008）。在诊断性评估中准确地识别出就诊者的优点和支持网络是十分关键的，这是因为二者会被整合入干预计划中，以在正式治疗期外提供持续成长及保持健康的手段。

在诊断性评估中，必须一直考虑到下列 3 个方面：

1. 通过躯体、行为或具体特征来判断障碍、疾病或不适的存在。
2. 根据严重到足以影响职业或社会功能的就诊者特征来确认障碍、不适，或疾病的原因或病因学。

3. 根据对就诊者所报告症状的系统而科学的检查来构建诊断印象，并要一直考虑到就诊者所处的情境（Kraemer，Shrout 和 Rubio-Stipec，2007）。

DSM-5 的更新和结构变化

为完成诊断性评估，必须利用每条标准中所给出的真实信息。2006 年，当任命 DSM-5 的 13 个特别工作组主席时，委员会的工作已经开始。此时，工作的重点是创建一个多学科的特别工作组，该工作组披露了所有利益冲突。2010 年，工作组的工作开始面向公众，寻求专业意见和公众评论。通过 APA 网站（http：// www.dsm5.org）来征求其他专业人士的评论，这在 DSM 的历史上尚属首次。网站共收到 8 000 多份评论，工作组对每条评论均进行了全面审阅。在他人的帮助下，每个工作组都有机会查阅最初的分类系统并改正其错误。在 DSM-5 引言关于组织架构的概述中，明确指出 APA 采取了广泛措施，以确保专业人士在编写过程中能够基于最新的科研和循证实践。

这些须工作组完成以下几项任务：①全面系统地审阅已发表的文献；②重新分析已收集的数据；③公共专业人士和专家审阅来自专业人士交流平台的反馈信息；④扩展以问题为导向的公共和学术试验范围（APA，2013）。正如 DSM-Ⅳ-TR 明确所示，单独的投射测验在诊断分类中不足以作为一个支持证据。在涉及法律的情况下，不论支持标准是怎样的，由于精神障碍患者的症状变异较大，诊断更应谨慎。因此，应清楚这样做的风险和不足，同时多利用诸如适应功能等其他支持性信息。在涉及法律的情况下，当精神障碍或精神残疾的标准来用作法律界定时，开始就应该采取谨慎态度。因此，一个单独的精神障碍诊断从不用来裁定行为能力、刑事责任或精神残疾。我们需要更多的信息来描述一个人的行为问题和其他功能损伤。

DSM-5：循证研究的基础

正如第 1 章所解释的那样，DSM 早期版本的一个重要缺陷是它们通常过于关注描述症状，而非病因学因素。DSM-Ⅳ 稍有改进。为进一步弥补其不足，DSM-Ⅳ-TR 通过回顾文献、数据分析和再处理、现场测试等方法更新支持数据。像 DSM-5 一样，在 DSM-Ⅳ 和 DSM-Ⅳ-TR 中，为明确标准的临床实用性和可靠性（同一诊断标准是否适用于不同病例？）、描述的真实性（是否能真实地描述它意欲描述的情形？），以及心理测量学的操作标准（标准中的心理测验是否有共同的操作特性？）进行了文献综述。与 DSM-Ⅳ 和 DSM-Ⅳ-TR 类似，DSM-5 中许多有效的变量被识别和进行了研究。这种研究包括系统性和计算机化的综述研究，确保这些循证信息被应用于支持每个工作组提出的建议。

因此，最近两版 DSM 不像前几版，努力将实践智慧和科学研究结合在一起，以最佳的结果来决定目前的诊断标准和分类特性。该趋势在 DSM-5 中很明显，DSM-5 中不仅包含了临床研究，同时也涵盖了大量的学术现场试验。另外，亦特别关注了诊断标准内容和修订相关信息的可靠性。类似于 DSM-Ⅳ，通过整理文献综述来获得诊断标准的临床实用性和可靠性（同一诊断标准是否适用于不同病例？），同样，也进行了新的测量工具及其心理测量操作标准的测试工作。在这一领域中 DSM-5 吸收了近 20 年几乎所有新科学的成果，经历了 6 年的附加的文献综述、数据分析和周期性的公共专业人士评论工作。所有的信息都很重要，尤其是当支持工作组建议的证据缺乏或不确定时（见快速参考 2.4）。

快速参考 2.4

DSM-5 变化的基础

DSM-5 的变化基于以下几点：
临床现场试验
大量的学术现场试验
专业人士、公众和专家的反馈
评估可靠性的改善

组织结构的变化

DSM-5 的结构和描述对于能够熟练使用 DSM 先前版本的人来说可能更具有意义。DSM-5 结构最大改变的假设之一是，诊断须紧随发展进程，并着重考虑发育和生命跨度。从该视角看，那些大多数以前可能被认为发病于青春期、成年早期等时期的精神障碍，通常在婴幼儿期就应有所表现。在 DSM-5 的结构中，发生于婴儿期、儿童期、青春期的各类精神障碍列于每章的首位。这样，DSM-Ⅳ 和 DSM-Ⅳ-TR 中儿童期精神障碍的章节取消。DSM-5 中应关注的、有帮助的术语是神经发育和神经认知（见快速参考 2.5）。

快速参考 2.5

基本概念

神经发育性障碍：可见于整个人生历程的诊断。
神经发育性障碍的诊断多见于儿童期。
神经认知性障碍：神经认知性障碍的诊断多见于成年期。

当前贯穿生命全程的诊断结构旨在帮助临床医生关注障碍发生的自然次序，并协助临床评定。应用生命全程发展的组织诊断结构，须将 DSM-Ⅳ-TR 中的许多章节压缩、拆分或移动到其他章节。其重要原因是工作组期望提高诊断标准的临床实用性。

例如，DSM-5 中增加了一个新的诊断术语——破坏性心境失调障碍（disruptive mood dysregulation disorder，DMDD），这是一个以持续性的抑郁、易激惹为主要表现的心境障碍类型，通常在 7 ~ 18 岁的儿童和青少年中诊断。该障碍具有较小的起病年龄和儿科病程，首次被列入抑郁障碍的章节中，在它之后是不只是发生在儿童和青少年期的其他抑郁障碍。

导致 DSM-5 组织结构改变的另一个重要原因是试图澄清人类的正常精神功能和精神障碍之间的界限。这些差异非常重要，尤其对于儿童和青少年来说。例如，一个容易激动的青少年，何时被认为是对某个问题的典型冲动性行为，何时还须评估其他信息？成年人的抑郁症状可能全然不同于青少年。例如，一个 30 岁男性的情绪可能是抑郁的，与其悲伤或反应迟钝协调一致；反之，青少年依然可以出现抑郁情绪，但表现的是愤怒和激越。这些愤怒和冲动行为可能导致 1 个或多个反复出现的重复行为，被认为是心境波动所致，该点与双相障碍的心境波动相似。DSM-5 的每个部分都有这些诊断标准的细微区别，每个诊断标准重新被描述、移除或删除，以便更好地进行诊断决策。

总之，该版本的 DSM 中有 4 个主要的前提指导着所有内容的修订。第一个涉及临床效用。尽管该书的设计是为临床医生所用，但亦适用于临床机构，且可行。该前提的核心是在提供的公共平台上获得专业人士的反馈信息。其次，实施多种临床和学术领域的科学试验，以验证当前和既往的诊断标准。这些试验信息已补充到现有研究的丰富资料库中，然后进行分析和再分析。因此，诊断中的所有建议都来自于循证数据的指导。第三个前提是，DSM-Ⅳ 和 DSM-Ⅳ-TR 已经深深植根于当前的诊断程序中，只要有可能，就要保留这两个版本的连续性。第四，为了公开和实用的需要，DSM-5 与它先前的版本 DSM-Ⅳ、DSM-Ⅳ-TR 之间存在多大程度的差异，事前并无规定和限制。因此，DSM 的最新一版继续努力应用最佳的临床实践经验和科学研究，确定当前的诊断标准和分类特征。

快速参考 2.6

支持 DSM-5 改变和运用的理由

临床效用有最高优先权——有益于临床医生。

所有变化基于研究循证。

尽可能地保持与 DSM-Ⅳ 和 DSM-Ⅳ-TR 的连续性。

如有问题，在结构改变和格式上没有预设限制。

采用了生命发展全程的方法。

有助于区分人类的正常功能。

维度评估

一个单纯的分类方法往往受限于部分就诊者的个人解释，同样也受到部分执业医生的个人解释。就诊者报告的精神症状可能相互混淆，难以确定其体验和真实情况。许多时候，就诊者并未思考清楚，躯体或精神上的痛苦或不适往往能够影响他们之后对所有症状的解释。随后，这些混乱和歧义同样能够影响就诊者的决策和看法。这时从这些系列症状中只选择其中一个，就不容易理解就诊者症状的来龙去脉，从而限制了其临床治疗。一个分类学方法的不足同样可以来自执业医生的不当解释。如果一个诊断受限于就诊者提供的信息，其治疗往往也是受限的。从执业医生的角度看，如果临床信息有限，无论其体验如何，诊断性评估会着眼于不同的症状，从而导致不同的解释（Aphidian等，2008）。诊断性评估必须考虑就诊者个人、家庭系统的信息和其他可证实的信息，但是有些人还是觉得该方法可能存在着不足。

因此，DSM-5 和维度评估的重点应该是描述就诊者报告的全部症状，并用一个特定的标准标注出这些症状的严重程度——轻度、中度、重度和非常严重。诊断标准中也应注明一些重要的能够影响诊断性评估的因素，如个体的行为，包括抑郁情绪、焦虑、睡眠紊乱水平和其他。这些因素在一个严格的分类评估中往往被忽视。记录这些因素是为了全面评估和记录就诊者的症状。检查病理学的所有谱系症状能够包括障碍的各个维度，这阐明了共病识别的重要意义（Paris，2013）。

DSM-5：部分和附录

第一部分

在最新版本中，DSM 分 3 个部分，结尾附有 7 个附录（见快速参考 2.7）。第一部分内容包括了手册简介、变化原因和使用说明，以及手册结构、内容和应用概述。这是了解每一章节和正确地支持精神卫生诊断的核心。正如本章前面所解释的那样，它还回顾了相关研究和尝试的一致结果。新版本保留了旧版本的数个特点，并将其扩展，以更全面的视角来做出诊断印象，同时删除了执业医生所依赖的多轴诊断模式。第一部分亦增加了与维度评估相关的信息。该点在本章前面已做介绍。

快速参考 2.7

DSM-5：三部分

第一部分：更新手册的使用指导和介绍

第二部分：诊断分类概要，删除了多轴诊断系统（含 20 章精神障碍和 2 个支持章节）

第三部分：包括评估方法、文化构成、人格障碍的另一个 DSM-5 模型、DSM-Ⅳ 到 DSM-5 的重大变化、术语表、以字母为序的 DSM-5 诊断和编码清单（ICD-9-CM 和 ICD-10-CM）。

附录：提供支持性信息的 7 个附录

第二部分

第二部分有 20 个用以记录各类精神障碍的意见和 2 个其他相关的章节，共 22 章

（见快速参考 2.8）。从第 1 至 20 章列出的所有障碍必须符合精神障碍的定义。DSM 强调诊断判定须从多方面进行，并由训练有素的执业医生做出。在 DSM-5 中，精神障碍定义为"精神障碍是一种综合征，其特征表现为个体的认知、情绪调节或行为方面有临床意义的功能紊乱，它反映了精神功能潜在的心理、生物或发展过程中的异常"（APA，2013，p.20）。另外，精神障碍必须伴随着具有临床意义的社会、职业及其他日常生活功能的损害。因此，在 20 个章节中的开始部分提供障碍分型或谱系的概述。因为，在一个章节中，每个精神障碍和其相似的障碍放在一起，随后是每个诊断的特定标准，并突出其不同。每章中，每个精神障碍均单独列出，描述了其诊断性评估要点及其相互联系，明确指出标准中症状须引起显著意义的痛苦或残疾。它还考虑特定的支持性信息，如在章节最后描述的诊断特征。

快速参考 2.8

DSM-5 第二部分

神经发育障碍	性功能障碍
精神分裂症谱系和其他精神病性障碍	性别焦虑症
双相及相关障碍	破坏性行为障碍、冲动控制和品行障碍
抑郁障碍	物质相关及成瘾性障碍
焦虑障碍	神经认知障碍
强迫及相关障碍	人格障碍
创伤及应激相关障碍	性欲倒错障碍
分离性障碍	其他精神障碍
躯体症状障碍	药物所致的运动障碍及其他不良反应 *
喂食和进食障碍	可能成为临床关注焦点的其他状况 **
排泄障碍	————
	* 并不认为是精神障碍
睡眠 - 觉醒障碍	** 包括需要临床关注但并非精神障碍的问题和情况

在结构上稍微不同于其他章节的唯一一章是第 20 章——其他精神障碍。本章包括了一系列广泛的、与躯体疾病直接或间接相关的精神障碍，及躯体疾病影响精神症状的程度。在这些情况下，使用"躯体疾病所致的其他特定的精神障碍"。其他躯体疾病所致的未特定的精神障碍用在：执业医生对未能符合任何一种其他躯体疾病所致的特定的精神障碍的诊断的个体或因信息不足而无法做出更特定诊断的情况。本章把术语"其他特定的精神障碍"作为一个临时的分类，因为执业医生因一系列原因决定不做出精神障碍的诊断或个体未能符合任何特定的精神障碍的诊断标准。当使用该诊断时，须记录其特定原因。这不同于"未特定的精神障碍"，未特定的精神障碍用于信息不足或紧急，

不允许全面评估的情况。

最后两章不是描述精神疾病，而是为完成一个全面的诊断性评估提供支持性信息。倒数第二章与药物应用和不良反应有关，且能使精神健康状况更加复杂。通常来说，很难判定是否是由于治疗精神病的药物导致了躯体疾病，该因果关系很难确定。然而，重要的是识别药物相关的情况如何影响就诊者正在遭受的精神健康状况。这些药物不仅对治疗至关重要，而且能够加重或引起躯体疾病。

列在本章的药物所致的情况并非精神障碍，仅仅是因为提供支持性信息的缘由。列在本章的疾病包括神经阻断药所致的类帕金森病和其他药物所致的类帕金森病，这是常常发生在药物治疗开始或增加药物的几周内的一系列副作用，其特征是震颤和肌肉僵直。本章其他药物所致疾病有神经阻断药恶性综合征、药物所致的急性肌张力障碍和药物所致的急性静坐不能，常常直接与给予的药物剂量相关。迟发性运动障碍、迟发性肌张力障碍、迟发性静坐不能和其他药物所致的运动障碍是通常与运动相关的特征性症状。药物所致的体位性震颤与咖啡因和其他兴奋剂相关的焦虑症状亦较常见。抗抑郁剂的撤药综合征也是本章的重点。该症状出现在持续使用至少 1 个月的抗抑郁剂突然戒断后。本章包括其他的药物不良反应，这一类被预留给与运动不相关但对身体有其他影响的副作用，例如严重的低血压、心律失常（涉及心率和心脏节律）和阴茎异常勃起（能够持续几小时至几天的长期的、疼痛的阴茎勃起）。

第二部分的最后一章是"可能成为临床关注焦点的其他状况"。在 DSM-5 中，本章已经重新编排并强调增加环境的重要性。环境可能直接与精神障碍的发生有关，并影响随后的护理和治疗。涉及的领域包括：关系问题，虐待和忽视，教育和职业问题，住房和经济问题，与犯罪相关或涉及法律系统的问题，咨询和医疗建议的其他健康问题，与其他心理社会、个人和环境情况相关的问题，个人史的其他情况。本章和下一章中将进一步强调目前的环境因素，这可以影响诊断性评估。

对于那些熟悉 DSM-Ⅳ 和 DSM-Ⅳ-TR 的人们，第二部分的新结构和划分的章节第一眼看上去可能令人困惑。例如，在 DSM-Ⅳ 中只有心境障碍一个章节包括双相障碍和抑郁障碍。现在却不是这种状况。在 DSM-5 中，双相障碍和抑郁障碍均单独成章，焦虑障碍也是如此。这次重新编排做出了许多重新分类，并增加了几个新的障碍。这是深思熟虑的结果，不仅仅体现在分出疾病成立独立的章节，也体现在重新编排的所选疾病符合生命周期和研究证据的新焦点上。对于那些熟悉老版本的人们来说，每个独立的章节都有一篇简短的说明，有助于将 DSM-Ⅳ-TR 与 DSM-5 中结构和格式的变化连接起来。

第三部分

第三部分是本手册的最后一章，提供了支持性信息以改善临床决策过程。第三部分又分为评估测量、文化模式、人格障碍的 DSM-5 替代模型，以及需进一步研究的状况等。

第三部分第一小节的起始概述了评估测量的重要性，并解释了使用维度评估的目的和基本要素。这与横断面症状相连。本章提供的补充信息计划用来将先前版本的最初分类诊断系统与更多维度的新版本连接起来。在这种观点下，当记录错综复杂或相互叠的精神症状时鼓励执业医生确认诊断标准。这个重点允许用来解释特征性症状超过一种障碍，却没有创立或增加第二个障碍诊断时两者的关系。例如，很多时候你会处理那些伴有焦虑的抑郁障碍就诊者。通过维度评估和考虑横断面症状确保记录所有显著的症状，甚至这可能更符合一个不同的诊断。所以，重性抑郁障碍这个最主要诊断可以交叉有焦虑症状却不需要第二个诊断。一个能够符合所有症状和部分继发症状的主要诊断可以确保执业医生做出一个有力的诊断性评估，同时避免贴上不必要的第二种诊断标签。

考虑到横断面症状，DSM-5让执业医生通过2个层级评估和评级症状。第一层级在成年人患者中涉及13个症状群的简要检查，在儿童和青少年患者中涉及12个症状群。第二层级对某一症状群提供了更深层次的评估。为提供更多的书面材料，DSM-5也通过网络在线提供第二层级的评估（http：//www.psychiatry.org/dsm5）。

因为DSM不对治疗做出建议，对于执业医生来说，须认识到大多数情况下治疗仅仅是治疗症状，并不能治疗潜在的精神障碍。这一点非常重要。像通过症状治疗大多数躯体疾病一样，精神障碍也遵循相似的机制。例如，不管诊断如何，我们应用抗抑郁剂治疗焦虑障碍或者抑郁障碍，对患者来说其效果可能是相似的。同样不考虑诊断如何，我们使用认知行为疗法治疗这些精神障碍，其结果可能也是相同的。不管特定的诊断，使用带有横断面症状的维度评估可提供一个更加完整的诊断性评估，这更易导向一个聚焦症状的治疗模式。

"精神症状严重度临床医生评定维度量表"是手册提供的第二个测量选项。该测量特别有益于支持精神分裂症谱系及其他精神病性障碍的诊断，因为它测量了与疾病相关的认知和神经生物学因素。这种通过评估阳性症状（幻觉、妄想和言语紊乱）、异常的精神运动行为（如紧张症）和阴性症状（情感活动和运动减少）等多维度的精神症状评估有助于完成一个更加全面的诊断。该量表评估8个特定的方面，评估测量每7天的相关信息。每个方面包括幻觉、妄想、言语紊乱、异常的精神运动行为，像动机缺乏、情感表达受限等阴性症状，认知受损、抑郁和躁狂等症状，按照0分（不存在）到4分（存在且严重）评分。预期该量表要在初次评估和其后需要时，在每7天一次的评估中填写完整。某一方面的持续性高分能帮助执业医生做出针对性干预。

手册第三部分中的第三个评估措施是通过量表测量18岁及以上成年人的个人残疾得分。该量表参考WHO的DAS 2.0，由WHO出版。更多信息和如何应用于诊断性评估将在下章进行描述。第三部分中的第四个评估措施与文化相关。"文化模式"描述了一种称为文化模式访谈（Cultural Formulation Interview，CFI）的测量工具，它可以更深入、更好地识别和评估文化信息。它概述了如何收集文化信息，这在DSM系统中尚属首次，该量表有助于文化模式的测量。CFI量表和如何更好地利用它思考文化方面的问题将在本章的下个部分进行概述。

第三部分的下一节是"人格障碍的DSM-5替代模型"。该节说明了一些人格障碍与其他人格障碍具有交叉重叠特质的问题。尽管DSM-5没有改变DSM-Ⅳ和DSM-Ⅳ-TR中的人格障碍章节，但提供了潜在的扩展方法。它侧重于人格功能和人格特质，并确定了特定的诊断标准。另一个替代模式将最初的10种人格障碍减至主要的6种（反社会型人格障碍、回避型人格障碍、边缘型人格障碍、自恋型人格障碍、强迫观点与行为型人格障碍和分裂型人格障碍）。特定标准被概述为：假如符合诊断的标准，且存在不符合所有标准的其他特征，它们能够被标注为特定人格障碍。这一选择没有体现在当前的分类中，但作为一个替代方法包含在本节中，提供了人格障碍进一步修改和重新分类的方法，目前列在手册的第二部分之中。

为了分类这些人格障碍，可使用人格功能量表。该量表可评估 4 个要素（认同、自我导向、同理心和亲密关系），并采用 0 分（很少或没有损害）到 4 分（严重损害）4 级评分法。每个要素评估都提供了病例。另外，还有每一个人格特征领域和方面的解释。在本手册的第 13 章有更多关于这个类型及其潜在应用的信息。

第三部分的结尾列出了一系列需要进一步研究的状况，并做了详细解释。尽管在该部分中，诊断并未出现障碍部分章节，但可以让执业医生注意到这些潜在的障碍，并随着不断出现的研究为进一步发展提供通用基础。

附录

DSM-5 以 7 篇支持性信息的附录结尾。这不同于有 11 篇附录的 DSM-Ⅳ 和 DSM-Ⅳ-TR。在最新的版本中附录已经做过删减或者变更，已不同于以前的版本。例如，一个主要的变化是删除以前的附录 G，它包含一般躯体疾病和药物所致障碍的 ICD-9-CM 编码。它列出了一般躯体疾病与其相匹配的 ICD-10-DRC 编码。这一部分也允许给予能够引起物质相关障碍的特定药物（指定的治疗剂量）编码。当使用时，这些药物效应的编码是可选的，并已经列在了轴 I 中。在新版 DSM 附录中，这一附录已被全部删除，没有了躯体疾病的编码。为了记录这些伴随的躯体疾病，执业医生被建议直接参考 ICD 的相关版本。附录中用来协助鉴别诊断的决策树也被删除。已经有了维度评估标准和横断面症状，不希望决策树被用来补充已经存在的标准，如果需要，标准能够被其他支持性来源确定。

7 篇附录中包含了从 DSM-Ⅳ 到 DSM-5 的变化的最大亮点。为了帮助读者比较这两个版本，DSM-5 中列出的所有的变化和描述使用相似的次序呈现。这一附录之后是专业术语词汇表，它确保用一个清晰、简明的定义来概述文中使用的词语，尤其是当文中实际的定义可能受限时。第三篇附录是文化应激概念词汇表，从 DSM-Ⅳ 中的文化相关综合征改编而来。因为这些文化应激概念，如果不被认识，会使诊断性评估变得更加复杂，在本章的下一部分将被进一步论述。接下来的 3 篇附录和数字列表相关，并与 ICD 进行比较。其中的第一篇是以字母为序的 DSM-5 诊断和编码（ICD-9-CM 和 ICD-10-CM）；第二和第三篇分别是 ICD-9-CM 和 ICD-10-CM 的数字列表。最后一篇附录是 DSM-5 顾问和其他为最新版本做出贡献的姓名目录。

DSM-5 中的重要部分

DSM-5 有 20 个章节详细描述了所列的每种障碍。每章的开始对每个精神障碍进行了概述，列出它们的概念及其共同点。例如，在精神分裂症谱系及其他精神病性障碍中，首先概述了本章所定义的所有精神病性障碍的主要特征，突出其共性，及每个所列和组织的诊断所遵循的精神病理学梯度。这些与 DSM- Ⅳ 和 DSM- Ⅳ -TR 相似，但在某些情况下与列表次序有很大不同。这种变化的一个原因是 DSM-5 特别工作组的委托，诊断以发展生命周期和精神病理学梯度这两个主要的因素为基础。对于 DSM-5 中的每一种障碍，作者都描述疾病的基本特征，并提供额外的有用的诊断信息（见快速参考 2.9）。根据信息的有效性和诊断的重要性，精神障碍的某些部分可能会有所不同。

快速参考 2.9

精神障碍介绍

- 诊断特征（概述特定标准）
- 支持诊断的相关特征（特性）
- 患病率（成年人、男性、女性等）
- 疾病进展和病程（体征和持续时间）
- 风险和预后因素（性格因素、环境因素、遗传因素和生理因素）
- 病程调节因素
- 与文化相关的诊断问题
- 与性别相关的诊断问题
- 诊断标记物（睡眠历史和睡眠日记）
- 自杀风险
- 功能性结局
- 鉴别诊断
- 共病

使用时，诊断标准分列在不同类别的标题下，诸如诊断特征，每个单独的诊断均有此类别。诊断特征的信息有助于阐明精神障碍的特定诊断标准，通过相关行为的事例以进一步解释。

支持性信息的另一个重要部分被称为"支持诊断的相关特征"。在该部分中，支持诊断的特性通常被分为 3 部分内容：描述性特征、实验室检查结果、与体格检查或其他躯体疾病有关的信息。实验室结果又进一步分为 3 个方面：诊断的（可用以确定病因的检验）、确定诊断的（支持诊断但不提供病因基础的试验）和疾病并发症（和它有关的疾病或作为它的结局，例如电解质失衡和厌食症）。这部分与诊断特征是所有执业医生的必读部分，因为它呈现了精神障碍的描述性特征，以及诱发因素和并发症。对相关实验室诊断的注意可有助于确定诊断，作为协作团队的一部分，已经明确这是确定诊断的重要信息，并已记录可伴发的许多常见躯体疾病。

例如在精神分裂症（列在精神分裂症谱系及其他精神病性障碍）的诊断标准中，"支持诊断的相关特征"标记了可能伴随这种疾病的精神症状，诸如不恰当的情感、心境，以及能损害现实知觉、判断力、洞察力的其他症状。同时强调没针对该障碍的特异性放射学检查、实验室检查和心理测试。这些非常值得阅读。精神分裂症这种没有针对性检查的特定精神障碍，只是个例，其他障碍可能并非如此，认识到这些是完成诊断性评估的关键。在诊断性评估中，执业医生应该留意到这些列出的因素，以及它是如何影响诊断标准的（见快速参考 2.10）。

快速参考 2.10

支持诊断的相关特征

　　精神障碍和相关的描述性特征：这一类型能够包括与精神障碍相关的特征，但不是做出诊断的关键。

　　相关的实验室检查结果：这部分通过 3 个不同类型的实验室结果提供相关信息。第一，当在某一部分出现诊断性试验，它能够解释精神障碍的病因学原因。第二，诊断性试验不一定明确地与这一障碍相关，但可出现在罹患该障碍的其他类别患者中。第三，当实验室检查相关时，这部分可以得出与障碍并发症相关的实验室结果。这些测试能帮助执业医生做出一个更加全面的诊断决策。即使上述 3 个方面都进行了阐述，但这些结果通常并非形成诊断的必要条件。大多数情况下，这些分类中提供的试验与诊断相关，但并不一定揭示病因学的缘由（例如，CT 扫描用来协助区分神经认知障碍的类型）。

　　相关的躯体检查结果和躯体疾病：意识到与精神障碍相关的这些结果对于治疗具有重要意义。

除"诊断特征"和"支持诊断的相关特征"外，其他与诊断相关的支持性信息也是有用的，但在信息利用方面可能稍有不同。尤其重要的是患病率。对于执业医生来说，这一部分含有丰富的信息。它有助于解释诊断出现的频率和在什么人群中发生，是否在某种特定的人群中更常见，如年龄、性别，以及伴随的症状类型。在"疾病进展和病程"中，概述了疾病起病年龄、持续时间和进展的基本特征。无论何时应用，均应描述"风险和预后因素"。根据特定的诊断，这部分可以描述性格、环境、遗传、生理等因素，以及其他与诊断相关的风险因素。其他部分是："与文化相关的诊断问题""与性别相关的诊断问题""自杀风险""功能性结局""鉴别诊断"和"共病"。根据特定诊断，其他可选内容包括诊断标志物、睡眠障碍和其他情况。例如在共病中，一个患者可罹患 2 种或 2 种以上疾病，且这些疾病可以相关，也可不相关，但却使评估和治疗变得复杂。如果不考虑共病的可能性，执业医生可能很难判定哪些症状是诊断的核心症状，哪些症状可能是情景依赖性的。因为维度的定义是症状特异性的和根植于基于数据的观察（而不是生物标志物）执业医生须注意不要过度量化行为，以至于把它推向更严重的水平。例如，伴有大麻使用障碍的共病，DSM-5 提醒执业医生：大麻通常被称为诱导性毒品，因为一个使用这种药物的人有更大的可能使用阿片类药物和可卡因等毒品。如果执业医生具备这一知识，他们知道评估其他药物使用的可能性，并评估当它存在时，它是如何影响治疗结果的。关于鉴别诊断的部分明确指向识别出是否是非问题使用的过程，尤其是涉及学校、雇主或法律系统的问题时。提供的信息可以帮助改善诊断性评估以及治疗计划和策略。

临床显著性的含义

执业医生须熟练地使用 DSM，并且须判断诊断性评估过程中的情景因素。在临床实践中知道如何处理这些因素是至关重要的。同时知道当给予一个不恰当的诊断标签时，会发生潜在损害亦至关重要。术语"临床意义"指一个执业医生能够清楚地将精神障碍的症状与精神症状如何损害就诊者的功能水平联系起来。当个体存在符合精神障碍诊断标准的精神症状时，如果其个人功能、社会功能、职业功能没有受损，则不应给予精神障碍的诊断。只有当症状严重到足以影响或扰乱就诊者功能时才能给予诊断。这使得周围的环境因素在支持或否定所使用的诊断类别时是必不可少的。接下来，介绍了 DSM-5 的诊断特征和重要内容。不过须记住的是，不管就诊者的精神症状如何，以及这些症状是否与文化、年龄、性别等因素相关，如果行为没有临床意义，就不应给予诊断。

文化、年龄和性别相关的信息

文化曾被定义为在群体中代代相传的生活模式的总和，包括风俗、语言、宗教思想、艺术表现、思维模式、社会和人际关系。文化方面往往与人们的民族、种族和精神遗产有关（Kirst-Ashman，2008，p.36）。许多人对文化、种族、人种和族群认同发展的差异认识不清。

种族一般指一个人的根源、血统和遗传。文化通常与价值、理解、行为和习惯有关（Ton 和 Lim，2006）。尽管人种和文化是有关的，但在同一人种中，文化并不相同。在同一种族内，人们通常接受相似的信仰（Yeager，Cutler，Svendsen 和 Sills，2013）。为了提供一个全面的诊断性评估，所有的社会工作者须考虑就诊者对症状的病因和预后的看法（Chang-Muy 和 Congress，2009）。

人种被定义为"基于血统和肤色的地位和身份意识"，种族是除去肤色之外（如宗教、习俗、地理和历史事件等）的所有集合体（Lee 和 Bean，2004）。种族身份并非一成不变，而是依据具体背景而改变。这些显然受居住位置、发展阶段、要求的背景和可察觉到的收益或损失所影响（Mays，Ponce，Washington 和 Cochran，2003）。

种族认同的发展起源于接受一个种族的延续。种族认同通常定义为一群人特有的传统、习俗和价值观的线索（Queralt，1996）。这些共性的界限和固定的成员，产生一个民族日常生活的背景。族群通过明显和微妙的方式影响思考、感觉和行为模式（Canino 和 Alegria，2008）。另一方面，文化是一个涵盖性术语，它包括人种和种族身份（Congress 和 Gonzalez，2013）。

许多人既不接受也不拒绝他们的种族，这与个人有关，并将自己归于单独的身份或一个特殊的相关组织，这指人们最初明确决定支持的组织（Helms，1990）。没有 2 个人以同样的方式体验他们的文化。正如人种和种族比其他背景更易变动一样，视情况而定的种族认同能在特殊的背景下改变人种和族群认同（Mays 等，2003）。咨询者必须仔细且不要带着先入为主的偏见和教材中关于会发生什么的定义来接触就诊者（Swartz-

Kulstad 和 Martin，1999）。

　　人种或种族的分类随着美国移民和通婚的新变化发生着戏剧性变化。一个新的文化模式似乎正在出现，这与一个混合的社会和多元种族方面的原因有关。每种文化都有流程、治疗师、药物、规定的治疗实践，它们构成了日常生活。这些共享的生活模式反映在日常行为中。病理性的反应模式很容易被曲解，因为它们不是日常行为。

　　考虑到表现形式的多样性，执业医生会继续遇到更多的少数民族就诊者，他们带有多种心理问题和顾虑。尽管这本书不能公正地评判每一个团体所呈现的独特的特性、问题和挑战，但是执业医生必须注意这些群体的心理问题的主要考量。本章节能够使读者对于上述考量及其是如何影响精神健康的治疗进程更加敏感。

DSM-5 中文化因素的处理

　　在 DSM-5 中，每个诊断类别都力求对文化、年龄和性别的问题敏感，这些变量对就诊者的精神症状存在影响。文化多样性这一术语尤其重要。完成准确的诊断性评估时，对文化因素的敏感认识至关重要，有助于就诊者的全面诊断（见快速参考 2.11）。每个诊断类别都简要地处理文化变量。欲获取更多信息，执业医生可参考本手册的第三部分，文化模式和 CFI、DSM-5 附录三中的文化应激概念词汇表。

快速参考 2.11

识别文化因素

执业医生须帮助就诊者：

识别和讨论影响日常生活功能的当前生活环境的作用。

尊重多民族群体的自我认同，以与就诊者自我思考一致的方式，自我报告人种和种族（Mays 等，2003）。

识别和理解起源于适应新环境的任何心理问题。

识别和探索能够减轻孤独感和促进转变的正性、支持性同辈关系。

识别人种或种族等社会变量（如社会地位、邻里关系、可感知的歧视、社会凝聚力、社会资本、社会支持、职业类型、就业、良好的情绪、可察觉的生活机会）（Mays 等，2003）。

识别探索有助于处理环境新技能的意愿。

　　在完成诊断性评估中保持文化敏感性，须明确地概述就诊者符合精神障碍诊断标准的行为文化基础。这样，执业医生就能够排除精神障碍的诊断，否则就诊者可能被误诊。在文化实践中，不同的人种和族群的特性重叠得越多，诊断就变得越来越困难。

　　执业医生须帮助就诊者检查其个人身份的问题，个人认同是指个人以某种确定的方式认识自己，身份归因是指个人如何理解社会价值或可察觉的行为和动作。在当今社会，种族身份并不容易判定，其影响生活因素和行为改变的程度仍旧难以捉摸。文化适应更加复杂，常被描述为一个采纳另一种文化习俗的调整过程（Locke 和 Bailey，

2014）。贫穷的人们能够被贫困、机会缺乏和有限的卫生保健所影响。因此，采用一个文化敏感性的方式能有助于减少不正确的推测。

记住，就诊者和执业医生都是他们生活的社会的产物。社会势力能够直接影响个人的文化习俗和信念。文化及其整合机制不仅影响就诊者的行为，也能影响执业医生的行为。大多数主流社会赞成的信念和价值观能够帮助专业人士紧密地掌握与之相似的信息和价值观。基于此假设，来自其他种族、具有相似文化族群传统的执业医生可以通过特定的文化视角来审视就诊者的行为。这种观点可能妨碍专业人士获得一个重要的清晰画面，以帮助就诊者鉴别哪种是文化的因素和哪种是精神障碍的因素。专业助人者必须意识到专业人士基于个人的价值观、信念、社会偏见和刻板印象评价就诊者的这种趋势（Mays 等，2003）。如果执业医生不能有意识地避免这些偏见，缺乏对就诊者的种族和文化认识可能导致歪曲的认知、误诊，或随意地为就诊者和他们的家庭贴上疾病的标签（Canino 和 Alegria，2008；Sue 和 Sue，2013）。

执业医生完成一个最佳的诊断性评估的关键是如何最佳地处理就诊者的文化背景。在不同的文化背景下进行对就诊者完成诊断性评估和整合有帮助的活动须考虑以下几个方面：①熟悉就诊者的文化价值和相关要点；②有意识地和敏感地关注就诊者环境中传统的作用；③识别周围环境中导致改变的冲突领域；④熟练地掌握鼓励就诊者表达悲伤、压力和忧愁的技巧。为此，精神卫生执业医生必须首先识别就诊者的文化特征，并将其结合到诊断性评估和随后的促使就诊者改变的所有工作之中。

依照 APA（2013），DSM-5 的一个重要变化是澄清和更新了评估就诊者所需的文化信息，并在第三部分增加一个量表，用以测量文化及其对个人精神卫生的影响。完善一个全面的文化模式须从 5 个领域更新信息。第一个领域，执业医生须考虑个体的文化身份：与临床方面相关的就诊者身份和独特的挑战、冲突和困境。文化身份包括宗教信仰、性取向、家庭社会经济背景和能够影响就诊者行为的其他环境因素。第二个领域是痛苦的文化概念，就诊者的感知被视为理解问题的基本。例如，就诊者如何解释他们的症状，并如何与他人进行沟通。他们目前的求助行为是什么？与他们讨论此事时他们自我感觉的舒适度如何？第三个领域是认识心理脆弱性和复原力的心理社会应激因素和文化因素。从这个角度看，应该关注就诊者的文化环境和支持系统，这些在个体生活中的方方面面（包括心理脆弱性和复原力）均具有重要作用。第四个领域有时指跨种族意识、个体与临床医生之间关系的文化特征考量。考量差异是这个领域评估的核心，须谨记的是作为系统的产物，种族恐惧、不平等的待遇、误解均可能发生。重视这些因素有助于建立协调一致的关系，以准确和全面地完成诊断性评估。第五个领域总结了从第一个领域到第四个领域收集而来的信息，并组成一个整体，以全面地进行文化评估。不管是否使用一个正式的诊断工具，像之前的版本一样，DSM-5 已认识到文化习俗在诊断性评估中的重要性。这五个领域能够帮助执业医生具体地看待这些因素是如何影响行为表现和治疗结果的，也能避免将精神障碍的诊断标签错置在与就诊者文化价值和信仰直接相关的行为和预期上。

对诊断有效性和就诊者的可接受性现场测试后，DSM-5 已经超出 DSM-Ⅳ中所描述的，并引入一种被称为文化模式访谈（Cultural Formation Interview，CFI）的系统评价方法。CFI 是 CFI 信息提供者版本，收集熟悉就诊者的提供者提供的就诊者不能提供的侧面信息。采用这些量表是考虑文化能够影响就诊者的行为，其支持系统中其他成员亦能影响就诊者的行为。当就诊者因为年龄、精神状态或认知损害无法提供疾病信息时，信息提供者 CFI 版本就会特别有用。该评估系统能够识别对就诊者具有重要影响的人，诸如家人、朋友及支持系统中的其他成员。此外，该临床测量是一种半结构式访谈，没有正确或错误的答案之分。所有问题的设计仅是为了能更好地理解就诊者。在问题询问和回答问题引导方面没有严格的限制。

　　CFI 调查开始前，应收集诸如年龄、性别、人种或种族背景、婚姻状况、教育等人口学信息。访谈前掌握上述信息，可让访谈者更灵活地调整对与就诊者最相关的问题的询问。只要有利于诊断，CFI 可作为一个整体来使用，也可使用部分内容。对于 CFI，有用于儿童、青少年、老年人、移民和难民的补充版本，亦能通过网络在线使用。CFI 信息提供者版本的问题用于询问家庭成员、朋友和其他熟悉就诊者状况者，而 CFI 的问题则直接用于询问就诊者。CFI 有 16 个问题，CFI 信息提供者版本有 17 个问题（见快速参考 2.12）。

快速参考 2.12

文化模式访谈

文化模式访谈（CFI，16 个问题）/ CFI– 信息提供者版本（17 个问题）

半结构式访谈

没有错误或正确答案之分

提前收集人口学信息有助于选择问题

可使用整个问卷或根据需要进行补充访谈

儿童、青少年、老年人、移民和难民能够在线使用补充版本

　　简单介绍后，问卷即可呈现给信息提供者。CFI 的 2 个版本都可检查问题的 4 个方面（见快速参考 2.13）。在 CFI 中，第一个方面是前三个问题用以引导就诊者对问题的文化定义，以便询问就诊者最大困扰时让其感到轻松一些。第二个方面是问题 4 至 10，询问就诊者对疾病起因、背景和支持（环境和背景）状况的文化感知。在这里，问题聚焦于对其他突出问题的感知，及其使问题变得更加突出的原因。第三个方面是问题 11 至 13，用于陈述自我处理、既往求助行为和最可能向谁求助的文化影响因素。第四个方面是问题 14 至 16，用于检查目前的求助行为、识别就诊者偏爱的医患关系。

　　除识别与完成一个全面诊断性评估相关的因素外，执业医生的文化敏感性也应受到关注。反移情是就诊者和执业医生共同面对的挑战，尤其是当执业医生并不熟悉就诊者的文化准则和习俗时。最有可能的是，执业医生应用自身的文化视野来评价和治疗就诊者。反移情与对就诊者的文化和价值过度认同有关，这可能导致执业医生失去客观性，不支持就诊者检查和做出改变以改善其心理健康。作为文化的一个整体，执业医生不认可就诊者的功能失调模式，这一点非常重要；如果接受了这种解释，可能无助于执业医生识别另外一种替代应对策略。其后将继续讨论这个概念，然而，这可能存在着违背就

诊者自我决定权利的危险（Hepworth，Rooney，Rooney，Gottfried 和 Larsen，2010）。执业医生完成一个种族敏感的诊断性评估须非常明确地评价就诊者的家庭、文化作用、环境和每个因素是如何影响就诊者的行为及反应的。

快速参考 2.13

文化考量和文化模式访谈（CFI）
［位于 DSM-5 第三部分 749-759 页］

检查的 4 个方面：

1. 问题的文化定义
2. 对疾病起因、背景和支持（环境和背景）情况的文化感知
3. 影响自我处理和既往求助行为的文化因素
4. 目前的求助行为

在专业培训上，毕业后教育和解决多元文化问题的准备是能够胜任临床实践工作的中心问题。不管帮助性训练、文化胜任力培训是否聚焦在文化意识，有了之前形成的概念，专业人士可以通过多种方式做出反应。这能促进诊断进程和后续的治疗（Qureshi，Collazos，Ramos 和 Casas，2008）。

如果精神卫生执业医生真诚地致力于提升人们（作为一个个体、团体、家族和社区）的生活，他们就必须致力于使就诊者最大限度地发挥其能力，以全面、有效地参与社会活动。如果人类生活的精神方面与生活的其他方面相关，需要培训执业医生帮助就诊者达到他们的目标，发挥其潜能。尽管许多执业医生都能准确地评价文化、宗教和精神相关的问题，但他们可能并不理解就诊者的精神信仰、价值观和感受。就诊者的信仰能够影响他的反应方式，这些行为与环境系统密不可分。如果没有专门教育、专业培训，精神卫生执业医生就好像没有适当的装备就进行临床实践，如同让他们去解决政策问题或其他类型的心理或文化问题。精神卫生执业医生须意识到自己的优势和局限，积极寻求教育，以准备有效地处理就诊者生活中的文化、精神和（或）宗教问题（见快速参考 2.14）。

快速参考 2.14

在执业医生中建立文化胜任力

所有人的价值观和优势都是多种多样，且各不相同。

寻求经验和相关训练能够促进对不同群体需求的理解。

进行文化自我评价，识别自身的价值观、信仰和观点。

确保包含就诊者的文化认同方面，如就诊者的自我报告和自我认同，及其是否影响诊断性评估。

了解自己的优势和局限。如果就诊者的问题行为超出了执业医生的理解能力，这就需要执业医生寻求种群的咨询或将就诊者推介到有更适宜服务或有用的专业人士那里。

痛苦的概念

从业人员必须认识到从一个狭窄的文化视角观察一个对象可能会将该对象的文化传统和解决问题的过程曲解为异常或失调。DSM-Ⅲ-R（1987）、DSM-Ⅳ（1994）和 DSM-Ⅳ-TR（2000）的修订和修改都表明专家们明确承认强有力的文化影响可以否定一个精神疾病的诊断。DSM-Ⅳ中介绍的术语"文化相关综合征"用于代表经常发生的、地点特异的行为模式，这一行为模式会导致与某个特定的 DSM-Ⅳ 诊断类别有潜在相关性的令人痛苦的体验（APA，2000）。文化相关综合征是文化表达极端形式的例子，这在主流社会中被视为不正常。但当这些文化表达形式在与不同的文化比较之后，该综合征在生理上表现出比差异性更多的相似性和共同特征。在 DSM-5 中，文化相关综合征已被废弃。然而，该术语被"痛苦的文化概念"所替代。这部分列举了 9 种可以明确影响看法或模仿一种精神疾病的痛苦的文化概念（见快速参考 2.15）。

快速参考 2.15

选定的痛苦的文化概念

- *Ataque de nervios*［常与精神创伤相关的焦虑（拉丁美洲）］
- *Nervios*［与 *ataque de nervios* 相似，但性质是慢性的（拉丁美洲）］
- *Dhat syndrome*［阳痿（东南亚）］
- *Khyai cap*［像风一样来去无踪、瞬息变化的发作（柬埔寨）］
- *Kufungisisa*［与脑衰竭（尼日利亚）、焦虑发作、脑疲劳（津巴布韦）相似］
- *Maladi moun*［人为疾病，"被传送"的疾病，嫉妒（海地）］
- *Shenjingshuairuo*［压力相关，失衡（中国）］
- *Susto*［应激相关的恐惧的创伤性事件［拉丁美洲、墨西哥、美国中西部）］
- *Taijin kyofusho*［不真实的恐惧、身体气味（日本）］

Source：Abbreviated definitions summarized from the Diagnostic and Statistical Manual of Mental Disorders，Fifth Edition. Copyright 2013 by the American Psychiatric Association.

---

2 个常见的痛苦概念是 *ataque de nervios* 和 nervios。*ataque de nervios* 综合征主要在拉丁美洲的后裔中有报道。它常被称为"神经打击"，通常发生在一件非常强烈的应激事件之后，如听到近亲死亡的消息、离婚、与家庭成员发生冲突，或者目睹家人的事故。该个体常常以失控来表达自己的担忧，症状通常类似于惊恐发作，其可能会表现为无法控制的叫喊、突然哭泣或大笑、震颤、胸中怒火上升、言语或身体的攻击。该个体也或许有一种伴随癫痫样发作或晕厥的分离性体验。一些个体表现出自杀的姿态并不罕见。这些人可能在 *ataque de nervios* 发作期间会出现遗忘，但是他们很快就会恢复到原先的水平，或者他们也许会报告"灵魂出窍"的分离性体验，即感到自己有意识地体验

到思想与事件分离，使他们并不觉得这些事情真实地发生在自己身上。在 DSM-5 中，最有可能与这种情况混淆的是与焦虑和惊恐症状有关的惊恐发作（特定的或未特定的焦虑障碍）、创伤性事件继发反应导致的应激相关障碍（如特定的或未特定的创伤障碍和应激相关障碍）、具有分离性症状的障碍（如特定的或未特定的分离性障碍或转换障碍）。由于其呈不可控的突然爆发而存在不可预测性，它可能与间歇性爆发性障碍有相似之处。

Nervios 有时会与 *ataque de nervios* 相混淆，它是在美国的拉丁裔和拉丁美洲人群中见到的一种痛苦的文化概念。在这些病例中，他们称感到自己很脆弱，无法处理应激性生活事件，并声称生活中的事件仿佛已经超出了自己的控制范围。这些病例报告的症状可以有所不同，其中一些可能与抑郁或焦虑障碍的表现类似，如情绪悲伤、烦躁易怒、胃肠功能紊乱、入睡困难或者夜间易醒、易流泪、无法集中注意力、震颤和刺痛感等。躯体（身体）功能障碍可能包括头痛，有时被称为头疼。*Mareos* 这一术语用于解释伴有偶有晕发作的头晕。*ataque de nervios* 与 *nervios* 之间的一个区别就是 *nervios* 的症状通常是慢性和持续存在的，而 *ataque de nervios* 通常是突发的，并且与应激事件有直接关系。在 DSM-5 中，最容易与其混淆的情况包括重性抑郁发作和与长期慢性抑郁症状相关的持续性抑郁障碍（恶劣心境）、焦虑障碍和社交焦虑障碍（与焦虑相关，无法明确发病相关的特定应激源），以及其他障碍，如特定的或未特定的分离性障碍、躯体症状障碍以及精神分裂症。

Dhat 综合征是东南亚关于痛苦的习惯性用语，通常见于年轻男性，他们可能表现出极大的焦虑和痛苦症状，导致体重下降以及其他躯体不适。这些症状通常与 *Dhat* 有关。*Dhat* 是一种粪便或尿液中可见的白色分泌物，它被认为与这些年轻男性的精液减少以及由此导致的阳痿有关。

Khyal cap 通常指的是 *Khyal* 发作，常常被描述为是迅速通过人体导致一系列危害的发作。如果它侵害到肺部，个体就会产生肺压缩感，从而出现呼吸急促甚至窒息等症状。如果它侵害脑部，则可能产生耳鸣（耳朵中的鸣响声）、头晕、视物模糊以及对致命性晕厥（昏倒）的惧怕。这些个体最可能是柬埔寨后裔，从业人员应该意识到这种感知性发作可以与那些造成显著残疾的精神和躯体反应极其相似。

Kufungisisa 一词源于津巴布韦的绍纳语，它可以解释焦虑、抑郁及与躯体相关的障碍。与最初列在 DSM- Ⅳ、DSM- Ⅳ -TR 以及未在 DSM-5 中正式列出的类似的情况是 "*brain fag*"（脑虚脱）。2 个综合征都表现为"想得太多"。忧虑压垮了个体，造成诸如焦虑、惊恐和易怒等症状。这两个综合征之间有许多的相似之处，它们都是以文化概念来描述焦虑困扰。*Kufungisisa* 与 *brain fag*（最常见于尼日利亚，而非津巴布韦）之间的区别是后者与过度的学习习惯和行为的联系最为直接。另一方面，*Kufungisisa* 会有更广泛的担忧，如试图照顾家庭或者其他人际关系等社会问题。二者在临床表现方面或许也有一些区别：*brain fag* 的不适症状也许不仅仅是简单的"大脑疲劳"，它还包括头部发热或爬行感。

Maladimoun 可以被定义为"人为造成的疾病"，海地的个体会相信自己出现的症状是由一些嫉妒或羡慕他的人"传送"给他们的。这种信念产生于一种观点，即另一个

人传递一些如精神病或抑郁之类的症状，而且这些症状会使个体失去自己近期刚取得的成就。这些症状也会有所不同，这取决于它们被传送的原因，并且常常与某人的社会地位、财富、外貌魅力或其他令人羡慕的特点有关。

Shenjing shuairuo（神经衰弱）是以其最传统的意义命名的，它起源于汉语，是支撑生命活力（*shen*，神）的身体脉络（*jing*，经）失调所造成的。简单地说，一个人经受的应激超出了个人可控的范围，同时，他自己内部的平衡无法调节。出现这些症状的原因多种多样，包括社会或职业的应激源、家庭的应激源或者是那些本应作为隐私的或家庭秘密的事物被公开时感到尴尬而使他失去了挽回脸面的能力。焦虑与应激相关反应与 *brain fag* 相似。然而与 *brain fag* 不同的是，*Shenjing shuairuo*（神经衰弱）不仅仅与学业成绩有关，还可以有其他的原因。抑郁、焦虑症状以及应激相关障碍可能与这一文化综合征相混淆。此外，文化的私密特性可能不容许就诊者与从业人员讨论与应激源有关的重要内容。就诊者可能会表现出很强烈的挽回自己的脸面的欲望，并保护造成或直接引起自己产生这种反应的家人或家庭中的任何一个人。

Susto 简而言之主要与创伤性恐惧的事件相关，这类事件相当严重，以致一个人的灵魂或者"生命之血"离开其身体。在这种与文化相关的条件下，可以有众多的心理或者身体症状，尽管报道的症状各有不同。有时，与医学不一致的躯体状况的先占观念造成个体极大的痛苦。通常，这种文化相关的情况很容易与躯体疾病或创伤相关障碍混淆。*Susto* 最初与拉丁美洲人有关，尽管来自于加勒比地区的拉丁裔却并不把它看做是一种疾病。这种疾病可见于墨西哥和美国中部、南部的人群。在一些极端案例中，患者对这类事件极其恐惧甚至造成死亡。我们需要对这一关于痛苦的习语的文化含义有一个清楚的认识，以避免误诊的可能。

Taijin kyofusho（对人恐惧症）是一个可能起源于日本的习语，关注一种不切实际的恐惧，这类恐惧非常严重，以致阻止与他人的交流，同时回避人际交往的场合。*Taijin kyofusho* 有 2 种主要类型。敏感型导致人们因极度敏感而回避社会场合。在进攻型中，人们极度关心他们自己的体味（嗅觉参考综合征）会冒犯别人。根据 APA（2013），这类担忧非常明显，以至于他们表现得像妄想，因而很容易被误诊为妄想性障碍、强迫及相关障碍或社交焦虑相关障碍。

无论它们确切的定义是什么，如果从业人员对这些综合征及其局限性不敏感，他们也许会错误地将这些症状评估为 DSM-5 的一种诊断类别。在这些综合征中，文化信仰和习俗影响着症状、病程及社会对行为的反应。每个家庭系统都在寻求保持对家庭系统有效的、具有适应性的稳态平衡。因此，从业人员必须防范用他的期望或由社会制定的标准来重新组合就诊者家庭系统的冲动。对文化差异的认识以及对其多样性的接受，是建立文化敏感性实践服务所必需的（Congress，2008；Sue 和 Sue，2013）。这种意识可以防止给一个就诊者贴不合适的诊断标签。而且，从业人员可以通过检查文化相关的行为并将其分成不同的亚组，从而提高自己对文化期望的理解，因为即使表现相似的亚组间也依然存在差异（Alegria 等，2007）。*DSM-5* 的附录三列举了一些临床实践中可能遇到的、已得到研究的文化相关综合征和痛苦的习语。

总之，一个全面的诊断性评估须考虑就诊者的文化身份。这对那些因在新环境中缺乏社会网络，在外语掌握、理解、内容和应激等方面表现出沟通问题的移民和少数民族的就诊者而言尤为重要（Breslau 等，2007）。同时，适应一个新文化可以产生严重的文化适应问题以致以自杀企图告终（Leach，2006）。从业人员也必须对痛苦的主要习语保持敏感，这主要通过明显的问题行为或痛苦的文化概念所表述，尤其是当就诊者称自己有神经问题、精神被控制感、多种躯体不适以及莫名不安感时。这些症状对就诊者的意义需要与其文化参照群体的标准联系起来探索。

在处理任何可能与文化相关的症状时，从业人员解释所出现的症状时应多加小心，不应该使用依赖于刻板印象和病理学，而非与真实处境因素相适应的、有偏见的文化观点。例如，拉丁美洲人和加勒比地区后代中见到的 *ataque nervios*，看似对痛苦处境的极端反应也可能会发生。这种极端反应可包括分离性症状、自杀姿态、惊厥或与痛苦事件（如人际冲突或爱人去世）有关的晕厥（Keough，Timpano 和 Schmidt，2009）。

考虑到就诊者反应的文化背景，从业人员应该询问：这种极端反应是如何受就诊者文化环境和种族认同所影响的，以及这些因素如何导致所出现的悲痛与丧失反应？什么促使这种反应呈现出不同的文化表现和（或）综合征？这与病理学有怎样的区别？在研究这些因素时，如何将这些因素与社会心理及环境应激源以及就诊者的个人、社会或职业功能水平等联系在一起是很重要的。DSM-5 文化概念的大纲和 CFI 也许有助于形成最全面的病史。始终应该注意到就诊者与从业人员之间的文化和社会地位差异，以及这些差异可能造成诊断性评估方面的问题。诊断性评估应该始终结合全面的文化评估而下结论，即采用 CFI 对反应进行量化，从而认可这些因素如何直接或间接影响行为以及后续全面的诊断和照护。

与年龄相关的文化及其他诊断性评估因素

不管文化或种族背景，年轻人和老年人都使用他们的文化经验来解释他们当时的环境、与他人的交流以及社会的人际关系模式（Hott 和 Green，2013）。文化和家庭是最具影响力的 2 个因素，决定人们是如何理解、内化以及按照他们的家庭、社区及社会的期望行事（Sue 和 Sue，2013）。歧视的经验可以破译和理解那些被认为是少数派的人提供的额外的信息和感受。在情绪或心理焦虑的时期，人的本质是，无论年龄，所有人都会努力用其文化视角（价值、信念、体验）来实现生命的意义。在治疗情境中评估老年人和儿童时，从业人员必须首先接受这些人都表现了丰富的、复杂的特点，须对其历史和文化框架下的生物、心理和社会因素加以评估。在诊断性评估过程中，专业助人者必须确保缺乏历史和文化敏感性并不妨碍干预或研究过程中的好的意图。

诊断性评估中，年龄和文化的作用是相似的，都须有效、迅速地评估和对待。对于年龄和衰老的刻板印象和歧视行为会影响到被评估或治疗者的幸福感和病情发展（Sue 和 Sue，2013）。

与儿童相关的文化及其他诊断性评估因素

认识、理解和接受地理和区域差异会对儿童产生影响，这有助于形成年龄敏感的实践行为，从而提供有效的服务。在评估儿童时，家族的起源地的作用不应被缩小。家庭价值观也许反映期望和传统的城乡差异。Congress 和 Gonzalez（2013）建议从业人员应该选择恰当的工具进行文化敏感性评估。儿童的行为受家庭系统内建立的价值观和规则所引导。例如，如果儿童的原生家庭不支持精神卫生治疗，并对专业治疗持消极观念，那么这个儿童可能不会独立寻求帮助。如果父母或其他家庭成员不支持从业人员对儿童的评估或治疗，那么获得家庭支持也许比仅有一个漠不关心的父母更为复杂（Lock 和 Bailey，2014）。在家里和（或）通过与社区其他重要人士合作（例如牧师），也许有可能获得更准确的评估。将宗教和文化世界观加以考虑，可有助于从业人员介入从家庭延伸的帮助性网络，并且利用此信息给家庭带来益处（Suarez 和 Lewis，2013）（见快速参考 2.16）。

快速参考 2.16

儿童诊断性评估
仔细评估自尊或信心水平的变化。
在评估功能异常的行为模式时，应将家庭系统及其他支持性系统的影响（包括同伴压力）一并考虑在内。
要意识到儿童不是独自对其所遭遇的许多困难承担责任。
理解文化差异和期望会对每一个家庭系统发挥作用。

与老年人相关的文化及其他诊断性评估因素

衰老通常被我们的社会消极对待，包括一些健康和精神卫生保健人员。受贬低年老者的社会态度所害，许多人（年轻人、老年人）几乎会做任何事情来避免或否认年老。这种偏见是理性与非理性恐惧的结果。对健康衰退，收入、亲人和社会地位的丧失产生的理性恐惧可以被消极的刻板印象放大，非理性恐惧也一样，如容貌改变、活动能力下降、男子气概或女性气质的丧失，以及感受到的精神能力下降。老年人不断地被谬论和错误信息，以及被各种生理、心理、社会和经济因素造成的现实困难等所压抑。

从业人员应该检查他们自己对待衰老的态度。他们应该将老年人视为我们社会的宝贵资源，为他们提供服务，并积极倡导帮助他们最大限度地提高生活满意度和幸福度。许多老年人害怕失去活动能力，也许会否认真正的活动能力丧失。老年人或许会罹患几乎不可能改善的慢性疾病。他们也可能经历持续的生活压力，如丧偶、社会性和职业性丧失，以及日益衰退的身体健康问题。行动不便以及交通缺乏给患精神障碍的老年人前往社区精神卫生中心接受检查和治疗造成障碍。

了解老年人所面临的问题是关键的。从业人员应该知道在性方面的变化哪些是正常的，哪些是不正常的（Clay，2012）。教育有助于解决可能发生的问题，家人、朋友、同龄人，以及照护者对由此产生的无性状态的观念和态度也同样能有帮助。对老年人屈尊俯就的态度会增加他们否认晚期症状的倾向，而不是帮助他们找出解决问题的方法。一个诊断性评估应该考虑到个体生活中其他方面的健康状况和环境因素。

评估有自杀倾向的老年就诊者的致命性是必需的。老年人也许并不公开讨论其绝望或无助的感受，而这些必须进行筛查。对存在严重自杀风险的就诊者而言，如果他表达了自杀观念或一个具体的计划（实施自杀行为的方式），就应立即采取措施以确保能入院治疗。许多老年人可能在当时情境下并不会马上自杀，从业人员可能对就诊者采取自杀行为的想法的严重性还不确定。无论就诊者的行为是否有目的性，都须迅速采取一些保护措施。这个话题在干预策略的章节中加以详细讨论（见快速参考 2.17）。

快速参考 2.17

老年人诊断性评估

明确可以使诊断性评估过程复杂化的生活情境。

退休问题：明确与工作角色转换和退休状态相关的问题。

慢性疾病：明确个体的慢性躯体疾病以及这些疾病如何影响其日常功能水平。

身体健康状况：明确身体健康状况，尤其是可以使目前问题复杂化或扩大化的视力和听力问题。

精神健康状况：明确精神健康问题，识别一些体征，如悲伤感、孤独、内疚、无聊、食欲明显增加或下降、睡眠行为改变以及无价值感。要意识到老年人抑郁障碍的表现可以是情境性的（抑郁障碍的起因与生活环境相关），筛查与悲惨的生活经历相关的问题，包括亲人、工作、地位和独立性的丧失，以及其他个体对他的失望。筛查是否有意识错乱，这或许是痴呆的一个体征。

药物的使用及滥用：明确是否有处方药的使用和滥用，因为常用的处方药可能存在激越、性功能障碍、记忆缺失、疲倦感或这些表现混杂在一起的副作用。

性问题：对明确是否有性问题保持开放态度。

自杀：明确生命丧失不断累积的可能性，并认识到就诊者应对悲恸的能力和（或）问题。

与性别相关的文化及其他诊断性评估因素

大多数专业人士都认为男孩与女孩早期应被有差别地治疗，身份认同也存在差异。父母和社会网络用不同的方式对待男孩和女孩，并且孩子们常常被期待依据公认的性别特点来塑造他们自己。大多数关于性别的询问都着重于列举男女特点之间的真实区别的重要性，以及是否真的存在身体、认知和个性的性别差异。从医学-生物学角度看，大多数专业人士会认为性别差异确实存在。尽管男女身体上的差异（如身体结构和解剖结构）显而易见，但其他差异则并不显著。在药物使用方面，尽管控制了如体型和剂量等因素，但某些药物的治疗反应男女之间确实不同（Physicians' Desk Reference，2009）。此外，从社会-心理角度看，刻板印象会造成对性别的不公正待遇。

在诊断性评估过程中，因为性别角色的表现，很难避免性别偏差。即使整个社会是性别中立的，人们依然对性别差异有自己的观点。承认性别对诊断性评估过程的影响，这一点很重要。从业人员必须谨慎地排除偏见，如认为男性总是理性的、逻辑性强的、有控制力的实干家，认为女性常常是情绪化的、无逻辑的、依赖性强的养育者角色。

性别敏感的诊断性评估包括自然发生的行为现象。从女权主义的角度看，性别和权力的关系对有效的评估和干预而言是首要的。概括我们社会中的女权主义理论，一般应考虑以下 4 个因素：

1．性别不平等是突出的，女性受父权社会的压迫。
2．男女的个人经历被认为是所有社会科学认识的基石。
3．主要的重点是改善女性所处的环境。
4．女权主义承认性别偏差的存在，而且，作为社会的产物，从业人员无法成为客观的观察者（McCann 和 Kim，2013）。

女权主义的贡献已经成为推动重新思考性别与权力的关系、认识政治影响的重要性，以及如何将女权主义理论贯穿于有效的政治事件中的主要力量（McCann 和 Kim，2013）。由于权力失衡在文化中根深蒂固，因此，应该做出积极努力，以确保它们不会影响到评估和干预的传统方法。

为了在诊断性评估中保持性别敏感，从业人员必须首先明确造成问题来源的权力差异。根据女权主义理论和思想，权力差异造就了体系中个体所经历的痛苦，这可见于家庭关系、角色、文化霸权，以及通常被称为演讲的场合中。主要的关注点被放在权力差异上，以及它们如何作为痛苦和疾病的来源去影响个人。从业人员会鼓励就诊者说明这些权力差异是怎样影响他们的，在自己与他人的关系中发挥何种作用。从业人员有责任对就诊者的表述进行解读，并挖掘其中的意义，他们必须倾听并且帮助就诊者解决在真实条件下起决定性作用的问题。

从业人员完成诊断性评估之后，则应该将性别看作与其他诸如代际（年龄）、种族和文化含义一样的基本成分。以这个基础或思维模式进行操作，从业人员们可以评估被偶然模式所强化的行为模式（见快速参考 2.18 和 2.19）。

在诊断性评估中，从业人员有责任对就诊者所说的话进行释义，并寻找其含义，这种释义不仅仅基于就诊者所陈述的内容。从业人员必须倾听，帮助就诊者对现实条件下发现的问题寻找解决办法，从而做出回应。在诊断性评估中建立良好的关系非常重要，因为这能使就诊者感觉更加舒适，也有利于他们坦言自己的感受以及这些感受如何影响自己的行为。然而，Wright（2011）也提醒一点，尽管建立良好关系在所有场合中都很重要，但与治疗阶段不一样，在评估阶段或许没那么重要。评估阶段建立良好关系比在治疗阶段更受限制，因为评估者的注意力在于完成诊断过程。

快速参考 2.18

性别和诊断性评估 I

从业人员须：

明确个体的性别观念，以及这种观念如何影响其价值、信念和行为。

明确个体的传统根源，并认识到其如何影响解决和讨论问题的方式。

识别适应性和适应不良的行为。

识别支持行为的环境和人际关系。

帮助个体认识到家庭或社会对他行为的感觉，以及这种观念如何减轻或导致当前问题行为。

快速参考 2.19

性别和诊断性评估 II

从业人员须：

意识到个体是其家庭和社会背景的产物。

有意识地试图认识到他们自己的行为范式，以及认识到他们有意识或无意识的有关性的刻板印象。

努力尽可能客观、宽容地看待就诊者的独特性及其权利，承认从业人员的行为规范不一定是正确的或理想的。

要意识到（从业人员或就诊者）的性别如何影响诊断性评估过程以及信息分享。

要意识到家庭成员的人格及其对就诊者的有意义或无意义的影响，以及他们的人格如何影响就诊者的观点、行为及日常生活活动的表现。

　　尽管男女性别差异确实存在，许多差异可以追溯到他们发现自我的情况时。在这些情况中，即使他们的行为一致，他们也会被以不同的标准来对待和评判（Aronson，2008）。从业人员也是社会背景的产物，也受其所处文化影响。重要的是，在释义时不要使用双重标准，或更糟糕的是，根本没有意识到性别影响而妄加解释。将性别纳入诊断性评估的思维定式中是非常必要的。

其他特定的或未特定的障碍的使用

　　有时从业人员在完成一个诊断性评估时不能简单地将所有症状归为一个特定的诊断，为了这些情况，已增加了其他特定的或未特定的障碍这一选项。但是，使用其他特定的障碍这一类别时，必须要说明就诊者不符合标准的具体原因。如果从业人员不满意或无法指出确切原因，可选择未特定的障碍。这些诊断选项已替代了以往 DSM-Ⅳ-TR 中"未特定"（not otherwise specified，NOS）这一术语。与之前的 NOS 类别相似，这些新的障碍已作为一个类别添加在 DSM-5 诊断类别的结尾部分。尽管其使用标准取决于合理的临床判断，对这类障碍进行编码仍然是主观的、可变的，因为它们会随着时间和环境而改变。这就使采用熟练的临床判断进行持续评估成为使用或保留它的一个关键因素。这个与 NOS 的障碍尤为相关，此处无须提供不符合诊断的实际理由。这两种情况下，持续监测非常必要，以便观察是否会出现变化，这需要更特定的诊断。

对使用这个分类可采用的有帮助的建议：对其他特定的障碍而言，就诊者将会符合该障碍的总体原则，但并不是所有原则都符合。在这种情况下，对于临床医生怀疑存在但没有完全表现出来的症状须加以记录。对未特定的障碍而言，从业人员为了不再增加一个诊断标签，也许会用自己的临床判断。这一决定也许是以情境及可能出现的缓解性场合为基础。一旦给出了诊断，若后续收集更多信息，从业人员或许会将该诊断从未特定类型改变为特定类型，或将它从某个特定类型改为另一个更合适的特定类型诊断。无论如何，做出一个特定的或未特定的诊断，与其他任何精神障碍类似，其表现出的行为必须足够严重以至于影响社会和职业功能。一般来说，使用任一分类都需要从业人员对所呈现的信息做出决定，尽管信息并不充分到足以支持将行为归类为一个特殊的精神障碍，但是，该障碍类别的大体标准是明确的。例如，一个人很明显患有双相障碍，但属于哪一型的双相尚无法明确界定。

与 DSM-Ⅳ 中介绍的 NOS 分类相似，使用这个分类或许有很多原因。例如，在紧急情况下或在急诊室，从业人员或许会认为自己没有时间去证实不准确的信息。而且，紧急情况下，就诊者或许会非常不安以致于不能准确地说明症状。当时可能没有家人或可用的支持系统帮助完成或核实诊断性评估所需要的准确信息。

尽管使用 DSM-5 中的特定的或未特定的分类并非不鼓励，但必须以丰富的实践经验作为基础。就像 DSM-Ⅳ 的 NOS 分类已停用一样，这个新出现的分类也必须在收（付）费和报销过程中被审查。随着协调性照护的出现，服务提供者很清楚地意识到诊断所需的标准可能会避开报销标准。这就意味着医疗审核者要仔细地研究就诊者为何被给出了这个分类。应该从时间框架、现在的和既往的标准，以及症状持续时间等方面对诊断持续监测，并定期更新。报销模式将最有可能表明这些诊断接受了大量的审查，审核者或许会期望这个诊断类别会得到更新，还须有它比同一诊断分类中其他诊断更合适的正当理由。临床实践将很可能遵从对这个诊断分类的谨慎使用。

更新及与 ICD-11 的统一性

在最新版本（DSM-5）于 2013 年 5 月发布之前，DSM-Ⅳ-TR（2000）一直是诊断的标准。从美国历史上看，DSM 早已被用于精神障碍的分类。与其历史根源一样，DSM 的最新版本是以统计、评估及教育支持为目的。它也为更大人群中患病率提供支持性信息，这些信息收集后用以提供政策决定。这使得 DSM 成为学生、研究者、医生及从业人员的重要参考。

国际疾病分类（International Classification of Diseases，ICD）被认为是精神障碍的第一个官方国际分类系统，并始终作为诊断分类的国际标准，而且是公认的服务报销参考。ICD-10 最初于 1990 年发布，并于 1994 年获得 WHO 的充分认可（WHO，1993）。2002 年，ICD 以 42 种语言出版，1999 年美国使用它统计死亡率（死亡证明书）。目前，它有 3 卷。第一卷以表格形式列举死因标题及相应编码。第二卷有指南描述和编码源。第三卷提供了一个以字母顺序排列的疾病索引表，列出了损伤的本质、损伤的外部原因，以及一个药品和化学物的表格。与 ICD-9-CM 中的 17 000 个编码相比，ICD-10 有不同诊断分类的编码 141 000 余个（CMS，2013）。

ICD 是一个创造了全球性联系，并且使全球在同一角度能及时对疾病进行评估的分类系统。科学的进步最终需要修改和更新（Sartorius 等，1992）。与 DSM 相似，ICD 也经历了许多变革和更新。ICD 的最新版本是 ICD-10，它取代了 ICD-9-CM（WHO，1979）。ICD-11 有望于 2017 年发布。在修订 DSM 的工作期间，工作焦点集中在如何编制一本未来与 ICD 有交叉的疾病标准参考书。由于 ICD-9-CM 和 ICD-10-CM 不久之后将被取代，ICD-11 计划于 2017 年执行。因此，DSM 的这个版本就成为了焦点。

过去，DSM-Ⅳ-TR 在诊断编码与收（付）费类别方面和 ICD 相似。已有人提出顾虑，尽管 ICD-9-CM 及之后的 ICD-10-CM 的编码都附于 DSM-5 中，但是诊断所需要的标准或许与 DSM-5 更新的内容不匹配。DSM-5 重点在于要与有望于 2017 年发布的 ICD-11 相统一。因为这两本书密切相关，所以，在其中一本里列出了诊断标准的分类而另一本却没有列出，这就会给恰当的编码和报销造成极大的问题。这两本书必须同时发挥作用，当从业人员使用 ICD 收（付）费而参照 DSM 明确的诊断标准时，这两本书都须有相匹配的标准。这种交叉引用是这两本书之间"横向沟通"这一术语的来源。尽管 APA 明确表示它的分类足以全面和 ICD 分类相符，保证两者之间的明确性和一致性或许会再次成为令人关注的话题。对那些接受过 DSM-Ⅳ 和 DSM-Ⅳ-TR 培训的从业人员来说更明显，因为这些内容与 ICD-9-CM 非常相符。对于收（付）费目的而言，列出来的分类之间差异很小，并且这些书可以相互交换使用。执行 ICD-11 将会引起重大的变化，当它最初被采纳时，应该谨慎地使用确保分类相符。它们需要相互统一，这是以简单的事实为基础的，即为了报销的收（付）费编码以 ICD 为基础，而非 DSM。

收（付）费又怎么样呢?

对诊断分类和收（付）费而言，ICD 被认为是全球标准。用于服务的 ICD-10 编码计划于 2015 年 10 月取代之前在美国应用的 ICD-9-CM。这个日期从最初定于 2014 年 10 月，历经数次改变（CMS，2013）。采用更新版本的原因有 3 点：①期望它能为评估卫生保健和服务质量提供高质量资料；②它将帮助信息技术系统记录更多具体的、全面的诊断信息；③通过帮助更好地识别特定的健康状况而改进文件记录和收（付）费信息（United Health Care，2013）。*ICD* 与 1996 年的美国健康保险流通与责任法案（Health Insurance Portability and Accountability Act，HIPAA）一致。HIPAA 通过建立用于电子数据交换的标准化机制保护消费者，该标准化机制涉及个人健康信息相关数据传输和后续使用。2000 年，ICD-9-CM 及它包含的 3 卷内容被采纳，用于报告所有标准化收（付）费交易中的诊断、其他健康问题、损伤原因、疾病和损害。此外，据美国卫生和人类服务部部长称，为采用 ICD-10-CM 标准和程序编码系统（Procedural Coding System，PCS），2009 年 1 月 16 日在联邦注册系统中发布了相关的规定。最终的规定公布在 http//www.gpo.gov/fdsys/pkg/FR-2009-01-16/pdf/E9-743.pdf。这意味着 HIPAA 所覆盖的每个人都必须与 *ICD-10* 相符合。

某些专业人士可能会质疑为何花了这么长时间才采纳 ICD-10，但是，答案并不简单。最主要的原因是，推进 ICD-10 标准化进程始于 2003 年。虽然阻力很大，但是，由于对不得不同期处理 HIPAA 和 ICD 变化存在顾虑，这本身也确实一个很大的变革。虽然实施日期已被推迟了好多次，但被出资方 2013 年采纳时，发现使 ICD-10-PCS 住院版本合并入内容管理系统（Content Management System，CMS）相当复杂，这才同意将它的发布推迟至 2014 年 10 月。到目前为止，就已完成的版本而言，收（付）费系统被告知它们可以使用 ICD-9-CM 或者 ICD-10 编码，但须在 2014 年截止日期之前完成过渡。

总之，DSM- Ⅳ 和 DSM- Ⅳ -TR 的绝大部分都与 ICD-9-CM 相平行；DSM-5 不完全与 ICD-9-CM 或 ICD-10 相平行，但它与 ICD-11 有更近的相似性。ICD-11 将于 2017 年发布，希望在它发布之后不久就被采纳。强烈建议对收（付）费系统结算人员进行培训，这不属于本章内容范畴。对于机构没有收（付）费系统结算人员的从业人员而言，强烈建议进行 ICD-10-CM 的培训，并熟悉 ICD 和 DSM 这两本书。

DSM-5 中的诊断编码

所有精神卫生执业医生必须熟悉 DSM-5 中使用的数字编码。此编码提供快速和一致性的记录，使服务得到认可，得以报销。编码也可以帮助描述就诊者的损伤和疾病。它可有助于收集患病情况和研究信息，协助其他医疗保健专业人士提供连续服务（Rudman，2000）。精神卫生专业人士填写或帮助填写申报表时，必须使用正确的诊断和程序申报编码。主要有 2 类编码：诊断（就诊者有何种疾病）和治疗（如何治疗）。DSM-5 和 ICD-10-CM 与诊断编码的联系最为紧密。现行程序术语（current procedural terminology，CPT）与精神卫生执业医生评估就诊者的服务有关。虽然与 ICD-9-CM 和 ICD-10-CM 有密切联系，这些编码与治疗对应，而非诊断分类。

CPT 编码被分为 4 类程序：①评估和管理服务；②外科治疗；③诊断服务；④治疗服务（Rudman，2000）。例如，在医疗保险报销的收（付）费中，CPT 编码主要负责记录实践策略。DSM-5 已更新为最新的诊断编码。更新后的 CPT 编码有助于对提供服务的住院和门诊治疗加以记录（APA Online，2001）。在实践场景中的一个谬论是，因为 CPT 编码代表着治疗，所以使用 CPT 编码会限制报销。尽管这种说法有时真的会发生，但编码本身并不会限制报销，它实际是报销的提供者。因此，每个保险公司或服务报销系统决定哪些服务应被覆盖，哪些不应被覆盖。负责诊疗实践或协助收（付）费记账的精神卫生执业医生应该了解的不仅仅是正在使用的主要服务报销系统覆盖哪些服务，而且还应该了解哪些人被授权提供这些服务，这一点至关重要。

由于 ICD-11 预期 2015 年颁布，因此，将 ICD-9-CM 和 ICD-10-CM 中的编码列入 DSM 的最新版本。随着 ICD-11 的颁布及后期使用，DSM-5 中的编码也将被更新，然后逐渐恰当地用于每一类别。在过渡期内 ICD-9-CM 和 ICD-10-CM 的编码都很重要。因为 ICD 与 HIPAA 相吻合，在以电子数据交换的基础上，当收（付）费诊断涉及与个人健康有关的数据的使用和传输时，这个编码正是所需要的。就收（付）费而言，因为 DSM-5 使用了精神卫生收（付）费所需的 ICD 现有版本，从业人员了解和领会就显得尤为重要。

为了有助于 DSM-5 中精神障碍的收（付）费，2 种编码都被列入，首先是 ICD-9-CM 编码，之后是 ICD-10-CM 编码。列举精神障碍的 20 个章节都提供了一个简要的章节概述，随后是与个人诊断相关的具体信息，这可以帮助确定哪个标准与 ICD-9-CM 或 ICD-10-CM 收（付）费编码最相适应。DSM 中有 22 个章节，最后两章并非精神障碍——第 21 章是药物所致的运动障碍及其他不良反应，第 22 章可能成为临床关注焦点的其他状况。纳入这两个章节有助于从业人员为进行完整的诊断性评估提供所必需的支持性信息。这两个章节列出了相关的编码，可能使临床干预重点的其他状况相关章节列于 ICD-9-CM 的编码 V 和 ICD-10-CM 的编码 Z。最后这两个章节并不全面，也不构成精神障碍。这些章节提供的信息纯粹是为了支持构建一个更加全面的诊断性评估和治疗计划，以及后续实践策略（见快速参考 2.20）。

快速参考 2.20		
DSM-5 编码举例		
诊断或相关状况	ICD-9-CM 编码	*ICD-10-CM* 编码
分裂型人格障碍	301.22	（F21）
药物所致的急性静坐不能	333.9	（G25.71）
无家可归	V60.0	（Z59.0）

总结

本章为精神卫生执业医生提供了通过应用 DSM-5 以完成最准确的诊断性评估所需的背景信息。准确的诊断性评估是识别困扰个人、工作、社会功能的行为，以及制订干预计划关键性的第一步。因此，诊断性评估为诊疗计划和治疗设定了基调。为适应当今精神卫生保健服务环境，从业人员将承担双重角色：①确保为就诊者提供优质的服务；②确保就诊者获得表达自己健康需求的机会。当前环境中，这些任务既不容易，也不受欢迎。推动利用有限的资源和服务开展精神卫生服务，以及由此产生的服务提供者间的竞争，都强调了精神卫生服务从业人员的角色（Dziegielewski，2013）。在这种困境中，将环境因素考虑在内的综合性评估其重要性仍然很明确。第 3 章详细讨论了在辅助和指导干预过程中的治疗方案的记录和制订等方面，DSM-5诊断系统的具体应用。

问题

1. 对精神卫生执业医生而言，了解DSM和ICD是否重要？如果是，为什么？
2. 诊断、评估及使用诊断性评估之间有何差异？
3. 在完成诊断性评估时，为什么实现并整合心身联系很重要？
4. 解释种族、种族认同和文化之间的差异，并解释它如何影响诊断性评估。
5. 列举诊断性评估中考虑文化重要性的2个原因。
6. 你能列举DSM-Ⅳ、DSM-Ⅳ-TR和DSM-5之间至少2个实质性变化吗？

（李春波　苏中华　王华丽　蒋江灵）

参考文献

Ahn, W., & Kim, N. S. (2008). Causal theories of mental disorder concepts. *Psychological Science Agenda, 22*(6), 3–8.

Alegria, M., Shrout, P. E., Woo, M., Guarnaccia, P., Sribney, W., Vila, D., . . . Canino, G. (2007). Understanding differences in past year psychiatric disorders for Latinos living in the US. *Social Science and Medicine, 65*, 214–230.

American Psychiatric Association. (1995). *Diagnostic and statistical manual of mental disorders* (4th ed., rev.). Washington, DC: Author.

American Psychiatric Association. (2000). *Diagnostic and statistical manual of mental disorders* (4th ed., text rev.). Washington, DC: Author.

American Psychiatric Association. (2013). *Diagnostic and statistical manual of mental disorders* (5th ed.). Washington, DC: Author.

APA Online. (2001). *Practice coding*. Retrieved from Practice central: http://www.apapracticecentral.org/reimbursement/billing/index.aspx?__utma=12968039.270164585.1399907347.1399907347.1400002716.2&__utmb=12968039.4.10.1400002716&__utmc=12968039&__utmx=-&__utmz=12968039.1399907347.1.1.utmcsr=google|utmccn=(organic)|utmcmd=organic|utmctr=suicide risk and clients&__utmv=-&__utmk=136117041

Aronson, E. (2008). *The social animal* (10th ed.). New York, NY: Worth.

Baran, B. E., Shanock, L. R., Rogelberg, S. G., & Scott, C. W. (2012). Leading group meetings: Supervisors' actions, employee behaviors, and upward perceptions. *Small Group Research, 43*(3), 330–335.

Barker, R. L. (2003). *The social work dictionary* (5th ed.). Washington, DC: NASW Press.

Breslau, J., Aguilar-Gaxiola, S., Borges, G., Castilla-Puentes, R. C., Kendler, K. S., Medina-Mora, M., . . . Kessler, R. C. (2007). Mental disorders among English-speaking Mexican immigrants to the US compared to a national sample of Mexicans. *Psychiatry Research, 151*(1–2), 115–122.

Bunger, A. C. (2010). Defining service coordination: A social work perspective. *Journal of Social Service Research, 36*(5), 485–401.

Burns, T., & Lloyd, H. (2004). Is a team approach based on staff meetings cost-effective in the delivery of mental health care? *Current Opinion in Psychiatry, 17*(4), 311–314.

Canino, G., & Alegria, M. (2008). Psychiatric diagnosis—Is it universal or relative to culture? *Journal of Child Psychology and Psychiatry, 49*(3), 237–250.

Carlton, T. O. (1984). *Clinical social work in health care settings: A guide to professional practice with exemplars.* New York, NY: Springer.

Carpenter, J., Schneider, J., Brandon, T., & Wooff, D. (2003). Working in multidisciplinary community mental health teams: The impact on social workers and health professionals of integrated mental health care. *British Journal of Social Work, 33*(8), 1081–1193.

Chang-Muy, F., & Congress, E. P. (Eds.). (2009). *Social work with immigrants and refugees: Legal issues, clinical skills, and advocacy.* New York, NY: Springer.

Clay, R. A. (2012). Later-life sex. *APA: Monitor on Psychology, 43*(11), 42. Retrieved from http://www.apa.org/monitor/2012/12/later-life-sex.aspx

CMS: Centers for Medicare & Medicaid Services. (2013). *FAQs: ICD-10 Transition Basics*. Retrieved from http://www.cms.gov/Medicare/Coding/ICD10/Downloads/ICD10FAQs2013.pdf

Congress, E. (2008). Assessment of adults. In K. M. Sowers & C. N. Dulmus (Series Eds.) & W. Rowe & L. A. Rapp-Paglicci (Vol. Eds.), *Comprehensive handbook of social work and social welfare: Vol. 3. Social work practice* (pp. 310–325). Hoboken, NJ: Wiley.

Congress, E., & Gonzalez, M. (Eds.). (2013). *Multicultural perspectives in social work practice with families* (3rd ed.). New York, NY: Springer.

Conyne, R. K. (2014). *Group work leadership: An introduction for helpers*. Thousand Oaks, CA: Sage.

Cooper, R. (2004). What is wrong with the *DSM? History of Psychiatry, 15*(1), 5–25.

Corcoran, J., & Walsh, J. (2010). *Clinical assessment and diagnosis in social work practice*. New York, NY: Oxford University Press.

Corey, G. (2012). *Theory and practice of counseling and psychotherapy* (9th ed.). Belmont, CA: Brooks/Cole.

Dziegielewski, S. F. (2008). Brief and intermittent approaches to practice: The state of practice. *Journal of Brief Treatment and Crisis Intervention, 8*(2), 147–163.

Dziegielewski, S. F. (2010). *Psychopharmacology and social work practice: A person-in-environment approach* (2nd ed.). New York, NY: Springer.

Dziegielewski, S. F. (2013). *The changing face of health care social work: Opportunities and challenges for professional practice* (3rd ed.). New York, NY: Springer.

Dziegielewski, S. F., & Holliman, D. (2001). Managed care and social work: Practice implications in an era of change. *Journal of Sociology and Social Welfare, 28*(2), 125–138.

Dziegielewski, S. F., & Leon, A. M. (2001). *Psychopharmacology and social work practice*. New York, NY: Springer.

Gilbert, D. J., Abel, E., Stewart, N. F., & Zilberman, M. (2007). More than drugs: Voices of HIV-seropositive individuals with a history of substance use reveal a range of adherence factors. In L. S. Ka'opua, & N. L. Linsk (Eds.), *HIV treatment adherence: Challenges for social services* (pp. 161–179). Binghamton, NY: Haworth.

Helms, J. E. (Ed.). (1990). *Black and White racial identity: Theory, research, and practice*. Westport, CT: Praeger.

Hepworth, D. H., Rooney, R. H., Rooney, G., Gottfried, K., & Larsen, J. A. (2010). *Direct social work practice: Theory and skills* (8th ed.). Belmont, CA: Brooks/Cole.

Holt, T. C., & Green, L. B. (Eds.) (2013). *The new encyclopedia of Southern culture: Vol. 24. Race*. Chapel Hill: University of North Carolina Press.

Keough, M. E., Timpano, K. R., & Schmidt, N. B. (2009). Ataques de nervios: Culturally bound and distinct from panic attacks? *Depression and Anxiety, 26*(1), 16–21.

Kirst-Ashman, K. K. (2008). *Human behavior, communities, organizations, and groups in the macro social environment: An empowerment approach* (2nd ed.). Belmont, CA: Wadsworth/Brooks Cole.

Kraemer, H. C., Shrout, P. E., & Rubio-Stipec, M. (2007). Developing the *Diagnostic and Statistical Manual V: What will "statistical" mean in the DSM V? Social Psychiatry and Psychiatric Epidemiology, 42*, 259–267.

Lankshear, A. J. (2003). Coping with conflict and confusing agendas in multidisciplinary community mental health teams. *Journal of Psychiatric and Mental Health Nursing, 10*(4), 457–464.

Leach, M. M. (2006). *Cultural diversity and suicide: Ethnic, religious, gender, and sexual orientation perspectives*. Binghamton, NY: Haworth.

Lee, J., & Bean, F. D. (2004). America's changing color lines: Race/ethnicity, immigration, and multiracial identification. *Annual Review of Sociology, 30*, 221–242.

Lilienfeld, S. O., & Landfield, K. (2008). Issues in diagnosis: Categorical vs. dimensional. In W. E. Craighead, D. J. Miklowitz, & L. W. Craighead (Eds.), *Psychopathology: History, diagnosis, and empirical foundations* (pp. 1–33). Hoboken, NJ: Wiley.

Locke, D. C., & Bailey, D. F. (2014). *Increasing multicultural understanding* (3rd ed.). Thousand Oaks, CA: Sage.

Lum, D. (Ed.). (2011). *Culturally competent practice: A framework for understanding diverse groups and justice issues* (4th ed.). Pacific Grove, CA: Brooks/Cole, Thomson Learning.

Mays, V. M., Ponce, N. A., Washington, D. L., & Cochran, S. D. (2003). Classifications of race and ethnicity: Implications for public health. *Annual Review of Public Health, 24*, 83–110.

McCann, C. R., & Kim, S. (Eds.). (2013). *Feminist theory reader: Local and global perspectives* (3rd ed.). New York, NY: Routledge.

Mezzich, J. E., & Salloum, I. M. (2007). Towards innovative international classification and diagnostic systems: *ICD-11* and person-centered integrative diagnosis [Editorial]. *Acta Psychiatrica Scandinavica, 116*(1), 1–5.

Mitchell, A. J., Vaze, A., & Rao, S. (2009). Clinical diagnosis of depression in primary care: A meta-analysis. *Lancet, 374*, 609–619.

Molodynski, A., & Burns, T. (2008). The organization of psychiatric services. *Medicine, 36*(8), 388–390.

Nunes, E. V., & Rounsaville, B. J. (2006). Comorbidity of substance use with depression and other mental disorders: From *Diagnostic and Statistical Manual of Mental Disorders*, fourth edition (*DSM-IV*) to *DSM-V. Addiction, 101*(Suppl. 1), 89–96.

Orovwuje, P. R. (2008). Contemporary challenges in forensic mental health: The ingenuity of the multidisciplinary team. *Mental Health Review Journal, 13*(2), 24–34.

Owen, D. W. (2011). The role of assessment in mental health counseling. In A. J. Palamo, W. J. Weikel, & D. P. Borsos, *Foundations of mental health counseling* (4th ed., pp. 333–353). Springfield, IL: Charles C. Thomas.

Owen, J. (2008). The nature of confirmatory strategies in

the initial assessment process. *Journal of Mental Health Counseling, 30*(4), 362–374.

Packard, T., Jones, L., & Nahrstedt, K. (2006). Using the image exchange to enhance interdisciplinary team building in child care. *Child and Adolescent Social Work Journal, 23*(1), 86–106.

Pare, D. A. (2013). *The practice of collaborative counseling & psychotherapy: Developing skills in mindful helping.* Thousand Oaks, CA: Sage.

Paris, J. (2013). *The intelligent clinician's guide to the DSM-5™.* New York, NY: Oxford University Press.

Pearson, G. S. (2008). Advocating for the full-frame approach [Editorial]. *Perspectives in Psychiatric Care, 44*(1), 1–2.

Perlman, H. H. (1957). *Social casework: A problem solving process.* Chicago, IL: University of Chicago Press.

Physicians' Desk Reference [PDR]. (2009). *Physicians' desk reference* (63rd ed.). Montvale, NJ: Medical Economics.

Queralt, M. (1996). *The social environment and human behavior: A diversity perspective.* Boston, MA: Allyn & Bacon.

Qureshi, A., Collazos, F., Ramos, M., & Casas, M. (2008). Cultural competency training in psychiatry. *European Psychiatry, 23*(Suppl. 1), 49–58.

Rankin, E. A. (1996). Patient and family education. In V. B. Carson & E. N. Arnold (Eds.), *Mental health nursing: The nurse patient journey* (pp. 503–516). Philadelphia, PA: Saunders.

Rashidian, A., Eccles, M. P., & Russell, I. (2008). Falling on stony ground? A qualitative study of implementation of clinical guidelines' prescribing recommendations in primary care. *Health Policy, 85,* 148–161.

Rauch, J. (1993). Introduction. In J. Rauch (Ed.), *Assessment: A sourcebook for social work practice.* Milwaukee, WI: Families International.

Rosen, A., & Callaly, T. (2005). Interdisciplinary teamwork and leadership: Issues for psychiatrists. *Australasian Psychiatry, 13*(3), 234–240.

Rudman, W. J. (2000). *Coding and documentation of domestic violence.* Retrieved from http://www.endabuse.org/userfiles/file/HealthCare/codingpaper.pdf

Sartorius, N., Kaelber, C. T., Cooper, J. E., Roper, M. T., Rae, D. S., Gulbinat, W. M., & Regier, D. A. (1993). Progress toward achieving a common language in psychiatry: Results from the field trial of the clinical guidelines accompanying the WHO classification of mental and behavioral disorders in ICD-10. *Archives of General Psychiatry, 50,* 115–224.

Sheafor, B. W., & Horejsi, C. J. (2012). *Techniques and guidelines for social work practice* (9th ed.). New York, NY: Allyn & Bacon.

Siebert, C. (2006). Functional assessment: Process and product. *Home Health Care Management and Practice, 19*(1), 51–57.

Strom-Gottfried, K. (2014). *Straight talk about professional ethics.* Chicago, IL: Lyceum.

Suarez, Z. E., & Lewis, E. A. (2013). Spirituality and culturally diverse families: The intersection of culture, religion, and spirituality. In E. Congress & M. Gonzalez (Eds.), *Multicultural perspectives in social work practice with families* (pp. 231–244). New York, NY: Springer.

Sue, D. W., & Sue, D. (2013). *Counseling the culturally diverse: Theory and practice* (6th ed.). Hoboken, NJ: Wiley.

Swartz-Kulstad, J. L., & Martin, W. E. (1999). Impact of culture and context on psychosocial adaption: The cultural and contextual guide process. *Journal of Counseling and Development, 77,* 281–293.

Ton, H., & Lim, R. F. (2006). The assessment of culturally diverse individuals. In R. F. Lim (Ed.), *Clinical manual of cultural psychiatry* (pp. 3–31). Arlington, VA: American Psychiatric Press.

United Health Care Online. (2013). ICD-10. Retrieved from https://www.unitedhealthcareonline.com/b2c/CmaAction.do?channelId=6fa2600ae29fb210VgnVCM1000002f10b10a

Whyte, L., & Brooker, C. (2001). Working with a multidisciplinary team: In secure psychiatric environments. *Journal of Psychosocial Nursing and Mental Health Services, 39*(9), 26–34.

World Health Organization. (1979). *International classification of diseases, 9th revision, (ICD-9-CM): Clinical modification. Mental Disorders.* Geneva, Switzerland: Author.

World Health Organization. (1993). *International classification of diseases, 10th edition: Mental disorders.* Geneva, Switzerland: Author.

Wright, J. A. (2011). *Conducting psychological assessment: A guide for practitioners.* Hoboken, NJ: Wiley.

Yeager, K. R., Cutler, D. I., Svendsen, D., & Sills, G. M. (2013). *Modern community mental health: An interdisciplinary approach.* New York, NY: Oxford University Press.

Zeiss, A. M., & Gallagher-Thompson, D. (2003). Providing interdisciplinary geriatric team care: What does it really take? *Clinical Psychology: Science and Practice, 10*(1), 115–119.

第三章　完善诊断性评估

本章旨在讨论在目前的精神卫生实践活动中如何应用 DSM-5，以及获取支持性信息来开展综合的诊断性评估，主要包括如何诊断、初步诊断。从 21 世纪所有精神卫生执业医生的职业记录来看，无一例外地体现了服务时间有限、需要协调性照护、控制成本、保证质量和改进过程的特点（Dziegielewski，2008，2013；Shlonsky，2009）。为了完善综合的诊断性评估，我们就要学习如何更好地记录精神障碍和辅助信息，这就要求医务人员必须参与培训，学习如何更好地利用这个体系。专业记录的能力无论是对社会工作者、心理学家、精神卫生治疗师、专业咨询师，还是其他临床医生和执业医生而言，都是必不可少的。这个领域的培训有助于建立有用的、高效的、成本可控的服务条款，也为相关服务条款奠定了法律、道德和财政方面的基础（Braun 和 Cox，2005；Dziegielewski，2010；Sheafor 和 Horejsi，2012）。

除了论述完善诊断性评估的最佳方法之外，本章还概述了 DSM-Ⅳ（APA，1994）和 DSM-Ⅳ-TR（APA，2000）到 DSM-5（APA，2013）的变化。只有认识这些变化，才能更合理地应用诊断性评估，使其在过渡中保持平稳。与之前版本的 DSM 类似，许多变化还处在争议之中（Mallett，2014）。本章对这些争议也进行了概述，但主要讨论的是这些变化是如何与诊断性评估的完善相联系的。因此，在完善评估部分，本章也提出了 DSM 从早期到后期版本的一些变化。本章强调了关于该内容的应用，为的是帮助执业医生在整个诊断系统中能够清晰地鉴别和应用好每一个步骤。

完善综合的诊断性评估的基础

本书假设诊断性评估其实从第一次医患互动就开始了。医务人员从患者处收集到的信息不仅仅是一种基于数据的观察，而且也决定了医生对患者提供帮助和进一步数据收集的要求和方向。专业人士应当收集当前情况的信息，从以往的病例中吸取教训，并且要设想未来应当提供的服务。这个诊断性评估应该是多维的，包括创造性地理解患者状况，以便为下步制订治疗方案打好基础。信息的收集遵循的是行为生物 - 心理 - 社会实践的方法（Pearson，2008）。采用 DSM-5 的优势在于医生能够给患者留下一个准确的初诊印象，同时也明确了之后治疗应当遵循的策略，制订出最佳治疗计划。

开始阶段：收集信息

生物医学信息　在综合的诊断性评估中，关于生物医学因素的考量通常以患者一般性的生理健康或躯体情况为起点（见快速参考 3.1），还应当同时考虑到患者和医务人员

2 个方面。所有的原始信息都是要证明，患者要尽可能地独立完成某些行为所需要达到的功能水平与生物或医学因素的关系。通过进行生物医学问题的评估，医务人员能够认识到患者的躯体情况会对其精神健康状况产生正面或负面的影响。虽然大多数的专业咨询人士没有检查或诊断生物医学方面的资格，但是为了确保患者得到全面的治疗，专业咨询人士可以记录相关数据，并为患者提供转诊服务。我们希望医务人员在转诊过程中能够了解一些躯体症状，以及明确须做什么。不管医务人员是团体合作还是独立工作，我们都要优先考虑在第一次体检后是否需要转诊。例如一个老年患者表现出了妄想和混乱的行为，医务人员在将其诊断为严重的精神障碍前，对其进行了全面体检，发现其可能是因为尿路感染（urinary tract infection，UTI）而引发上述行为。此躯体疾病的症状与精神疾病类似，医务人员有可能仅仅是将其诊断为神经认知或妄想性障碍。

快速参考 3.1	
评估中的生物医学因素	
躯体情况	就诊者报告的生理缺陷或疾病，以及它们是如何影响患者的社会功能、工作能力和日常生活活动的
觉察到的整体健康状况	鼓励患者评估自己的健康状况，让其自己提出能做到的改善的方法
保持健康	对预防保健的能力和兴趣的测量

将躯体情况和全面体格检查考虑在内，这是必要的，如果在评估初期阶段没有进行，那么也会在之后进行。患者是如何看待自己的生物医学健康呢？患者自我报告的健康状况是怎么样的呢？以及他们是否有兴趣进行预防性医疗干预？实践表明，躯体医学领域的专业人士往往更关注患者的躯体症状，而精神卫生专业人士则更在意患者的精神状况（他们所熟知的方面）。记住这些很重要。除此之外，应当被视为人类的正常反应，不应被医疗化。

我们认为，一个合理的团队，比单个的医务人员，更能全面地评估患者。为了让那些没有医学背景的心理咨询师能够更好地评估患者，必须要确定患者最近是否有体格检查（体检）。如果有体检，患者是否有体检复印单？或者是一份可查记录？有没有化验结果、X 线片或者是其他与症状有关的检查？如果患者最近没有体格检查，那么就要建议或者采取措施，确保其按要求进行。一旦掌握了这些信息，就要与合作团队分享，确保对生物医学是如何影响精神健康状况的表现这一问题进行讨论。此外，在某些情况下，还要对导致或造成明显精神健康问题的药物副作用、物质滥用或躯体情况进行评估（Frances，2013）。为了提供综合的生物医学评估、建立身心联系，我们须考虑个体的各个方面，包括社会和环境因素。我们始终建议，在评估一开始就须对患者进行全面体格检查，从而掌握生物医学方面的信息。

心理社会信息　综合的诊断性评估的第二个方面与患者的心理因素直接相关。在这个方面开展诊断性评估，要特别注意患者心理功能的相关情况。记录认知功能状况，以及它们对职业和社会功能的影响。虽然在评估中，我们也尝试那么做，但是也很难对心理因素和社会精神因素进行区分。为了便于形成诊断印象，我们认为心理与由此产生的心理功能、认知功能、自杀评估是相关的。为了推动精神健康的进程，我们须进行精神健康状况检查。对于有自杀或伤人风险的就诊者，一定要有针对性地收集研究关于致命性的信息。如果存在这些行为，我们就须立刻采取行动（见快速参考 3.2）。

快速参考 3.2	
评估中的心理因素	
心理功能	描述就诊者的心理功能，完善精神状态评估，学习并识别与患者相关的关键文化因素。
认知功能	就诊者有无能力对发生在他们身上的事情进行理性思考？患者能否参与并决定与他们自身利益有关的内容？
致命性评估	就诊者是否会出于对其个人经历问题的认识，产生自伤或伤人的行为？

社会、文化、精神信息　以行为为基础的生物、心理、社会和精神的评估方法，强调就诊者受到大量来自环境的影响，如社会、文化和精神因素。大部分医务人员都认为，在测量和评估就诊者各方面的需要时，考虑环境的因素是非常重要的。在帮助就诊者确定最佳治疗方案时，去了解其家庭、社会支持和文化期望也至关重要（Colby 和 Dziegielewski，2010，见快速参考 3.3）。在这个方面，我们认为一个综合的评估，首先是基于人是社会属性的人这一基本假设。因此，患者在社会环境及其支持系统中的反应，为我们识别他的问题提供了重要的信息。在我们认识问题多样性的时候，人们如何表现和如何定义他人是有无限可能的（Dudley，2014）。正如第 2 章所讨论的，通过使用一些基于文化的问题，DSM-5 提供了许多帮助我们认识并测量文化的方法，例如 CFI，以及附录痛苦的文化概念的相关词汇中的那些定义。因此，DSM-5 有助于情境的评估，尤其是在特定文化中，这是特别重要的。例如：Alegria 等（2007）就警告我们，当就诊者感到自己生活的地方不安全，就会明显影响到就诊者的行为表现。在本章的后面部分有更多关于社会情境的详细内容，另外 DSM-5 中有一章讨论的是一些可能成为临床关注焦点的其他状况，这两部分是相关的。

收集数据　因为就诊者是数据的主要来源，所以一定要花时间评估信息的准确性，确定患者是否有意或无意地隐瞒或者夸大所呈现的信息。评估的信息，通常是通过口头或者书面报告收集的（Owen，2011）。口头报告的收集，通常是来自就诊者、家人、朋友、其他医务人员，以及一些重要的人。书面报告也可以提供关键的信息，如医疗文献、之前的临床评估、实验室化验和其他临床诊断方法。而且，我们还可以通过直接观察患者的言语、肢体行为，或者与其他交叉学科小组成员、家人、朋友和一些重要的人互动来了解患者的信息。循证实践中，直接认识到患者在做什么是诊断性评估的一个关键因素。观察和记录患者的交流方式，对后面我们建立并发展优势和资源，以及将患者的问题与反映患者行为表现的具体指标相联系，是大有裨益的（Corcoran 和 Walsh，2010）。须注意的是，除口头报告外，我们也需要反映诊疗有效性的书面报告。背景资料表、心理测验，或者是健康状况或日常功能水平的测验，都可能被用于具体测量患者的问题行为。

快速参考 3.3	
评估中的社会和环境因素	
社会求助	就诊者会向外界求助吗？就诊者的近亲及就诊者所在的社区能给他提供怎样的支持或帮助？
职业参与	就诊者的疾病或残疾是如何影响他在工作中的表现的？就诊者是在支持性的环境中工作吗？
社会支持	就诊者有来自邻居、朋友，或者社区组织（如教会成员、职业俱乐部的成员）的支持吗？
家庭支持	就诊者亲属的支持和帮助有哪些？
民族或宗教派别	如果就诊者是文化或宗教团体的成员，那么该团体是否会对医疗干预及依从性问题产生影响？

虽然患者是数据的直接和主要来源，但是目前我们强调循证实践，所以我们须收集其他来源的信息。如果医务人员是团队工作，那就要检查既往的书面报告和相关记录，以及与患者家人、对患者非常重要的人，还有其他医务人员讨论诊疗计划和责任分工。从这个角度来说，是否能有效完成任务是衡量团队成功的标准（Whyte 和 Brooker，2001）。作为团队的一部分，收集其他二手资料，如患者的医疗记录，也是重要的。为了更好地进行综合评估，没有经过专门医疗训练的团队成员也必须要与受过专业医疗训练的人一起工作，确保他们了解患者的躯体情况（Dziegielewski，2005，2006）。一定的躯体疾病知识储备量，以及清楚在什么情况下应该寻求会诊，都是综合评估的必要条件。

DSM-5 和完善诊断性评估

本章的内容并不能涵盖使用 DSM-5 的所有可能性，而是旨在给医务人员提供一个实用的简介，帮助医务人员了解如何才能最好地完善诊断性评估，帮助医务人员理解对患者的各个方面进行全面考虑的重要意义。DSM-5 的合理应用，要求掌握主要诊断和就诊原因的诊断分类，也要求其他所需的辅助信息。本章对评估过程的现在和过去的要求，进行了介绍和对比。我们的目的在于，使用这些信息完善综合诊断性评估，提出治疗计划和实施策略。

删除多轴诊断系统

DSM-5 其中一个最显著的变化，是取消了多轴诊断系统。从 DSM-III 和 DSM-

Ⅲ-R 开始，这个评估系统和 5 轴的使用，经历了很长的发展历程。熟悉 DSM 的医生已经使用这个系统超过 25 年了。原先的多轴评估系统是在 5 个轴上分别进行评估。轴Ⅰ和轴Ⅱ是主要的精神健康诊断，轴Ⅲ是躯体情况，轴Ⅳ和轴Ⅴ记录诊断的辅助信息（见快速参考 3.4）。

快速参考 3.4	
DSM-Ⅳ-TR：多轴评估	
轴Ⅰ	临床障碍，广泛性发育障碍，学习、运动技能和沟通障碍 可能成为临床关注焦点的其他状况
轴Ⅱ	人格障碍，精神发育迟滞
轴Ⅲ	一般躯体情况
轴Ⅳ	心理社会和环境问题
轴Ⅴ	大体功能评估（GAF）

在 20 世纪 80、90 年代的临床实践中，我们认为在正式的诊断过程中，最初的 3 轴是足够的。执业医生在轴Ⅰ、轴Ⅱ和轴Ⅲ上，完成了对患者的诊断印象，轴Ⅳ和轴Ⅴ作为补充。在 DSM 后期的版本中（DSM-Ⅲ和 DSM-Ⅲ-R），诊断性评估被建议采用 5 轴诊断。在 DSM-Ⅳ和 DSM-Ⅳ-TR 的多轴系统中，最初 3 轴的单独记录法在标准实践中并不被接受，而要求采用 5 轴的多轴框架。APA（2000）早就清楚地说明了最初的 3 轴，虽然是单独记录，并无相关，但是为了便于编码，诊断都是在轴Ⅰ或轴Ⅱ进行。多轴诊断系统仅仅是一个方便记录的系统，但是很多医务人员却并不这么认为。

例如，我们通常避免给轴Ⅱ上的人格障碍进行编码，因为终身行为通常不能进行诊断编码。当然多轴诊断性评估，也存在使用不当的情况。例如针对特殊群体（如问题青年）或者是在特定情境中（老年人家庭护理），这样正式的诊断性评估似乎是不合理的，也是没有必要的。这在某些其他情况中也是一个问题，例如一些咨询机构习惯于直接解决问题，这就导致求助者可能会为了提高自身功能去寻求更多不必要的医疗。在这种情形下，我们认为多轴诊断系统的使用是不利的、是可以有选择性的。在更新手册的过程中，尽管多轴系统得到了广泛的使用，但是工作小组为了更简单地书写诊断和辅助信息来提供一个方便的格式，还是决定取消它。在 DSM-5 中，已经删除了多轴系统中诊断印象的编码，且现已不再使用。现在只强调精神卫生诊断的自由陈列，而没有限制要使用多轴系统。

DSM-5：诊断印象

随着 DSM 早期版本中轴Ⅰ、Ⅱ、Ⅲ的删除，新版手册要求把 3 轴单独的记录法结合起来，简单地列出主要的相关诊断或在一些情况下增加的临时诊断（见快速参考 3.5）。列出主要诊断即可，消除了对轴Ⅰ和轴Ⅱ的需要。将躯体情况结合起来，把它们与主要诊断列在一起，取消了轴Ⅲ中的任何与躯体情况相关的内容。取消轴Ⅰ、轴Ⅱ和轴Ⅲ的做法表明轴Ⅱ绝不应是一套独立的诊断，轴Ⅱ也不是为了刻意将评估治疗的多轴系统中的躯体和精神健康状况分离而存在的。许多医务人员并没有意识到，DSM-5 所呈现的新的编码系统，并不完全是全新的。DSM-Ⅳ 和 DSM-Ⅳ-TR 都提供了 2 种编码方式：多轴系统和简单地列出诊断，这与现在 DSM-5 的要求也是类似的。在 DSM-5 中，列出的精神障碍和相关的躯体情况结合在一起，这就避免了人为地把它们单独列在轴上并区分开来。诊断性评估在识别主要诊断还是临时诊断时就已经开始了。

快速参考 3.5

主要诊断和临时诊断

当符合诊断标准时，医务人员可以使用这些术语的其中一个：

主要诊断：与障碍相关的症状是诊断性评估的主要原因，并且直接体现了治疗或干预的必要性。

临时诊断：诊断取决于核实疾病病程的标准，或者是没有足够的信息，来证实主要诊断时。

主要诊断

在 DSM-5 中，精神科医生认为导致患者入院或就诊的原因被称为主要诊断。列出主要诊断和其他后续的诊断则不须运用轴Ⅰ和轴Ⅱ，而轴Ⅰ和轴Ⅱ都是 DSM-Ⅳ 和 DSM-Ⅳ-TR 中多轴诊断的一部分。这一变化表明，DSM-Ⅳ 中的轴Ⅱ并不是为了把躯体和精神健康状况在评估和治疗中分离开而存在的。根据 DSM-5，主要诊断要列在第一的位置，而其他诊断只要满足标准也应当被记录。如果诊断不止一个，那么各条诊断都应被列出，以引起注意。有时我们很难决定哪个诊断是最主要的。就诊原因是哪个精神卫生诊断也可能很困惑。在 DSM-5 中，我们应当把主要诊断列在前面。就诊原因通常都是与住院患者的入院情况相联系的，这也是门诊提供医疗服务的初衷。

主要诊断后面本应该加上"（主要诊断）"，如果是就诊原因，就应该在后面加上"（就诊原因）"。考虑可能不止一条诊断，或者有共病（当 2 种精神障碍相互联系，并且经常同时发生时），这也是必要的。当存在共病（或同时存在多种疾病），并且 2 个诊断都出现须解决的突出症状，决定哪个是主要诊断，哪个是临时诊断，就显得更加困难（Cipani，2014）。指出所有表现出与躯体和精神相关的状况，对相应的治疗计划是至关重要的。当存在不止一个精神障碍时，确保将最重要的诊断（主要诊断）列在第一位（见快速参考 3.6）。如果 2 个诊断都显得同样重要，则应当从临床角度判断哪个对治疗方案更重要，然后把它列在第一个。

快速参考 3.6

记录主要诊断的建议

- 主要诊断，多数情况下是指就诊原因，并且通常列在第一位。

- 如果有多个诊断，就诊原因总是列在第一位的。

- 对于主要诊断，使用"主要诊断"或者"就诊原因"一词。

- 如果有多个诊断，那么各条诊断都应当有对应的备注。

- 如果躯体疾病可能是精神健康障碍的原因，根据 ICD，躯体疾病应该列在精神障碍之前。

- 首先列出影响功能的精神障碍，然后列出其他直接或间接与精神健康状况相关的，或者使精神健康状况复杂化，但又不是直接原因的躯体疾病。

在 DSM-5 中，代表躯体情况的单独的轴Ⅲ也取消了。因此，如果主要诊断是躯体疾病直接导致的精神障碍，那么躯体疾病（根据 ICD）就应该列在第一位。从这个角度来说，精神障碍是次要的，一旦解决了躯体疾病的问题，精神障碍也许就不用解决了，因为躯体疾病得到了足够的重视。之前在 DSM-Ⅲ 中，这样的障碍指的是*身体障碍及相关疾病*。在 DSM-Ⅳ 和 DSM-Ⅳ-TR 中，指的是*一般躯体情况*。在 DSM-5 中，这些躯体或生理情况指的是*其他躯体情况*。

因为精神障碍一词意味着躯体情况不是精神障碍的直接原因，任何没有受过专业医疗训练的执业医生，都须掌握一些常见的躯体情况从而完善精神卫生诊断，同时还须掌握精神障碍与这些躯体情况的关系。Pollak、Levy 和 Breitholz（1999）曾警示我们，在诊断性评估中，类似于精神障碍的行为和情绪变化，可能直接与躯体疾病有关。尤其重要的是，在很多时候，精神障碍的患者，可能会混淆，并且可能无法说清楚这些症状的差异。因为大多数的精神卫生执业医生，在躯体疾病方面上没有受过全面的训练也不知道如何从症状推导出疾病，所以将躯体疾病误诊为精神障碍的情形相当普遍。

存在很大误诊风险的就诊者包括：怀孕后的女人（孕妇、围产期、产后）、因为经济有限难以获得持续医疗保健的贫穷人群、有高危行为的个体、患躯体疾病并且症状与精神疾病混淆的个体，以及患慢性疾病的个体（如那些患有严重精神障碍的老年人）（Pollak 等，1999）。被诊断为精神障碍（如精神分裂症、双相障碍的患者）可能会无法察觉或错误理解或忽视躯体问题的体征（Dziegielewski，2010）。很多老年人表现出来的慢性症状，可能会被当做衰老或慢性疾病过程中的一个正常部分，而被不重视或忽视。

我记得有一个严重的急性期的患者。他来诊所看过很多次，并且被诊断为精神分裂症。他不断地抱怨，有恶魔侵袭他的大脑，有声音使他不能独立地思考。他相信，把一张锡纸放在棒球帽下，可以阻挡恶魔将轻蔑的想法穿过他的大脑。一天晚上，我在电脑前工作，他进来寻求帮助，并且出现严重的妄想症状。他出现了明显的幻听，以致他觉得他的大脑要爆炸了。他尝试包好一整卷的锡纸，放在他头上来帮助自己，并且希望以此避开造成他如此难受的恶魔射线。在评估中，他极度焦虑不安，很难进行评估，以致我当时就怀疑他可能停止服药了，但他仍发誓说没有。立即转诊进行体格检查后，我们发现他有鼻窦感染，这就是造成他精神症状加剧的原因。一旦使用抗生素治疗鼻窦感染，他头脑中对恶魔光线和声音的感知，就会减弱很多。这位就诊者需要抗生素，并且也需要对他精神症状起次要作用的抗精神病药物。基于他之前患有的精神障碍，他相信所有的伤痛都是恶魔，不理解可能还有其他原因。放任其躯体疾病发展而不治疗，对他才是真正的伤害。经过 3 天抗生素的治疗，他先前的症状几乎都消失了。对于这样的情况，不论是受过还是没受过专业医疗训练的执业医生，他们在治疗精神健康状况时，必须排除最相关的躯体症状。因此，当列出的主要诊断是就诊原因时，躯体障碍编码为"其他躯体疾病所致"，医务人员应该要首先列出躯体障碍。

总的来说，根据 ICD，如果存在造成精神障碍的躯体疾病，那么躯体疾病应该列在第一个。如果有对诊断重要的其他躯体疾病，它们也可以列在主要诊断之后。如前所述，在 DSM-5 中这些情况指的是"其他躯体情况"，代替之前列在 DSM-Ⅳ 中的"一般躯体情况"。

临时诊断

当就诊者完成初步诊断性评估后，我们并不能做出主要诊断。在这些情况下，可以进行临时诊断。临时诊断（通常是指在这方面最佳的临床猜测），是以临床诊断为基础，因为各种原因（或是不满足实际标准，或是执业医生没有有价值的信息），来做出更明智的诊断性评估，而强烈怀疑个体患了这种类型的疾病。在临床实践中，当家庭或支持系统的信息无法证实诊断时，临时诊断就特别有用。也有一些障碍只有发展到一定阶段才能有明确的诊断，如精神分裂症的标准概述了疾病的持续时间必须在 6 个月以上。在发病的第一个阶段，除了在时间上不满足，可能其他方面都满足诊断标准。因此，在临时诊断中，执业医生要使用"精神分裂症样障碍"这样的词汇，来表示满足与精神分裂症相同的诊断标准，只不过时间期限更短而已（少于 6 个月，并且症状没有缓解）。

但是最重要的是，执业医生要记住临时诊断是暂时的。一旦给出临时诊断，就一定要监控病情发展，如果症状消失就要删除它。当收集到必要的信息，并且满足要求的时间期限，那么临时诊断就可以转为与当前问题行为和今后治疗最相关的主要诊断。

诊断的辅助信息

在 DSM-Ⅲ、DSM-Ⅳ 和 DSM-Ⅳ-TR 中，辅助诊断的信息是列在轴Ⅳ和轴Ⅴ上的。相反在 DSM-5 中，精神障碍诊断的非轴系统，只是要求增加与诊断性评估有关的辅助信息。现在我们不再要求在单独的轴上对患者的应激源以及残疾等级进行分轴。但是 APA（2013）也相当清楚地论述了仅仅列出诊断是不够的，虽然在多轴系统中没有正式确定要有辅助信息，但这最好是要有的。为了提供辅助信息，第 21 章"药物所致的运动障碍及其他不良反应"，第 22 章"可能成为临床关注焦点的其他状况"，可能是有所帮助的。这两章给出的标准有助于记录与药物有关的影响、应激源和其他影响精神健康状况和诊断性评估的情况。除了这两章所列的情况，我们还引入了用于测量残疾等级的新方法，这在 DSM-Ⅳ 和 DSM-Ⅳ-TR 的大体功能评估量表中有所概述。这一方法收录于世界卫生组织出版的《世界卫生组织残疾评定表》（WHODAS）中，相较于大体功能评估（Global Assessment of Functioning，GAF）量表能进行更好的定量测量。

药物所致的运动障碍及其他不良反应

第21章和列在DSM-5中与药物相关的情况不考虑是精神障碍。但是，信息的呈现是重要的，因为它可能会支持诊断性评估。Lacasse（2014）认为，精神障碍的诊断，可以创造一条抗精神病药物治疗的途径。2个重要的诊断方面，大多都是与精神分裂症谱系障碍和抗精神病药物的使用，抑郁障碍与停止使用抗抑郁剂的戒断综合征相关。本章列出的情况，之前在DSM-Ⅳ和DSM-Ⅳ-TR的交叉部分——"可能成为临床关注焦点的其他状况"中有所涉及。此外，在之前采用的多轴系统中，它们是编码在轴Ⅰ上的。为了强调内容的重要性，我们重新组织使其自成一章，以强调认识药物影响和由此产生的效果是如何影响、混淆精神疾病诊断的重要性。此章节列出了一些与药物有关的情况，使用药物可能导致暂时或永久的行为障碍，又或者药物的不良反应会影响行为。

为什么要将这些内容自成一章？APA（2013）给出了2个主要理由。第一个原因是这些分类可以对就诊者管理及后续治疗提供有用的信息。在章节中列出的情景中，药物不是主要影响就是次要影响，且影响之后的任何诊断。第二个原因是，确认这些与药物相关的情况，对诊断印象是非常有帮助的。鉴别这些情况，有助于形成更加综合、准确的诊断印象。例如一个焦虑障碍的患者自称觉得烦躁不安，这些症状在类型上可能与重度焦虑一致。如果只是单独评估症状，没有详细的辅助病史，我们可能就会忽略烦躁、暴躁的异常行为与药物之间的关系。这些症状中，与药物相关的、最具代表性的情况，是抗精神病药物导致的静坐不能。因此，鉴别症状的病因，可以清楚地了解哪些症状是与药物有关的，哪些症状可能是与精神障碍一致的。

在第21章，许多不同类别的症状被统称为精神安定药所致，这些症状是与药物相关的，并且药物的类型是精神安定药。在一些文献中，*精神安定药*一词可能已经过时了，通常这个词与*抗精神病药物*是交替使用的（APA，2013）。虽然解释各种抗精神病药物种类的区别超出了本章的范围，但是区分典型和非典型抗精神病药物仍然是非常重要的。新型抗精神病药物指的是非典型抗精神病药物，可能会有一些严重的副作用，但是与运动相关的症状更少，这才是本章的重点（见快速参考3.7和3.8）。

传统抗精神病药物或神经阻滞抗精神病药物，多为*多巴胺受体阻断药*，它用于阻止其他神经递质的释放，包括乙酰胆碱、组胺和去甲肾上腺素。例如本章描述了药物导致的急性肌张力障碍和急性静坐不能，而这两种情况都须给予治疗锥体外系症状的药物。这些问题症状可能在服药的几天后出现，也可能在增加或减少药物剂量后出现。

锥体外系症状（extrapyramidal symptoms，EPS）是抗精神病药物治疗中最常见的神经系统副作用。肌张力障碍，以突然的、痛苦的肌肉僵硬为特征，患者可能表现为言语不清、吞咽困难、出现眼动危象（眼球向上翻转）、颈部和喉部肌肉痉挛、背部肌强直的症状（Carpenter，Conley和Buchanan，1998）。就诊者也可能抱怨，僵硬的舌头削弱了他们说话的能力。这些反应经常在治疗的前几天出现。

快速参考 3.7

典型抗精神病药物 *

氯丙嗪（Thorazine）

硫利达嗪（Mellarill）

三氟拉嗪（Stelazine）

氟非那嗪（Prolixin）

氟哌啶醇（Haldol）

洛沙平（Loxitane）

替沃噻吨（Navane）

副作用和类帕金森病的症状包括：

肌张力障碍：舌头急性收缩（僵硬或大舌头）

静坐不能：锥体外系症状最常见的症状（如内心躁动）

* 前面是通用名称

快速参考 3.8

非典型抗精神病药物 *

氯氮平（Clozaril）

利培酮（维思通）

奥氮平（再普乐）

喹硫平（思瑞康）

齐拉西酮（Geodon）

阿立哌唑（安律凡）

匹莫齐特（Orap）

特定的副作用包括：

体重增加

糖尿病

* 前面是通用名称

另一个症状是*静坐不能*，虽然它也是锥体外系症状最普遍的形式，但是我们通常认为它并不比肌张力障碍明显。静坐不能是一种运动性坐立不安的极端形式，可能会被误认为是激越 [National Alliance on Mental Illness（NAMI），2003]。患者感觉到难以控制地、要不停地移动，多次报告内心躁动，表现为双腿不停地抖动或持续走动。在诊断期间，这些患者不能静坐，腿部的不安会导致难以控制的顿足。虽然静坐不能通常在治疗前期出现，并会与锥体外系症状相联系，但它也会单独出现（Carpenter 等，1998）。

锥体外系症状的另外一种形式是*迟发性运动障碍*（tardive dyskinesia，TD），列在第21 章，它是由于老年患者在长期抗精神病药物治疗，而引起身体某一肌群不自主的节律性重复运动，最常见的是在口部和舌部（NIMH，2009）。该综合征多发于老年患者，尤其是女性。典型的肌张力障碍和静坐不能指的是迟发性运动障碍和迟发性静坐不能，也会反过来导致过长时间服用上述药物。

恶性综合征（neuroleptic malignant syndrome，NMS）是一组并不多见的并发症，主要是由锥体外系副作用强的传统抗精神病药物引起的。识别该综合征很困难，它通常包括严重的并发症（如急性肺炎等），还包括前文提到的未治疗或未识别的 EPS 相关症状（PDR，2013）。Benzer（2007）称，虽然恶性综合征的发病率只有 0.04% ~ 0.1%，但是在 4 例恶性综合征中，会出现 1 例死亡。该病以男性患者居多。恶性综合征的症状包括肌强直、高热、意识错乱、苍白、出汗、心动过速。恶性综合征早期的临床表现为血压升高。一旦患者被评估为恶性综合征，那么其用药一定要由经过专业培训的医生严密监控。

第 21 章提到的最后一个情况是其他药物所致的运动障碍。在该分类中，像本章的其他类型一样，运动障碍是与药物相关的。但是受药物影响的运动问题，并非是由于神经安定药引起的。本部分另外一个分类是抗抑郁剂戒断综合征，即服用抗抑郁剂超过 1 个月后，如果减少或停用药物，则可能出现该综合征。停用这些药物会导致服药前未出现的症状，包括各种躯体症状，如恶心、声音过敏和光线过敏等（见快速参考 3.9）。

快速参考 3.9

药物所致的运动障碍

抗精神病药物所致的类帕金森病	编码 332.1（G21-11）
其他药物所致的类帕金森病	编码 332.1（G21.19）
恶性综合征	编码 333.93（G21.0）
药物所致的急性肌张力障碍	编码 333.72（G24.02）
药物所致的急性静坐不能	编码 333.99（G25.71）
迟发性运动障碍	编码 333.85（G24.01）
迟发性肌张力障碍	编码 333.73（G24.09）
迟发性静坐不能	编码 333.99（G25.71）
药物所致的姿势性震颤	编码 333.1（G25.1）
其他药物所致的运动障碍	编码 333.99（G25.79）
抗抑郁剂戒断综合征	编码 995.29（T43.205A）
始发	编码 995.29（T43.205D）
继发	编码 995.29（T43.205S）
后遗症	

可能成为临床关注焦点的其他状况

本节最后一章对可能成为临床关注焦点的其他状况做了简短的汇编。本章的情况

（第22章）与第21章类似，都不是精神障碍。Probst（2013）强调本章的重要性，是因为生活问题和精神障碍之间，可能存在明显的界限。生活中充满了行为变化、物质匮乏以及个人放纵，人们往往趁机将其当做精神障碍，以方便报销（Probst，2014）。这种风气实质上是一种道德困境，也助长了滥用诊断性评估记录的行为。

为了便于使用这些编码，列表呈现了9个主要的方面，关系问题，虐待或忽视，住房和经济问题，教育和职业问题，与社会环境相关的其他问题，与犯罪相关或涉及法律系统的问题，咨询和医疗建议的其他卫生服务，与社会心理、个人和环境相关的其他问题，个人史的其他情况。全面的主要分类列表，概述了可能成为临床关注焦点的其他状况，见快速参考3.10。所有编码的完整版和每个方面可能的亚群，见DSM-5。

快速参考 3.10

一般的分类

可能成为临床关注焦点的其他状况

关系问题
　　家庭教养相关问题
　　与主要支持成员相关的其他问题

虐待或忽视
　　儿童虐待与忽视问题
　　成年人虐待与忽视问题

教育和职业问题
　　教育问题
　　就业问题

住房和经济问题
　　住房问题
　　经济问题

与社会环境相关的其他问题

与犯罪相关或与涉及法律系统的问题

咨询和医疗建议的其他卫生服务

与社会心理、个人和环境相关的其他问题

个人史的其他情况
　　与获得医疗和其他卫生服务相关的问题
　　治疗依从性差的问题

Source：Summarized from the Diagnostic and Statistical Manual of Mental Disorders，Fifth Edition. Copyright 2013 by the American Psychiatric Association.

随着 DSM-Ⅳ 和 DSM-Ⅳ-TR 中多轴诊断系统的取消，新修订的章节（22 章）中提及的其他情况也是有参考价值的。之前放在轴Ⅳ记录应激源和诱因的条件可以帮助识别某些问题。在 DSM-5 中，编码 V 仍然代表 ICD-（CM），编码 Z 则与 ICD-10 相关。参见 DSM-5 中可能成为临床关注焦点的其他状况（pp.715-727）的详细列表。当为付费编码或简单地记录这些情况时，执业医生须确定一个标准来证明这个辅助诊断分类。正如本章讨论的，我们需要更多的信息来辅助诊断，包括心理测验（如快速的自评工具）。

列出与诊断相关的可能成为临床关注焦点的其他状况，有助于记录需要的辅助信息。虽然这些情况不是精神障碍，但是就诊者的症状体验可能在最初表现得较重，而使医生考虑要做出诊断。本节列出的情况分为几类，例如当信息被列到相关的障碍下，这些辅助信息就会影响障碍的呈现。一旦医务人员发现相关情况，在某些情形下，就会影响对疾病的判断并影响治疗方案。例如，老年患者对所爱之人亡故的反应，足以达到居丧或重性抑郁障碍（major depressive disorder，MDD）的标准。

然而，在单纯的居丧反应中，患者对所发生的事情往往是清楚的，也知道是什么导致了自己现在的症状。虽然症状可能与重性抑郁障碍表现的症状相符，如入睡困难、食欲缺乏、体重下降，但是我们认为这些症状也可能是对所爱之人亡故的正常反应。在单纯的居丧反应下，症状体验成为临床关注的焦点，并且所有的辅助治疗，都与最近的死亡直接相关（APA，2013）。但是，患者仍然可能会要求医生治疗自己、缓解症状，以尽快从悲伤中走出来，恢复之前的正常功能水平。患者处于家庭不幸状态下表现出来的症状使我们很难判断，这到底是单纯的居丧反应，还是存在更严重的问题（Wakefield 和 Schmitz，2014）。

正如 Frances（2013）如此简洁的总结：当存在临床疑惑时，不做全面的诊断要比过度诊断好。给患者定的标签，会影响他们的一生。在悲伤反应的情况下，这个错误的代价是非常大的。正如人的年龄增长是正常生活的一部分，经历同伴、家人、朋友离世的可能性也在增加。多次痛失亲友并不断调整自己心态的过程，会非常容易导致悲伤的感觉，带来睡眠紊乱、食欲缺乏——所有症状都好像抑郁障碍一样。虽然患者最后学会了应付这些变化和丧失，但是在调整过程中，出现的反应可能各有不同。DSM-5 中主要的变化，是分类名称的变化，从居丧到非复杂性居丧反应。这个名称的改变用于强调症状体验没能超出所爱之人亡故的正常反应。

而且基于一些研究证据，课题组也同意从 MDD 中删除居丧反应的 2 个月的排除标准。DSM 之前的版本中，时间标准受到了质疑，因为没有证据证明什么正常的居丧反应，特别是在时间期限上（2 个月、6 个月、1 年）（Wakefield 和 Schmitz，2014）。不管有无明确的文献支持，考虑并运用相关信息，是删除居丧反应排除标准的重要原因。有关悲伤情绪的相关理论能对所爱之人亡故的正常反应做出更好的解释，因此 DSM-5 已明确删除 2 个月的观察期。第 7 章抑郁障碍和 MDD 的标准更完整地解释了为什么要删除观察期，以及删除观察期是如何与抑郁、自杀意念相联系的。

新修订的分类，如非复杂性居丧反应，是为了在相应分类的支持体系中，帮助就诊者、家人和朋友，以及其他专业和非专业人士更好地去理解和解释个体的行为。这个诊断分类，也可以避免可能给就诊者贴不合适的标签。

分类的另一个例子是诈病，这是从患者个人经历的其他情况出发进一步细分而成，属于对治疗的不依从范畴（编码 V65.2 或者是 Z76.5）。如果患者满足诈病标准，虽然可能也会表现出各类严重的个体、职业和社会问题，但是我们还是要求，要细心地评估和记录。诈病并不是精神障碍，而是"个体受到外在刺激因素的推动，如想逃避某件事物，而故意假装或夸大躯体或精神症状的行为"（APA，2013，p.726）。确认并且清楚地记录这些伪装的症状，对执业医生来说是必不可少的。检查这些症状，并且与他们的外在动机进行对比，对综合的诊断性评估也是至关重要的。

这个分类也概述了许多很可能出现的逃避情境和外界环境情况，如逃避兵役、工作、获取经济赔偿，或者是逃避刑事指控。例如，患者如果要索取残疾证明，医生就要考虑患者是不是要通过残疾检查而刻意为之。患者如果感到绝望，就可能假装或夸大他们的感觉来达到残疾标准。实际上，患者这种故意、有计划性的行为，是不可能达到与就诊原因相关的精神障碍的条件的。在这种情况下，我们认为这些行为都是就诊者的伎俩，因此不适合给出精神障碍诊断。

当我们合理应用本章的内容，显而易见，可能成为临床关注焦点的状况，可以辅助全面的诊断性评估。虽然将理论用于实践很重要，但是这些内容也不应随意类比。例如，为了更好地定义诈病，DSM-5 在之前的版本上做了改进。当前的版本定义了 4 项有助于鉴别诈病的状况。第一个是鉴别转诊的原因。来自诉讼未决的律师转诊，或者在类似情况下的自我转诊，是可疑的。第二个是实际评估方面，如果就诊者很小心地陈述信息，特别是其症状表现与诊断之间的差异较大，会令医生对就诊者是否准确如实地描述症状产生怀疑。第三个方面，直接与就诊者的态度相关，在评估过程中，他们是否合作，以及对评估过程是否有兴趣。就诊者是否在回避相关问题，或者是否提供了便于诊断性评估的信息。第四，符合反社会型人格障碍的就诊者，不满足诈病的标准。综合使用这些方法，诊断时将上述 4 条都考虑在内，可以大大提高我们判断的准确性。

总的来说，可能成为临床关注焦点的状况，可以用于支持诊断。本章只讨论了一些辅助条件。在本章和本书的其他部分，记录了完善综合的诊断性评估必不可少的条件。虽然它们没有被强制列入，但是我们认为它们本应列入。由于生活环境往往会影响临床表现，所以我们强烈建议在诊断时考虑到辅助信息。当这些信息出现时，一定要注意。所有的医生都应熟悉，并且尝试利用它们来支持和补充评估。

亚型和病程标注

评估是否患有精神障碍，须患者家属和朋友提供信息，如果再加上患者与医生之间长期紧密的沟通联系，则可得到最好的治疗性评估（France，2013）。DSM 继续采用明确的诊断分类，这种诊断可能不太适合精神障碍的特定领域（Garland 和 Howard，2014），或者说有时候描述趋向于相似的或者公认的模式。在这种情况下，就有必要分亚型和病程标注了。

DSM-5 提倡采用亚型和标注。当现象学标准互相排斥时，亚型能让诊断更清楚

（APA，2013）。采用亚型限定可把同种障碍归类，故可把亚型当做一个诊断类别里的亚群体。亚型在记录时也易于识别，可用"是否有指定症状特征"编码。

亚型经常跟标注联系在一起，然而标注不是相互排斥的，它跟亚型不一样的地方在于往往不止一个标注。举个例子，关于精神分裂症的诊断，DSM-Ⅳ 及 DSM-Ⅳ-TR 列出5 个公认的亚型（偏执型、瓦解型、紧张症型、未分化型、残留型）。亚型是根据评估患者的突出症状群定义的。DSM-Ⅳ-TR 开始讨论是否去掉亚型，DSM-5 中则去掉了亚型。最新文献是否支持某一诊断，这是 DSM-5 中关于诊断的主要变化。这种情况下，亚型被去掉了，而诊断类别没有变化。举个例子，精神分裂症中的偏执型被去掉了，因为没有文献支持。偏执的症状在所有亚型中很普遍，不符合互相排斥的标准。DSM-Ⅳ-TR 与 DSM-Ⅳ 中的亚型没有改变，但是为了支持这种诊断，之前版本中没有的最新的文献信息要增加上。因为之前的亚型分类在提供稳定性和预后价值上有限制，在 DSM-5 中去掉这些亚型能更准确地反映研究现场试验的结果。

尽管删除了亚型，但 DSM-5 中仍有使用亚型的价值。所以在 DSM-5 中一些亚型仍被用于精神分裂症谱系及其他精神障碍。举个例子，尽管精神分裂症的诊断标准不包括任何亚型，但妄想性障碍包括。妄想性障碍有钟情妄想、夸大妄想、嫉妒妄想、被害妄想、躯体妄想、混合型或者未特定型。在精神障碍的描述中往往指出妄想性障碍的亚型。除了记录的亚型，这些亚型类别也可被进一步划分，也可与有怪异内容的标注联系。

第二个诊断类别分类是标注。与诊断亚型不同，标注间没有互相排斥性。它显示一个诊断类别中相似的症状怎样分类。这些同质的或类似的亚群体有突出的共同特征。DSM-5 里有很多标注，但并不是所有诊断都有标注。编码"如果具有此特征"的标注不应该与"严重程度"相混淆，"严重程度"是说明一些诊断的轻度、中度、重度程度的。举个 DSM-5 中标注的例子，持续性抑郁障碍（DSM-Ⅳ 及 DSM-Ⅳ-TR 中称恶劣心境）有一些病程标注帮助细化障碍。编码要指出是否部分缓解、早发、晚发，是否为单纯的恶劣心境综合征，以及发作的类型。这也提供了一个好的使用标注*注明目前症状*的例子，能在诊断后进一步列出和量化病情的轻度、中度、重度。

其他术语也可以用于量化某一特定诊断，如标出"伴有精神病性特征"或者标出目前处于部分缓解期还是完全缓解期。这些标出的条目可帮助医生指出要注意的重要特征。当之前有某精神障碍而目前的症状不符合诊断标准时，缓解这个术语尤其有用，说明疾病仍处在潜伏期，仍是存在的，之前的症状是符合标准的。

使用附加的限定或标注时，执业医生须确定标注是与目前问题行为的程度相关，且必须记录问题出现的频率、强度及持续时间。诊断性编码一般为 3 ~ 5 个字符，经常被用来报告统计信息及信息检索。编码中的第 4 或第 5 个字符是指定的亚型（见快速参考3.11）。

因为许多 DSM 中的亚型和病程标注在 ICD 中是没有的，所以 2 个系统中亚型和病程标注的编码不是对应的。医生若想使用亚型或标注指出一个就诊者的问题，应该把它简单地写出来（如创伤后应激障碍，亚型是伴分离性症状，标注伴延迟性表现）。

快速参考 3.11

亚型和标注

- 亚型 "标注是否有指定特征"

相互排除和穷尽

一个诊断里的同源类别

- 标注 "如果具有此特征"

不相互排除和穷尽

用特定诊断可以有不止一个更好解释

标注目前严重程度：轻度、中度、重度

亚型和病程标注举例

- 亚型 "标注是否有指定特征"

DSM-5：分裂情感性障碍

标注是否有指定特征：双相型或抑郁型

标注 "如果具有此特征"

DSM-5：有预后良好的特征，无预后良好的特征

标注目前严重程度：轻度、中度、重度

维度评估和横断面症状的应用

如 DSM-5 第三部分中标出的，同时有维度评估及横断面症状时，由主要的类别评估到维度评估体系的变化是更明显的。了解诊断标准，同时记录横断面或者重叠症状，可说明症状之间的关系，这些症状可同时出现在许多障碍里，但又不必新增加另一障碍的诊断。举个例子，你是不是处理过抑郁但没有睡眠问题的就诊者，这个诊断是否可能跟睡眠障碍的诊断混淆？记录维度评估同时考虑目前横断面症状，清晰地记录跟抑郁及睡眠紊乱相关的症状，可以做到更可靠的诊断，同时避免第二个诊断。

考虑到目前症状的同时，DSM-5 采用不同的测量工具评估就诊者的行为来使用维度评估，这些工具有些是自评的，有些是执业医生评估的。为了提高维度评估的全面性，一个具体的办法就是评估横断面症状。这种评估方法并不须记录恰好符合某一诊断类别的症状，同时评估其严重程度。严重程度通常用轻度、中度、重度描述，它可帮助判定症状出现的频率和它涉及什么。有 3 个重要的测量工具支持维度和横断面症状：横断面评估、精神症状严重度临床医生评定维度量表及世界卫生组织残疾评估量表 2.0 （World Health Organization Disability Assessment Schedule，WHODAS 2.0）。

横断面症状评估

第一个工具提供了症状评估的 2 个等级，在对 DSM-5 的学术研究中，这种测量工具在美国和加拿大显示出良好的信度。第一个等级，称为一级横断面症状评估，是一个成年人自测版本，有 23 道题目，涵盖 13 个症状领域，其中有一些症状是重复的，即在

过去 2 周有无抑郁、愤怒、躁狂、焦虑、躯体症状、自杀观念、精神病症状、睡眠问题、记忆问题、重复思维与行为、解体症状、人格障碍及物质滥用。每个症状领域又包含一些深入的小问题，这些小问题能更好地帮助澄清以上 13 项精神症状及这些在过去 2 周出现的频率。一旦确定有症状，就采用 0 ~ 4 分制进行评估，0 分代表没有症状，4 分代表症状很严重或每天出现。13 个症状领域中，有 3 个症状（物质滥用、自杀观念及精神病性症状）即使是严重程度较轻，也要进行深入评估。如果症状的严重程度值得一个更广泛的评估，则需要第二级评估。第二级评估是对特定症状的进一步深入评估。为了补充第二级评估，DSM-5 也提供相关网站（http://www.psychiatry.org/dsm5）。解释如何使用第二级评估超出了本章节的范围。鼓励读者使用 DSM-5 第三部分（pp. 733-744）提供的内容完善精神状态测试。这也是综合的诊断性评估的一部分。

除了成年人版横断面症状评估外，还有一个父母 - 监护人的版本，它适用于评估有类似行为问题的 6 ~ 17 岁儿童及青少年。这个版本有 25 道题目，涵盖 12 个症状领域。去掉了人格障碍，增加了易激惹性及注意力缺陷。这是 2 个经常出现在这个年龄段的问题。在潜在的自杀企图中增加了自杀观念。在这个版本中，父母或监护人要回答在过去 2 周孩子或青少年出现以上症状的频率。还有一个相关的儿童的补充评估版本，医生需要登入 APA 网站（http：//www.psychiatry.org/dsm5）并在线下载（见快速参考 3.12）。

快速参考 3.12

横断面症状：第一级和第二级

成年人版本和儿童、青少年版本
［自评和（或）父母或监护人完成］
2 个级别：
第一级：简单调查成年人的 13 个症状领域和儿童和青少年的 12 个症状领域。
第二级：进一步深入评估某一特定领域。在线资料参见：http：//www.psychiatry.org/dsm5

总之，无论采用哪种工具评估横断面症状，要记住的是 DSM 不会给出医疗方案。重要的是，医生关注的是治疗症状而非潜在的精神障碍。就如许多躯体疾病的治疗一样，精神障碍也可对症治疗。横断面症状评估可帮助医生确定症状领域，提供全面的精神状态评估结果。虽然它不在诊断费用内，但依然对完善全面的诊断性评估提供信息至关重要。在对症治疗时，无论焦虑障碍或是抑郁障碍，不论诊断是什么，使用抗抑郁剂都可有效。或者说采用认知行为治疗方法治疗其中一种疾病，效果是一样的，尽管诊断不同。评估症状领域、检测临床严重程度的变化对诊断并不是最重要的，但这样可提供更全面的精神状态评估结果，有利于制订下一步治疗方案。

精神症状严重度临床医生评定维度

第二个评估症状的量表设计由临床医生或执业医生来完成。精神分裂症谱系障碍的症状也经常出现在其他精神障碍中，这时候可以用"精神症状严重度临床医生评定维度"量表评估。这个量表涵盖 8 个（用罗马数字Ⅰ～Ⅷ标注）能确定诊断的症状领域。该量表评估报告一周前的症状。与 DSM-5 第三部分中的其他量表类似，分为 0～4 分的等级，0 分代表过去一周没有某一症状，4 分代表某一症状出现且严重。这 8 个症状领域包括阳性症状（幻觉、妄想、言语紊乱）、异常的精神行为、阴性症状、认知损害、抑郁及躁狂。这些症状在多种精神障碍中可重叠出现，但该量表可就症状出现的频率、强度做出维度评估。它作为维度评估的一部分，全面完善横断面症状。

评估幻觉、妄想、言语紊乱及异常的精神行为等阳性症状时，医生不仅要确定症状是否出现，还要确定出现的频率和强度。例如，精神分裂症谱系障碍中最常见的幻觉是幻听。就诊者经常说他们听到脑子里的声音是命令性的和迫害性的。他们被这种不可控制的声音折磨，声音经常说他们愚蠢、丑陋，但没有人关心他们听到的声音。当命令性的幻听出现时，就诊者的行为可针对自己或者他人，但都不受控制。医生可用 0 至 4 分的等级评估，评估临床症状在关键性的 7 天窗口期的频率和强度。

确定症状在窗口期的频率和强度对判断精神障碍是否处于急性期至关重要。也可以每 7 天回顾性地使用该量表评估，直至时间长度符合诊断标准。在很多精神障碍中，病程是很难确定的，但它是诊断的标准。这个量表用时间标准来进行障碍间的鉴别诊断，它是最基本的标准，要区分精神分裂症样障碍与精神分裂症的病程不是总那么容易的。例如在精神分裂症的诊断中病程至关重要，须清楚明确的阳性症状要持续 6 个月。然而如果此症状是首个精神病性症状，且只有 1 个月而不是 6 个月，这时候怎么办？在这些例子中，可将精神分裂症样障碍作为临时诊断。该量表可区分症状严重程度及病程，同时能提供更丰富的、证据更充足的诊断性评估。

8 个症状领域（Ⅰ～Ⅷ）中，第 5 点强调了阴性症状在鉴别诊断中的重要性。该量表选择情感表达受限及动机缺乏 2 个阴性症状评估。因为这两个症状经常同时出现，该量表从面部表现力、语气、手势语言或者自发行为等方面评估。情感表达受限者面部表达或者语气少，在语音及语言其他方面有困难，如音高、音量和音速，聆听的人根本听不懂他们在说什么。用手势语言进行交流可能有问题，动机缺乏及目标导向行为缺乏也可出现。意志在日常功能中至关重要，经常是评估精神状态的一个重要指标。

该量表也评估认知损害（Ⅵ）、抑郁（Ⅶ）及躁狂（Ⅷ）。评估认知损害时，医生要考虑到个人的年龄及社会经济状态（SES），然后评估其与认知功能相关的参与和应答能力。评估与该年龄段及社会经济状态人群的平均认知功能水平相差多少。如果认知损害较轻（0.5 个标准差），则评分为 1，如果认知损害较重（超过 2 个标准差），则评分为 4（最简便的方法是，与相同年龄段和经济状态的人相比，97%～99% 的人要好于他，则评分为 4 分）。

抑郁时，悲伤和无望可损害功能。严重时，可产生与发生的事件不相符的妄想性思维。在评估抑郁障碍症状部分（Ⅶ）时，若要评估这些情况的类型，要考虑到自责及自我贬低的频率。

最后一个领域（Ⅷ）评估躁狂，尤其在分裂情感性障碍中，双相相关的障碍有紧密关联，尤其是抑郁与躁狂。分裂情感性障碍根据这两个症状分为双相型和抑郁型的亚型。所以该量表与评估抑郁的量表类似，强调有无躁狂症状、程度及严重程度。评估者记录过去一周就诊者有无心境高涨、夸张，就诊者易激惹或坐立不安的程度怎样。

精神症状严重度临床医生评定维度对 DSM 诊断体系来说是一个新事物，为医生在评估重叠症状的强度和持续时间上提供了另一选择。DSM 中对该量表的使用说明描述得不多，但无疑该量表又朝着症状量化方向前进了一步。评估精神状态时，对症状的评估是至关重要的，而有一个标准可循是受所有医生欢迎的。尽管因为每个领域的症状如何进行评估的指导法有限，但它们仍旧对于强调常见的精神疾病症状非常有帮助，并如之前所说的那样，促进症状量表的横断面使用。

WHODAS：残疾评估

DSM-5 删除了多轴诊断编码及个人功能水平编码。DSM 之前版本中轴 V 是评估个体过去一年的行为功能，大体功能评估（GAF）量表能帮助医生用 1 至 100 分评估个体行为，分数越高功能越好应对水平越高，将过去一年中所能达到的最高水平与现在的功能水平相比较，该评估方法为功能变化提供了有帮助的、可重复的比较。DSM-Ⅳ 中首次出现 GAF。DSM-Ⅳ 和 DSM-Ⅳ-TR 的最大的变化为补充了此量表的使用，关于该量表的使用，DSM-Ⅳ-TR 做了更详细的说明。

对 DSM 工作组而言，导致 GAF 使用减少的主要原因是其数字划分界限不清晰及 10 分间隔具体代表什么不明确，使心理测量特性有问题（APA，2013）。世界卫生组织残疾评估量表（WHODAS，2.0）替代了 GAF，在第三部分包括它和它的介绍。WHODAS 依据国际功能、残疾及认知健康分类量表（International Classification of Functioning，Disability and Cognitive Health，ICF）而来，可用于成年人，也有独立的成年人版本。成年人版本用于大于等于 18 岁的人，有 36 个关于自我管理的评估条目，评估 6 个领域的残疾。第一个领域采用 6 道题目评估个体的理解和交流水平。根据个体的回答，评估从无残疾到严重到不能回答问题的残疾（认知功能障碍）。

第二个领域包括 5 个问题，是评估个人基本状态的。计分方式同上，它评估就诊者在家中和家外有无站立、移动、行走问题。第三个领域是评估自我照料及自理能力，如洗澡、穿衣服、自己吃饭的能力。第四个领域是评估社交能力，如怎样与人交往、如何交新朋友及对陌生人和熟识的人的反应，以及就诊者的性活动。第五个领域是关于日常活动的，如做家务、上学及上班，以及与生活情况相关的问题。第六个领域包括 8 个问题，是关于怎样看待自己的社会角色及健康观念。上述 6 个领域都是评估过去 30 天的情况，根据需要可以每 30 天做一次，以检查个体的知觉和功能变化。

WHODAS 有望取代 GAF 评估个体功能。评定是否有临床意义，以及其如何与社交和职业功能损害相关联很困难。这个量表值得推荐，而且 http：//www.psychiatry.org/dsm5 网站上有更多的评估方法。将这些量表与家属和其他熟人提供的信息结合起来，可得到最全面的临床诊断性评估结果。

信息记录

在记录精神障碍时，首要记录的是就诊的原因，通常指的是主要诊断。现存的其他精神障碍可以按与治疗的关联简单列出。此外，其他任何会影响诊断的信息和情境都应该被记录下来。在实际操作过程中，大多数就诊者通常会有主要诊断，并经常认为是就诊的原因。不管专业人士是和成年人还是儿童一起工作，在不只有一个诊断的时候，能接受的有经验的做法是先列出主要诊断，这也被认为是就诊的原因。

当记录诊断性评估时，要考虑以下 3 种情况。

1. 对于每个初步诊断，医生应该注意的是就诊者呈现的精神症状应支持这一诊断。在 DSM-5 中，列出的 20 种精神障碍，每种都有其特定的标准，须审查、应用和评估症状及发生频率。

2. 应该清楚地注意和记录症状的频率、强度和持续时间。本章描述的评估量表可起到辅助作用。

a. 关于频率，重点记录在一段时间内问题行为发生的频率。例如，问题行为是一周一次或一天一次？这些问题行为的发生的频率如何直接影响到个人、职业或社会功能？许多诊断要求行为必须发生一次或更多；还有一些人表示，它们必须频繁发生。为了安全起见，总要记录行为的频率，以及它对功能水平的直接影响。

b. 强度是诊断标准中另一关键点。为了记录强度，从业人员必须收集问题行为发生时强度、力量的大小，以及对日常功能的直接影响。行为影响就诊者建立和保持关系的能力吗？还是它的影响更严重，从而影响就诊者进行常规的日常生活活动的能力，如个人卫生？

c. 持续时间，执业人员应该记录行为开始和停止的时间（Wright，2011）。具体来说，记录持续时间要求测量事物持续或存在的时间。这段时间对于确定诊断标准非常重要，因为有些精神障碍的诊断标准必须满足特定的病程（如精神分裂症的诊断要求症状必须持续约 6 个月，如果不到 6 个月，则诊断为精神分裂样障碍）。我们建议的方法和标准化工具可以协助。DSM 中一个特别有用的工具是之前提到的精神症状严重度临床医生评定维度量表。这些方法可以帮助执业医生测量问题行为及发生情况（频率、强度和持续时间）。其他快速评估工具在第 4 章，以及其他相关章节介绍。

3. 在为分类诊断提供依据时，也必须评估环境、文化和社会因素。正如在第 2 章所讨论的，很难区分行为是否有文化基础。在诊断性评估中，当一个个体的行为是与文化相关时，倾向于不诊断精神障碍。在诊断性评估过程中，如果医生认为，行为是文化相关的，不会只根据这一症状构建临床综合征或诊断。强烈推荐使用 CFI，根据结果，即使症状符合，也要谨慎考虑诊断某人是精神障碍（见快速参考 3.13）。

对于就诊者而言，误诊或不适当的诊断，可能产生毁灭性的后果。当就诊者非常激动和不合作时，医生应该评估，这种类型的行为特征在就诊者生活的其他时间是否存在。如果不是，行为可能与未知的创伤有关，如闭合性头部损伤。没有认识到躯体疾病的精神表现方面也可能导致严重的法律、道德和医疗失当方面的问题。无医学训练的精神卫生执业医生必须有一些躯体疾病的背景知识，特别是这些疾病对精神症状的影响。

快速参考 3.13

一些指导过程的问题

- 就诊者表现的主要精神症状是什么？
- 症状或问题行为的频率、强度和持续时间？
- 确认的症状是否符合 DSM-5 中列出的精神障碍的维度标准？
- 一个已经完成的诊断性评估是否利用了评估工具，如横断面症状，WHODAS、症状严重度量表？
- 支持性信息是否被评估，如环境因素、文化和社会因素？这些方面是否被视为一个可能的解释？

为了指导诊断性评估筛查，以帮助确定躯体情况和精神卫生相关行为的关系，Pollak 等（1999）建议的 3 个准则仍然有用。

1. 执业医生应该寻找危险因素，明确就诊者是否属于已知的高危人群。
2. 执业医生应该考虑症状可疑或不一致，以此提示神经发育或躯体问题。
3. 在整合了初步筛查信息之后，执业医生应决定是否进一步检查以明确就诊者经历的症状的躯体和医学基础。在这种情况下，应该考虑体格检查。

一旦执业医生推荐，就诊者须签署同意书让内科医生们共享精神科执业医生获得的信息。执业医生也建议医生使用就诊者之前的病史、体格检查、病史摘要、放射学检查报告和实验室检查结果。对执业医生而言，最有价值的建议是先明确就诊者上次体格检查的时间。当这些信息不能被验证，或执业医生不确定这些情况是否与躯体疾病有关时，应该转诊给内科医生。

虽然精神卫生执业医生可以帮助识别和记录躯体情况，但是要记住这种躯体情况的初步诊断总是取决于内科医生或医疗服务人员（见快速参考 3.14）。同时，请记住，DSM-5 不再给出"ICD-9 编码选定的躯体疾病和药物所致的精神障碍"，其在 DSM-Ⅳ-TR 中写在附录 G。因此，在为了诊断和费用的考虑，必须使用 ICD 躯体疾病的诊断时，参考 ICD-10 获得编码。

Pollak 等（1999）提出几个能够帮助执业医生区分出精神症状可能有躯体问题的因素，完成诊断性评估时应考虑 8 点：

1. 特别留意就诊者主要障碍的初次发作。在这些就诊者中，尤其是当症状严重时（如精神病性症状、紧张症和无反应性症状），必须密切监测初始症状，并与先前的行为对比。注意就诊者症状是否是急性的（刚刚开始或与某种情况有关）

快速参考 3.14

小贴士：可能提示精神障碍的临床表现

- 之前存在的与疾病或其他发育障碍无关的社会心理困难。
- 慢性主诉，而没有一个满意的医学解释。
- 既往对象关系问题，如拒绝帮助行为、互相依赖，以及其他显著影响社会功能的人际关系问题。
- 就诊者对于自身涉及的环境令人费解地缺乏关注，而是倾向于无视或否认环境。
- 间接获得的证据：就诊者被重要他人、家人或其他人强制前来。
- 物质滥用史（合法或非法物质，如酒精或处方药物滥用）。
- 类似症状和（或）其他精神障碍家族史。
- 认知或躯体主诉，严重程度超过他人在类似情况下的感受。

或存在突然快速变化的情绪或行为。这类症状的例子包括认知和行为症状，如显著的淡漠、驱动力和主动性降低、偏执、情绪波动，以及难以控制的冲动。

2. 特别注意初次出现的障碍或发生在 40 岁之后的严重的症状。尽管这不是一个铁则，但是大多数精神疾病出现在 40 岁之前，因此应仔细检查晚发的症状，以排除社会或环境应激、文化影响、器官问题或其他环境或躯体原因。

3. 注意在重大躯体疾病之前、期间或之后出现的精神症状。症状可能随着躯体问题的进展而恶化。症状也有可能是躯体源性或药源性的（Dziegielewski，2010）。多药联用可能是一个问题，他们没有意识到混合药物和没考虑到的物质（如草药制剂）使用的危险（Dziegielewski，2010）。

4. 在诊断性评估中收集信息，注意是否有即刻的心理压力或生活环境，可能导致就诊者正在经历的症状。这一点在压力很小，不能将应激源和反应之间建立明确的联系时尤为重要。一个非常好的习惯是，要记住，当就诊者呈现出任何之前没有的极端症状时，须注意和监测可能的躯体问题。

5. 特别注意筛查过程中就诊者表现出的不同类型的幻觉。通常，幻觉是对刺激的错误知觉。在精神病性条件下，幻听是最常见的。当就诊者出现多种类型的幻觉，如幻视（看到不存在的东西）、幻触（指的是触觉，如虫子爬行）、幻味（与味觉有关）或幻嗅（与嗅觉有关）——这种情况太严重，不只是简单的精神健康问题。它可以是物质滥用或与躯体疾病相关，因此，须转诊到受过医学训练的协作团队。确保医生意识到这些症状以及它们是如何与精神科诊断联系起来的。

6. 注意任何简单重复和无目的的运动和语言（如结巴、模糊或莫名其妙的语言）、脸（如运动紧张或震颤）、手和四肢（如震颤、发抖、不稳定步态）。还要注意任何体验方面的症状，如现实解体、人格解体，或原因不明的胃肠道或躯体主诉和症状，如新出现的伴有恶心和呕吐的头痛。

7. 注意脑皮质功能障碍的迹象，如失语症（语言障碍）、失用症（运动障碍），失

认症（尽管感觉功能完整，但是不能认出熟悉的对象）和视觉空间障碍（画图困难、复画物体或复制模式困难）

8. 注意任何器官衰竭的迹象——如与肝疾病相关的黄疸或与心脏或肺部疾病相关的呼吸困难（不能呼吸）。例如，一个供氧不足的就诊者可能出现意识障碍和定向障碍；一旦供氧充足，症状减少并迅速消退。

尽管不期待精神卫生执业医生诊断躯体疾病，但是意识到影响精神表现的躯体疾病是必要的，以协助最准确和完整的诊断性评估。

编码躯体疾病：建立身心联结

在使用 DSM-5 时，有几个问题须探讨。或许最重要的是记住——将大脑和身体联系起来的重要性。人是复杂的。当使用分类的方法来识别和分类障碍时，优势在于使用了具体标准，但这并不能包括人类存在的全部情况。增加维度评估的概念，横断面症状可以在没有一个正式诊断的情况下考虑更大范围的症状。它还允许考虑与其他躯体问题有关的诊断。

让精神和躯体联系起来，并学习对应的因果关系对一个全面的诊断性评估是至关重要的。躯体疾病必定会影响个体的功能，反之亦然。躯体疾病和就诊者叙述的其带来的症状很容易让人困惑。躯体疾病会影响精神障碍，进而可以影响很多疾病进程导致的短期或长期的残疾。此外，精神健康状况可以影响躯体情况，如心脏疾病、糖尿病、获得性免疫缺陷综合征（AIDS）、结核和疟疾。据 Prince 等报道（2007），精神健康状况和行为的特征可以影响生殖和性健康，如痛经（干扰月经周期）和性交困难（性交和其他性行为过程中的疼痛）。

在临床中，很经常能看到什么是良好的身体健康与什么是良好的精神健康，两者可能会模糊不清（Dziegielewski，2010）。将精神从躯体中分出来是不可能的，必须考虑整体性的概念。实现躯体健康需要积极和健康的精神健康，反之亦然。将这些医学概念整合到诊断性评估中可以提高这些应用的联系。例如，一个有抑郁障碍全部症状的就诊者，但他最近被诊断出患有癌症，这种类型的精神卫生诊断可能过早，不只是单纯的不准确。诊断本身是远远不够的，每个执业医生必须完整地评估情况，考虑包括躯体健康在内的系统变量。

DSM-5 虽不再使用以前清楚描述的多轴诊断系统，也不在轴Ⅲ进行编码。然而，当躯体情况影响或使精神卫生诊断复杂化时，还需要对其编码。列出和精神疾病有关的躯体疾病。同样重要的是要注意躯体疾病在何时起病、发展，它是否是精神疾病的发展和维持因素。在这种情况下，根据 ICD，应将导致精神障碍的躯体问题作为就诊的主要原因。一个确定躯体问题是否是就诊的主要原因的方法是，躯体问题和精神障碍之间的关系是当躯体问题解决，精神健康状况也解决了。这个前提对新手听起来容易，但是对于那些更有经验的人来说，这一明显简单的关系并不总是那么简单。虽然是结论性的，但是这种关系可能很复杂，往往是没有简单的方法，尤其是当躯体疾病造成的损害可能是不可治愈时。无论如何，重要的是记录所有相关的重要的或可能影响将来诊断的躯体情况（APA，2013）（见快速参考3.15）。为了编码这类疾病的特殊类型，参考ICD-10和2015年之后的ICD-11。

当评估躯体情况时，未经过医学培训的精神卫生执业医生可能会发现得到一个受过专业培训的医学人员的跨学科和多学科小组的支持是很有帮助的（Dziegielewski，2013）。在医学和疾病方面受过培训的人可以在理解这种身心联结（见快速参考3.16和病例3.1）。

当躯体疾病作为诊断性评估的一部分被记录和列出，可作为得出结论的强有力证据。执业医生应当询问是否采集了最近的病史及进行了躯体检查，如果有，须查看病历摘要，这能帮助我们确认可能与就诊者表现出来的症状和行为相关的躯体情况。如上文所述，如果在评估前没有进行躯体检查，最好是转诊就诊者，进行一个体格检查或建议其到内科医生处进行常规检查。如果有医疗信息汇总资料，如实验室检查报告和其他结果，并咨询过医疗专家，则对于识别使就诊者精神健康改善复杂化或产生阻碍的障碍有帮助。尤其在看待躯体疾病和精神障碍的关系时，精神卫生执业医生应该探询这些情况的体征和症状，以理解躯体情况与诊断性评估和治疗计划的关系。

快速参考 3.15
躯体疾病或情况常见类别
神经系统疾病
循环系统疾病
呼吸系统疾病
肿瘤
内分泌疾病
营养疾病
代谢疾病
消化系统疾病
泌尿生殖系统疾病
血液系统疾病
眼部疾病
耳鼻喉疾病
肌肉骨骼系统和结缔组织疾病
皮肤疾病
先天性畸形、变形和染色体异常
妊娠、分娩和产褥期疾病
传染病
过量
躯体疾病所致障碍的另外编码

* ICD中躯体疾病的编码不再列入DSM-5。

Source：List of topics reprinted with permission from the Diagnostic and Statistical Manual of Mental Disorders，Fourth Edition，Text Revision，Copyright 2000 by the American Psychiatric Association.

快速参考 3.16

评估躯体症状时的重要问题

■ 就诊者最近有体检吗？如果没有，建议进行体检。

■ 就诊者是否有近期病历或体检结果可供参考？如果执业医生没有受过医学训练，是否有人能够咨询和帮助核查这些结果？一定要审查病因是否与躯体问题相关。

■ 有没有实验室发现、检查或诊断报告提示精神障碍是躯体问题引起的呢？如果没有在这个领域接受过医学训练，执业医生是否有受过医学训练的人提供咨询和帮助？

快速参考 3.17

评估听力和视力问题

在听力和视力的诊断性评估过程中，执业医生须问就诊者：

你有听力或视力问题吗？

你如何评价你现在的听力和视力？

你能举个例子说明你有什么样的问题吗？

你最后一次视力或听力检查是什么时候？

你注意到你过去可以听到或看到的和现在有区别吗？

儿童听力损失的危险因素

儿童是否有可能导致听力损失的反复的耳部感染？

儿童是否有重复的耳内操作或置管？

儿童有鼓膜破裂吗？

成年人潜在的听力损失的危险因素：

成年人是否一直暴露在噪音环境中，且耳朵不受保护（如军队/战争中的士兵、机械师）？

有没有可能这些暴露会导致轻度听力损失，而在其他人身上可能不明显？

病例 3.1：躯体因素评估的重要性

在综合的诊断性评估当中，对复杂的相互关联的疾病状况进行评估的重要性是不容忽视的。举个例子：一天深夜，一位衣冠不整、妄想性障碍、偏执的患者被送到急诊室。他报告了自己离奇的妄想：恶魔入侵了他的牙齿，并试图控制他的思想。患者既往有精神分裂症病史，并且经常诉有被害性质的幻听。而此次他所报告的妄想比之前的病情更加严重。他坚信恶魔在他的嘴里，因此他开始用手指在嘴里掏来掏去，试图抓住嘴里的魔鬼。以他糟糕的卫生和营养状况，不难看出他为什么能用手指一颗一颗地拔掉嘴里大部分的牙齿。你立即接诊，开始躯体检查，之后对他的牙齿进行头部 X 线检查，以确定患者用手拔牙的过程中造成的损伤。X 线显示患者患有严重的鼻窦炎，而由感染带来的痛苦显而易见。鼻窦压力上升作用于牙床，导致患者剧烈的疼痛，并放大了他关于恶魔进入牙齿的被害妄想。鼻窦炎治好以后，被害妄想也随即缓解了。

通过这个例子可以看出，躯体相关事件应当作为综合的诊断性评估程序的一部分被清楚地评估并记录，这一点非常重要，特别是对于那些出现严重症状或体征的患者。

特别注意事项

诊断性评估的 2 个方面经常容易被忽视，然而它们却是全面、综合的诊断性评估的关键。在 ICD-9 中，第一方面的躯体疾病是眼科疾病，与视力损失（编码 369.9）或白内障（编码 366.9）相关。视力损失与视觉的减退有关，而与视觉灵敏程度或视野的明显丧失没有体征上的直接的关系。这个问题可以通过与患者进一步确认得到很好的解决（WebMD，2008）。白内障与眼睛晶状体的透明度下降有关。这两个疾病都可能导致视觉障碍。要记住视力下降或损伤会导致个体不正确的解释日常生活事件。例如，你是否曾有坐在窗边向上看被自己的影像吓到的经历？在那一刻，你被有人盯着你吓到。现在想象你视觉损伤看不清楚，或者想象你因为不记得把眼镜放哪里了而没戴，或者你有白内障，其充分发展以至于视觉受阻，你能看到的都是模糊一片。是不是不管你如何努力，你都不能看清楚窗户中你的影像？因为你不能区分窗户中的你，你就会确信这个让你受惊的影像是陌生人在监视你的一举一动。你难道不会猜疑你为什么被监视？谁在监视你吗？ 现在假想某人视觉损伤会如何被难以解释的症状所困扰。对现况的挫败感会导致症状被错误感知或误读。对于精神卫生执业医生来说，最明显的问题是，搞明白当视觉困难被认识到或纠正之后问题是否不攻自破。作为诊断性评估的一部分，应特别注意筛查可引起来访者在个体或社会功能方面产生痛苦的视觉问题。

第二个经常被诊断性评估忽视的医学问题是听力损失相关疾病（编码 389.9 ICD-9）。一个有听力障碍或失聪的患者对感知声音的体验可以从轻微的损伤到完全耳聋（WebMD：2008）。很多时候有听力困难的患者可能不愿意承认这一问题。许多人可能依靠听力增强设备，如助听器，能放大声音使声音更有效地进入耳朵。这种助听器可能无法像人的耳朵一样区分所选的信息。此外，作为正常衰老过程的一部分，可能出现高频听力下降。在个人环境当中大多数的声音，例如背景噪音，属于低频声音。因此，一个高频听力受损的人可能无法调整背景噪声，如区别电视声音还是耳语，他可能会因为须分神非常生气，而其他没有类似听力受损的人却没有察觉（见快速参考 3.17）。

诊断性评估的过程中，医生应该针对听觉和视觉询问非常具体的问题，因为这些医疗问题会被误认为是一个精神健康问题的表现。

伦理和法律层面的思考

专业人士要求所有医疗活动在伦理或法律框架下实施或做出判断。执业医生要避免少数可能发生的医疗失当行为。医疗失当行为是在提供医疗服务过程中的一种疏忽或行为不当。医疗活动中可能涉及的所有法律要求及相关问题已超出了本书的范围。然而，专业人士应时刻意识到决定其行为规范的法律或伦理规则和要求，并将其融会贯通到日常的职业行为中（Reamer，2001，2009）。以上信息尚不足以帮助专业人士确保其伦理规范的实施是基于其职业伦理规范进行的。

有关文件记录的2句俗语：

1．如果你记录了，它的确是发生了。

2．如果你没有记录，它就没有发生。

当记录就诊者信息时，切记病历记录应确实反映医学伦理服务的本质，而且要准确，因为这才是精神卫生执业医生防止发生医疗不当行为的最好办法。执业医生的病历记录要确保就诊者的秘密和隐私受到充分保护（Dziegielewski，2013）。时刻要记住的一条有益规则是，要牢记所有医学病历记录都有可能成为法庭传唤的证据，此时可能会出现就诊者的私人信息被泄密的情况。无论受雇机构如何，所有专业助人者应该考虑由代理机构协助办理个人医疗过失保险。就算是出于最善意的目的，精神卫生执业医生也有可能发现自己须采用所记录的内容、主观评估或诊断性评估中所用的术语等进行自我辩护。最好是一直采用客观数据，除非万不得已才采用主观术语进行描述（如你认为当时发生了什么）。记录病历时，总是记录就诊者直接陈述的语句，不要记录道听途说的传闻或某些基于主观解释的语句（Dziegielewski，2008）。执业人员还须熟知某些特定状态，此时不允许引述或记录某些特殊就诊者的信息。例如，在没有获得就诊者同意时，精神卫生执业医生禁止记录AIDS患者的医疗状况。在记录医疗病历时，精神卫生执业医生应牢记其对所有书面的诊断或评估记录自始至终负有绝对的法律和伦理责任。

综合论述

对于一个全面的诊断性评估，我们假定筛查是从就诊者——精神卫生执业医生的首次接触开始的。精神卫生执业医生收集的信息会被整合到一个数据库，可以帮助诊断性评估，辅助决定未来治疗计划和干预的方向和要求。诊断性评估有助于收集关于就诊者现况以及既往史（过去的行为和现况的关联）的信息。这种全面评估是综合性的，支持以临床为基础的判断、观点解释，以及提供服务的替代方案。

要开始这个过程，必须确认问题已经干扰日常生活。在这里，工作人员必须积极发现问题，这些问题影响了就诊者日常生活中的自我帮助或技能培养、行为的改变，或两者皆有。就诊者必须承认存在问题。做到这些，对问题的定义就变明确了，可以进行进一步探索（Hepworth，Rooney，Rooney，Gottfriel和Larsen，2010）。

此外，必须明确问题是什么。关心的问题是就诊者认为什么是重要的，他才是被期待会有行为改变的人。经常会遇到其他的医疗保健专业人士转诊过来的就诊者，对于转诊人员推荐的某种疗程或干预，我们须特别留意。这种有重点的转诊会限制范围和干预的可能性。虽然在医生和就诊者认识问题时须考虑转诊信息和建议，但是在评估和决定治疗计划方面，就诊者的最佳利益是最重要的，他应该参与最终的结果确定过程。

　　一般来说，就诊者是数据的主要来源。此信息可通过直接观察言语和身体行为，由其他跨学科团队成员、家庭、重要的他人，或者朋友的互动补充。观察和记录这些沟通模式对以后的建立和发展优势和资源都非常有用。除了口头报告，也可以使用书面报告，如背景状况表、心理测试、健康状况测试和日常功能水平表。虽然就诊者是首要和主要的数据来源，但是也不能低估从其他人那里获得的数据。这意味着与家人和重要成员进行会谈，以评估可能获得的支持和帮助。从次要渠道（如就诊者的医疗记录）收集信息也非常重要。为了便于诊断性评估，专业人士必须能够理解就诊者的躯体状况，以及躯体症状和精神症状的关系。某种医疗情况的知识，以及什么时候转诊到其他健康专业人士进行进一步治疗，是诊断性评估过程中的关键部分。

　　完成一个全面的评估有 3 个主要步骤：

1. 识别问题或行为。在此执业医生必须探索和积极发现会影响就诊者日常生活的问题，或者将它作为以后就诊者在自我帮助或技能改变行为方面的目标。就诊者必须承认存在问题。一旦知道有问题，其相关的问题边界就会变得清晰（Hepworth 等 2010）。

2. 确定问题或行为。在诊断性评估中，确定影响日常功能的问题。就诊者所关心的问题很重要，能帮助就诊者发展出行为改变。在精神卫生领域，基于报销的因素提供转诊是很常见的，有时转诊的一方提供了应该如何看待问题，应该以什么作为干预的基础。可靠、高效和考虑成本效益的临床医生，要考虑转诊信息，因为它可以帮助更好地确定问题。

3. 治疗计划。诊断性评估完成后，相关信息将如何形成干预计划和策略？根据 Sheafor 和 Horejsi 所述（2012），行动计划的核心是架起诊断性评估和咨询操作策略的桥梁。在这一点上，医生关注的是干预过程所想达到的目标。在最初制订计划的阶段，强调结果是至关重要的。

　　诊断性评估的结果是制订计划，以指导、加强，以及在许多情况下决定将要实施的干预过程。鉴于人类和其所面临的问题的复杂性，为了提供高质量的服务，须提前适当地准备多维度的诊断性评估。不应该认为诊断性评估是始终不变的，否则会使它的焦点变得狭窄，从而减少其实用性、相关性和优势。诊断性评估的过程必须是连续的，并且需要反复检查，以确保其质量。过程不应操之过急，因为太过着急会使表面因素被过分强调，而重要因素被低估。精神卫生执业医生对就诊者负有责任，不论面临何种行政及经济压力，都须保证诊断和治疗策略的质量。从业人员不仅协助制定帮助就诊者的完整策略，同时也要确保高质量服务的可得性，并帮助就诊者获得它，这种支持只是工作的一种方法。

总结

精神卫生执业医生必须知道如何最好地完成全面的诊断性评估。在精神卫生领域，我们希望所有执业医生为每个就诊者做到这一点。对于有些专业人士而言，心理健康咨询过程中，评估对诊断所起的作用是很复杂的，对于单独执业、无法获得团队合作和转诊的执业医生而言会是个问题（Dziegielewski，2013）。不管操作如何设置，人们呼吁所有精神卫生执业医生更博学、互动，更多地利用循证诊断测试来支持操作策略（Dudley，2014）。执业医生的一个重要作用是连接就诊者和环境心理因素。所有精神卫生执业医生都须熟知在诊断标准中的更新，并在整个诊断性评估和干预的过程中支持就诊者。

具备了关于 *DSM-5* 在形成诊断印象方面的使用方法和误用的基本知识，精神卫生执业医生可以更有建设性地参与会谈过程。有关诊断印象和标准的知识可以协助从业人员提高就诊者的整体功能。因为精神卫生执业医生会和就诊者有定期、后续的接触，他们的作用非常关键，可以帮助跨学科团队重新审视或重构之前的诊断印象，这些最初印象与就诊者未来治疗潜力有关。作为团队的一员，精神卫生执业医生了解背景以及建立和维持治疗关系的重要性。这使得执业医生理解精神疾病的努力对干预的有效性来说是必不可少的。精神卫生执业医生在减轻就诊者及其家庭的恐惧、让家庭提供帮助和支持方面起着重要作用（Dziegielewski，2013）。

此外，协同照料继续强调在有限的时间框架里以行为为基础的治疗（Dziegielewski，2008，2013）。另外还有 2 个补充章节（21 和 22 章）对记录相关支持性信息及与精神障碍无关的情况是非常重要的。这些环境和条件与精神疾病无关，但仍是目前临床治疗的重点。因为历史上并不认为它们是可报销的，有些执业医生避免它们的使用。然而，当前实践强调简短、有时限的治疗（Dziegielewski，2008），这使得理解这些情况非常重要。

不仅要从就诊者身上收集信息，也须特别考虑家庭、重要他人及就诊者的支持系统。有时，家庭成员对精神卫生的诊断和治疗信息比较局限。从外部来源，如互联网等获得的信息可能会误导、有偏见，或者家庭成员可能不太愿意告诉专业人士，他们相信另一种治疗模式可能是更好的。了解各种信息的专业人士可以纠正治疗计划方面的扭曲认知，并促进合作（Dziegielewski，2013）。当执业医生了解各种精神健康状况之后，他们可以更好地服务就诊者，做出最适当的治疗决定和系统联系。具备更新的精神卫生诊断和后续的干预知识，他们可以帮助和教育就诊者及其家庭成员，如何负责任地使用精神科服务和对精神科护理的期望。培训精神卫生执业医生的专业学校需要课程教授如何完成聚焦于识别主要诊断和可以影响诊断的任何支持性信息的全面的诊断性评估。因为执业医生必须对自己的从业行为负责，他们必须努力达到自己职业的最高标准（Reamer，2009）。

问题

1. 你对在诊断性评估中删除多轴系统诊断是什么看法？你认为简单地列出诊断有什么优点和缺点？

2. 经常被忽略但是却可能对诊断性评估产生重大影响的2种躯体情况是什么？成年人和儿童各举出一个例子。

3. DSM-5有治疗建议吗？

4. 在完成诊断性评估的过程中，列出和就诊者相关的支持因素有多重要？这样做的理由，以及如何操作？

（袁勇贵　岳伟华　汪天宇）

参考文献

Alegria, M., Shrout, P. E., Woo, M., Guarnaccia, P., Sribney, W., Vila, D., . . . Canino, G. (2007). Understanding differences in past year psychiatric disorders for Latinos living in the US. *Social Science and Medicine, 65*, 214–230.

American Psychiatric Association. (1994). *Diagnostic and statistical manual of mental disorders* (4th ed.). Washington, DC: Author.

American Psychiatric Association. (2000). *Diagnostic and statistical manual of mental disorders* (4th ed., text rev.). Washington, DC: Author.

American Psychiatric Association. (2013). *Diagnostic and statistical manual of mental disorders* (5th ed.). Arlington, VA: American Psychiatric Publishing.

Benzer, T. (2007). *Neuroleptic malignant syndrome*. Retrieved from http://emedicine.medscape.com/article/816018 -overview

Braun, S. A., & Cox, J. A. (2005). Managed mental health care: Intentional misdiagnosis of mental disorders. *Journal of Counseling and Development, 83*, 425–433.

Carpenter, W. T., Conley, R. R., & Buchanan, R. W. (1998). Schizophrenia. In S. J. Enna & J. T. Coyle (Eds.), *Pharmacological management of neurological and psychiatric disorders*. New York, NY: McGraw-Hill.

Cipani, E. (2014). Comorbidity in *DSM* childhood mental disorders: A functional perspective. *Research on Social Work Practice, 24*(1), 78–85.

Colby, I., & Dziegielewski, S. F. (2010). *Introduction to social work: The people's profession* (3rd ed.). Chicago, IL: Lyceum.

Corcoran, J., & Walsh, J. (2010). *Clinical assessment and diagnosis in social work practice*. New York, NY: Oxford University Press.

Dudley, J. R. (2014). *Social work evaluation: Enhancing what we do*. Chicago, IL: Lyceum.

Dziegielewski, S. F. (2005). *Understanding substance addictions: Assessment and intervention*. Chicago, IL: Lyceum.

Dziegielewski, S. F. (2006). *Psychopharmacology for the non-medically trained*. New York, NY: Norton.

Dziegielewski, S. F. (2008). Brief and intermittent approaches to practice: The state of practice. *Journal of Brief Treatment and Crisis Intervention, 8*(2), 147–163.

Dziegielewski, S. F. (2010). *Psychopharmacology and social work practice: A person-in-environment approach* (2nd ed.). New York, NY: Springer.

Dziegielewski, S. F. (2013). *The changing face of health care social work: Opportunities and challenges for professional practice* (3rd ed.). New York, NY: Springer.

Frances, A. (2013). *Essentials of psychiatric diagnosis: Responding to the challenge of DSM-5*. New York, NY: Guilford Press.

Garland, E. L., & Howard, M. O. (2014). A transdiagnostic perspective on cognitive, affective, neurobiological processes underlying human suffering. *Research on Social Work Practice, 24*(1), 142–151.

Hepworth, D. H., Rooney, R. H., Rooney, G., Gottfried, K., & Larsen, J. A. (2010). *Direct social work practice: Theory and skills* (8th ed.). Belmont, CA: Brooks/Cole.

Horowitz, A. V., & Wakefield, J. C. (2012). *All we have to dear: Psychiatry's transformation of natural anxieties into mental disorders*. New York, NY: Oxford University Press.

Lacasse, J. R. (2014). After *DSM-5*: A critical mental health research agenda for the 21st century. *Research on Social Work Practice, 24*(1), 5–110.

Mallett, C. A. (2014). Child and adolescent behaviorally

based disorders: A critical review of reliability and validity. *Research on Social Work Practice, 24*(1), 96–113.

National Alliance on Mental Illness. (2003). *Tardive dyskinesia.* Retrieved from http://www.nami.org/Content/ContentGroups/Helpline1/Tardive_Dyskinesia.htm

National Institute of Mental Health. (2009). *How is bipolar treated?* Retrieved from http://www.nimh.nih.gov/health/publications/bipolar-disorder/how-is-bipolar-disorder-treated.shtml

Owen, D. W. (2011). The role of assessment in mental health counseling. In A. J. Palamo, W. J. Weikel, & D. P. Borsos (Eds.), *Foundations of mental health counseling* (4th ed., pp. 333–353). Springfield, IL: Charles C. Thomas.

Pearson, G. S. (2008). Advocating for the full-frame approach [Editorial]. *Perspectives in Psychiatric Care, 44*(1), 1–2.

Physicians' Desk Reference. (2013). *Physicians' desk reference* (67th ed.). Montvale, NJ: Medical Economics.

Pollak, J., Levy, S., & Breitholtz, T. (1999). Screening for medical and neurodevelopmental disorders for the professional counselor. *Journal of Counseling Development, 77*, 350–357.

Prince, M., Patel, V., Saxena, S., Maj, J., Phillips, M. R., & Rahman, A. (2007). No health without mental health [Global Mental Health Series Article 1]. *Lancet, 370*, 859–877.

Probst, B. (2013). Walking the tightrope: Clinical social workers use of the diagnostic and environmental perspectives. *Clinical Social Work Journal, 41*(2), 184–

191.

Probst, B. (2014). The life and death of Axis IV: Caught in the quest for a theory of mental disorder. *Research on Social Work Practice, 24*(1), 123–131.

Reamer, F. G. (2001). Ethics and values in clinical and community social work practice. In H. Briggs & K. Corcoran (Eds.), *Social work practice: Treating common client problems* (pp. 85–106). Chicago, IL: Lyceum.

Reamer, F. G. (2009). Ethical issues in social work. In A. Roberts (Ed.), *Social workers desk reference* (2nd ed., pp. 115–120). New York, NY: Oxford University Press.

Sheafor, B. W., & Horejsi, C. J. (2012). *Techniques and guidelines for social work practice* (9th ed.). New York, NY: Allyn & Bacon.

Shlonsky, A. (2009). Evidence-based practice in social work education. In A. Roberts (Ed.), *Social workers desk reference* (2nd ed., pp. 1169–1176). New York, NY: Oxford University Press.

Wakefield, J. C., & Schmitz, M. F. (2014). Uncomplicated depression, suicide attempt, and the *DSM-5* bereavement exclusion debate: An empirical evaluation. *Research on Social Work Practice, 24*(1), 37–49.

WebMD. (2008). *Webster's new world medical dictionary* (3rd ed.). Hoboken, NJ: Wiley.

Whyte, L., & Brooker, C. (2001). Working with a multidisciplinary team: In secure psychiatric environments. *Journal of Psychosocial Nursing and Mental Health Services, 39*(9), 26–34.

Wright, J. A. (2011). *Conducting psychological assessment: A guide for practitioners.* Hoboken, NJ: Wiley.

第四章　应用：超越诊断性评估

完成最初的诊断性评估是最重要的，因为它是后续制订治疗计划及实施策略的基础。准确真实的病历记录能够体现治疗的进展，并且为评估治疗的效率和效果奠定基础。不少专业人士认为 DSM-5 提出治疗策略，这种对 DSM-5 的看法是不正确的。DSM-5 与之前的所有版本均未提供治疗策略或治疗干预过程的指导。但因为精神卫生执业医生希望能够在诊断性评估、治疗计划及干预实践方法的选择上获得指导，所以以上基础的背景信息是不可或缺的。

本章节概览了病历记录在制订治疗计划及实施治疗策略方面的重要性。在本书的第二部分，本章将描述与运用诊断直接相关的原则及实践技术。精神卫生执业医生一旦完成了诊断性评估，随后则必须详细地记录并运用这些信息。

记录、治疗计划及实施策略

纵观精神卫生实践的发展过程，执业医生曾经采用过某些方式记录患者的情况及问题。虽然记录的方式有所改变，但是记录在保持病例完整性方面的价值却是不变的（Dziegielewski，2010，2013）。作为最基本的形式，完整的记录能够反映患者及执业医生的治疗历程。治疗不仅仅是将大事化小，同时也是将所有的问题整合起来，以方便为患者服务（Magnavita 和 Anchin，2014）。毋庸置疑，清晰的记录是整个过程的第一步。对于协作的治疗性评估来说，能够帮助将患者关心的问题和其病史记录资料联系在一起（Martin 和 Jacklin，2012）。因为患者的体验不是一成不变的，所以书写的文字则须保持一定的灵活性，并且在必要时做出调整。理解并记录患者的问题、曾采取的干预措施，以及患者取得的进步，使得执业医生能够评估干预的效果，并及时调整心理咨询策略。从患者的安全性角度考虑，这一点也是非常重要的，尤其是当患者处于抑郁情绪并且试图伤害自己或他人时。作为评估过程的一部分，制订一个短期和长期的安全方案是必须要强调的（Yeager，Roberts 和 Saveanu，2009）。完整的评估应当在临床判断及运用最新的研究成果之间取得很好的平衡（Schore，2014）。

此外，在法庭上，医学记录在描述或证实患者在治疗过程中做了什么或没有做什么是非常重要的。有句古话说"如果你没有记录，就相当于什么也没发生"，可作为提醒执业医生书写记录的一句警示语。此话通常还有下半句"如果你记录了，就代表它真的发生了"。因此，应当谨慎地选择准确的词语，将病历记录这一基本目标作为持续不断的过程。Reamer（2005）曾提出，应当在记录病历时多方听取信息，可以让其他的专业人士审阅，以做到既避免信息过少，也避免信息冗长。当病历信息被用作其他用途时，如庭审时，这一过程就变得尤为重要。

Wiger（2005）提出了病历记录的4个作用：①监督治疗；②帮助判断治疗转归；③有助于与其他专业人士交流；④有助于合乎法规。此外，病历记录是第三方保险公司判断患者是否能够获得赔偿的基础以及对执业医生问责的依据（Dziegielewski，2008）。Sheafor 和 Horejsi（2008）提出，好的病历记录必须能够准确地收集信息，并且在前瞻性及回顾性数据收集的过程中验证这些信息。

在诊断性评估及整个干预过程中，执业医生必须意识到，没有准确的病历记录信息，大多数第三方赔付机构是不会为治疗开始或后续服务支付费用的。因此，在诊断性评估过程及后续干预策略的记录中，必须意识到与问题严重程度相关的特定信息，这一问题将会指导后续的干预方法。此处强调的信息可靠性是健康管理机构及其他外部的评估机构在监管患者的服务时所授权的（Sommers-Flanagan 和 Sommers-Flanagan，2009）。所有的精神卫生执业医生应当验证并且记录患者是否适合获得服务，包括诊断、症状及功能损害；基于患者的进步判断是否适合获得或继续获得特定服务；获得服务的频率，包括治疗时长及治疗水平；提供的干预；及判断出院特定的、具体的行为转归标准，这些标准均是以患者出院为目标的（Wiger，2005）。

越来越多的合作保险机构期待精神卫生执业医生提供合理的治疗决策，即治疗或服药的必要性，这也就意味着基于患者的功能损害或功能失调的严重程度判断患者是否须接受服务，而非仅仅依靠患者的诊断（Wiger，2005）。病历记录在展示治疗必要性方面非常重要。病历所详细记录的患者的损害、症状及持续时间能够反映出继续治疗的必要性。如果一份记录缺少了这些基本信息，后面的医生也许会认为患者不再存在损害，而保险机构很有可能拒绝或中断赔付（Wiger，2005）。

运用完整的框架来强调患者的行为及生物心理精神因素，使得精神卫生执业医生在心理学及社会服务跨学科方面更为有效地传递信息（Straub，2012）。精神卫生执业医生同时能够帮助其他团队成员在患者的进展及问题等方面更有效地记录（Dziegielewski，2013）。准确且及时更新的信息记录对于整个团队制订联合治疗计划很重要。包括测量工具及其他结果评估在内的完整的治疗使得精神卫生服务得到改善（Davidson，Tondora，Lawless，O'Connell 和 Rowe，2009）。

就像基于行为的治疗方案中那样，较大的工作量及较短的时间使得精神卫生执业医生只能采取简要且信息量足够的记录方式（Dziegielewski，2013）。将重要的患者信息总结为简明的语言及治疗方案是颇具挑战的。因为我们生活在法治社会，包含了治疗干预方法并反映法律及伦理价值和考量的信息记录在治疗性干预结束之后的司法过程中将仍是重要的文档（Bernstein 和 Hartsell，2013）。准确记录的压力来源于越来越强调循证医学证据，以验证后续的干预方法。在循证医学实践中，清晰的记录可以用在很多方面。除了帮助性规范及实践准则之外，有效的记录必须遵循以下5个通用规则（Dziegielewski，2008）。

1. 清晰并且简洁的记录是明确地记录问题行为及应对方式的基础。
2. 在诊断性评估过程中行为症状及功能损害为评估设定了基调，并调整治疗计划的治疗目标。记录支持性信息对治疗计划的补充很重要。病历记录及治疗计划之间的关联性对于给予服务的合理性具有非常重要的意义。

3. 治疗计划包括好转的指标及时间，这当然也应当在病历记录中体现。在这一部分，讨论了目前的治疗目标和是否能够完成现有治疗任务的评估。

4. 必须详细记录病历、治疗计划、治疗的反应，以及是否需要做出调整等。

5. 病历记录用于评估是否能完成目标以及治疗有效性、治疗方案、成本效益等。（见快速参考4.1）。

快速参考 4.1

概览有效记录的指导原则

运用在诊断性评估中收集的信息作为制订治疗计划及实施策略的基础。在制订治疗或干预计划时，确保运用具体的行为及其对功能的影响作为判断患者好转的指标。

完成定期更新；记录并调整那些不再对患者起作用的干预或治疗策略。

确保患者所要完成的目标是以具体的、可测量的方式表达，并且患者能够完成治疗中布置的任务。

监管问题行为及行为的改变过程，持续评估并更新干预过程。

确保经常评估治疗的完成程度，并评估治疗的有效性、治疗方案及给予服务的成本效益比。

以问题为导向的记录

在各种各样的记录形式中，很多精神卫生执业医生仍然采用以问题为导向的记录（Problem-Oriented Recording，POR）（Dziegielewski，2008，2010，2013）。这一记录方式首先在卫生保健及医疗机构中产生，被用于多学科及交叉学科合作，及训练医务专业人士。作为多学科或交叉学科团队成员，专业人士发现以问题为导向的记录方式能够帮助他们保持团队中病历记录的统一性。以问题为导向的记录方式同时可以满足医疗保健机构对于其责任的要求（Kane，Houston-Vega 和 Nuehring，2002）。

POR强调使用简洁、准确的方法记录患者的问题、服务、干预及患者的反应等方面的可靠性。在众多不同形式的POR中，始终须保持简洁、具体、可测量及准确性。很多专业人士强烈地感觉到POR能够应对与日俱增的患者数量，符合快速评估及在有限的时间内治疗的要求。通过保持简洁但含有足够信息的记录，精神卫生执业医生能够提供干预过程的重要总结。精神卫生执业医生不须选择POR的类型。选择以问题为导向的记录方法是基于不同的机构、临床或实践功能、需求和职责。在当今的治疗环境下，准确并简洁的记录信息反映了循证医学实践下的压力。这使得精神卫生执业医生熟悉POR及在病历记录时如何运用这一形式的记录方式显得尤为重要。

所有的POR形式都基于一张基于行为的生物-心理-社会干预问题清单。不论采用电子或手写的记录方式，这一以问题为导向的记录方式帮助执业医生直接聚焦在现有的问题及应对方式上，因此限制了摘要性及模糊的临床判断的记录（见快速参考 4.2）。这一形式的记录应当包括反映当前问题行为的清单，并且须定期更新。虽然很多患者的问题是部分重叠、相互关联的，但是逐一列出患者的每个问题有助于制订更加具体的治疗计划及干预（Sheafor 和 Horejsi，2008）。当患者的某个问题得以解决时，在清单上划掉此问题并清楚记录解决的时间。须注意的是在以问题为导向的病历记录中，患者现存的问题及患者沉默寡言的状态是最根本的阻碍（见快速参考 4.3）。

快速参考 4.2

POR 中包含的信息

在完整的以问题为导向的精神卫生及医疗记录中，不论采用何种记录形式，应当包括以下内容：

就诊者确认信息及最初的评估信息。

完整的基于行为的生物 - 心理 - 社会诊断性评估。

心理社会史记录重要的既往和现有的信息。

就诊者的问题清单提出须解决的问题的建议。

改进的记录包含干预的策略及进展。

最终的总结。

支持数据及信息（如，知情同意表格、目前精神及躯体检查概况、实验室检查结果）。

监管及咨询报告（如果可行的话）

　　虽然实际操作中的改进记录的形式多种多样，主观及客观评估计划（subjective, objective assessment plan，SOAP）仍然是最常采用的方式（见快速参考 4.3）。

快速参考 4.3

SOAP，SOAPIE，SOAPIER 记录格式

主观、客观、评估、计划（Subjective, Objective, Assessment, Plan, SOAP），或主观、客观、评估、计划、实施、评估（Subjective, Objective, Assessment, Plan, Implementation, Evaluation, SOAPIE），或主观、客观、评估、计划、实施、评估、回顾（Subjective, Objective, Assessment, Plan, Implementation, Evaluation, Review, SOAPIER）

S 是指就诊者对服务需求的主观数据，就诊者及执业医生对问题的印象。

O 是指与问题相关的可观察的、可测量的标准等评估信息。如果要用就诊者的陈述，请用引号。

A 是指评估潜在问题的信息及诊断印象。

P 是指现有干预措施或其他推荐的服务的计划大纲。

I 是指实施提供的服务的想法。

E 是指评估提供的服务。

R 是指就诊者对诊断过程、治疗计划及干预的反应。

SOAP 最早于 20 世纪 70 年代盛行。该形式中，治疗者采取了 S（subjective，主观）方法记录了患者服务需求以及患者对问题所说所感。精神卫生专业人士能够运用其临床评估判断患者接下来将会发生什么，而很多专业人士采取一种主题或笼统的标题，而非具体地描述他们是如何思考这一问题的。一般来讲，这不应当包括亲密人际关系的内容、想象的细节，及相互影响过程。在采用 SOAP 时，精神卫生执业医生应当经常自省："我这样记录是否容易引起误解？"如果容易引起误解或者只是个人观点而非专业的反应，不应当包含在内。

O（objective，客观）包含了与患者问题相关的可观察、可测量的指标。这些症状、行为、聚焦患者的问题是执业医生在评估及干预过程中直接观察到的。此外，一些机构、诊所及实践中开始将患者的陈述包含在内。如果须运用患者的陈述作为客观数据，必须要加引号。例如，如果患者陈述他不会自伤，治疗者应当记录下患者所说的内容。当然，患者所说的话应当用引号标注。在这一客观总结部分，同样可以包含心理测量或社会功能的标准化评估工具的结果。这些工具能够帮助收集客观的数据。

A（assessment，评估）包括了治疗者评估潜在的问题，通常要基于 DSM-5 的诊断印象。就像在第 3 章中写到的那样，清楚地认识诊断的原则及前来就诊、识别精神障碍的原因，并且来自于"可能成为临床关注焦点的其他状况"的信息都应当被包含在内。

P（plan，计划），治疗者记录治疗目标是如何实施的、未来干预的努力方向，以及患者需要其他治疗机构的特定支持等，也应当将干预完成的最后期限或时间框架包含在内（Shaefor 和 Horejsi，2008）。

当今越来越强调限制时间的治疗工作和责任，2 个机制新的领域已经加入到 SOAP 原有的格式当中（Dziegielewski，2013）。这一扩展模式可以总结为 SOAPIE，添加的第一个领域为 I（代表实施提供的服务）。这里指精神卫生执业医生须详细解释如何、何时，以及将会对谁实施这些。最后一部分为 E（代表评估提供的服务）。这里指所有的精神卫生专业人士须识别在提供干预之后与直接评估过程相关的特定行为。当认为治疗有效时，在治疗过程早期基于结果设立的目标须被记录，并且在达成之后检验。在某些机构，引入了修改版的 SOAPIE，即 SOAPIER。这里 R 意味着患者对干预的反应。

另一种在某些卫生服务机构中盛行的以问题为导向的记录方式为数据、评估及计划形式（Data，Assessment，Plan，DAP）。DAP 鼓励精神卫生执业医生识别患者在接触过程中最显著的因素。运用 D（Sata，数据），治疗者须记录客观的患者信息、与目前问题相关的或治疗关注的问题。与 A（Assessment，评估）相关的信息用于记录诊断性评估信息、患者对服务和干预的反应，以及治疗者对患者整个治疗目标的评估。与问题相关的及须治疗者或患者实施的任务、行动或计划上具体的信息将记录在 P（Plan，计划）部分。同样的，P 部分也包括下一阶段与问题相关的内容及下次治疗具体的日期（Dziegielewski，2013）。与 SOAP 类似，DAP 也经历了一些变动。例如，一些专业人士将 DAP 添加了一部分，变为 DAPE，这里 E 代表教育及可评估的服务（见快速参考 4.4）。

另外两种以问题为导向的记录方式分别是问题、干预、反应及计划（Problem，Intervention，Response，and Plan，PIRR）以及评估信息、解决问题、提供干预及评估（Assessed information，Problems addressed，Interventions provided，and Evaluation，

APIE）。2 种形式均可用于标准的病历记录（见快速参考4.5）。它们的结构与 SOAP 及 DAP 类似。所有这四种目前较为流行的以问题为导向的病历记录方式，有助于发现更多的症状，并且将就诊者行为及应对方式的记录标准化。因此它们使治疗者更为深入地理解精神卫生问题及处理方法。这种记录方法让治疗者的临床焦点集中到经常被忽略的部分，允许治疗者能够快速地了解患者的状态（Dziegielewski，2008）。

快速参考 4.4

DAPE 记录形式

数据、评估及计划（Data，Assessment，Plan，DAP）或数据、评估、计划及教育（Data，Assessment，Plan，and Education，DAPE）

D= 收集到数据，以提供有关已识别问题的信息。

A= 评估就诊者目前的问题及状态。

P= 干预计划及须完成什么以帮助就诊者实现健康及功能改善。

E= 由精神卫专业人士提供专业的教育以确保问题得到处理，或评估信息以确保临床实践的责任机制。

快速参考 4.5

PIRR 及 APIE 记录形式

问题、干预、反应及计划（Problem，Intervention，Response，and Plan，PIRP）

P= 提出问题或需要解决的问题。

I= 精神卫生执业医生实施的干预。

R= 就诊者对干预的反应。

P= 解决就诊者问题的计划。

评估信息、解决问题、提供干预及评估（Assessed Information，Problems addressed，Interventions Provided，and Evaluation，APIE）。

A= 记录就诊者问题相关的评估信息。

P= 解释正在处理的问题。

I= 干预计划及描述。

E= 一旦实施干预完成，评估就诊者问题。

作为精神卫生执业医生，须避免仅仅记录患者的问题，而应有以问题为中心的思维。当仅仅收集患者的这些信息时，患者其他的重要资源及优势有可能失去价值（Dziegielewski，2013）。为了提供有效的精神卫生治疗，在进行每项干预之前可以识别并且利用患者的优势（Jones-Smith，2014）。此外，看到问题但是忽略问题的原因，有时将问题*碎片化*，可能带来在制订治疗计划及后续干预策略时忽略患者功能的其他

重要方面的风险。为了理解患者的整体情况及现有的问题，就像第3章中提到的，所有的执业医生应当将患者对疾病病因、症状预后的个人想法考虑在内（Chang-Muy和Congress，2009）。这些信念会影响患者对卫生及精神卫生信息的理解（Chang等，2012）。因此，不论机构是否要求，以问题为导向的记录方式都不应仅仅局限于现有的问题（Dziegielewski，2008；Rudolph，2000）。

最近几年，出版了一些记录精神卫生服务原始资料的书籍（如可以参考Jongsma，Peterson和Bruce，2006；Wiger，2005的书籍）。这些原始资料提供了治疗计划、进程记录的模版，并且能够帮助满足第三方赔付及管理机构的要求（Berghuis和Jongsma，2008a，2008b）。总体来讲，这些模版能够符合以问题为导向的记录方式的要求。

保存临床记录

因为记录可以通过不同的媒体保存，如手写的病历、录音录像资料及电子文本资料，因此须特别注意保证患者的保密性及符合伦理学要求。有可能精神卫生执业医生要对所有类型的资料进行风险控制，保证其准确、清晰及简明，这就是对其最大的保护。这就意味着在治疗者与文档中间必须保证有一条不断的监管链。在涉及法律的病例中，精神卫生执业医生最终将会负责完成临床记录，并且这点再怎么强调也不为过。

病历记录应当被清晰地排列，并容易查找。如果发生了错误，在缺乏告知的情况下不能随意更改病历记录及治疗计划。当必须要更改诊断性评估、治疗方案或其他类型的书写资料时，应当清晰地用粗线划掉错误的信息，标明更改的日期并签名（Bernstein和Hartsell，2013）。如果是修改电子文档，不要删除错误的信息，而是插入更改的内容，并且在括号中标明日期及签名。清晰可信的记录是无须执业医生提供太多的解释的（见快速参考4.6）。此外，要求精神卫生执业医生把病历资料（包括文字资料及电子备份资料）妥善保管在防火的柜子中。精神卫生执业医生须考虑多种储存系统，如储存成加密数据、远程存储（云存储）等形式保存资料并扩大存储空间。每个州都有不同的法律要求的记录时长，必须遵守。但是，很多机构提出应当无限期保存记录，以备法律用途需要（Bernstein和Hartsell，2013）。

电子文档记录　因为电子文档比较普遍，各种形式的以问题为导向的记录方式均直接是电子文档（Gingerich，2002）。从便利性角度考虑，这样能够轻易并迅速地调取患者的治疗记录，以及报销信息。使用电子文档记录，Hartsell及Bernstein（2008）提出了以下6点建议：

1. 当把患者的信息存储到硬盘或光盘上时，确保将其保存在安全的地方。
2. 确保密码的保密性。
3. 如果你治疗一个知名人士，使用化名，并在安全的地方保存其真实名字。
4. 确保有备份，并且保证备份在安全的地方。
5. 确保每个阅读患者资料的人签署了关于资料隐私、神圣性及保密性的协议。
6. 考虑到电脑盗窃或被严重损坏的可能，须建立一套信息的安全防护制度，并有发生保密性泄漏之后的应对方案。

快速参考 4.6

记录相关的几点帮助性建议

准确并且符合伦理的记录保障了治疗的持续性及实践中法律和伦理的要求，并指引了干预所集中的方向。这里有关于如何尽可能好地记录就诊者病历中信息的几点建议：

日期及书写时间。

清晰描述就诊者问题的问诊笔记。

基于循证的完整的诊断性评估。

有清晰的总体目的、目标及干预目的的治疗计划。

打印并且签名（如果是电子文档，用被批准的电子签名）、记录题目和每项的凭证。

记录病例中的所有信息，因为也许某一天在法庭中会用到。

纸质记录中做出修改或更正：

用钢笔（圆珠笔最好），并且不要擦掉或者用修正液覆盖错误。

在错误处划一条横线，标注"错误"，并且字首母签名。

电子文档的便利性带来了其他的问题。因为临床资料的便携性及容易获取性，未授权的接触资料信息会带来问题，需要对储存或分享的每个信息做好安全防护。便利性的另一个含义是意味着能够获取报销信息、患者的干预策略、记录及治疗计划。须时刻保持警惕。虽然容易获得，但是要执行一条简单的规则：除非临床需要与患者直接相关的信息，永远不要随意获取资料。同样地，这样的规则也适用于电子资料——创建与保存。保证符合隐私性的所有要求，并保护患者的信息，建议与负责信息安全防护的专业人士紧密合作。

保护健康信息

资料的易获取性，使得大众更加关注其保密性及隐私性。为了解决这些担心，美国国会在 1996 年颁布了健康保险可携性和责任法案（Health Insurance Portability and Accountability Act，HIPAA）。建立了医学电子资料私密性和安全性的新规定。在此法案的指导下，保密法要求精神卫生执业医生建立控制患者信息泄露与使用的程序，并且安全法要求有行政、技术及物质的安全防护，以保护患者信息（Bernstein 和 Hartsell，2013）。"受保护的健康信息"一词意味着个人的隐私的健康信息是如何被储存及后续处理的。

隐私规则要求精神卫生执业医生及机构提供给患者一份关于披露患者隐私健康信息的手写隐私条款。一般来说，执业医生可以不需要经过同意即可将信息用于治疗、支付及卫生保健工作，如质量检查。但是，心理治疗的资料需要特定的手写授权才能够披露或使用（Bernstein 和 Hartsell，2013；Yang 和 Kombarakaran，2006）。保存医疗记录是为了患者的利益，根据 HIPAA 的内容，患者可以不需同意就可获取资料（Wiger，2005）。但是，一些专业人士提出，为了谨慎起见，患者在获取资料前也需要书面同意书。精神卫生执业医生需要熟悉 HIPAA，知晓在对患者有伤害的情况下，允许拒绝为患者提供信息（Bernstein 和 Hartsell，2013）。

治疗及干预计划

一旦收集了诊断性评估的信息，将用于开始一项治疗或干预计划。每个治疗计划必须个体化。必须反映一般及独特的症状，以及患者的个人需求。正式的治疗计划帮助决定精神卫生干预的结构并提供其核心焦点。此外，建立清晰的治疗计划能够有助于阻止患者或其家庭成员的起诉（Bernstein 和 Hartsell，2013；Reamer，2005）。当清晰地列出治疗计划时，患者的家庭及朋友可能感觉到更容易且同意参与到行为干预中。

专家呼吁精神卫生执业医生采取风险控制方法去记录（Reamer，2005）。尤其重要的是提出关于自杀或杀人风险的评估及记录技巧。任何提示患者对自己或他人有暴力风险的陈述，都应当毫不犹豫地记录下来，最好使用患者自己的语言。此外，记录应当反映执业医生在对话中的提问方式。记录下任何可能的计划及目的，并且在完成具体的计划之后立刻实施。执业医生的行为计划也应当被记录下来。应当与督导者或其他人讨论，在某些情况下遵循协议，转诊以进一步评估，警惕潜在的风险，并告知警察或其他权力机构（Bernstein 和 Hartsell，2013）。患者对随后几个方面的讨论的反应也同样值得注意。虽然执业医生尽了最大的努力，但是患者仍然采取暴力行为。遵循现有的标准的记录与法律责任标准能够将风险降到最低。同时，当存在潜在的暴力风险时，应当谨记保障执业医生的人身安全大于一切其他形式的干预或记录。

自杀预防及建立安全计划

不论完成诊断性评估的原因为何，评估自身或他人的自杀风险是必要的。当怀疑有自杀风险时，第一步应当审视患者的自杀意念及计划。如果患者准备实施自杀、显示有严重的抑郁，或报告在重度抑郁之后有所缓解时，执业医生均应评估患者自杀或危害他人的可能性。绝大多数情况下，不论患者是儿童、青少年或成年人，都须直截了当地询问其是否有自杀意念。

当你直接提问时，最重要的是不仅感觉到对方在听，而且要让对方听懂（Papadatou，2009）。放慢语速、清晰表达并且阐释所说的内容，能够帮助患者与执业医生产生共情（Dziegielewski，2010）。

需要询问的重要问题包括：

- 你曾经想过自杀或杀害某些人吗？
- 如果是的话，你将做什么？
- 你将怎样做？
- 你曾经这样做过吗？那时你做了些什么？
- 是什么阻止了你自杀？

■ 你曾经想过杀其他人吗？如果是，你将做什么，为什么要这么做？（判断患者是否采取行动或自伤，以及是否制订了详细的计划很重要。）

如果存在自杀的可能性，不论患者有没有正式的自杀计划，都需要制订一个安全计划。它应当包括同意不自伤、不自杀，但是这一计划通常不是单独记录的，而是作为文件的一部分。所有的记录都应当包括控制不可预测的行为，并且制订一个清楚的安全计划（见快速参考 4.7）。

快速参考 4.7

讨论点：无伤害、无危险行为

■ 与就诊者讨论他的感受。
■ 如果就诊者表述有自伤、自杀或伤人的风险，制订清楚的安全计划。
■ 就诊者是否意识到环境可能会触发危险的反应，如果是，应该做什么以避免此种情况出现？
■ 就诊者是否知道向谁求助，如警察或者精神卫生机构？就诊者是否有可以求救的人的姓名及电话？
■ 在告知就诊者家人可能存在的情况及计划时，是否征求了就诊者的知情同意。

谈及无伤害、无危险条目的有效性与安全计划同样重要（Dziegielewski，2010）。如果这种正式的行为演练有助于清晰地概述安全计划的重点，就去实施。在一个明确计划的指导下，确定患者是否需要转诊以及住院治疗。为了有一个完整的安全计划，应确保问及到所有的安全相关问题，记录下问题的回答和所有获取到的信息。

确保家庭成员都能知晓患者的安全问题以及解决这些须做的事情。一般而言，执业医生在告知家庭成员之前须征得患者的同意，但是重要的是确保患者能够获得支持系统。表面上，患者也许没有明显的抑郁症状，会造成假象，让家庭成员认为患者没有安全问题，认为困难能够解决。当家庭成员及其他支持系统的成员意识不到患者存在的困难，他们也许会要求患者重新开始家庭及职业活动，让患者的情感负担过重。很多时候患者的反应速度不像预期的、之前那样快，这也许会让患者及其环境支持系统的成员受挫（Dziegielewski，2010）。

此外，抑郁障碍患者在精力开始恢复时还存在危险。例如，当抑郁障碍患者服用药物治疗抑郁时，症状在治疗的最初几周开始动摇，然后患者开始不想继续服药。虽然所有的患者有自主决定是否服用药物及采用其他治疗的权利，执业医生应对其疾病的诱因及复发等进行健康教育（Dziegielewski，2010）。对于引起抑郁症状的某些因素，单独的药物治疗也许并不能完全解决。药物能够帮助患者改善精力，但是仅用药物仍不能解决引起抑郁的原因，恢复的精力反而会增加自杀或伤人的风险（Dziegielewski，2010）。医疗干预在任何时候都只是干预的一部分而非全部。

存在这样的潜在风险，当患者的情绪症状很快缓解但是却缺乏足够的支持则会进一步加重抑郁情绪。悲伤并没有统一的形式，其阶段及反应亦是千差万别。正常的悲伤情绪反应，以及与生活事件相关的诠释会随着生命的不同阶段而发生改变。对这方面更深的解读请参见 Walter 和 McCoyd（2009）的著作。此外，不同的文化背景的人群悲伤的方式也不一样，在某一群体中被认为是正常的悲伤反应，在另一群体中可能认为是病态的。患者对某件事的反应在某一群体中认为是可以接受的，但是在另一群体中却令人费解（Uazquez 和 Rosa，2011）。DSM-5 中引入的 CFI，也许对衡量不同的群体反应有帮助。

尊重自我决定及保密性：对自己及他人的危险

很多治疗者困惑于面对有自杀危险的患者时，应该告知什么不应该告知什么。是否应该告诉患者的家属或其他支持成员，通常是一个令人困惑的问题，尤其是当患者并不想让他人知道时。什么问题可以回答、什么问题不可以回答确实比较困难。虽然各个州的法律规定不一样，出于保密原则，Gamino 和 Ritter（2009）提出了 8 条能够透露保密信息的条件：

1．患者允许透露信息。
2．患者即刻非常危险。
3．患者即刻对他人很危险。
4．对儿童或其他弱势群体忽视或虐待。
5．抱怨或投诉咨询师。
6．诉讼情感伤痛及创伤。
7．法庭或司法要求透露。
8．要求第三方机构赔付。

为了充分讨论这些例外情况，参阅 Gamino 和 Ritter（2009）的书籍。

须获得患者授权后才能透露信息。对于任何安全计划，重要的是获得就诊者的允许后联系家人，并确定他们知道了患者的情况、所有的治疗干预以及安全计划本身。此外，当建立安全计划评估患者对自己及他人风险的时候，重要的是确保不仅评估患者对自己可能存在的伤害，还要评估对他人的伤害。

执业医生通常对就诊者是否真正存在危险感到困惑，不确定他们是否真的会像自己说的那样做。Gamino 和 Ritter（2009）提供了一些与危险严重程度相关的因素。例如，患者是否是男性？是否近期离婚或分手、独身或丧偶？年龄是否大于 60 岁？是否缺乏社会支持（尤其是家庭中年龄较大的青少年）？患者或其他家庭成员是否有自杀史、失业，或有经济问题？是否有抑郁病史、近期住院史，及酒精滥用史？是否持有枪支？

当执业医生处理有自杀或伤人风险的就诊者时，通常会想到 Tarasoff v. 的加利福尼亚大学案例（1976）。在此案例中，治疗者并没有警告就诊者及其家属，就诊者对其他人存在潜在的威胁，而导致了他人的死亡。为了避免潜在的伤害，在评估最新信息时收集全面的情况很重要。保护就诊者及警示的责任在每个州是不同的，研究这个问题并将这些信息与专业人士的行为直接关联起来最重要。同样地，在法律问题上，通常须咨询律师。在专业和伦理问题上，在实施行为以避免患者伤害他人之前，应当咨询同事及督导者。必须遵守执业医生的伦理问题的职业道德法则。一般来讲，当对是否采取警告行动及是否涉及伦理问题时，在采取特定的行动之前，须先问自己这个问题：

　　如果我是陪审团，他们会像我一样做同样的事情吗？

　　如果是这样的话，确保列出你决定的理由。

　　一旦处理了专业的伦理及法律要求，怀疑并确定了就诊者对自己或他人的伤害，应当通知那些处于危险中的人、警察或者其他相关的人。Gamino 和 Ritter（2009）提醒治疗者在采取任何保护患者的行动之前思考 2 个关键的问题：①就诊者之前是否对其他人或动物有过暴力行为？②就诊者是否持枪？如果患者对弱势群体有威胁，如儿童、老年人或精神病患者，必须紧急处理此类情况，并向当地的保护部门致电。

制订治疗计划

为精神病患者制订治疗计划时，需要注意以下几步（Jongsma 等，2006）：

1．必须要识别妨碍功能的问题行为。最值得注意的是独立生活技能的受损或引起日常生活困难的问题。
2．一旦识别了问题行为，就要将这些行为纳入干预过程。
3．将家庭支持系统纳入治疗计划，将对其治疗有益。

　　首先，问题行为妨碍了功能。在实践中，就诊者及其家庭都须参与进来，以识别引起或者造成患者不适的问题行为及应对方式。在就诊者所有的问题行为中，应当重点识别妨碍功能的问题行为，或造成日常生活困难的行为。一旦识别了这些问题行为，就应当将这些行为纳入干预过程。识别特定的问题行为及应对方式能够促进教育及沟通的干预，并可进一步加强就诊者与家属的沟通。将家庭支持系统纳入治疗计划的制订与实施将会大有益处，因为当就诊者经历困惑及现实扭曲时可能会表现出古怪或者不可预测的症状。如果没有将支持系统纳入治疗计划，而就诊者的症状恶化，则有可能导致就诊者与家属产生包括紧张、挫败、恐惧、责骂及无助等问题。为了防止就诊者从其支持系统中退出，所有家庭支持系统的组成都要与就诊者治疗目标相联系。同样，患者也必须同意与家庭成员分享这些信息，允许他们现在及后续参与干预计划的每一步。

　　其次，不仅需要家庭及朋友了解治疗计划，同时还要鼓励他们的投入及支持，以确保干预进程推进及成功。家庭教育及家庭成员和其他重要成员的支持性干预可以列为治疗计划的一部分。本章不包括对患者家庭成员的多种干预方法，但是感兴趣的读者可以参阅 Dziegielewski（2010）的书籍，此书中详细介绍了对正在服药的患者及其家属的治疗技巧。

　　再次，为了有助于制订治疗计划，将识别的问题行为用基于行为的结果术语表达出来（Dziegielewski，2008）。在完成这一过程时，必须概述出诊断性评估的评估数据及患者表述的经常遇到的问题。一旦识别了患者的主要问题，就可以制订治疗的目标及行为任务。最后，干预的目标是干预计划的基础，必须详细列出并执行。这些目标必须细化成详尽的、能反映需要改变的行为的目标和评估患者在每项任务上的改进的方式。对于目标，必须清晰地描述患者行动任务的每一步，并帮助专业人员确保每个目标的成功完成。

快速参考 4.8

识别问题行为示例

识别问题行为通常包括以下几点：

损害与个人生活技能相关的完成普通任务的矛盾情感。

在患病之后，如抑郁或者愤怒控制困难。

与注意力不集中相关的应对方式和洞察力受限的问题。

联想障碍，尤其是无法对他人的触碰或接近做出反应。

一旦识别了问题行为，精神卫生执业医生必须制订基于问题行为的目标，用于评估是否已处理和解决了问题（见快速参考4.8）。例如，如果问题行为是矛盾情感，妨碍了患者功能，那么主要的任务就是减轻患者的矛盾情感。行为目标清晰地表明矛盾情绪的行为定义、减轻矛盾情绪的方法，以及判断行为是否改变的机制，这些都须详细记录下来。治疗干预帮助就诊者发展出特定及具体的任务，帮助解决问题行为，并最终实现治疗目标。结果测量通常变成了判断是否完成任务。本书中关于运用的每个章节及附录都提供了为不同精神疾病患者制订干预计划的模板。治疗计划并没有涵盖所有方面，而是为有效的记录评估及干预过程提供指导。治疗计划被认为是治疗的开始。每个诊断性评估及治疗计划都应当充分做到个体化，列出特定的问题行为，以及每个问题行为应当如何解决。

总之，记录诊断性评估、治疗计划及实践策略的核心在于提供充分信息的同时做到简洁。应当记录患者在治疗及改善过程中最显著的问题。信息记录应当直接关注涵盖与治疗过程及患者与咨询干预的相作用过程的信息。执业医生在最初的治疗计划中应当包括干预策略。把治疗干预与主要问题及确定的目标相联系。如今，推荐的服务通常是直接将治疗过程、目的及目标记录相联系，并且强调在这些方面做好清晰的记录（Russell-Chapin 和 Ivey，2004）。

简洁、准确且包括诊断性评估、治疗计划、实践策略在内的信息记录需要技巧及训练。精神卫生执业医生必须学习记录重要的信息以帮助其他专业人士，并监督过程以对患者提供最有效的干预方式。做到这一步，就须在诊断性评估过程中收集患者最重要的信息，并将清晰的、所识别到的患者的问题、症状、体征、精神疾病既往史的干预建议记录包含在内。虽然精神卫生执业医生最常采用的记录形式取决于其工作单位，但是从业人员应当仔细检查所选择的形式，学会整合生物-心理-社会及精神信息，这将有助于理解患者和形成有效的干预策略。Van Dijk-deVires（2012）等注意到将这一方法纳入并让患者参与的重要性，尤其是对于那些需要持续服务的患者来说。

结果测量

现今强调治疗的有效性及可靠性，精神卫生执业医生必须学会纳入结果测量，这将有助于评估心理治疗对就诊者的干预效果。结果测量包括标准化量表、调查及快速评估工具（rapid assessment instrument，RAIs）。这些工具提供识别干预过程中变化的循证数据。精神卫生执业医生必须熟悉评估工具并且在实践中将其纳入，以确定治疗干预是否对基线的行为及问题有影响（Dziegielewski，2008）。此外，对于特定的人群，如儿童，并非所有的测量工具都适合。根据患者的人群及其疾病特点选择合适的测量工具。关于这个问题的更多建议，LeCroy 和 Okamoto（2009）列出了详细的针对儿童需要考虑的问题及测量工具。

收集患者在治疗前后的信息有助于执业医生及就诊者确定是否有改善，并给监管机构提供可测量的、病情改善或恶化的客观依据。这个单独系统方法，或称之以操作为导向的方法，用于判定患者随时间的治疗有效性（Fischer，2009）。这样的设计，联合其他标准化工具，有助于满足管理机构的要求（Kane 等，2002）。通过运用整体的框架评估患者的生物 - 心理 - 社会因素，精神卫生执业医生在交叉学科的卫生服务及精神卫生服务方面起到很重要的作用。

准确的记录增加了有效的交流，在患者的改善与问题方面促进了其他学科工作团队成员的合作。准确、及时及富含信息的记录对于与整个团队合作制订健康管理计划很重要，对患者的健康更为重要（治疗计划模版 4.1 提供了如何定义情况及分类问题行为，建立治疗的目标、目的及干预方法）。

选择问诊框架

大多数心理咨询专业人士，不论何种理论取向，都必须熟悉治疗运用中的多种实践形式及框架。Sommers-Flanagan 和 Sommers-Flanagan（2009）指出在不同的机构中接受广泛的培训经历可以帮助执业医生运用不同的方法。所有专业人士的任务都是帮助增加患者融入到日益复杂的环境中的机会。因为精神卫生执业医生须与各式各样的群体合作，包括个人、家庭、团体、组织及社区，需要某种方向来指导实践的结构。Fischer（2009）提出对比不同理论以决定患者最需要的服务类型的框架。不论最终采取何种框架，都须与治疗者的专业价值、伦理要求保持一致，并且尊重所有相关的文化差异。简单地说，*理论实践框架*是结构化的想法或信念，为后续提供帮助性服务奠定了基础。就诊者需要功能恢复方面的帮助。不论采取何种治疗方法，都要强调自我动力与执行尤其是对于那些精神病患者，这应当是技术的核心（Kern，Glynn，Horan 和 Marder，2009）。

在精神卫生实践过程中，很多人交互使用*理论、实践方法或技术*等词汇。因为这些词汇共存（在实践过程中无法彼此独立存在），应当理解这之中的联系。然而理论与操作策略方法并非相同。理论基础为治疗者提供了基础或能够做什么及为什么重要的概

治疗计划模版 4.1

非复杂性居丧〔V62.82（ICD-9-CM）及 Z63.4（ICD-10-CM）〕

定义：临床关注集中于对去世的所爱之人的个人反应、情感、行为和认知。这些反应是对丧失的正常反应。

在记录过程中须注意的症状及体征：

重性抑郁发作，包括睡眠障碍（失眠）、食欲缺乏、体重改变（尤其是体重下降）。

对去世的所爱之人内疚。

谈论所爱之人的死亡时轻描淡写。

谈论所爱之人的死亡时情绪激动。

因为思维过于集中在死者，而导致注意力集中困难。

当有功能损害时可能寻求专业人士的帮助。

目的：

接受所爱之人的去世。

开始哀悼的过程，开始适应死亡。

化解对所爱之人死亡的感受。

重新开始之前的人际交往或活动。

目标：

识别并且陈述哀悼过程的每一步骤。

应用与哀悼过程相关的目前的感受与行为。

表达与丧失相关的至少 2 种情绪及感受。

解决与所爱之人去世相关的愤怒或内疚等问题情绪。

与至少 2 个重要的人或家庭成员讨论所爱之人的去世。

干预（执业医生要做的）：

执业医生将与就诊者一起认识哀悼过程的相关知识，尤其是回顾悲伤的阶段，以及它是如何与就诊者的想法及行为相联系的。

执业医生与就诊者一起，让就诊者参与到"空椅子"的练习中，让就诊者用言语表达情感，而不是诉说在生活中缺少了所爱之人。

执业医生建议并帮助就诊者开始并完成任务，讨论治疗（如为去世的所爱之人写一封信，选择一个家庭成员或者朋友讨论哀悼过程）。

干预（就诊者要做的）：

就诊者须寻找至少一位经历了所爱之人死亡的人讨论其感受，并让对方陈述他是如何处理的。

就诊者制订一个与讨论失去相关的情绪旅程。

就诊者为去世的人写一封信，表达感情与情绪、记忆与遗憾。

就诊者参与居丧互助群体。

就诊者与要好的朋友接触，减轻丧失的感受，并且分享情绪，讨论其去世对活着的人的影响。

念。方法或实践策略是助人关系中的须实施的部分。它在理论原则及概念的指导下成为帮助性行为的计划或概述。

在精神卫生实践中，须注意选择最佳的治疗方式以形成实践的基础（Mandell 和 Schram，2006）。患者的多样性及治疗关系的独特性要求治疗者很好地区分理论与实践，并且根据其能力将这些基础根据患者及治疗时的实际情况做出调整。精神卫生执业医生须仔细平衡、调整理论概念与直接实践策略框架之间的关系。做到这一点则要求治疗者在处理不同的患者及不同的问题时保持其治疗方式的弹性（Sommers-Flanagan 和 Sommers-Flanagan，2009）。为了设计并开始专业的实践策略，治疗者必须经常跳出其实践经验之外。

运用 DSM-5 选择实践框架

DSM-5 是诊断工具，能够帮助治疗者创建一套完整的诊断性评估。一旦建立诊断性评估，可用于制订合适的干预计划。制订干预计划并选择合适的干预策略要求运用诊断性评估中收集的信息，以确定如何形成干预计划，并确定让患者参与的最佳方法。为了开始这一过程，专业人士必须首先意识到在特定的帮助性行为之下所运用的理论。执业医生需要充分准备并选择一种理论概念及实践策略，以帮助制订最优方案。因此，执业医生应当回顾理论概念中与问题行为相关的实践。执业医生不能笃信一种治疗模式或其治疗方式能"无所不能"。

快速参考 4.9

理论概念的定义

认知行为治疗：运用选择的行为技术联合行为理论、社会学习理论，以及认知理论来理解和处理就诊者的行为。

危机干预：帮助就诊者度过危机，重获健康状态。

教育咨询：集中于帮助就诊者获得相关的教育，并运用这些信息更好地处理自己需求的一种松散的定义方法。

人际关系治疗：在医疗机构中经常使用的一种限时治疗方法。一般来讲，该方法包括诊断及精神疾病史在内的评估。在这种治疗中，治疗集中于人际关系问题，如悲伤、角色冲突、角色转换或缺点。

心理治疗：理解就诊者目前个人处境的治疗形式。

首先，也是最重要的，帮助性策略必须建立在就诊者的文化背景及其环境之上（Vazquez 和 Rosa，2011）。但是，有时将彼此联系起来可能比较困难，或者花费时间。但是，就诊者的环境影响对实践方法的选择依然很重要。例如，如果就诊者诊断为物质滥用，在经过治疗好转之后再次回到原来的环境，则很有可能继续物质滥用，此时环境的重要性就被忽略了。在一个病例中，一位就诊者被诊断为酒精滥用，反复复饮及接受治疗。就诊者在治疗过程中效果较好，但是出院后很快复饮。经过几次失败的干预之

后，治疗者仔细评估了他目前的情况及家庭环境。治疗者很快意识到因为就诊者不能抵抗酒精的诱惑而很快花光了积蓄。他将当地酒吧地址作为社会安全支票的接收地址。当他每个月收到支票时，便将其取出并兑现。将问题进一步恶化的是，酒吧规定只有产生消费才能将其兑现，这对导致患者复饮起了很大的作用。意识到患者的环境在执行帮助性策略时起到了重要的作用。因此，应当预估到患者的环境对其干预结果起到很大的影响（Colby 和 Dziegielewski，2010；Dziegielewski，2013）。此外，他还尝试重新联系在聚餐或其他聚会时经常一起喝酒的朋友及家人。当之前没有处理环境因素时，应对这些环境的行为就不会改变，这样一来避免饮酒就变得很困难，从而导致复饮。不处理文化及家庭环境的因素，他很容易陷入到之前的模式中。这一模式也许适合其他家庭成员，但未必适合他。

在选择实践策略的框架时，须注意的第二个重要问题是，在建立帮助性行为时，所有在理论指导下的实践都应当和个体、团体、家庭或社区的需要或愿望一致（见快速参考4.9）。此外，理论框架必须包括并反映执业医生的价值及伦理要求。选择理论框架以指导治疗过程，并非简单地知道什么模型可行，并选择一个如此简单。当选择一个实践方案时，受情感影响，并随后陷入一个由社会、政治、文化及经济因素驱动的系统中，这种情况并非少见。在当今环境的诸多要求中，很难不受这些因素的影响，通常它们可以决定所采用的实践方法。

精神卫生执业医生经常面对治疗对象的各种各样的问题。我们生活在一个多元化社会，治疗也相应地包括影响治疗者和患者的多样性（Locke 和 Bailey，2014）。一旦识别了，这些问题必须在患者独特的背景中解决（例如，在种族、民族、性取向等方面不同于大多数人的弱势群体）。所有或部分因素如何影响治疗关系及实践策略？精神卫生执业医生如何保持对每个患者的尊严及价值，并且平衡他们自己的感受及可能的偏见，以使那些感受或偏见不会影响治疗关系？为了解决这些问题须阅读其他书籍。简言之，个体的每个情况都应当独立处理，精神卫生执业医生应当识别潜在的问题，并且在需要时寻求督导者的帮助。

实践策略和应用

选择最合适的实践方法需要专业人士考虑众多的因素，涉及个人和他的家庭和支持系统。治疗计划是这个过程中的第一步，实践策略是服务的大纲。支持系统的识别在评估过程和治疗策略中的每一步都很重要。把这个作为评估和帮助性活动的一部分能最大限度地提高就诊者的整体健康。在某些情况下，家庭可能会抗拒咨询，并始终不觉得这种干预是必要的。例如，在父母与有问题行为的孩子的工作中，保持家庭同时作为养育方和规则设置方是很难平衡的，可能导致挫败（Landy 和 Bradley，2014）。

此外，其他的专业人士可能没有认识到精神卫生专业人士在改善就诊者功能方面的重要性（Lambert，Bergin 和 Garfield，2004）。随着精神服务不再神秘且得到媒体、公共政策，以及社会大众的认可，此类服务的进展情况将不断提高。大多数就诊者和他们的家庭，以及其他专业人士，现在认识到咨询的重要性了（Dziegielewski，2013；Lambert 等，2004）。

由精神卫生专业人士发起的一个基本评估、干预计划和转介过程可以帮助就诊者提高和保护他们的身体和心理健康。无论一个专业人士变得多么经验丰富，确定如何在帮助性关系中最好地处理一个就诊者的情况永远不是一件简单的事。它需要一个连续的评估、再评估，并和其他专业人士合作。此外，在一个专业团队，专业意见在如何干预、如何选择最好的，以及如何应用这些帮助性策略上有不同。作为一个团队一起工作，将每个成员的想法和策略混合起来能够改善弱势人群得到的治疗（Malone，Marriott，Newton- Howes，Simmonds 和 Tyrer，2009）。

尽管解释如何从提供给精神卫生执业医生的众多理论和实践框架中筛选，超过本章节的范围，几种最常见的实践方法和他们如何干预就诊者的简短介绍如下。当直接从过程到结果地应用某种方法之前，选择一种恰当的方法时，实践原则强调纳入的重要性。

混合艺术与科学：运用自主权的方法

在大多数培养精神卫生工作人员的学校中，学生们被传统地教导可以定义实践应用的阶段（即使当它们还没有被明确建立时），每个应用都有一个开始、中间和结束。这个格式往往被呈现在限定时间的模式里。专业人士要学习的最伟大的课程之一是在很多时候实践的科学性（例如确定明确的对象、目标和实践策略的指标）以及干预的过程有一个可预测的开始、中间和结束。然而，实践艺术承认有时候没有什么是可预测的，即使是最好的干预计划也须不断修改和重新协商。平衡艺术和科学需要理解，协助就诊者解决问题没有未受训练的观察者看起来那么容易。

在现在的精神卫生实践中，就诊者自主权是非常重要的。不论选择何种实践方法，个人的独特性必须在帮助过程的每一步中被强调和突出。几乎所有的就诊者对自己被认可的优势都会积极回应，并愿意接受挑战以最大化他们的潜能（Jones-Smith，2014）。

在行为医学服务中运用有时限的实践

精神卫生执业医生必须认识到目前的临床工作是短程的，所有的干预策略都要与基于行为的结果相关（Dziegielewski，2008）。这种趋势有许多原因。可能最重要的原因是试图控制当今不断上升的医疗保健费用。在 2012 年，医疗卫生支出比国民生产总值增长快 50%，并已接近总经济的 20%（Hixon，2012）。批评人士很快指出美国在医疗保健上的人均花费比世界上任何一个国家都多（Hofschire，2012）。由于我们目前状态的下降和预算增长的现实，健康服务管理似乎再次受欢迎起来（Dziegielewski，2013）。保险公司正在对来自公众和雇主机构的压力作出回应，同时医疗保健的费用更多地转移至雇员，这种转变将会导致更低的保险费（Mathews，2012）。

不管所提供治疗的类型，为了得到报销，执业医生被保险报销模式约束，必须遵守期望和后续的限制来进行治疗（Sommers-Flanagan 和 Sommers-Flanagan，2009）。保险公司通常不会支付长期治疗费用。为了确保执业医生能得到他们的服务费用，非常具体的有时限的方法是必不可少的。遵循这一趋势，行为合同已经获得普及，因为他们清楚地概述了各项费用，包括保险供应商、程序和就诊者（Houmanfar，Maglieri，Roman 和 Ward，2008）。为了抵御这个趋势，许多就诊者（特别是穷人）没有时间、愿望或金钱来进行长程治疗。许多人不愿意投入额外的时间或精力来弄清楚是什么导致的问题。对于相信长程、全面的临床帮助的精神卫生执业医生而言，这个趋势是非常令人沮丧的。今天，很少强调无定形的临床判断和模糊的尝试帮助就诊者感觉更好，因为这些尝试不再被支持。在大多数精神卫生临床领域，保险覆盖长程治疗的日子已经结束了。

对所有专业人士来说，在当今动荡和变化的实践环境中，开始帮助活动是复杂的，选择一个临床框架取决的不仅仅是什么对就诊者最好。随着协助医疗计划的出现，临床策略将须平衡医疗提供的服务和成本效益的质量和效果。更多的复杂性是协助医疗的出现，在这里保险购买已成为强制性的。因为有时很难去量化帮助给就诊者带来的益处，很多专业人士认为即使在协助医疗政策下，在质量和成本效益之间的斗争，一般来说后者获胜。因此，即使是最老练的工作者也必须争取提供他们认为最有益和最符合伦理的方法，与此同时在压力下、在合理的范围内、快速有效地完成。

更复杂的是，挑选对就诊者最佳的精神卫生医疗也可能没有真正反映他们的愿望。较低的医保费和医疗保健支出的承诺改变了就诊者的观点和对治疗的期望。这种压力使工作人员迅速开始和概括治疗的过程变得很重要（Sommers-Flanagan 和 Sommers-Flanagan，2009）。现在就诊者们可能会要求一个特定类型的干预或治疗只解决某些问题，因为他们担心他们的保险是否会覆盖整个服务。常见的是，就诊者对接受有时限或可报销的服务更有兴趣，而不在意可能从长期干预策略中获得期待的益处。

临床的现实决定大多数临床治疗的持续时间相对短暂，无论所使用的方法或精神卫生执业医生的治疗方向是什么。关于治疗持续时间和有效性的研究表明 13 ~ 18 次治疗是就诊者发生改变所需要的，但在一个大的多地点的研究中，就诊者参加治疗的平均次数少于 5 次，并且有 1/3 的人只参加了 1 次（Hansen，Lambert 和 Forman，2002）。对许多执业医生来说，只看到过就诊者 1 次是司空见惯的事情。此外，工作人员可以做的不再限于短程治疗的头衔，因为许多干预已经没有明确的开始和结束了。短程治疗的正式类型已经取代了间歇性的治疗类型，当一个就诊者走进治疗室的时候每次访谈都被认为是独立的干预。不管运用的究竟是什么类型的理论框架，必不可少的现实是大部分治疗会是简短和独立的（Sommers-Flanagan 和 Sommers-Flanagan，2009）。对实施帮助性策略短程或单次治疗的计划是至关重要的（Dziegielewski，2013）。没有它，缺乏规划会导致就诊者的无数意想不到的和计划外的结局（Wells，2010），也会导致精神卫生执业医生产生挫败的感觉和降低他们的工作满意度。

有时限的短程治疗

许多运用心理治疗的传统形式，特别是那些支持精神分析疗法的精神卫生执业医生，依然对有时限的治疗的期望和后续的咨询实践有偏见。许多受训于传统形式的治疗和咨询的精神卫生执业医生认为改变一个人需要时间，并且急于改变能导致并发症，影响就诊者未来的健康。然而鉴于期待有时限的治疗的临床现实，一些执业医生继续寻找真理，突显一种最大化帮助就诊者的理论（Magnavita 和 Anchin，2014）。但是所有从业人员，无论他们的治疗方向是什么，使用什么方法，都要认识到临床实践在如今的实践环境中必须是全面的，且反响最好的实践。

有时，传统形式的心理治疗，例如长程治疗，对贫穷和弱势群体的就诊者提出一个特殊的问题。他们往往没有时间或金钱来负担长程治疗，对某些人来讲它是长期奢侈品。今天，大多数工作人员多年来避开传统方法而偏爱有时限的实践方法的适用性和有效性（Dziegielewski，2013；Wells，2010）。研究表明在管理式医疗环境中很成功的执业医生，使用问题解决式的、短程的治疗模式（Chambliss，2000）。

有时限的治疗的总体目标是给就诊者目前的生活方式带来积极变化，并尽可能地少面对面接触。这强调有效性和以证据为基础增加积极变化的适用性，使更短程的治疗更受欢迎（Sommers- Flanagan 和 Sommers-Flanagan，2009）。一般来说，有时限的方法在今天是最经常被要求的实践形式。

传统心理治疗的基础和有时限或间歇的方法是非常不同的。这种差异要求工作人员重新审视一些关于长程治疗模型在一个更传统的模式中的基本前提。根据 Dziegielewski（2013）所说，7 个因素突出了这两个方法之间的差异。

1. 一个主要区别是就诊者认为的方式。传统心理治疗方法通常连接个人问题到人格病理学。在一个有时限的角度，就诊者被视为有兴趣做出个人或社交改变或两者的基本健康的个体（Budman 和 Gurman，2002；Roberts 和 Dziegielewski，1995）。在当今的精神卫生医疗中，对自主权的关注扩展了这样一个信念：就诊者不仅可以改变，同时还可以意识到并积极参与到这个过程。传统的精神分析方法强调就诊者通常没有意识到，也无法接触到这些信息，因为它隐藏在表面之下，在就诊者意识中的前意识或潜意识层次中。这些方法让自主权的形成变得更加困难，并且不强调就诊者在实践策略中变成一个积极参与者的优势。

2. 有时限的方法在一个人的生命中的关键时期是最有帮助的（Roberts 和 Dziegielewski，1995）。一个有时限的框架提供了一个不同于传统心理治疗的基本区别，这被视为必要的，并持续了更长的时间。

3. 在有时限的短程治疗中，治疗的目标往往被就诊者和治疗师相互沟通明确下来的（Wells，2010）。在传统的心理治疗方法中，目标经常被治疗师第一次确认定义，而后再与就诊者共享（Budman 和 Gurman，2002）。

4. 在有时限的治疗中，目标是被具体定义的，并常常在实际治疗会谈之外，以家庭作业或其他活动的形式被强调（Jacobs，2008；Tompkins，2004）。一个例子就是阅读疗法（运用外面的阅读材料作为会谈的辅助）。在传统的心理治疗方法中，问题一般都在治疗中解决，而不是在治疗时间之外（Budman 和 Gurman，2002）。治疗师的在场被视为改变的催化剂。阅读疗法被运用为治疗的一部分，尤其在认知行为疗法中（cognitive-behavioral approaches，CBT），经常会用到治疗手册，说明该做些什么（Papworth，2006）。

5. 有时限的干预，无论什么模式，都很少强调洞察力。短程治疗和传统心理治疗的差异是受传统心理治疗方法教育的精神卫生执业医生最难接受的。在传统心理治疗中，问题导向的洞察力被认为在任何类型的有意义的变化发生之前是非常必要的。

6. 有时限的方法被视为积极的和指导性的。这里精神卫生工作人员通常超越了积极聆听的角色，并且假设是与就诊者协商的角色（Wells，2010）。这种方法能发展具体目标和解决问题的技术，且不同于强调更模糊的内在满意表现的传统心理治疗方法。

7. 在有时限的背景中，终止在治疗过程中很早就被讨论（Wells，2010）。通常执业医生在第一次会谈中就开始为终止治疗做计划，终止的讨论将贯穿于整个干预过程。相比之下，传统心理治疗可能永远不会提前处理终止问题。终止治疗的准备不被认为是治疗过程中一个关键的组成部分。

在精神卫生实践中有时限的治疗类型

这里将回顾几个经常提供有时限的咨询服务的模式。然而这些模式并不代表精神卫生咨询里的所有主要模式。本文简要介绍模式和可用方法的类型，以及他们源自的传统模式。无论使用的方法是什么，所有实践的做法都有改变的可能性，这个改变会减少就诊者的痛苦和煎熬（Herbert，Forman 和 England，2008）。在这本书的第二部分中，每种精神障碍和精神状态都有相对应的治疗或干预策略。为了提供几种当下的治疗方法，这些治疗模式将简要地概括为：人际心理治疗或心理动力方法，策略或问题解决导向疗法，认知行为疗法，危机干预，卫生、教育、健康咨询。举例强调每个方法。在治疗实践中的心理动力方法中，重点被放在理解个体的内部运作。在问题解决焦点疗法中，解决方案（或行动过程）是确定的，并做出具体尝试去实现它。在认知行为疗法中，重点是理解社会化和自我强化之间的复杂关系，因为它影响着当前环境下的思想与行为。在危机干预中，焦点放在当一般做法不起作用时，帮助建立一种改进的应对方法。最后的应用方法是一种有时限的治疗，其中工作人员专注于在创建和维护健康的原则上提供健康咨询和教育。

没有一种实践方法可以称为一个最新的精神卫生实践理论。在精神卫生实践中，思想和理论概念已经被混合和改变成为最好的，来服务就诊者。例如 Brandell（2004）告诫说即使是心理动力方法也是多理论、模式和格式的集合体。因此，每种方法呈现的信息有大量重叠。我们仍然在发展和重新规范基于经验性证据的治疗指南的过程中，正如专业人士可能会产生纠结的心理，想象一下就诊者在选择一个治疗师，并遵循一种治疗方法时感觉到的担心（Magnavita 和 Anchin，2014）。

当选择一个方法时，执业医生可能最开始使用一种实践模式，然后将其他干预方法用最有效率的方式来协助就诊者。精神卫生执业医生经常被期待适应实践策略，运用有效的方法来帮助就诊者。这可以创造一种有很多成分、技术变成焦点的混合体（Magnavita 和 Anchin，2014）。一定有一些对为什么某些技术被运用的理论性理解和挑选的这些方法如何符合工作者的职业道德和标准。当一种类型的治疗被运用，该方法的基本前提不仅是反映主题，也应该反映实际上正在做什么（Simon，2010）。

心理动力方法

心理动力方法让过去的经验与现在的经历混合在一起（Brandell，2004）。这些方法被称为精神卫生工作的基础，其前提是关注历史和过去的问题可尝试解决当前问题的证据。从利用生物 - 心理 - 社会的角度来看，心理动力干预形式作为一个跨学科的方法在许多卫生保健专业人士中得到了信任和认可。例如，从历史上看，这种类型的实践方法被运用在医疗情境中，其中跨学科的团队协助就诊者解决他们的需求。在这个实践框架里，提供帮助的专业人士被看做是积极的、支持性的，并且是治疗获益中建设性的因素。总的来说，这些模式通常被用于直接消除症状和预防复发，并帮助有与重要他人、职业、社会角色或人生转折有关的困难的就诊者（Goldstein 和 Noonan，2001）。

心理动力方法把临床关注聚焦于意识（个人意识）和无意识（超越个人意识）。然后这些因素作为实践策略的一部分被确定、概述、回顾和解决。对于绝大多数的部分，正如病例 4.1 所证实，大多数心理动力方法被运用在如今的实践中，描绘着可以立即接近和改变的无意识（Goldstein 和 Noonan，2001）。

在约翰（John）的病例中（见病例 4.1），干预解决了就诊者目前的状况，并专注于此地、此刻（Weissman，Markowitz 和 Klerman，2007）。与这个病例中发生的情况类似，干预的焦点在近期人际交往事件（John 母亲的去世），同时尝试将压力事件与 John 目前的情绪和行为（打骚扰电话引起注意）联系起来。

从诊断性评估和精神病史中进行信息收集。当完成诊断性评估时，精神卫生执业医生将特别注意就诊者家庭和支持系统的相互作用，包括有症状时的人际关系变化。在一般情况下，治疗的焦点是人际交往问题如悲伤、角色冲突、角色转换和缺失（Weissman 等，2007）。聚焦于这些人际方面的其中一点就能使治疗师看清在人际关系和社会背景下须解决的问题（Weissman 等，2007）。

利用心理动力方法，精神卫生执业医生和就诊者一起努力，识别治疗计划里的问题并且建立目标，这个目标在接下来的实践策略中处理。实践策略必须直接与确定的人际关系问题联系起来。例如，如果一个角色冲突存在于一个就诊者和他的家庭成员之间，关于物质运用和滥用，实践策略会从澄清争议的性质开始。讨论这个问题会导致对通常超越就诊者控制的常见的限制的解释。导致最大分歧的问题被确定后，解决冲突的方式将被考虑。如果没法解决，策略或替换问题行为的方法将被考虑。在某些病例中，可以获得应用手册并随后给出具体实践步骤，解决某些人际关系问题（Weissman 等，2007）。

当应用心理动力实践方法时，精神卫生工作者被期待帮助就诊者发现担心的问题，并提供如何帮助他们解决问题的基础。很多时候，要帮助就诊者识别出自己需要持续帮助的问题，尤其是当问题看起来比就诊者此时能够处理的要大时（Dziegielewski，2013）。不管实际上是谁协助了就诊者，执业医生在这个实践形式里的角色是非常重要的。更重要的是执业医生要始终在就诊者寻求需要的帮助时提供舒适的影响力。这种求助行为在建立和维持一个持续的健康和幸福的基础上是一个很重要的步骤。

病例 4.1-John 的案例

Jones 先生带他 12 岁的儿子 John 来做评估，因为发现他打过骚扰电话。John 以前从未遇到过麻烦，在被依律起诉和送上法庭后，法官认为比起进一步的司法程序，John 可能更需要心理健康评估。在访谈过程中这位父亲对于这个情况很明显是非常沮丧的，并且不能够理解为什么 John 会有这种类型的行为。在访谈中，John 变得很焦虑。他看起来很不好意思去谈论他做的那些事，当他说话时他始终低着头，看着地板。

精神卫生执业医生问 John 发生了什么事。John 仔细描述了他所做的、他打的那些电话，以及他对那些接了电话的女性的下流评论。看起来 John 对他自己的行为感到很尴尬，但他很坦诚地告诉我们他做了什么。当问起他打电话时如何被抓时，John 平静地说当他被问起时，他说出了他的名字。执业医生很惊讶，并试图澄清他说的。John 再次回答当接到下流电话的人问他打电话的人是谁，John 就告诉了她他的名字。在听到 John 讲述他做了什么，并且怎么被抓住以后，John 的父亲表达了他对儿子行为的沮丧、愤怒和震惊。他直接表示他对这样的行为感到震惊，并且不能理解。当被问到时，John 告知对方他的名字的行为让执业医生感到这不仅仅是父亲所说的简单的宣泄，而有更多的原因。

在为诊断性评估收集信息时，工作人员问 John 以前是否有过麻烦。John 和他的父亲一致认为没有。既然出现了这个不一致的行为，工作人员问有没有什么不寻常的事情发生在 John 身上，使他悲伤或扰乱他。John 说他没有意识到有什么事情。当具体问到在过去的几个月里有什么变化时，John 的父亲回答到，他说 John 的母亲在大概 6 周前去世了。当执业医生开始探索母亲的去世和孩子的感受时，很明显 John 确实对适应母亲的逝去有困难。看起来就像 John 打电话并留下他的名字是一种迫切需要关注或帮助的尝试。在开始与执业医生讨论他母亲的去世后，John 也能够表达他对父亲也可能去世，留下他一个人的恐惧。执业医生认为 John 并没有心理障碍，而是承受着丧亲之痛（与他母亲的去世有关），并且他的反应是一个青少年反社会行为（打淫秽电话）。

精神卫生执业医生的作用就是收集一个全面的评估，探索为什么事情会像这样发生。在这个病例中，许多围绕母亲去世的问题没有被解决。与此同时，看起来这个孩子可能是以他自己的方式向父亲寻求帮助和注意。执业医生所采取的方式是探索 John 和他父亲之间的关系，同时观察他们过去的关系如何平衡和加强现在的关系。这个方法运用了自我心理学的相关概念，一种心理动力治疗。在这个疗法里，工作人员帮助处理问题，种下一颗种子看发生着什么，创造一个 John 和他父亲紧张关系的释放方式，而后帮助他们重新整合、解决，使问题行为不再发生。

受专业训练较少的执业医生不应运用这些类型的心理动力方法，因为这经常需要研究生水平的训练和专业知识。专业人士如果没有研究生水平的培训和经验，应该把就诊者转介给一个有资格的工作者，如果他们觉得这种方式最适合就诊者的话。然而，总体而言，从这个病例可以看出，一个精神卫生执业医生知道的实践策略和框架越多，他越能够选择出最好的帮助性方法。对 John 来说，探索他打淫秽电话的原因和问题行为与他母亲去世之间的关系是非常重要的。建立这个连接有助于 John 处理他的感受，并且使他能停止打电话这个作为引起注意的手段。一旦他的情感得到处理，停止问题行为的行为计划将被实施。

问题解决焦点方法

问题解决焦点短程治疗（solution focused brief therapy，SFBT）是一种短程的治疗干预模式，重点是建立就诊者问题的解决方案（de Shazer，1988）。从这个角度看，焦点是建立解决方案，而非解决问题（Iveson，2002；simon，2010）。在实践中，问题解决模式与传统的问题解决方法聚焦于不同的问题，因为这些模式不会花很多时间将识别问题作为关键因素。它的重点是就诊者的优势和利用这些优势去解决目前存在的问题（Greenberg，Ganshorn 和 Danilkewich，2001；Jones· Smith，2014）。Smock 等（2008），类似于 Metcalf（1998），认为 SFBT 对失控行为的个人，如物质滥用者，特别有帮助。这种模式也被用于学校等使用短程干预的情境（Brasher，2009）。问题解决焦点的模式假设，就诊者基本上是健康的人，拥有解决自己的问题的能力，并且仍然有改变的潜力。因此，这种方法的重点是发现就诊者所陈述问题的解决方案。这种流行的治疗策略不需要前情（问题行为发生前的事）和实际问题之间的因果关系。因为没有建立因果联系，问题和解决方案之间也无须有直接联系（De Shazer 和 Dolan，2007）（见病例 4.2）。

—————— 病例 4.2-Jim 的案例 ——————

Jim 被转诊来申请做一个心理健康评估以获得帮助，因为他与孩子互动有困难。他的妻子经常抱怨说，他并没有对他们的身体残疾的孩子表现出足够的重视和关心。Jim 说他非常爱他的儿子，但却不能自然地表达他的爱。他不喜欢他中度智力障碍的儿子总是在完成任务后要求得到拥抱。当被问及表达感情是否重要时，Jim 会表示同意，但同时表示他确实不知道如何去表达他的感情。此外，他觉得自己的儿子期待太多的爱和关注，但他应该能够在不要求他人给予爱和关注的前提下完成任务。

当 Jim 寻求干预援助时，他说得很清楚，他的保险公司只允许 3 次治疗，这也正是他要坚持的治疗次数。完成诊断性评估后，社会工作执业医生认为，以问题解决焦点方法去干预最适合 Jim。虽然他的症状确实存在问题，但这些似乎并没有严重到足以影响 Jim 的整体功能。在帮助 Jim 制定改变的策略时，执业医生：①集中于 Jim 所看到的问题；②让 Jim 构造他认为理想的结果；③帮助 Jim 开始以他自己的个人优势为出发点，分析并制订解决方案；④协助 Jim 制订和实施一个行动计划；⑤如果需要的话，在终止后对后续问题予以辅助治疗（Dziegielewski，2013）。

总之，在这个病例中，社会工作者积极帮助就诊者发现和识别他当前行为模式的优势。社会工作者建立了一个关于改变的谈话，而不是问题的谈话（Walter 和 Peller，1992）。在关于改变的谈话中，问题本身就被积极地看待，强调了对就诊者来说成功的变化模式。从治疗中发现问题的积极面和消极面，使得对问题的其他看法得以发展。一旦小的变化得到强化，就诊者就变得有能力做出大的改变（de Shazer 和 Dolan，

2007）。Jim 回顾他正在做什么事情，执业医生帮助他建立一些在他儿子接近他时的其他的行动和表达方式。他们还开发了他与妻子商量表达自己感情的方式和帮助儿子建立独立性的方式。

认知 - 行为方法来进行精神卫生实践

精神卫生实践中，认知 - 行为疗法往往涉及具体的和有重点的策略，以帮助就诊者改变那些让治疗复杂化的非理性的想法或行为。这种类型的实践方法，在 19 世纪 70 年代初得到普及，那时的焦点是应用行为以及强化对人类行为的重要影响（Skinner，1953）。然而，许多理论家认为，单纯的只看行为是不够的，人类的行为或反应是建立在对情况的分析和能激励他们的思维模式上的。这里强调的是思维过程，以及认知过程和结构是如何影响个体情感的（Roberts 和 Dziegielewski，1995；MacLaren 和 Freeman，2007）。在过去的十年中，一个重要的运动已经崭露头角，它不仅注重改变认知，而且有时只是简单地接受它们（Herbert 等，2008）。要理解这些有问题的想法和相关的行为，就必须开发一个图式。图式通常被称为组织经验和行为的认知结构（Beck，Freeman 和 Associates，1990）。接下来的治疗是基于就诊者概念化问题的方式，并归因于由此产生的特定的信仰和行为模式（Beck，2011）。从这个观念看，执业医生必须了解和实践多种方式，包括标准的行为、认知、接纳和正念的策略（O'Donohue 和 Fisher，2008）。

总体而言，认知 - 行为疗法将治疗聚焦于当下，并寻求明确的既定目标来取代扭曲的想法和（或）不需要的行为（Beck，2011）。在认知 - 行为疗法中，长期目标和短期目标的设定应始终基于循证研究所支持的治疗（Magnavita 和 Anchin，2014）。此外，这些目标应该始终以积极而现实的方式表述，以增加完成它们的动力。为了方便测量治疗工作的效果，必须用具体和可操作的术语对短期目标进行表述。在设置适当的短期目标时，关注点不一定是过程，而是所期望的结果（Roberts 和 Dziegielewski，1995）。通常，形成一个口头或书面行为约定，清楚地概述期望、计划，和（或）可能出现的行为。这些约定有助于确保目标达成一致；可以监测治疗进展情况；概述责任，如时间、精力和金钱；并确保所有相关人员下定决心要完成计划（Houmanfar 等，2008）。在时间框架限制内调整认知和行为的原则，为改变创造出用一个可行的氛围（MacLaren 和 Freeman，2007，见病例 4.3）。

病例 4.3 - Jill 的病例

Jill 因为她参加大学考试的能力非常沮丧，从而寻求精神卫生执业医生的协助。她常常变得非常焦虑，以至于她无法专心或集中注意力将她所脑海里的答案写在试卷上。在与 Jill 面谈后，医生认为认知 - 行为疗法可能会是治疗她考试焦虑的最好方法。

作为治疗过程中的第一步，医生让 Jill 写日记。在日记里，她被要求记录下她在焦虑环境下所体会到的具体思想、感觉和情感——特别是参加考试的情况下所体会的。

Jill 写了 7 天日记，然后将日记带去了下一次的治疗。在那次治疗中，医生看了 Jill 写的日记，发现其中她写的很多东西都是自我打击的短语和想法。例如，Jill 经常说感觉自己很愚蠢，很没用。她还表示，她记得她的哥哥曾经说她是多么愚蠢。

Jill 的图式都是围绕着她的缺失感，以及她认为自己不够聪明所以无法在大学里取得成功的想法。一旦它被考试的压力所引发，她就产生功能受损。正是她对这些事件的分析影响了她的反应，在解释当前的情况或事件时产生了认知扭曲。因此，在这个框架中，精神卫生执业医生的作用就是帮助 Jill 找出她的消极的和自我打击的想法，并且将其替换为帮助她提高效率和成绩的想法。

精神卫生执业医生帮 Jill 回顾她日记中的每个短语并对其进行分析。很多时候，他们练习重写那些陈述或插入更积极的自我表述。基本上，医生帮助 Jill 重新考虑她对自己的评价，并用更加积极和富有成效的表述来代替它们。

在与类似 Jill 这类就诊者工作的过程中，认知 - 行为疗法是非常有益的，尤其是对于治疗那些被各种各样的个人和情境问题困扰的就诊者。思想可能难以控制，就诊者经常变得极为沮丧，因为他们无法控制自己的行动和行为，并且在以前所精通的领域表现不佳。当面对躯体情况时，他们有可能发展出负面的图式或处理方式，导致他们在躯体、人际交往、社会关系方面产生冲突。具体的技术，如不合理的信念的识别、认知重建、行为角色彩排、技能培训、活动日程安排、自我强化和系统脱敏可以帮助就诊者调整和适应随之而来的新的生活状态（MacLaren 和 Freeman，2007）。认知和行为技术可以帮助就诊者认识到这些改变的需要，并且帮助提供一个行为改变的计划，以实现就诊者的持续健康和有效功能。

危机干预方法来进行精神卫生实践

一场危机被定义为，危险的事件或情境所造成的一段心理失衡（Yeager，Roberts 和 Grainger，2008）。Kanel（2012）进一步延伸此定义并将此称为：①突发事件；②对导致该个体痛苦的事件的观念或解释；③以往应对方式的失败让个体处于低于事件发生前的功能水平。通常情况下，在危机中个体因为他平时的应对方式似乎并不管用而受挫。执业者通过关注即刻的或严重的问题情境来帮助处于危机中的就诊者。从这个角度来看，就诊者获得帮助去发掘与特定的人生阶段、悲剧，或者其他问题产生的危机情况相适应的应对方法。危机干预方法在很多情境中被应用：社会救济机构、军队、私人诊所、收容所、医院（尤其是医院急诊室）、公共卫生机构、疗养院、家庭保健机构，以及几乎所有其他使用精神卫生专业人士的机构和服务。专业人士已经在外来务工人员、强暴幸存者、家庭暴力的受害者、面对死亡与临终的人、精神疾病患者、创伤性事件幸存者（如经历飞机失事、洪水和龙卷风的人），以及任何需要立即帮助和援助的人群中使用危机干预技术（Roberts，2005）。

就其本质而言，危机干预是有时间限制的。所有的努力旨在解决眼前的问题、情感冲突和痛苦（Green 和 Roberts，2008）。因此，该方法的第一个标准是，意识到所有实践方法通常在一个有限的时间范围内会显得非常紧凑（Roberts 和 Dziegielewski，1995）。在危机干预中，实践策略被规定在一个特定的时间框架内完成。根据 Parad（1990）所说，在短暂的危机期间利用最小的治疗实践策略往往可能产生最大的治疗效果。当就诊者在危机中受到煎熬，支持性的社会资源和聚焦的干预技术会被重用，以促进治疗效果（Green 和 Roberts，2008，见病例 4.4）。

—————— 病例 4.4-Juan 的病例 ——————

　　Juan 在经历了一个毁灭性的龙卷风后被转介做心理健康评估，处于震惊状态的他在邻里徘徊，之后被人发现。几个星期以来，他会回到曾经是他的家所在的废墟并游荡，寻找财物（现在变成了旧时珍宝）。虽然事件已经过去 1 个月，Juan 却说，他不能将它置之脑后并向前迈进。Juan 寻求心理干预，因为他的妻子对他的行为感到很担心。他经常一身冷汗地在半夜醒来，并且无法再次入眠。Juan 说，自从他的家被龙卷风摧毁后，他常常觉得自己一片茫然。他说，不论白天和黑夜，他都有反复发作的闪回体验，重温龙卷风摧毁了他的家的那个夜晚。他说，他现在开车会回避他家的重建施工现场。每当他试图去那里，他都会感到让他喘不过气来的焦虑心情而不得不停车。

　　完成诊断性评估后，精神卫生工作人员认为 Juan 正在经历一个应激反应，如急性应激障碍（308.3 ICD-9-CM 或 F43.0 ICD-10-CM）。虽然 Juan 能去上班，很显然，他的反应严重到足以影响他的整体功能。

　　作为帮助就诊者时的策略，危机干预需要一种动态形式，它着重于影响个人、团体或家庭平衡的普遍现象。对于 Juan 来说，危机被定义为不安和失衡的一种临时状态，其主要特点是他无力应付某种特殊情况。在这段危机时期，Juan 通常的应对和解决问题的方法根本行不通。他的观念是，龙卷风是如此具有毁灭性和无法容忍的，以至于他无法应付它。Juan 把龙卷风看作一个危险的、具有威胁性的事件，在龙卷风面前他非常脆弱。他说，不管他如何努力，他似乎都无法控制自己的恐惧。

　　为了帮助 Juan，专家应用危机干预技术，以使他能够在成长的过程中重建对危机局面的构想。最终，精神卫生执业医生帮助 Juan 达到健康的状态，相比灾难之前更大的力量、更好的自我信任感，以及更自由的感觉（Gilliland 和 James，1997）。

　　在如同 Juan 这样的就诊者身上应用时，危机干预技术都集中在假定紧急的危机事件是可以具体地认定、控制和减少的。当医生帮助就诊者达到更健康的解决方式，那么问题就获得了圆满解决。

　　对于 Juan 来说，学习应对由于最近的一场龙卷风所造成的物理破坏，是须解决的一个领域。像这样的一场危机是如此出乎意料，以至于很多像 Juan 一样的家庭失去了他们的家园和个人财产。在某些情况下，他们甚至失去了亲人。Juan 一再担心，他本来可以在哪些方面做得更好，以及为什么这场灾难必须发生在他身上。这样一个意料之外的灾难过后，Juan 非常想去理解为什么它会发生，以及他如何能防止未来它再次发生。在这种情况下，专业人士的职责是明确的：帮助就诊者再次回归到灾难之前的应对和调整水平。

对于许多就诊者来说，创伤性事件后的心理痛苦，可以让他们因为无法恢复到之前的平衡状态而感到无力和沮丧。这些基本上是健康的人，由于事件的影响而导致功能受损。如果他们害怕某种东西，对于生命和身体健全的威胁淹没了正常的适应能力，就会产生广泛的症状。对于精神卫生工作人员来说，积极解决问题和支持的作用是至关重要的。执业医生帮助就诊者产生自主权，认识到正在经历的症状也可以被看做是力量的标志，以及症状既是危险，又是机会（Kanel，2012）。

教育咨询

一般情况下，精神卫生工作人员经常被号召去参加一种非传统的咨询。可以呼吁健康促进教育者、健康促进专家和其他与健康相关的专业人士去教育就诊者，从而增加在促进健康和保健方面的自我意识（Simmons-Morton，McLeroy 和 Wendel，2012）。这种类型的咨询可以包括许多不同的理论和技术，以及运用理论为基础的规划框架，继续显示出它是有潜力的（DiClemente，Crosby 和 Kegler，2009）。

据 Blonna 和 Loschiavo（2011 年）的简单的定义，健康咨询服务主要有 2 个功能：①帮助就诊者认识、理解和解决他们自身的健康相关问题；②通过提高认识，帮助就诊者遵从为他们所列出的卫生保健的原则。Simmons-Morton 等（2012）强烈主张，无论执业医生的专业领域是什么，注重理论基础的实践必须是所有健康促进活动和实践的核心。因此，虽然在范围和内容上，所有的健康咨询策略至少必须是有时间限制的、目标导向的、目的聚焦的。在这个角色中，执业医生被期待去协助就诊者应对当前和未来的健康问题。有时，这种类型的咨询可以影响他人，健康和做出最佳选择（Blonna 和 Loschiavo，2011年）。更多的精神卫生执业医生被要求提供教育咨询（Cowles，2003）。我们须更多关注这一方法，通过在大多数学校的课程中教授强调其在正规教育中的使用（见病例 4.5）。

病例 4.5 - Bill 的病例

精神卫生工作人员可以通过在许多不同领域提供教育来帮助就诊者。考虑到 Bill 的情况，他是一个不遵从糖尿病规定饮食的患者。由于他的不依从性造成非常严重的身体问题，导致他多次住院治疗。在每次住院期间，他都会与一位营养师碰面，并在出院前收到一份饮食规定，但他后来又因为不依从而入院。当被转入到心理医生这里时，他已经完成了一个家庭评估。医生发现，就诊者的妻子为整个家庭做饭。他的饮食规定已经转交给他的妻子，但她并不明确严格遵守 Bill 的饮食规定。在与他的家庭见面并帮助教育他的妻子关于她需要协作之后，Bill 对规定饮食的依从性显著地增加。

Bill 的情况只是一个例子，体现出精神卫生执业医生是如何通过不仅教育就诊者和他们的家庭，而且教育支持系统的其他成员来帮助他们。教育时，连带教育一名家庭成员，已经显示有增加患者坚持治疗计划的效果（Desmond 和 Copeland，2000）。因为促进健康行为须考虑就诊者相关的整体状况，注重个体、人际关系的动力、家庭系统，以及社会、文化和社区的内容（Simons-Morton 和 McLeroy，2012）。同样重要的是，作为执业医生要愿意在儿童虐待、家庭暴力、乱伦的领域教育就诊者。执业医生要超越咨询的传统界限，协助教育就诊者不仅为自己、更为他们的整个家庭系统做更好的准备，以维持自身的安全和健康。

公开承认教育就诊者的重要性，可以帮助执业医生确定就诊者对这个普遍提供的服务的需求。精神卫生执业医生在教育中具有独特的地位，特别是在预防和持续的健康和保健等领域。精神卫生教育的总体做法是在概念和哲学上以安全和健康为导向的。这使得精神卫生执业医生成为了就诊者与其实现健康的努力之间的重要纽带。

总结

病例归档，并使用收集到的信息给干预计划以及实践策略提供一个基础，从来都不是简单的事情。众多的病例和个别情况让专业人士无从下手，从哪里开始、写什么、不写什么、实现怎样的目标，都很难决定。干预的科学性在开始阶段非常重要，但能成功的实施到最后是需要艺术的。在就诊者的需求、环境的要求和精神卫生工作人员的帮助性知识和技术之间要保持精妙的平衡。

另外，相比于熟悉实践框架并简单地从中选择，实践策略内的科学和艺术问题被更多地涉及。须知道就诊者可用的策略，以及在何时、如何提供理论基础和支持它的实践技巧。在如今的环境下，须重现一些复杂问题，且须尽快、有效地识别出来。所有的精神卫生工作者，不管他们的背景如何，都须受训掌握这些助人方法。这个培训绝对不只是个统计学概念。所有的精神卫生工作者都要一直持续学习成长，以适应就诊者的需求。

Dziegielewski（2013）指出在诊断性评估、治疗计划和实践策略中的 5 个因子：

1. 就诊者在诊断性评估、建立治疗计划和干预策略的过程中要较为积极主动。就诊者的支持与参与可以增加其积极性以及促进改变。一般来说，就诊者的行为问题呈现出来，可能需要他投入特别的精力以达到行为改变的目标。这也意味着就诊者不仅要同意参与到评估过程，也要愿意参与到干预计划里，才能带来最终的行为改变。

2. 诊断性评估过程收集的信息帮助形成干预方法。一旦明确症状，就可以选择相应的治疗干预。然而永远不要用方法指导干预选择。Sheafor 和 Horejsi（2008）曾提醒过，执业医生在寻找适合一个特定问题的特定理论上浪费了太多宝贵的临床时间，特别是评估过程里的鉴别问题的过程是一个智力活动。医生永远不要忘了评估的最终目的是什么。简单来说，完成评估过程有助于建立满足就诊者需求的具体的服务计划。

3. 在治疗过程中须明确价值观和信仰的影响。每个个体，不管是不是专业人士，都会受到自己的价值观和信仰的影响（Colby 和 Dziegielewski，2010）。这些信仰建立了我们本身和我们的信仰。然而在精神卫生专业里，这些因素一定不能对评估过程产生直接影响。所以治疗一开始就要明确会影响干预结果的个人的价值观、信仰。例如未婚就诊者在公共医疗机构检查出怀孕。执业医生自己如果觉得堕胎是谋杀的话，就不会把流产作为可选的治疗方案提供给就诊者，而就诊者不确定该做什么，想了解更多可选项。计划就应该建立在就诊者的需要和欲望的基础上，而不是以执业医生为重。因而就伦理学而言，医生应该告知就诊者自己的偏见，并将她转诊到其他能够更客观地将堕胎作为一种可能选择方法进行探讨的执业医生处。

就诊者有权利自己做自己的决定，不管专业背景如何，精神卫生工作人员都应该尽可能地保证这个权利，并不要让自己的个人观点影响适当的评估过程。除了执业医生和就诊者的信仰须考虑到，治疗团队里其他成员的价值观和信仰也要考虑到。治疗团队里有不同的信仰也并不少见。团队成员须认识到，他们个人的感觉和观点也可能妨碍他们给就诊者提供所有可能的选择。例如，未婚怀孕的女性患者、医生、护士或其他产科团队的成员。如果他们不习惯流产，那么他们也许会被迫转诊就诊者。这也并不是假设精神卫生执业医生更能识别这样的问题或是他们总有答案。重点是精神卫生执业医生要能够为其他专业人士提供帮助，以更好地服务于就诊者。信仰和价值观是影响个人决策的重要因素，同时也是在评估中须考虑和识别的重要因素。

4．评估过程里涉及的文化及种族问题要开诚布公地讨论。精神卫生工作人员要对自己和就诊者的文化背景保持敏感，以便确保创建开放接纳的环境（Paniagua，2014）。Dziegielewski（2013）建议医生及精神卫生工作人员注意以下几点：

a．知道自己的文化限制。

b．对文化差异保持开放的态度。

c．识别出就诊者的整合性和独特性。

d．利用就诊者的学习风格，包括他自己的资源和支持。

e．以一种整体性的、尽可能不带有评判的方式实施基于行为的生物 - 心理 - 社会学手段。

例如，DSM-5 里，在建立正式的诊断条件之前要强调文化因素。正如本书一开始就会推荐使用量表测量，如文化模式访谈（Cultural Formulation Interview，CFI），来更好地鉴别问题，以及鉴别文化因素及后续影响。另外幻觉和妄想也很难从与就诊者相关的特定的文化习俗及生活方式中分离出来。因此，精神卫生执业医生不要忘了 DSM-5 的附录里描述和定义了可能对评估过程及干预有影响的文化观念（APA，2013）。

5．评估要聚焦于就诊者的优势，突出就诊者自己的资源，以提供持续支持。对大部分个体来说，最难的事情之一是找到、确定和计划使用他们自己的优势。通常来说，人会倾向于关注缺点并很少因为自己做得好而鼓励自己。行为聚焦照护模式下，医生以及精神卫生工作人员应该迅速识别出就诊者具有的个体的和群体的优势。一旦发现，就应该突出这些优势并融合入治疗计划中（Jones Smith，2014）。收集到的信息被用于评估中，并在建立就诊者的个人支持网络中被着重使用。在有时限的干预环境下，正式干预阶段结束后，个人的资源对于持续成长以及保持健康都很关键。在这样的情境下，医生需要警惕医疗质量是不能被损害的（Sommers-Flanagan 和 Sommers-Flanagan，2009）。

须得到医生的支持和关注的例子是患获得性免疫缺陷综合征（acquired immune defficiency syndrome，AIDS）的患者。根据 AIDS 病国家项目（the Joint United Nations Programme on HIV/AIDS，UNAIDS，2013），全世界范围内 AIDS 病例正不断减少，然而新感染人类免疫缺陷病毒（human immunodeficiency virus，HIV）者依然以儿童居多。据调查，全球范围有 3 530 万的人感染 HIV，2012 年有超过 160 万的人死亡。很多人被迫或是独自面对这个终末疾病或是看着所爱之人经历这个过程。基于教育的缺乏，恐惧和误解会妨碍家人与朋友在个体需要关心时给予支持。执业医生要积极工作来帮助他们，并在他们需要时给予帮助。在这种情况下，医生不仅需要有不同理论背景的方法，也要会选择什么时候使用什么。

心理动力方法可以帮助就诊者感觉好些，并帮助解决由于过去的关系体验而影响当下或新的关系而引起的问题。问题解决焦点方法可以帮助个体找到改变行为的新方式，聚焦正能量，关注如何使事情变得更好。认知 - 行为疗法可以帮助个体和家庭看到功能失调的思维模式，以及这样的思维模式怎样让当下的交流变复杂。危机干预方式可以帮助就诊者及其家庭回到原来或是更健康的应对方式。教育可以通过增进就诊者的独立性与控制感提供给就诊者自主权。为帮助性活动做更全面的准备，执业医生一定要知道多种治疗框架及可选择的实践方法。

问题与展望

1. 在本章，收集与诊断性评估非直接相关的支持性信息是很重要的。列举出最有帮助的支持性信息，并解释为什么。

2. 对一个你见过的或正在会见的就诊者采用基础的 POR。将病例里的因素拆解进 SOAP 或 SOAPIE 形式里。电子版本的记录有什么是最需要担心的？

3. 当与就诊者一起工作收集信息时，PHI 是什么，应该怎么处理？

4. 选一个就诊者会面对的问题，并且讲解你会如何用以下方式解决：

  问题解决焦点方法

  认知 - 行为疗法

  危机干预

  教育咨询

5. 在处理就诊者时，比较不同的治疗方法。

6. 描述你会如何保护就诊者记录，并将可能遇到的法律问题最小化。

（曹玉萍 李 毅 杨 岠 周 娟 唐丽娜 周婧珑）

参考文献

American Psychiatric Association. (2013). *Diagnostic and statistical manual of mental disorders* (5th ed.). Arlington, VA: American Psychiatric Publishing.

Beck, A. T., Freeman, A., & Associates. (1990). *Cognitive therapy of personality disorders.* New York, NY: Guilford Press.

Beck, J. (2011). *Cognitive behavior therapy: Basics and beyond* (2nd ed.). New York, NY: Guilford Press.

Berghuis, D. J., & Jongsma, A. E. (2008a). *The severe and persistent mental illness: Treatment planner* (2nd ed.). Hoboken, NJ: Wiley.

Berghuis, D. J., & Jongsma, A. E. (2008b). *The severe and persistent mental illness: Progress notes planner* (2nd ed.). Hoboken, NJ: Wiley.

Bernstein, B. E., & Hartsell, T. L. (2013). *The portable lawyer for mental health professionals* (3rd ed.). Hoboken, NJ: Wiley.

Blonna, R., & Loschiavo, J. (2011). *Health counseling: A microskills approach for counselors, educators and school nurses.* Sudbury, MA: Jones & Bartlett Learning.

Brandell, J. R. (2004). *Psychodynamic social work.* New York, NY: Columbia University Press.

Brasher, K. L. (2009). Solution-focused brief therapy: Overview and implications for school counselors. *Alabama Counseling Association Journal, 34*(2), 20–30.

Budman, S., & Gurman, A. (2002). *Theory and practice of brief therapy* (2nd ed.). New York, NY: Guilford Press.

Chambliss, C. H. (2000). *Psychotherapy and managed care: Reconciling research and reality.* Boston, MA: Allyn & Bacon.

Chang, D., Kang, O., Kim, H., Kim, H., Lee, H., Park, H., . . . Younbyoung, C. (2012). Pre-existing beliefs and expectations influence judgments of novel health information. *Journal of Health Psychology, 17*(5), 753–763.

Chang-Muy, F., & Congress, E. P. (Eds.). (2009). *Social work with immigrants and refugees: Legal issues, clinical skills, and advocacy.* New York, NY: Springer.

Colby, I., & Dziegielewski, S. F. (2010). *Introduction to social work: The people's profession* (3rd ed.). Chicago, IL: Lyceum.

Cowles, L. A. F. (2003). *Social work in the health field: A care perspective* (2nd ed.). New York, NY: Haworth Press.

Davidson, L., Tondora, J., Lawless, M. S., O'Connell, M. J., & Rowe, M. (2009). *A practical guide to recovery-oriented practice: Tools for transforming mental health care.* New York, NY: Oxford University Press.

De Shazer, S., & Dolan, Y. (2007). *More than miracles: The state of the art of solution-focused brief therapy.* New York, NY: Haworth Press.

Desmond, J., & Copeland, L. R. (2000). *Communicating with today's patient.* San Francisco, CA: Jossey-Bass.

DiClemente, R. J., Crosby, R. A., & Kegler, M. C. (Eds.). (2009). *Emerging theories in health promotion practice and research* (2nd ed.). San Francisco, CA: Jossey-Bass.

Dziegielewski, S. F. (2008). Brief and intermittent approaches to practice: The state of practice. *Journal of Brief Treatment and Crisis Intervention, 8*(2), 147–163.

Dziegielewski, S. F. (2010). *Psychopharmacology and social work practice: A person-in-environment approach* (2nd ed.). New York, NY: Springer.

Dziegielewski, S. F. (2013). *The changing face of health care social work: Opportunities and challenges for professional practice* (3rd ed.). New York, NY: Springer.

Fischer, J. (2009). *Toward evidence-based practice: Variations on a theme.* Chicago, IL: Lyceum.

Gamino, L. A., & Ritter, R. H., Jr. (2009). *Ethical practice in grief counseling.* New York, NY: Springer.

Gilliland, B., & James, R. (1997). *Crisis intervention strategies.* Pacific Grove, CA: Brooks/Cole.

Gingerich, W. J. (2002). Computer applications for social work practice. In A. R. Roberts & G. J. Greene (Eds.), *Social workers desk reference* (pp. 23–28). New York, NY: Oxford University Press.

Goldstein, E. G., & Noonan, M. (2001). The framework: Theoretical underpinnings and characteristics. In B. Dane, C. Tosone, & A. Woolson (Eds.), *Doing more with less: Using long-term skills in short-term treatment* (pp. 2–55). Northvale, NJ: Jason Aronson.

Green, D. L., & Roberts, A. R. (2008). *Helping victims of violent crime: Assessment, treatment, and evidence-based practice.* New York, NY: Springer.

Greenberg, G., Ganshorn, K., & Danilkewich, A. (2001). Solution-focused therapy: Counseling model for busy family physicians. *Canadian Family Physician, 47*(11), 2289–2295.

Hansen, N. B., Lambert, M. J., & Forman, E. M. (2002). The psychotherapy dose–response effect and its implication for treatment delivery services. *Clinical Psychology: Science and Practice, 9*(3), 329–343.

Hartsell, T. L., & Bernstein, B. E. (2008). *The portable ethicist for mental health professionals: A complete guide to responsible practice.* Hoboken, NJ: Wiley.

Herbert, J. D., Forman, E. M., & England, E. L. (2008). Psychological acceptance. In W. T. O'Donohue & J. E. Fisher (Eds.), *Cognitive behavior therapy: Applying empirically supported techniques in your practice* (2nd ed., pp. 4–16). Hoboken, NJ: Wiley.

Hixon, T. (2012). The U.S. does not have a debt problem . . . It has a health care cost problem. *Forbes.* Retrieved from: http://www.forbes.com/sites/toddhixon/2012/02/09/the-u-s-does-not-have-a-debt-problem-it-has-a-health-care-cost-problem/

Hofschire, D. (2012). Why health care reform is critical for the U.S. economy. Retrieved from https://news.fidelity.com/news/article.jhtml?guid=/FidelityNewsPage/pages/viewpoints-healthcare-economy&topic=

saving-for-retirement

Houmanfar, R., Maglieri, K. A., Roman, H. R., & Ward, T. A. (2008). Behavioral contracting. In W. T. O'Donohue & J. E. Fisher (Eds.), *Cognitive behavior therapy: Applying empirically supported techniques in your practice* (2nd ed., pp. 53–59). Hoboken, NJ: Wiley.

Iveson, C. (2002). Solution-focused brief therapy. *Advances in Psychiatric Treatment, 8,* 149–157.

Jacobs, N. N. (2008). Bibliotherapy utilizing cognitive behavior therapy. In W. T. O'Donohue & J. E. Fisher (Eds.), *Cognitive behavior therapy: Applying empirically supported techniques in your practice* (2nd ed., pp. 60–67). Hoboken, NJ: Wiley.

Jones-Smith, E. (2014). *Strengths-based therapy: Connecting theory, practice, and skills.* Thousand Oaks, CA: Sage.

Jongsma, A. E., Jr., Peterson, L. M., & Bruce, T. J. (2006). *The complete adult psychotherapy treatment planner* (4th ed.). Hoboken, NJ: Wiley.

Kane, M. N., Houston-Vega, M. K., & Nuehring, E. M. (2002). Documentation in managed care: Challenges for social work education. *Journal of Teaching in Social Work, 22*(1/2), 199–212.

Kanel, K. (2012). *A guide to crisis intervention.* Belmont, CA: Brooks/Cole.

Kern, R. S., Glynn, S. M., Horan, W. P., & Marder, S. R. (2009). Psychosocial treatments to promote functional recovery in schizophrenia. *Schizophrenia Bulletin, 35*(2), 347–361.

Lambert, M. J., Bergin, A. E., & Garfield, S. L. (2004). Introduction and historical overview. In M. J. Lambert (Ed.), *Bergin and Garfield's handbook of psychotherapy and behavior change* (5th ed., pp. 3–15). Hoboken, NJ: Wiley.

Landy, S., & Bradley, S. (2014). *Children with multiple mental health challenges: An integrated approach to intervention.* New York, NY: Springer.

LeCroy, C. W., & Okamoto, S. K. (2009). Guidelines for selecting and using assessment tools with children. In A. Roberts (Ed.), *Social workers desk reference* (2nd ed., pp. 381–389). New York, NY: Oxford University Press.

Locke, D. C., & Bailey, D. F. (2014). *Increasing cultural understanding* (3rd ed.). Los Angeles, CA: Sage.

MacLaren, C., & Freeman, A. (2007). Cognitive behavior therapy model and techniques. In T. Ronen & A. Freeman (Eds.), *Cognitive behavior therapy in clinical social work practice* (pp. 25–44). New York, NY: Springer.

Magnavita, J. J., & Anchin, J. C. (2014). *Unifying psychotherapy: Principles, methods, and evidence from clinical science.* New York, NY: Springer.

Malone, D., Marriott, S., Newton-Howes, G., Simmonds, S., & Tyrer, P. (2009). Community mental health teams for people with severe mental illnesses and disordered personality. *Schizophrenia Bulletin, 35*(1), 13–14.

Mandell, B. R., & Schram, B. (2006). *An introduction to human services: Policy and practice* (6th ed.). Boston, MA: Pearson.

Martin, H., & Jacklin, E. (2012). Therapeutic assessment involving multiple life issues: Coming to terms with problems of health, culture, and learning. In S. E. Finn, C. T. Constance, & L. Handler (Eds.) *Collaborative therapeutic assessment* (pp. 157–177). Hoboken, NJ: Wiley.

Mathews, A. W. (2012, August 2). Medical care time warp. Remember managed care? It's quietly coming back. *Wall Street Journal* (U.S. ed.), B1.

Metcalf, L. (1998). *Solution-focused group therapy.* New York, NY: Free Press.

O'Donohue, W., & Fisher, J. E. (2008). Introduction. In W. T. O'Donohue & J. E. Fisher (Eds.), *Cognitive behavior therapy: Applying empirically supported techniques in your practice* (2nd ed., pp. 1–3). Hoboken, NJ: Wiley.

Paniaqua, F. A. (2014). *Assessing and treating culturally diverse clients: A practical guide.* Los Angeles, CA: Sage.

Papadatou, D. (2009). *In the face of death: Professionals who care for the dying and the bereaved.* New York, NY: Springer.

Papworth, M. (2006). Issues and outcomes associated with adult mental health self-help materials: A "second order" review or "qualitative meta-review." *Journal of Mental Health, 15*(4), 387–409.

Parad, H. J., & Parad, L. G. (1990). *Crisis intervention: The practitioner's sourcebook for brief therapy.* Milwaukee, WI: Family Service America.

Reamer, F. G. (2005). Documentation in social work: Evolving ethical and risk-management standards. *Social Work, 50*(4), 325–334.

Roberts, A., & Dziegielewski, S. F. (1995). Foundation skills and applications of crisis intervention and cognitive therapy. In A. Roberts (Ed.), *Crisis intervention and time-limited cognitive treatment* (pp. 3–27). Thousand Oaks, CA: Sage.

Roberts, A. R. (2005). Bridging the past and present to the future of crisis intervention and crisis management. In A. R. Roberts (Ed.), *Crisis intervention handbook: Assessment, treatment, and research* (3rd ed., pp. 3–34). New York, NY: Oxford University Press.

Rudolph, C. S. (2000). Educational challenges facing health care social workers in the twenty-first century. *Professional Development, 3*(1), 31–41.

Russell-Chapin, L., & Ivey, A. (2004). *Your supervised practicum and internship: Field resources for turning theory into action.* Belmont, CA: Thomson Learning.

Schore, A. N. (2014). Introduction. In J. J. Magnavita & J. C. Anchin (Eds.), *Unifying psychotherapy: Principles, methods, evidence from clinical science* (pp. xxi–xliv). New York, NY: Springer.

Sheafor, B. W., & Horejsi, C. R. (2008). *Techniques and guidelines for social work practice* (8th ed.). Boston, MA: Allyn & Bacon.

Simmons-Morton, B., McLeroy, K. R., & Wendel, M. L. (2012). *Behavior theory in health promotion practice and research.* Burlington, MA: Jones & Bartlett

Learning.

Simon, J. K. (2010). *Solution focused practice in end-of-life & grief counseling*. New York, NY: Springer.

Skinner, B. F. (1953). *Science and human behavior*. New York, NY: Macmillan.

Smock, S. A., Trepper, T. S., Wetchler, J. L., McCollum, E. E., Ray, R., & Pierce, K. (2008). Solution-focused group therapy for level 1 substance abusers. *Journal of Marital and Family Therapy*, *34*(1), 107–120.

Sommers-Flanagan, J., & Sommers-Flanagan, R. (2009). *Clinical interviewing* (4th ed.). Hoboken, NJ: Wiley.

Straub, R. O. (2012). *Health psychology: A biopsychosocial approach*. New York, NY: Worth.

Tarasoff v. The Regents of the University of California, 551 P.2d 334 (Calif. 1976).

Tompkins, M. A. (2004). *Using homework in psychotherapy: Strategies, guidelines, and forms*. New York, NY: Guilford Press.

UNAIDS. (2013). UNAIDS 2013: AIDS by the numbers. Geneva, Switzerland: UNAIDS. Retrieved from http://www.unaids.org/en/media/unaids/contentassets/documents/unaidspublication/2013/JC2571_AIDS_by_the_numbers_en.pdf

Van Dijk–de Vries, A., Moser, A., Mertens, V., van der Linden, J., van der Weijden, T., & van Eijk, J. (2012). The ideal of biopsychosocial chronic care: How to make it real? A qualitative study among Dutch stakeholders. *BMC Family Practice*, doi: 10.1186/1471-2296-13-14

Vazquez, C. I., & Rosa, D. (2011). *Grief therapy with Latinos: Integrating culture for clinicians*. New York, NY: Springer.

Walter, C. A., & McCoyd, J. L. M. (2009). *Grief and loss across the lifespan: A biopsychosocial perspective*. New York, NY: Springer.

Walter, J., & Peller, J. (1992). *Becoming solution focused in brief therapy*. New York: Brunner/Mazel.

Weissman, M. M., Markowitz, J. C., & Klerman, G. L. (2007). *Clinician's quick guide to interpersonal therapy*. New York, NY: Oxford University Press.

Wells, R. A. (2010). *Planned short-term treatment* (2nd ed.). New York, NY: Simon and Schuster.

Wiger, D. E. (2005). *The clinical documentation sourcebook* (3rd ed.). Hoboken, NJ: Wiley.

Yang, J. A., & Kombarakaran, F. A. (2006). A practitioner's response to the new health privacy regulations. *Health & Social Work*, *31*(2), 129–136.

Yeager, K. R., Roberts, A. R., & Grainger, W. (2008). Crisis intervention. In K. M. Sowers, & C. N. Dulmus (Series Eds.) & W. Rowe & L. A. Rapp-Paglicci (Vol. Eds.), *Comprehensive handbook of social work and social welfare: Vol. 3. Social work practice* (pp. 179–198). Hoboken, NJ: Wiley.

Yeager, K. R., Roberts, A. R., & Saveanu, R. (2009). Optimizing the use of patient safety standards, procedures, and measures. In A. Roberts (Ed.), *Social workers desk reference* (2nd ed., pp. 175–186). New York, NY: Oxford University Press.

第二部分
诊断和治疗应用

第五章 精神分裂症谱系及其他精神病性障碍

前言

本章将主要讨论患有精神分裂症谱系及其他精神病性障碍的儿童、青少年和成年人的信息。在本章内容中，我们不仅将对每种精神障碍进行简要分析和概述，还会提供临床案例及其后续的治疗方案和干预策略。尽管精神分裂症及其他相关精神障碍谱系的定义依然在不断发生着变化（Wong，2013），但这些毁灭性的疾病所造成的深远影响将不仅仅局限于就诊者自身。它们可以触及到个体自我最核心的部分，会影响亲密关系、个人才能、家庭关系及经济独立性的正常发展。对精神分裂症谱系障碍的就诊者而言，更复杂的问题是，目前世界上最好的治疗手段也无法阻止疾病在他们一生中的反复发作（Menezes，Arenovich，和 Zipursky，2006）。与此同时，由于此类疾病在人群中的症状表现变化多样，根本不可能选择某种单一的治疗方案作为干预手段。一方面，这类疾病的发展过程充满变数、难以预测，另一方面患者往往又会被贴上许多不当的标签。这些都会影响患者寻求和接受治疗的积极性（Rusch 等，2013）。

精神病性障碍往往存在一些*思觉失调*，会导致知觉扭曲并影响个体感知现实的通路（Walker，Mitial，Tessner 和 Trotman，2008），当患者持续体验这些错误的印象时，个体通常无法像其他人一样生活。他们可能会发现自己迷失在另一个世界里，无法再与他人沟通自己的基本需求。由于缺乏这类日常运作和生存中必需的沟通，患者在行为反应和处事风格上的不同往往又会让家庭成员产生疑问。对疾病所致症状及沟通障碍的理解不足，又会进一步扰乱家庭关系，最终导致患者疏远家庭支持系统，而这恰恰是功能恢复的要素（Dziegielewski，2007）。

本章会突出强调精神障碍诊断与统计手册，第 5 版（*Diagnostic and Statistical Manual of Mental Disorders*，*Fifth Edition*，DSM-5）（APA，2013）指南要点，以更好地理解和评估这类疾病。本章的目的并非深度探索精神分裂症谱系及其他精神病性障碍中的所有诊断和推荐治疗方案，而只是对 DSM-5 中列出的主要精神障碍进行简要概述，内容包括：分裂型人格障碍（于本章列出，但在人格障碍章节进行详述）、妄想性障碍、短暂精神病性障碍、精神分裂症样障碍、分裂情感性障碍、物质/药物所致的精神病性障碍和由于其他躯体疾病所致的精神障碍。在所有的精神病性障碍中，精神分裂症最为常见（Walker 等，2008）。尽管本章对整个精神障碍谱系都进行了简要概述，但精神分裂症的诊断和治疗仍是重中之重。

本章的应用部分提供了一个精神分裂症患者的临床病例，包括其诊断性评估和随后治疗计划的个性化推荐。我们对问题行为和症状的范围、重要性及早期预测因素进行了探讨。通过此典型病例对这类障碍的各个方面进行展示，着重强调诊断性评估、治疗方案和基于循证医学的治疗策略。除此之外，本章对最新的实践方法和研究发现也有所介绍，力求增进对此类毁灭性疾病的理解。

打开理解的大门

通过对各种古老文明历史的了解（如埃及、印度、希腊和中国），会发现人群中那些怪异和离奇的行为在几千年前就已经出现，我们通常将其称为"疯狂"或"精神失常"（Woo 和 Keatinge，2008，p. 470）。法语中的 "*demence precoce*" 或英语中的 "*early dementia*"（早发性痴呆），所描述的其实都是我们现在称为"精神分裂症"的疾病。历史上精神分裂症总是各种精神病性障碍中被最清晰定义的一种疾病。Kraepelin 早在 1899 年就对精神分裂症的几种亚型进行了分类和描述。在 Morel 早期工作的基础上，Emil Kraepelin（1856—1926）发明了一种新的标准诊断分类方法，他将"早发性痴呆"细化分为 3 种亚型：紊乱型（之前被称为青春期痴呆）、偏执型和紧张症。该分类体系曾经沿用多年。直到新一代的研究者对这种早期分类的稳定性和一致性提出质疑，才进一步建立了沿用至今的 DSM 诊断体系（Walker 等，2008）。在 DSM-5 中，也是因为发现既往 5 个亚型分类的诊断稳定性不足、信效度较低，才促使我们放弃它们，而形成了目前的定义（Tandon，2012）。

多年来，探讨精神疾病诱因的各种理论不断发展（Lehmann 和 Ban，1997）。当前较新的理论包括氧气缺乏症、与癫痫类似的生物学诱因和脑内神经生化递质失衡（如 5-羟色胺、多巴胺单一或同时紊乱）（Hong，Lee，Sim 和 Hwu，1997；Lehmann 和 Ban，1997）。要定义这类障碍非常困难。原因在于，研究者在提到精神病性障碍时往往会直接想到精神分裂症，而许多专家又都认为精神分裂症是一种复杂多变、异质性高的疾病 [Glick，2005；美国国家心理卫生研究所 National Institute of Mental Health，NIMH），2009c]。基于最近的研究结果，精神分裂症的概念界定已经有所扩展，有研究者认为，其定义中应加入"并非单一疾病"的说明（Walker 等，2008）。Walker 等（2008）支持这类研究结果，认为将精神分裂症视为单一疾病可能会混淆和复杂化诊断性评估过程，不如将其视为一群或一类缺乏单一诱因的疾病集合。根据 DSM-5，这类复杂的精神病性障碍群所共享的症状主要包括：幻觉、妄想、思维紊乱或异常的运动行为，以及阴性症状。

了解精神疾病患者

精神分裂症或某种精神病性障碍的诊断可能会对患者个人及家庭造成毁灭性的打击。不幸的是，对这类疾病，目前尚无有效的预防和治愈方法（Woo 和 Keatinge，2008）。精神病性障碍（如精神分裂症）患者的主要症状包括幻觉、妄想、思维紊乱或严重紊乱、离奇或不适当的行为，这些行为及其应对方式往往会造成很大问题。*精神病患者*这个词很容易造成错误的印象。对精神病性障碍进行判别时，我们会根据可能的诊断对比个体情况是否符合标准，但在这个过程中，精神病性症状的定义和组成则是可以随情境变化的。更进一步地说，这类精神障碍的病因往往复杂多变。对此类疾病进行诊断时唯一一个共性问题是，患者在完成日常生活任务时都存在困难，其中人际问题尤为明显。这类疾病的相关症状通常表现为思维障碍，同时伴有真实性检验能力差、社交孤立、自我感觉差、与家人相处不良及工作问题（Woo 和 Keatinge，2008）。

精神病性障碍患者可能会体验到强烈的恐怖情绪，这不仅会阻碍他们日常的人际交往，也会使他们更难区分现实与幻想。与现实脱节的问题不仅会造成他本身的不适，甚至会影响患者身边的支持系统和所有与他接触的人。这类障碍往往具有深远的影响，它不仅会破坏个人生活，而且会割裂患者的支持系统，使患者与家庭和朋友日益疏远。这类疾病的症状和表现经常会变化，而患者对体征和症状的种种曲解可能会使家庭和朋友产生强烈的挫败感（Wong，2013）。更糟的是，我们现在依然不了解精神病性障碍的真正诱因。这类精神疾病（尤其是精神分裂症）已经成为全球排名前几位的公共健康问题。

与抑郁障碍患者相比，精神分裂症及其他精神病性障碍的患者往往更容易受到来自大众、同事、家人及专业人士的负面反馈。在确诊后，这类患者通常需要大量的监控观察和社会支持，而这恰恰又是大部分初级医疗医生和其他执业医生无法或没有兴趣提供的服务（Dziegielewski，2008）。尽管大家都不愿公开承认，但除了少数人员外，大多数医学专业人士并不愿面对有精神病性障碍的患者。其主要原因在于患者的监控问题和反应的不可预测性，而这又使得在非特定治疗环境下为患者提供其所需的支持和监管变得尤为困难。值得高兴的是，尽管过程非常缓慢，但目前似乎部分从业人员对这个群体的看法已经有所转变。与此同时，随着精神病药理学的研究进展，新的治疗药物为许多慢性和衰弱的患者带来了缓解（Dziegielewski，2010）。

自从 DSM 标准首次被引入精神科以来（APA，1952），精神病性障碍，特别是精神分裂症的诊断分类标准就不断地向执业医生提出新的问题。关注重点主要在于诊断标准的有效性和实用性，以及这类诊断对患者未来生活产生的消极影响。当今社会，网络已经成为获取各种信息的利器，用诊断来给自己贴标签随之成为现实问题，而这对精神分裂症和双相障碍患者的影响又尤为严重。普通人群可能会由于对疾病的恐惧或误贴标签引发的羞耻感，而增加精神卫生服务的使用次数（Rusch 等，2013）。这类患者的完全缓解或康复极其少见，大部分人都会进入慢性多变的长期病程。此外，精神分裂症谱系和其他精神病性障碍在贫富人群中的发病概率是相等的。

精神分裂症谱系及其他精神病性障碍的生物学与病因学机制

近年来，越来越多的研究证据表明，使用抗精神病药物治疗可以减少精神病性障碍的相关症状。这说明精神分裂症谱系障碍确实存在生物学机制（Dziegielewski，2010；Lehmann 和 Ban，1997）。针对症状作用的药物治疗也为进一步理解这类疾病的生物动力学机制提供了新思路（Lehmann 和 Ban，1997）。研究者对 5- 羟色胺、多巴胺、去甲肾上腺素、乙酰胆碱及谷氨酸这类神经递质的作用产生了极大的兴趣，认为这些是精神分裂症的生物学基础（Bishara 和 Taylor，2009）。例如，在尸检解剖精神分裂症患者的大脑时发现，其多巴胺 D-4 受体（与抗精神病药物治疗结合的 G 蛋白家族成员）的密度是其他人的 6 倍（Hong 等，1997）。该发现引出了精神分裂症生物学诱因和多巴胺 D-4 受体的假说（Lehmann 和 Ban，1997）。

　　不管精神分裂症和神经生化物质多巴胺之间的具体关系是什么，它们肯定是存在着某种联系的。这种联系目前依然是模糊的，因为许多治疗药物也会增加脑内多巴胺受体的密度。然而，已有研究发现，从未接受过药物治疗的精神分裂症患者依然存在多巴胺受体的增加（Walker 等，2008）。有研究显示，与对照组相比，精神分裂症患者及其兄弟姐妹在杏仁核、海马体的前段、基底神经节及丘脑的结构和功能上都存在差异（Qiu 等，2009）。Qiu 等推断，精神分裂症可能存在相关的内在表型。神经内分泌学研究为精神分裂症的病因学提供了另外一种视角。这些研究主要关注与下丘脑和中枢神经系统（central nervous system，CNS）相关的脑垂体，它们已经对生长激素（growth hormone，GH）和甲状腺释放激素（thyroid-releasing hormone，TRH）进行了一定探索，但目前研究结论不一，尚无法进行因果解释（Keshavan，Marshall，Shazly 和 Paki，1988；Lieberman 等，1992）。

　　自 20 世纪 70 年代以来，神经影像学研究被引入精神障碍研究领域，在识别精神分裂症诱因的领域做出了一定的贡献（Raz 和 Raz，1990）。这类研究方法可以探索精神分裂症患者脑功能及结构的变化。采用磁共振成像（magnetic resonance imaging，MRI）或脑血流量（cerebral blood flow，CBF）等方法，可以对大脑的特定区域进行鉴别和研究（Gur 和 Pearlson，1993；Keshavan 等，1997）。例如，MRI 发现，与正常对照值相比，精神分裂症患者的额叶、颞叶及全脑体积均呈缩小的趋势（Lawrie 和 Abukmeil，1998）。多项研究表明，海马体是区分精神分裂症患病与否的关键区域（Crow，Chance，Priddle，Radua 和 James，2013）。也有些研究者认为遗传基因是是否患有精神分裂症的高危因素（Brzustowicz，Hodgkinson，Chow，Honer 和 Bassett，2000；Kendler 和 Diehl，1993；Nauert，2007；Tsuang，2004）。在美国、德国、希腊和爱尔兰等国进行的研究结果均表明，精神分裂症具有家族谱系遗传的特性（Baron 等，1985；Kendler 等，1993；Kendler，Gruenberg 和 Tsuang，1985；Maier，Hallmayer，Minges 和 Lichtermann，1990；Tsuang，2004）。

　　除此之外，双生子研究的结果也支持精神分裂症基因传递的假说。然而，并不是所有具有遗传易感性的人群都会出现精神病性症状（Kendler 和 Diehl，1993）。为解答这种不一致，研究者提出了不同的假说，如疾病可能是基因和环境的相互影响，精神分裂症患者的子女无论是否与患病父母一同生活，都一样可能有患上此类疾病的风险（Altschule 等，1976；Gottesman，1991）。Brzustowicz 等（2000）发现精神分裂症患者有某一特定基因的易感位点，这也为遗传和环境共同影响疾病的假说提供了支持。

　　家庭成员如何对待确诊后的精神分裂症患者和患者在住院多久后会出现复发，都强调了环境影响的重要性。研究表明，如果家庭环境充满敌对情绪、不能起到支持作用，或控制太强，患者就会更快出现复发（Weisman，1997）。脑的研究证实，幼年时期的神经发育损害可以作为诊断儿童、青少年以及成年期精神分裂症的先行条件（Dutta 等，2007；Hollis，1995；Mental Health America，2009）。这些与发育延迟或永久性神经损伤有关的环境事件，不仅会增加精神分裂症的发生概率，也会使个体变得更加易感，增加其患其他精神疾病的风险。

尽管如此，目前业界普遍认为，遗传基因可能是精神分裂症患病的一个必要而不充分的条件（Kendler 和 Diehl，1993）。为了说明个体与家庭间联系对疾病发展的作用，*精神分裂症谱系*这一术语被添加到 DSM-Ⅴ-TR 中的"家庭模式"部分里（APA 2000），当时指的是在精神分裂症患者的家庭成员中更易出现的相关精神疾病（如分裂情感性障碍以及分裂型人格障碍）。在 DSM-5 中，精神分裂症谱系这个术语所涵盖的范围再次扩展，目前包括所有具有遗传关联的此类精神病性障碍。

精神病性障碍的重要特征

在准备进行评估并最终做出合适的诊断之前，执业医生必须首先熟悉用于定义这项诊断的各类关键特征。任何诊断印象的形成及治疗计划的实施总须在创新研究的结果与执业医生的个人判断和经验之间达到微妙的平衡（Schore，2014）。想要完成这个过程，先得熟悉本章中列出的每种精神病性障碍都要考虑的 5 类基本特征症状：妄想、幻觉、思维和言语紊乱、明显的行为紊乱或异常运动行为（包括紧张症），以及阴性症状。

妄想

对精神病性障碍进行诊断时，妄想是主要特征性症状之一。简单地说，妄想是患者坚信不疑的一种极端信念，尽管他人并不认可。与现实证据对比时，这信念是明显错误或毫无根据的。当患者的妄想受到挑战时，他们会产生焦虑或愤怒的情绪。患者坚信不疑的虚假信念被称为*妄想信念*。受到挑战的妄想能否被解决，目前依然存在争议，在该领域尚需更多的研究（Wong，2013）。目前能够证实的是，大部分就诊者都会感受到明显的沮丧和无助。

在 DSM-5 的术语索引表中，对妄想进行了明确分类（APA，2013）（见快速参考 5.1）。本章将进一步定义最常见的妄想类型并举例说明。固定的妄想症状中最常见的包括被害妄想、关系妄想、夸大妄想、钟情妄想、虚无妄想，以及躯体妄想。在完成诊断性评估的过程中，对妄想与坚定的文化信仰的区分往往较为困难。最简单的途径是打破思维模式，将其分为 2 类：固定和怪异。在固定妄想中无论证据与想法相差多大，就诊者都会一直坚信自己是正确的。而在怪异妄想中，即使与相同文化群体中的其他个体比较，就诊者的想法及行为依然会显得与众不同。

固定妄想中最常见的是*被害妄想*，即就诊者坚信自己或与自己亲近的人受到迫害。在大多数妄想性思维中，由于就诊者坚信自己的想法即是现实，其挫败感会大幅上升。因为内心深处觉得自己根本无力改变现实，为了躲避潜在伤害，就诊者会尝试任何方法。这些念头是压倒性的，就诊者根本没有办法摆脱。与他人讨论自己的问题时，就诊者也无法得到别人的信任和理解。挫败感越来越强，他们找不到任何方法改善或阻止这种状况。由于无法逃脱即将到来的厄运，患者通常陷入绝望或感到不堪重负。

*关系妄想*是指就诊者坚信有其他人卷入的周围环境中的事件或物体具有错误或不寻

常的含义。患有关系妄想的就诊者害怕身边每个人都是针对自己的，会将日常生活中发生的每件事与自己联系起来。这些类型的妄想与个人生活的重要方面或对象有关，就诊者很难摆脱这类影响。随着关系妄想的逐渐加重，就诊者可能无法进行日常生活活动和基本功能。就诊者对其生活中再次发生的事件或者对象赋予特殊的意义，由此创造了与自己相关的不可避免的累积效应。

夸大妄想通常与膨胀的自我价值或自尊相关。就诊者可能认为自己是名人或是能与神灵沟通。夸大妄想的就诊者往往过度强调其个人存在及贡献的重要性。

钟情妄想是指就诊者坚信他人对自己钟情。这类信念通常是得不到回应的，但就诊者会全情投入到幻想中的关系。就诊者对信念的坚信不疑，使其根本无法分辨现实和幻想。

虚无妄想是指就诊者坚信可怕的灾难将要来临。就诊者会不断谈论这场灾难，时刻为最糟糕的情况做准备，这种先占观念可能会阻碍就诊者来完成维持目前的正常生活的需求。

躯体妄想与躯体或身体功能的担忧直接相关。就诊者可能过分关注自己想象出来的身体缺陷，并因此而无法正面地看待自己。

妄想的第二种类型为怪异妄想。这类妄想和相关想法的内容对除了就诊者之外的所有人而言都很奇怪，即使是那些和患者有相似文化背景和相似信仰的人也无法理解。该类型的妄想包括基本认知过程的问题：思维插入、思维被剥夺以及思维播散。思维插入是指就诊者坚信某人或某物将不属于自己的思想强行植入自己的大脑，而自己无法逃脱。这些持续不断、纠缠不休的想法并不是就诊者自己产生的，而是被别人放入的或受到他人或他物的影响。就诊者对此坚信不疑，认为自己进行日常生活时也要受到这些思维的影响。思维被剥夺是指就诊者坚信有某人或某物将想法从脑内夺走，而自己无法阻止。思维散播是指就诊者感觉自己的想法被揭露，他人都能听到自己最个人、最隐私的想法。出现思维播散的就诊者会认为连自己最隐私的想法都无法保护，无法阻止他人知晓。这会使就诊者回避一切可能的社交情境。

第三种类型为被控制妄想。在这类离奇的妄想中，就诊者相信自己在精神上被他人所控制，控制的程度非常强，甚至可以影响自己的躯体行为。就诊者坚信这种外在力量对自己的控制极其强大，自己无法逃离这种思想 - 行为上的控制。

幻觉

幻觉是一种在无相应刺激的情况下出现的感觉体验（Woo 和 Keatinge，2008）。大部分的（70% ~ 90%）幻觉表现为幻听。有经验的精神障碍就诊者可能会主动掩盖这类情况。因此，根据就诊者的自我报告，执业医生很难进行评估判断（Wong，2013）。DSM-5 在幻觉部分主要探讨幻听，因为它在精神分裂症谱系及其他相关精神病性障碍中最为常见。应该注意到除幻听外还有其他类型的幻觉。较为少见的类型包括幻视、幻嗅、幻味和幻触。幻视可见于精神分裂症谱系及其他相关精神病性障碍，但非常少见。当就诊者出现幻视时，应先做评估，排除其他可能的潜在影响因素。例如，幻视是否与脑损伤、物质滥用或成瘾、其他躯体问题相关？对幻听以外的幻觉，应进行药物检测。通过药物检测后，还须接受专业培训的医学人员的完整评估。

快速参考 5.1

妄想类型

固定信念妄想

- **被害妄想**：就诊者坚信自己或与自己亲近的人被迫害。
- **关系妄想**：就诊者坚信有其他人卷入的周围环境中的事件或物体具有错误或不寻常的含义。
- **夸大妄想**：过度强调其个人存在及贡献的重要性。
- **钟情妄想**：就诊者错误地坚信他人对自己钟情。
- **虚无妄想**：就诊者坚信将要发生一场大灾难。
- **躯体妄想**：与身体或外貌有直接关系。

怪异想法

- **思维被剥夺**：就诊者坚信某人或某物将自己的想法从脑内夺走，而自己无法阻止。
- **思维插入**：就诊者坚信某人或某物将不属于自己的思想强行植入脑内，而自己无法逃离。
- **思维播散**：就诊者感觉想法被揭露，他人能够听到自己最个人、最隐私的想法。

怪异想法所导致的功能减退行为

- **被控制妄想**：就诊者坚信某人或某物对自己进行精神控制，严重影响到自己的日常生活功能，以及社会或职业行为。

在精神分裂症、精神病性障碍和双相障碍的某些病例中，可能会出现幻触、幻味和幻嗅，但极为少见（Lewandowski 等，2009）。器官问题也可能会导致出现幻触。某些情况下，患者会报告错误触觉，如有虫爬感。通常认为虫爬感与物质滥用和成瘾有关。对精神分裂症来说，物质滥用是个很严重的问题，当它与疾病伴随出现时，其负性作用会影响治疗过程的所有方面（Green，2007）。此情况下，就诊者应立即进行药物筛查和（或）躯体检查，以确定幻觉究竟是由处方药物治疗、药物滥用，还是相关谵妄所引起的。幻味是指就诊者与他人有不同的味觉体验，无法得到他人认同，且通常是不愉快的。例如，就诊者觉得所食用的食物被下了毒，所以觉得味道是腐烂的或苦的。这些幻觉产生的原因各有不同，但通常来说，仍应进行评估，以确定是否由其他躯体疾病所致（如癫痫）。

幻嗅指的是就诊者感觉到了某种周遭环境中并不存在的气味。气味可以是千变万化的，也有许多躯体疾病与此相关（如癫痫、脑肿瘤或偏头痛），但很少与精神障碍相关。

思维和言语紊乱

就诊者行为的紊乱维度可见于其讲话的无序。言语紊乱有很多种表现方式。就诊者的言语可能结构松散，直接从一个话题跳入下一个话题，或者所说内容可能离题甚至毫不相关。言语紊乱极其明显的情况下，也被称为语词杂拌。就诊者言语呈现显著的不连贯性，内容无关联，像是胡言乱语，执业医生根本无法确定患者试图表达的内容，也无法打断它。就诊者也可能会自己编造某些词语或赋予杂乱无章的表达内容以其他特征，使他人根本无法理解就诊者的意思。就诊者的思维过程紊乱与主要症状中牵涉言语的部分有关，掌握这点就可以更好地理解疾病行为出现的原因。对于精神卫生执业医生，此症状往往易于发现，便于诊断。

阴性症状

完成一般精神状态检查时，阳性和阴性症状是两大要点。在精神分裂症谱系及其他精神病性障碍中，阴性症状不仅难以进行评估，也难以药物治疗。在这些疾病中阴性症状比阳性症状更为常见，但是依然很难检测。阴性症状指的是缺乏本应该具有的行为活动。例如，阴性症状的表现之一就是平淡或迟钝的情感体验，被称为*情感表达减少*。在这类患者中，其面部表情和言语启动的范围和强度都会受到限制，并伴有其他类型的动作延迟。阴性症状还包括快感缺乏（愉悦体验能力减弱）、动机缺乏（缺乏目标指向的行为）、社交缺乏（对社交行为缺乏兴趣且情感退缩），此外还可包括亲密关系障碍、被动、情感淡漠、社交退缩、抽象思维困难、交谈缺乏自发性和刻板思维模式等。此外，DSM-5还包括阴性症状中的*失语症*（APA，2000），主要涉及原发性言语的产生和流畅性问题。

阴性症状非常典型，也很常见，但又比阳性症状更为微妙、难以控制，严重影响患者的生活质量（Malhotra，Pinsky和Breier，1996）。阴性症状常与抑郁患者的症状重叠，如食欲减退、动力缺乏、愉悦感缺乏和注意力不集中。药物治疗目前可有效控制患者的阳性症状，但对阴性症状的改善不显著（Dziegielewski，2010）。

综上所述，这类疾病所共有的症状包括妄想、幻觉、思维和言语紊乱，以及大量的阴性症状。区分心境和情感间的重叠症状非常重要。最简单的方法是，心境可认为是大体的感觉经验（如气候），而情感则是心境表现出来的方式（如天气）（见快速参考5.2）。

DSM-5：症状测量评估

DSM-5的一大亮点是手册在第三部分加入了精神症状严重度临床医生评定维度量表（Clinician-Rated Dimensions of Psychosis Symptom Severity，CRDPSS），从而将诊断维度与症状严重程度进行了完美的结合（p.743）。此量表通过维度评估方法考察精神分裂症谱系及其他精神病性障碍中的主要阳性和阴性症状。通过评估与疾病相关的认知功能和神经生物学因素，该维度评估工具对精神分裂症谱系及其他精神病性障碍的诊断大有帮助，在本书第2章内有所提及。这种独特的评估工具通过识别精神症状发展中的多重维度，包括阳性症状（妄想、幻觉和言语紊乱）、异常的精神运动行为（如紧张症）和阴性症状（情感表达或活动受限），可以使患者的评估结果变得更全面。该量表涵盖8个特定维度，考察过去7天症状的严重程度，由临床医生完成。使用5分评分制，无症状为0

分，严重为4分。它可作为常规评估来重复使用。

此外，该量表可以阐明各维度现状，量化评估幻觉、妄想、言语紊乱、异常的精神运动行为、阴性症状（动机缺乏和情感表达受限）、认知损害、抑郁和躁狂等症状。临床医生可在初次评估时使用，之后每隔7天可重复评估。在某一领域的持续高分可提醒执业医生，并进而开展目标干预治疗。例如，关注初次得分和变化，即可以量化评估妄想性思维的起始水平及后续治疗的效果。这种标准化的评估方法可用于跟随记录患者的想法和行为，且随时间推移可有改变和波动。

紧张症

DSM-5中，在精神分裂症的诊断方面最具意义的改变之一，就是去除了精神分裂症原有的5个亚型分类，此内容在本章会深入讨论。从症状学中删掉的亚型之一就是紧张症型精神分裂症。这不仅可以更好地解释患者的行为，还有助于概括出那些可能与其他精神障碍有关的精神运动表现。由于这些亚型的行为不仅见于精神分裂症，在其他精神病性障碍中也有体现。因此，DSM-5认为，如果须再次引入这类概念，应有更详细清楚的描述。在此次的修订中，这些症状的鉴定和关系直接追溯到父母的诊断和病因。尽管紧张症本身并不能作为诊断，但它的表现作为与精神和躯体障碍相关的内容被纳入手册。这类疾病包括紧张症或其他可能导致紧张症的精神障碍（如神经发育障碍、双相障碍、抑郁障碍及躯体性疾病），这点在其他几个章节中也有涉及（First，2014；Tandon，2012）。

为了阐明识别紧张症的重要性及其症状的代表性，使用以下12种精神运动症状作为鉴别特征：木僵、肌肉僵直、蜡样屈曲、缄默、违拗、摆姿势、造作、刻板运动、激越、扮鬼脸、模仿言语和模仿动作（APA，2013）。在这12种精神运动性症状中出现3种及以上的情况，即可定义为紧张症。其中，最突出的症状是*木僵*，此时患者呈限制性精神运动状态。当他人提出问题时，患者通常不作出回应，且对其所在环境中的其他因素也无适当的反应。也有人将其描述为昏睡状态，此时很难进行交流。

*肌肉僵直*和*蜡样屈曲*是紧张症的症状，但由于二者均与躯体姿势有关而经常混淆。肌肉僵直状态下，患者做出的姿势是很难保持且反重力的；而蜡样屈曲的患者只是保持某种姿势，有阻力的，且患者的肢体可任人调节摆布。例如，我在州立医院系统工作时，有位患者就具有紧张症特征，且经常表现为肌肉僵直和蜡样屈曲状态。每天早晨我都会去查房，她总是待在自己的病房里。她被诊断为精神分裂症。在她入院期间我已经和她建立了良好的关系，她经常会设定一些奇怪的姿势，如长时间高举双手站立（肌肉僵直）。当试图让她坐下时，她会保持不动。由于她持续处于阻抗状态，起初的几次谈话时我们不得不让她保持那个姿势，直到后来她自己决定改变姿势并坐下。有时，她会倾身靠过来，盯着我看，且做出奇怪的面部表情（*扮鬼脸*）。她经常会做一些看起来很不舒服的异常姿势，即*摆姿势*。当她在治疗中变得坐立不安时，她会在房间里走来走去，她的动作就像一个玩具士兵，属于*刻板运动*，她重复的动作没有任何目的性，绝不是正常的行走。如果我试图让她坐下，她就会在当前位置保持直立，且拒绝重新移动位置（*蜡样屈曲*）。尽管她可以自由讲话，但通常会一言不发，保持*缄默*。也有些时候，她会凝视虚无，进入*木僵*状态，对我的言语没有任何反应或动作。

有天早上，患者在没有任何预约的情况下来到我的办公室，当时我正要赶去开会。我向她解释此刻我必须马上离开，过一会儿再回来。此时，患者站在那儿，双手举在空中，表现得很激越，含糊不清地像是在说有人从床上拿走了她的毛毯。我从旁边走过去时，碰了一下她的手，她用轻微的握手回应了我。1 小时后，当我返回办公室时，患者仍然保持我离开时的站立姿势，手的姿势则像是我们刚刚结束握手。之后我向其他同事询问，患者在我办公室门外的状态。他们告诉我，当他们问她为何站在这里时，患者保持不动，且无任何回应。然而，当我回来时，她立即走进办公室，再一次含糊不清地说要寻求我的帮助。很显然，她在等我回来，而蜡样屈曲使她在这个过程中保持了原有的姿势。除此之外，紧张症还有两类症状：*模仿言语*（鹦鹉学舌样地重复他人的言语）和*模仿动作*（鹦鹉学舌样地重复他人的言语和行为），在这位患者身上未见体现。

目前，紧张症本身不属于精神障碍的诊断，且不再将其作为精神分裂症的一个亚型。在评估中，初始任务是确定是否存在这种综合征（First，2014）。紧张症与患者父母的精神或躯体障碍相关，且有自己的编码。与紧张症有关的 3 类诊断包括：与其他精神病性障碍有关的紧张症（标注紧张症）、由于其他躯体疾病所致的紧张症和未特定的紧张症，在本章节最后将对此有所阐述。

快速参考 5.2

精神病性特征及症状

阳性症状

妄想——尽管有足够证据表明不存在，但仍坚信不疑
幻想——错误的知觉
言语紊乱——影响思维内容和传递

阴性症状

情感表达减少
社交缺乏
快感缺乏
动机缺乏
失语症

其他评估因素：

亲密关系障碍
情感淡漠
抽象思维困难
刻板思维模式
被动
交谈缺乏自发性

精神分裂症谱系及其他精神病性障碍的概述

美国 DSM-5 提供了标准化的精神疾病分类系统。DSM-5 使不同的精神病性障碍获得标准化的评估，为个体精神病理学提供标准、快速、规范、有效的判断标准（Schmidt，Norr 和 Korte，2014）。根据 DSM-5 的分类，主要的精神障碍包括：分裂型人格障碍、妄想性障碍、短暂精神病性障碍、精神分裂症样障碍、精神分裂症、分裂情感性障碍、物质/药物所致的精神病性障碍、由于其他躯体疾病所致的精神病性障碍、与其他精神障碍有关的紧张症、由于其他躯体疾病所致的紧张症、未特定的紧张症、其他特定的精神分裂症谱系及其他精神病性障碍、未特定的精神分裂症谱系及其他精神病性障碍。就诊者所体验到的精神病性特征症状与现实脱节，通常由行为问题体现，并属于以下五维度中的一种："妄想、幻觉、思维（言语）紊乱、明显的紊乱或异常运动行为（包括紧张症）和阴性症状"（APA，2013：p 87）。尽管对所有精神病性障碍进行详细定义已经超出了本章的范围，但各种分类的快速定义可见快速参考 5.3。

那些熟悉 DSM-V 和 DSM-V-TR 的人们会注意到，DSM-5 对本章内容完全进行重新排列，从症状最轻到最严重进行排序，以反映出精神病性障碍的梯度。此外，本章对所有严重性维度进行了更新。尽管分裂型人格障碍已在人格障碍这一章进行了深层解读，但考虑到它与精神分裂症谱系障碍的关系，本章仍将其列出。在 DSM-5 的第三部分，增加了*轻微精神病综合征*的概念，作为进一步研究的方向。这类潜在障碍的患者可能会出现妄想、幻觉、言语紊乱，并由此导致痛苦或残疾，但其症状的出现远未达到精神病发作的严重地步（Woods 和 McGlashen，2011）。

分裂型人格障碍

分裂型人格障碍中，个体往往表现出离奇和古怪的行为。对这种疾病的完整定义请参阅人格障碍一章。这个诊断在 DSM-5 中被列出 2 次的原因在于，虽然它表现出的症状并没有精神分裂症那么严重，但却是最像精神分裂症的一类诊断。除此之外，将这类障碍在精神分裂症相关章节中排首位列出，是因为其发病最有可能在儿童期。当分裂型人格障碍的症状首先出现在儿童或青少年期，持续到成年期，并严重到足以干扰功能时，就可以考虑给出人格障碍的诊断。

妄想性障碍

当个体正在经历一个或多个妄想且持续时间至少 1 个月时，可以给出妄想性障碍的诊断。这类诊断与精神分裂症有 2 点不同。首先，它的持续时间不少于 1 个月，但精神分裂症是不少于 6 个月。其次，该诊断唯一需要的症状就是妄想，但精神分裂症除此之外还需要其他必备特征。顾名思义，妄想性障碍的特点是持续的妄想，显得可信或怪异均有可能。妄想通常会有一个主题，据此可以分为 7 个基于妄想的亚型。由于妄想性思维的现象学标准是互斥和详尽的，确定精神病性障碍的亚型有助于明确诊断（APA，

2013）。此外，这种妄想亚型的分组有助确定精神障碍的同质性。亚型是容易识别和记录的，因为编码开始都会有"标注是否有指定特征"。这类障碍的亚型有钟情型、夸大型、嫉妒型（相信配偶或伴侣不忠）、被害型、躯体型、混合型（多个妄想主题存在）和未特定类型（不能确定的特定亚型）。

在妄想性障碍中，标注亚型后依然可以有其他标注。这些标注并不是完全相互排斥的和详尽的，也可以增加亚型以外的信息。这类障碍有出现 2 种标注的可能。当适用时，都应选择"如果有此特征，标注"。第一类标注是说明妄想的离奇性。当标注为"伴离奇的内容"时，说明患者的妄想信念太过难以置信，没有人会接受。例如，一个怀孕的女人说她孕育的是另一个女人的孩子。这位女性想和丈夫有一个孩子，但觉得他不想跟她生孩子。所以另一个女人带走了自己的孩子，而自己现在孕育的是被替换过了的孩子。描述这个问题时，她坚信没有任何人知道这件事，只有她才懂。她可以感觉到她体内孩子的区别。她确信自己知道那个带走并替换了她孩子的女人是谁。这就是一种离奇的妄想，任何人听到都会立即认为这是不可信的。在这样的情况下，将根据其离奇的内容而进行适当分类。

如果有此特征，标注：伴离奇的内容

要有效地利用 DSM-5 的诊断，就须列出与本次发作相关的第二类标注。然而，这类标注只能用于此障碍 1 年病程后。在适用的情况中，标注被分为 8 个与首次诊断发作直接相关的潜在类别。前 3 个标注与初次发作和疾病状态有关，可标记为急性发作期、部分缓解期或完全缓解期。这 3 个标注是与初次发作有关的。急性发作期的定义是指症状符合诊断标准的时间段；部分缓解期意味着有所改善；完全缓解期要求没有与障碍相关的特定症状出现。

如果有此特征，标注：初次发作，目前为急性发作期

如果有此特征，标注：初次发作，目前为部分缓解期

如果有此特征，标注：初次发作，目前为完全缓解期

其他标注会包括多次发作而非初次发作的情况。多次发作的情况下，依然要按相同的模式来描述病程是急性发作、部分缓解或完全缓解。最后 2 个标注可以说明持续或未特定型。标注持续型时，标准的阈值可能让人困扰，符合障碍诊断标准的症状在其病程的绝大部分时间里存在，但是，在某个时期呈现的情况会有所不同，可能达不到症状的阈值。标注未特定型时，症状未达阈值，尽管此刻存在症状，但依然难以量化初次发作或病程（对标注的具体说明，详见 DSM-5，p91）。

如果有此特征，标注：多次发作，目前为急性发作期

如果有此特征，标注：多次发作，目前为部分缓解期

如果有此特征，标注：多次发作，目前为完全缓解期

如果有此特征，标注：持续型

如果有此特征，标注：未特定型

这个诊断也须标注当前症状的严重程度。DSM-5 建议使用 CRDPSS 进行评估，但不做强制要求。

在功能方面，只要妄想信念能够得到控制，这类患者就可以在工作或在特定情况下

快速参考 5.3

精神分裂症谱系及其他精神病性障碍分类

分裂型人格障碍：个体往往表现出离奇和古怪的行为。完整定义参见本书和 DSM-5 的人格障碍这一章。

妄想性障碍：个体往往存在一种或多种妄想，持续时间大约 1 个月或更长，然而未达到精神分裂症的诊断标准。

短暂精神病性障碍：此障碍有时间限制，症状通常持续至少 1 天（24 h），但不超过 1 个月。突然发作，可能伴或不伴显著的心理社会应激源。障碍发作结束后，就诊者会完全恢复到发病前的功能水平。

精神分裂症样障碍：通常被视为临时诊断。指的是初次发作，精神症状已经持续了至少 1 个月，且必须存在 2 个或 2 个以上的症状，其中至少有一项是妄想、幻觉或言语紊乱。当症状活跃阶段超过 6 个月，或满足其他精神障碍的诊断标准时，该诊断应相应改变。

精神分裂症：个体有精神病性症状特点，明显存在适应功能恶化。存在 2 个或 2 个以上症状，其中至少有一项是妄想、幻觉或言语紊乱。每项症状需在 1 个月中相当显著的一段时间里存在，即使强度减弱，障碍体征也应至少持续 6 个月。

分裂情感性障碍：个体同时存在精神分裂症和心境障碍（重性抑郁或躁狂）体征和症状，同时存在精神分裂症普遍的症状。

物质 / 药物所致的精神病性障碍：个体的精神病性症状直接与药物滥用、药物使用或毒物暴露有关。

由于其他躯体疾病所致的精神病性障碍：个体的精神症状直接与所经历的躯体疾病有关。

与其他精神障碍有关的紧张症：精神障碍与紧张症并非相互独立，应记录为该精神障碍伴紧张症（如神经发育障碍、精神病性障碍、双相障碍、抑郁或其他精神障碍）。

由于其他躯体疾病所致的紧张症：个体症状不能独立诊断为紧张症，症状往往伴随其他躯体疾病出现。如脑叶酸缺乏，罕见的自身免疫疾病（对物质和体内组织的异常免疫反应）或副肿瘤综合征（体内与癌症相关的问题）等。

未特定的紧张症：紧张症的症状造成巨大的痛苦，但潜在的精神或躯体障碍尚不清楚。

其他特定的精神分裂症谱系及其他精神病性障碍：精神病性症状和患者表现不符合任何特定的精神障碍的诊断标准，或是用来明确诊断所需的信息是不充分或矛盾的。具体特定原因应在情况之后记录。

未特定的精神分裂症谱系及其他精神病性障碍：精神病性症状和患者表现不符合任何特定的精神障碍的诊断标准，或是用来明确诊断所需的信息是不充分或矛盾的。具体特定原因应在情况之后记录。

表现良好。然而，如果特定情况发生改变，或是个人的应对方式受到干扰时，通常就会导致社交或职业问题（Munro 和 Mok，2006）。在大多数情况下，这种疾病通常起病较晚。尽管一般不会引起智力或工作相关能力的恶化，但它确实会导致严重的家庭问题。

与患者关系好的家庭成员可能会不断听到他的妄想性思维，并因此而感到挫败。尽管这些非离奇的妄想听上去似乎可信，但他们明白这并不是真的。这类患者通常对家人的努力劝说充耳不闻，因为这些妄想虽然并不离奇，但却是患者信仰体系中不可动摇的关键部分。基于这种强烈的信念，患者常常会卷入法律诉讼，因为他们认为别人对自己犯下了罪行。如果妄想涉及身心健康，患者往往会相信自己身上发生的事与躯体健康有关，从而会无休止地去做健康检查。

感觉传入的缓慢减少（例如失明或失聪），可能会导致个体错误的解读，并最终发展为幻觉或妄想。此外，个体经历的冲突也可能会导致错误的解读，尤其是当个体处于社会孤立的情况时，如移民在企图适应不同文化时就可能出现。正式诊断前，应采用药物检测评估个体的物质滥用或误用，也要咨询医疗领域的专业人士以确定是否有其他躯体疾病所致的症状。

短暂精神病性障碍

短暂精神病性障碍的核心症状是：突然起病，在发作期至少存在妄想、幻觉或言语紊乱（如频繁离题或言语不连贯）这三项精神症状之一。虽然明确诊断并不强制要求其中某项，但严重紊乱或紧张症型行为仍然是诊断准则 A 的一部分。这类障碍的发作持续至少 1 天，但少于 1 个月，患者最终应能完全恢复到发病前的功能水平（标准 B）。此外，其症状和发作病程不能用其他相关的精神障碍来解释（如重性抑郁、双相障碍伴精神病性特征或其他精神病性障碍，如精神分裂症），也不能归因于紧张症、物质（如致幻剂）的生理效应或其他躯体疾病（标准 C，APA，2013，p.94）。

一开始，由于诊断标准的重叠，可能很容易将短暂精神病性障碍与精神分裂症样障碍和精神分裂症相互混淆，但这三类疾病在持续时间上存在显著差异。短暂精神病性障碍的症状发作时间必须持续至少 1 天但不超过 1 个月。临床上应仔细评估和鉴别短暂精神病性障碍与其他精神病性障碍、抑郁或躁狂的症状区别。因为尽管大多数人的发病年龄在 35 岁左右，但起病时间点依然可遍布人生各个年龄段。对这种诊断的了解和认识非常重要，因为它可能进一步发展成另一种精神病性障碍。而且，由于此类障碍没有前驱期症状，很可能被评估为物质导致的精神障碍，从而导致医生忽略患者潜在的精神病的病因还不明确。根据 DSM-5 诊断短暂精神病性障碍时，应标注是否有显著应激源或是否在产后发生。了解个体是否存在单个或多个应激源特别有助于更好地理解诊断。如果患者是在怀孕期间或产后 4 周内出现发作，也应记录在案。

如果有此特征，标注：伴显著的应激源

如果有此特征，标注：无显著的应激源

如果有此特征，标注：伴产后发生

该诊断第二类标注是与紧张症相关的，须确认患者是否在紧张症 12 项特征中出现 3 项。在木僵、肌肉僵直（姿势僵硬）、蜡样屈曲（对检查者摆放的姿势有阻力）、缄默、违拗、摆姿势、造作、刻板运动（非目标导向性的重复运动）、激越、扮鬼脸、模仿言语（模仿他人的言语）和模仿动作（模仿他人的行为）中同时出现 3 种症状，且符合短暂精神病性障碍的诊断标准，则可使用标注。

如果有此特征，标注：伴紧张症

完成以上各项后，还须指明当前疾病的严重程度。与妄想性障碍相似，可以通过 CRDPSS 对症状的严重程度进行评估。但在 DSM-5 中，对此诊断不强制要求标注严重程度。

精神分裂症样障碍

此类诊断适用于那些出现精神病性症状后，在 6 个月内完全恢复且无残留症状的患者。与精神分裂症的诊断标准（标准 A）相比，精神分裂症样障碍仅有 2 点不同：①疾病的总持续时间（包括前驱期、活跃期及残留期）不超过 6 个月；②疾病发展某阶段中，可能（而非必须）存在社会或职业功能受损。精神分裂症样障碍的诊断可标注"伴良好的预后特征"（病前功能良好，无情感迟钝或平淡）或"无良好的预后特征"。与短暂反应性精神病一样，精神分裂症样障碍的诊断也可标注"伴紧张症"，只需患者出现紧张症临床症状的 12 项里的 3 项（或以上）即可。推荐使用 CRDPSS 对此类患者的症状的严重程度进行评估，但并不做强制要求。此诊断与短暂精神病性障碍一样，可以不使用严重程度的标注。

精神分裂症样障碍、短暂精神病性障碍和精神分裂症的主要差异之一，就在于诊断标准所需的症状持续时间不同。精神分裂症样障碍所要求的病程长短是其他两种障碍的中间值。短暂精神病性障碍是不超过 1 个月，精神分裂症样障碍是不超过 6 个月，而精神分裂症则需要持续 6 个月甚至更久（APA，2013）。由于精神分裂症样障碍的症状持续时间已经超出了短暂精神病性障碍的范围，但又没达到精神分裂症的标准，通常被视为"临时"诊断。此时应留意监控患者的症状，如症状持续且达到病程标准，则应将诊断更改为精神分裂症。在这类情况中，精神分裂症样障碍的特征应视为精神分裂症的初始阶段。

很多精神卫生执业医生都会混淆短暂精神病性障碍、精神分裂症样障碍和精神分裂症，本节后面会用一个简单的病例对此做说明和区分。当怀疑患者可能患有这类疾病时，应仔细观察患者活跃症状的持续时间：

- 短暂精神病性障碍：持续时间小于 1 个月
- 精神分裂症样障碍：持续时间小于 6 个月
- 精神分裂症：持续时间大于 6 个月

Wong（2013）提醒执业医生，6 个月持续时间的标准只是经验之谈，并没有任何科学依据的支持。使用持续时间来制定标准也许有助于鉴别诊断，但其真正的临床关联却难免遭人质疑。短暂精神病性障碍患者的症状往往比较严重，但通常是短暂的，持续至少 24 h，但不会超过 1 个月。症状减退后，患者通常可恢复到发病前的功能水平。除持续时间标准外，短暂精神病性障碍可能伴有或不伴有明显的应激源，但如果确定存在诱发应激源，应进行明确鉴定。短暂精神病性障碍通常是突然起病，伴有幻觉、妄想或言语紊乱等阳性症状。精神分裂症样障碍与精神分裂症的症状非常相似，但通常是在患者首次出现精神症状时才给出这个临时诊断。在精神分裂症样障碍的诊断中，持续时间应大于1个月，但又不能超过6个月。与精神分裂症相比，精神分裂症样障碍的诊断并不要求患者必须在疾病的某个时期出现社会或职业功能受损。精神分裂症样障碍更多被视为"临时"诊断，如此类患者症状持续时间达到6个月，则应更改诊断为精神分裂症。

为说明这三种精神障碍之间的关系，此处提供一例入伍新兵的临床病例以供参考。在基本军事训练期间，刚入伍的新兵出现首次精神症状发作的情况并不少见。在6个星期的密集培训中，新兵不得不承受很大的压力。此种极端强压往往会改变他们日常的应对模式和行为。新兵被迫强制学习和适应一种全新的生活方式。为了让新兵迅速形成群体认同感，个人感受往往会被忽略。这种强制服从的压力是如此之大，往往会导致某些新兵出现类似精神崩溃的情况。如在这个病例中，一位女性新兵出现歇斯底里、活跃的妄想。当她得知自己要在公用设施中与其他女兵一起洗澡时，就出现了幻听症状，认为他人都在密谋害她。小组成员对她进行数周的安抚后，发现她逐渐变得彻底失控、反复无常，最终不得不转介其入院接受评估。初始评估后发现，此患者除了没有精神障碍病史之外，其他情况均符合精神分裂症样障碍的诊断标准。其症状持续达到1个月，但未超过6个月。因此，将其诊断为精神分裂症样障碍似乎更合适。

在这个病例中，明显存在严重应激源。经过数小时的住院治疗后，问题情境得到解决，该患者的妄想（阳性症状）减退。住院允许该患者在独立设施中自己洗澡，于是她之前感觉到的所有不适都在1周内迅速消失了。由于症状持续时间短且完全缓解，故诊断为精神分裂症或精神分裂症样障碍都不恰当。她的症状也并不支持这两个诊断。因此，在给出诊断时，除了考察症状持续时间之外，也应考虑文化因素的影响（Wok 和Keatinge，2008）。在问诊访谈中，该患者提到，在她所受的教育中，赤裸的身体是神圣的，只能给她的伴侣看。她坚信公共淋浴会违反这个神圣的信仰，会污染她为自己婚姻所保有的躯体。当允许她独自洗澡时，所有的症状都消失了。尽管如此，在这个病例中仍须额外关注文化适应的困难性（编码V62.4 或Z60.3）。根据 DSM-5（APA，2013），此类别适用于患者适应不同文化时的情况。在这个例子中，新兵由于被迫快速融入部队文化而出现适应问题。一旦应激源消除，并确定冒犯其文化特点的原因后，她的症状也就随即消失。

按当时的部队政策，如果该患者被诊断为精神分裂症，就会立即被开除军籍并遣返回家。然而，在仔细观察患者症状并考虑环境和文化因素的影响后，医生并未将其诊断为短暂反应性精神病、精神分裂症样障碍和（或）精神分裂症。这个事例恰恰说明，在精神卫生执业医生的临床判断中，不仅要依据诊断标准，还要同时考虑艺术性和科学性的结合。

精神分裂症

精神分裂症自首次被 DSM 系统介绍以来，该病的临床实践已经发生了很大变化，须对其修正。DSM-Ⅳ（APA，1994）和 DSM-Ⅳ-TR（APA，2000）把 DSM-Ⅲ-R（APA，

1987）中独立列出的精神分裂症、妄想性障碍和其他未分类的精神病性障碍，三部分合在一起。DSM-Ⅳ和DSM-Ⅳ-TR中，精神分裂症根据其基本特征被分为5个亚型（偏执型、瓦解型、紧张症型、未分化型，以及残留型）。然而，在DSM-5，基于研究结果不支持前述分类，这5种亚型被淘汰。DSM-5（2013）指出，出现精神症状的年龄一般是青少年晚期到30岁中旬左右。而对于初次发作的精神分裂症而言，男性的发病年龄为20岁早期到20岁中旬，女性为25～29岁。儿童也可被诊断为精神分裂症，但较少见，因为他们须达到与成年人同样的诊断标准和病程标准。

在DSM-5中，精神分裂症的诊断基于5种特征性症状和体征［妄想、幻觉、言语紊乱、明显紊乱的或紧张症的行为、阴性症状（如情感表达减少和动机缺乏）］（标准A）。要达到精神分裂症的诊断标准，该个体必须有前述5项症状中的2项，且其中至少有一个症状是妄想、幻觉或言语紊乱。症状的严重程度必须足以使职业能力和社会功能受损，如影响工作、人际交往和社会关系等活动（标准B）。此外，症状必须至少持续6个月，其中包括1个月的急性期症状。如果个体能够成功地使用药物治疗，那么包括前驱症状或残余症状的时期在内，急性期的病程也可小于1个月（标准C）。这1个月的标准不同于旧版的DSM，之前仅将这段时间定为1周。必须排除其他疾病如分裂情感性障碍和伴有精神病性症状的双相障碍等（标准D）。如个体存在物质滥用史及其相关问题或其他躯体疾病，那么也应排除诊断（标准E）。当存在孤独症谱系障碍（autism spectrum disorder，ASD）的病史或沟通障碍时，必须明确这些障碍之间是否存在任何症状的重叠。如精神分裂症，必须确定其除类似于ASD的症状之外，个体还必须有幻觉和（或）妄想（标准F）。

尽管在DSM-5中精神分裂症没有分亚型，但有多个标注可以使用。类似于妄想性障碍的标准，第一类标注用于表示当前疾病的进程，只有病程持续至少1年才能使用。由于这种疾病的多样性，这些标注是为了更好地显示疾病的进程和症状。前3个标注讨论的是在至少1年之中障碍的表现和演化过程，这是为了更好地识别疾病进展的过程，判断患者是否处于急性发作期（存在阳性症状）。例如，前3个标注与首次发病相关，要求个体病程不小于1年。急性发作定义为在过去一年中达到诊断标准，目前再次出现全部的精神症状。这是适用于初次发作的个体，且目前该个体处于初次发作的病程中。在初次发作的病程中，部分缓解指病情得到了显著的改善，完全缓解指急性期症状得到控制，且目前没有疾病的特征性症状。熟知DSM-Ⅳ-TR的人也许会想起"缓解期"，在DSM-5中，进一步使用这些标注并将其分类细化（这些标注的全部定义，请参阅DSM-5，p99-100）。

如果有此特征，标注：初次发作，目前处于急性发作期

如果有此特征，标注：初次发作，目前处于部分缓解期

如果有此特征，标注：初次发作，目前处于完全缓解期

在精神分裂症中，当存在"多次发作"时，这说明就诊者已经有过多次达到诊断标准的急性发作期。在多次发作中，患者的现况可以被评估。

如果有此特征，标注：多次发作，目前处于急性发作期

如果有此特征，标注：多次发作，目前处于部分缓解期

如果有此特征，标注：多次发作，目前处于完全缓解期

2 个额外的标注也可用来帮助解释病程的情况。

如果有此特征，标注：持续型（精神症状持续存在）

如果有此特征，标注：未特定型

第二类选择使用标注诊断精神分裂症，指其是否伴有紧张症。如前所述，紧张症本身不是一个诊断，是伴随一个精神或躯体诊断的一个症状，无论该诊断是独立的还是与其相关，都须将紧张症标注出来。本章稍后在讨论可能涉及紧张症的精神和躯体疾病时将更深入地描述该症状。诊断精神分裂症，分清其与紧张症的区别很重要，因为二者的许多症状是可以重叠的。如果存在紧张症共病的情况，而不仅仅是复杂的症状重叠，一个单独的紧张症代码可以用于标注。

如果有此特征，标注：伴有紧张症

与本节中的其他疾病一样，症状的严重程度评级对于做出恰当诊断而言是非常必要的。此外，由于疾病表现的多样化，尽管没有要求，但 CRDPSS 应该用于评定症状的严重度。在 DSM-5 中，该诊断并未要求做严重程度的标注。

对儿童而言，精神分裂症的患病率在 12 岁之前是非常低的，而 15 岁以上的诊断却增加了 50 倍（Clark，2006）。在成年人中，精神分裂症在人群中的患病率为 0.3% ～ 0.7% 不等，与特定人群、地理位置和移民状态相关（APA，2013）。每个年龄段都有不同的与精神分裂症发病相关的指标。与精神分裂症相关的精神症状在儿童期逐渐发展，没有突然发生在青少年期和成年期的精神症状发作。实际上，常见的状况是，儿童与这种疾病有关的行为可能随着时间改变。

儿童期发病的精神分裂症（childhood-onset schizophrenia，COS），已有研究证实，这些早年发病的精神分裂症比成年期发病的症状更为复杂，临床问题更突出。COS 进入成年期以后，也持续面临着特定的发展及社会挑战（APA，2013）。由于这些原因，COS 常常是慢性、持续地消耗支持系统。除非能够持续得到药物、躯体、社会和环境的支持，否则 COS 将严重影响就诊者的生活质量。Glick（2005）提出了一个精神分裂症病因学的通路靶向特性，讨论了各级干预。他认为，本病的自然进程会随着年龄的增长而趋于稳定。

尽管儿童精神分裂症很少诊断，但一些前期神经发育问题似乎与此相关（Mental Health America，2009；Weiner，1987）。这些前期神经发育问题包括语言和行动发育迟缓、行为与社交问题、情绪问题，以及报告类似精神病性症状的体验（Hollis，1995；Laurens，Hodgins，Maughan，Rutter 和 Taylor，2009；Weiner，1987）。

在青少年时期，精神分裂症可能会随着时间的推移而发展，或有一个快速的发作。诊断青少年精神分裂症，必须评估既往史和当前的社会功能情况，如思维紊乱，人际交往能力低下，无法控制思想、行为和情绪，现实感知力受损（Weiner，1987）。在精神分裂症的发展过程中，所有的青少年都有特定的生活环境和经历导致他们出现症状。

分裂情感性障碍

分裂情感性障碍的描述明显有别于其他精神病性障碍，并越来越多地运用于临床。

分裂情感性障碍强调个体的主要症状既有精神分裂症又有抑郁或躁狂的症状特征。在DSM-Ⅲ之前，这个诊断类别通常与情感障碍一起，划分到心境不协调的精神病性症状特点之下（Woo 和 Keatinge，2008）。被这种疾病困扰的就诊者被认为是早发性痴呆的亚型，但他们病前适应良好、恢复迅速，且之后能够具有良好的社会功能和工作能力（APA，2000）。由于发病的时间和持续性，DSM-Ⅲ 将其划分为伴有精神病性症状的情感障碍（APA，1987）。

在 DSM-Ⅳ 和 DSM-Ⅳ-TR 中，诊断为分裂情感性障碍的个体须达到精神病性症状和情感症状两种标准。疾病的症状学（精神分裂症及心境障碍）必须明确，虽然符合躁狂、混合状态或抑郁发作的诊断，但精神分裂症总是更为显著（APA，2000）。在DSM-5 中，一些诊断有了实质性的变化。在 DSM-5 中，与 DSM-Ⅳ 一样强调，与躁狂或抑郁发作相关的症状必须纵向考虑，而不仅仅只是评估现阶段的情况。同时，DSM-5也尝试着弄清疾病的纵向自然发展情况（Tandon，2012）。

根据 DSM-5，诊断分裂情感性障碍在一个不间断的疾病周期中，必须存在重性抑郁或躁狂，同时符合精神分裂症诊断标准 A 的症状。此外，在此疾病的全程中，在缺少重性抑郁或躁狂的情况下，妄想或幻觉须持续存在 2 周或以上（标准 B）才能诊断此障碍。正如 DSM-Ⅳ 所预计的，前述情况必须发生于整个病程之中，而不仅仅只是评估阶段（标准 C）。与本类型的其他疾病类似，这种障碍不能归因于某种物质（药品或其他）的生理效应，也应评估可能引发这些症状的躯体情况（标准 D）。

在诊断分裂情感性障碍的过程中，记录亚型对诊断是十分重要的。由于精神分裂症的症状在诊断中是主导的，故诊断的标准显而易见。为了证实该诊断，亚型的分类可能可以提供帮助。第一个亚型与是否存在符合躁狂发作标准的症状相关。在该亚型中，躁狂为主要表现，尽管可能存在达到诊断标准的抑郁症状或阈下抑郁。

标注是否有指定特征：双相型

第二个亚型在女性中更为常见，即抑郁型。在本亚型中，重性抑郁发作是疾病的部分表现，不能合并躁狂或是轻躁狂发作的症状，且抑郁症状与精神分裂症的症状共存。

标注是否有指定特征：抑郁型

附加的分类标注与精神分裂症的完全一样，这些标注与初次发作、多次发作、持续型和未特定型相关。症状的严重程度评分可使用本类疾病诊断中相同的评分工具。对于本疾病而言，必须到达精神分裂症的诊断标准，并且在进一步明确前使用相关标注。同时，完成一个全面的诊断性评估，必须确保监控整个病程并观测症状的演变。尤其对于抑郁亚型，须确保发作达到了抑郁发作全部的诊断标准，因为一些精神分裂症的阴性症状也非常突出。由此，我们很难判断抑郁症状是否确实合并存在，因为抑郁可以同时发生。

DSM-5 的流行病学资料指出，分裂情感性障碍的发病率约为精神分裂症的 1/3（APA，2013）。明确的诊断史是必备的，必须关注疾病的发生以及被诊断的个体是否确实达到了病程的 1 年诊断标准。例如，如果一名患者有 4 年的精神分裂症病史，但并没有满足情感 / 心境障碍（抑郁或躁狂）的诊断标准，那么便不能诊断为分裂情感性障碍（APA，2013，p.107）。再次强调，诊断本疾病，须监测个体整个病程的症状，并且可以使用临时诊断（见第 3 章）或者使用本章之后讨论的特定或未特定类别。困扰本诊断的最大问题之一即症状的重叠会阻碍我们（Woo 和 Keatinge，2008）。仍然困扰着执业医生的是，精神症状与情感症状两大元素是否真的是独立的，怎样才能帮助就诊者解决体验过的全部问题和症状。仍需有更多的研究关注于选择治疗方案，以及如何在有情绪问题存在的时候，考虑什么是阳性精神症状特点，因为情绪问题也可以影响心境和表现。

物质 / 药物所致的精神病性障碍

诊断物质 / 药物所致的精神病性障碍，个体需具有幻觉和（或）妄想。此外，还须具有明确的物质 / 药物使用史。标准 B 需要来自病史、体格检查或实验室检查的证据来证实的确有物质 / 药物使用。并且，个体在摄入物质后或在物质戒断过程中经历了症状或患者有中毒相关症状。一旦收集到上述信息，特别是通过病史回顾和体格检查明确的情况，须马上弄清已服药物可能引起的副作用。与该领域的其他诊断类似，关键在于认识到它与其他精神健康状况如谵妄无关，且症状显示是服用了某种物质，而不是别的什么（标准 C 和 D）。与其他诊断一样，这种障碍能够引起有临床意义的痛苦，或导致社交、工作或其他重要功能方面的损害。DSM-5 明确提出了本疾病应遵循的时间窗。

此外，这种障碍须弄清症状出现的明确时间是否处于物质中毒过程或戒断过程中。症状严重度评分量表推荐作为评估严重度的手段。对于本疾病而言，必须出现幻觉或妄想，且须证明物质使用是症状出现的原因。同时，仔细考虑和认识什么是物质使用障碍很重要。如果是物质使用与幻觉和妄想的出现并不直接相关，且有物质使用障碍的表现，那么应该使用物质使用障碍这个诊断。

由于其他躯体疾病所致的精神病性障碍

与物质 / 药物所致的精神病性障碍的诊断标准类似，个体须具有幻觉或妄想（标准 A）。此外，须有病史、体格检查或实验室检查的证据表明，该障碍是其他躯体疾病导致的。在任何医疗条件下，未经医疗训练的执业医生需要协同合作，咨询训练有素的执业医生，来识别引发这些精神症状的躯体情况。一旦信息收集完成，特别是通过病史回顾和体格检查明确的情况，必须确认患者的躯体情况是导致精神症状的原因，而不是基于精神疾病本身或是谵妄期间产生的（标准 C 及 D）。同其他诊断一样，这种障碍能够引起有临床意义的痛苦，或导致社交、工作或其他重要功能方面的损害。DSM-5 要求，须将躯体状况置于本精神障碍或其他精神障碍之前。本障碍还须决定亚型，以及幻觉或妄想是否占主导。症状严重度评分量表推荐作为评估严重度的手段。多种中枢神经系统疾病，从外部中毒和内在的生理疾病，都可以产生精神病性症状。同样，会导致或诱发精神病性障碍的躯体疾病也有很多。被诊断为由于其他躯体疾病所致的精神病性障碍，出现的精神症状必须与躯体状况直接相关。

与其他精神障碍有关的紧张症（标注紧张症）

当紧张症与精神障碍相关时，本诊断即可使用并标注在该精神障碍的旁边（参阅紧张症标注）。在列出诊断时，最主要的诊断列于前面。确定这个诊断后，将紧张症列于最前面，后面的精神障碍可采用类似标题的模式。达到一条诊断标准（标准 A）即可诊断。为了正确运用本诊断，有 12 项可反映紧张症的相关症状被编入册，当有其中至少 3 项时诊断即可成立（标准 A）。与紧张症相关的精神疾病包括一些精神分裂症谱系障碍，如短暂精神病性障碍、精神分裂症样障碍、精神分裂症和分裂情感性障碍。其他可隶属于紧张症的精神障碍包括神经发育障碍、双相障碍和重性抑郁障碍。

由于其他躯体疾病所致的紧张症

正如与其他精神障碍有关的紧张症一样，本诊断使用相同的标准 A 作为诊断标准。在标准 A 中，在 12 项可能症状中具有 3 项即可作出本诊断。由于包含了躯体疾病情况，故同样需要病史、体格检查或实验室检查的结果来确认（标准 B）。此外，这种障碍不能用其他精神障碍来更好地解释（标准 C），也并不仅仅出现于谵妄期间（标准 D）。同时，紧张症的症状须明显损害多方面的功能（标准 E）。根据 ICD 要求，在此诊断和此类疾病的其他诊断中，须将躯体状况列于前面。

未特定的紧张症

此类型适用于没有足够信息做出明确诊断的情况，可能是无法确认引发紧张症的原因（精神或躯体原因），或是达不到全部的紧张症诊断标准。本诊断常用于急诊室或是无法确认实际病因之时。

其他特定的精神分裂症谱系及其他精神病性障碍

此类型适用于有精神分裂症谱系和精神病性障碍的症状特征者。这两种疾病在没有其他特征时都须满足持久的幻觉这一临床表现，或许也存在妄想，但由于可与躁狂或抑郁症状重叠，严谨地评估此症状有时也是令人困惑的。此外，区分特定的或未特定的精神分裂症谱系障碍和已减弱的精神病综合征是十分重要的，这在 DSM-5 的相关条目下进一步研究。已减弱的精神病病综合征的精神与短暂反应性精神病症状类似。尽管持续时间超过 1 周，但个体的现实检验能力保持完好。区分妄想的内容也是有价值的，一般而言，本类疾病也可见到相互矛盾的信息，或是存在达不到任何特定精神病性障碍的诊断标准的精神症状。

专业人士因为症状或是达不到诊断标准的症状选择此分类已如本章前述。一般而言，本诊断仅用于信息不足以做出明确的诊断，或是专业人士能够诊断但选择不这样做的时候。特定与未特定的基本区别在于执业医生能否记录患者不符合标准的信息。本诊断常用于紧急的环境之下或是急诊室里，或是执业医生不认为立刻做出正式诊断会有益处时。

开始诊断性评估

更好地了解精神分裂症谱系和其他精神障碍须检查风险因素和精神症状、诊断标准、识别障碍的问题，以及用于治疗患者的不同干预措施。病例和本部分的其他内容将从个人、社区和社会的视角来关注精神分裂症的情况。基于这些信息，可以有效识别并治疗那些患有精神分裂症等精神疾病的个体，使个体的治疗计划和实践策略能够得以实施。

精神分裂症的诊断通常是基于阳性症状的出现、社会功能受损和缺乏显著的心境症状。为了完成全面的诊断性评估，执业医生必须确保已完善了体格检查，以排除可识别的精神系统疾病和物质使用障碍。推荐与训练有素的专业医疗人员协同工作。

由于几乎所有的精神分裂症谱系和精神病性障碍均发生于青少年晚期，故将生长发育情况考虑在内是至关重要的。这可能与其他疾病存在症状的重叠。由于本章之前提到的重叠症状问题，诊断特定的精神分裂症是复杂的。关于病程的界定（活跃的精神症状持续 1 ~ 6 个月不等）也有问题，它十分随意且缺乏相关的研究支持（Wong，2013）。近期研究已发现精神分裂症与其他精神疾病之间的病因学和疾病之间的关联。例如，近期涉及大脑的遗传学研究支持精神分裂症。孤独症谱系障碍、精神发育迟滞（现在更名为智力障碍）均有着相似的原因（Guilmatre 等，2009）。不断研究和开发一个能够跟上各类新发现的数据库无疑为患者增添了更多的希望。

精神分裂症是一种典型的扰乱感知、思维、情感、情绪和社会关系的疾病。由于精神分裂症谱系障碍及其相关问题的潜在严重性，故信息的收集在做出准确的诊断性评估和治疗计划中十分关键，尤其对于早期评估中识别环境因素的影响、干预措施和治疗方案而言。个体报告自身的状况和认知功能时可能会有些困难，那么与患者关系亲密的知情人所协助提供的情况则非常重要。无论是精神分裂症的患者还是他们支持系统中的成员，都能够受益于教育干预和其他干预计划。大多数的个体会经历疾病的前驱期，其特点是几个疾病症状或体征的缓慢而渐进的发展。大多数研究指出，精神分裂症的病程发展可能是不一致的，一些个体可经历明显的恶化和缓解，而其他个体可表现为慢性的病程（APA，2013）。

精神分裂症与诊断性评估中须考虑的因素

在开始本疾病的诊断性评估之前，必须理解以下两点：

1. 识别单一障碍：精神分裂症很可能不仅仅只有一种障碍（Woo 和 Keatinge，2008）。在专业实践中，精神卫生执业医生很快意识到不存在仅有单一问题的个体，也没有清晰准确地满足某一类型诊断标准的个体。就诊者经常有多个问题，需要多方面的干预措施。同样的情况也出现在精神分裂症就诊者合并其他精神问题的时候（Dziegielewski，2010）。其中一些问题可能会与其他精神卫生问题重叠，例如情感障碍（双相或抑郁）、痴呆，或者是基于谵妄而出现的一些障碍。由于精神分裂症的病因学尚不完全明确，故控制精神症状是药物治疗的首要关注方向。随着精神分裂症和精神病性障碍的病因学研究的不断深入，精神卫生专业人士能够更好地治疗这种疾病。

2. 考虑文化背景：对于精神分裂症患者而言，诊断性评估是干预治疗的基石，故考虑文化背景和个人经历，以及患者的文化背景是可能怎样影响其后续行为是必要的（Duttaet 等，2007；Locke 和 Bailey，2014）。研究表明，发展中国家的精神分裂症的预后相较于工业化国家更好（Cohen，Patel，Thara，和 Gureje，2008）。此外，一些理论家假定，文化因素可以直接参与文化适应，并调整到一种新的文化（Locke 和 Bailey，2014）。有时这些文化习俗和文化信仰会导致对于阳性症状或阴性症状的误解（Dassori 等，1998；Weisman，1997）。

民族认同、宗教以及精神信仰都可以产生一些主流文化不认可的行为。对于执业医生而言，Lum（2011）指出，人作为文化环境中的个体，文化背景或文化环境是一个至关重要的因素。例如，拉丁文化的天主教信徒会在产生精神问题或躯体不适时寻求土著治疗师（curanderos 或 espiritistas）的帮助。Organista（2007）质疑了这种假设，他认为这些人通常会和普通人一样，以一种更为传统的方式寻求医疗帮助。此外，Locke 和 Bailey（2014）指出，非裔美国人中（但此情况同样适用于所有的文化族群），所有的人都会被教育，偏离主流文化所认为的正常，并不表明他们是不正常的。文化模式访谈（Cultural Formulation Interview，CFI），如第 3 章所述，是很重要的。这种访谈形式能够从一种文化视角评估个体对文化的反应方法。此外，DSM-5 的附录三中包含了几项临床实践中可能会遇到的文化相关的综合征和文化困扰。意识到这些文化困扰可以使得执业医生更加包容这种文化，同时更加理解这种文化，并识别一些由此引起的问题行为。完成一个全面的诊断性评估，应完善 CFI，并考虑相关的文化困扰，尤其是当就诊者报告有神经症状、被精神控制或是存在诸多躯体主诉和难以解释的不幸时，更应深入探究。在这些情况下，应避免无根据地给个体贴病理标签，而应探索与其文化背景相关的行为准则。

随着时间的推移以及文化融合，种族差异也在缩小。标准的定义持续受到质疑，正如 Paniagua（2014）提出消除"少数者"这个术语。无论当前的定义如何，文化因素在诊断性评估和治疗干预阶段都至关重要。在与个体的接触中，始终应将文化因素列入考虑范围之内，并将其识别。在制定具体措施探索问题的定义时，CFI 可能特别有用，之前和现在的帮助策略也同样有用。文化因素对问题行为的影响不应被低估。Grigorenko（2009）提供了一个优秀的编辑过的资源来帮助执业医生进行文化敏感性评估。

诊断精神分裂症的注意事项

由于精神症状易于变化，且常在后续评估过程中发生改变，精神分裂症的诊断常常很复杂。抑郁及其相关症状发生在 25% 的有明确精神分裂症诊断的患者身上（Siris，2000）。为了提供更好的护理，精神卫生执业医生需要意识到阴性症状可与其他精神症状重叠，例如抑郁（Woo 和 Keatinge，2008）。

一般来说，大部分精神分裂症患者会经历随着精神病性症状而来的适应功能的显著恶化。初次精神症状的发作或是与现实脱轨，通常发生于 17 ~ 30 岁的男性或 20 ~ 40 岁的女性（Carpenter，Conley 和 Buchanan，1998）。精神分裂症的病程及其表现仍是多种多样的。初次发作的患者必须仔细评估，因为对于一些个体而言，在一次发作之后可能再也不会出现精神病性症状。对于大部分精神分裂症患者而言，初次发作后可能会有所好转，但症状可能仍会持续出现，且未来发作的情况难以预知。

精神分裂症可缓慢隐匿起病也可快速突然发作。如前所述，确立精神分裂症的诊断，症状的活跃期必须持续约 6 个月，且精神病性症状显著的急性期大于 1 个月，如就诊者对治疗有反应则可小于 1 个月。如果病程时间短于此标准，则应诊断精神分裂症样障碍或短暂精神病性障碍。

心境障碍、物质滥用及躯体疾病均可导致精神分裂样症状，这些情况必须排除。诊断为精神分裂症的个体也可合并酒精或其他药物的滥用。由于物质滥用会降低治疗的有效性，故用以排除一些合并发生的情况和复杂因素的全面、明确的评估十分必要。

关于误诊与治疗

多年来，围绕精神分裂症的误解导致了主要是通过试验和错误，以及补救措施来治疗及改变身体状态。例如，包括如可卡因、蓖麻油、松节油、硫油和巴比妥酸盐等物质，注射动物血液，吸入二氧化碳，以及引起抽搐的各种方法（Lehmann 和 Ban，1997）。

精神分裂症是一种可持续一生的慢性病，20% ～ 30% 的患者仍表现出中度水平的精神症状（Walker 等，2008）。据估计，无论是否服药，50% 的患病个体会在最近发作的一年之内再次复发。实际上，复发时常发生，以至于有些患者一生之中有 15% ～ 20% 的时间在医院度过。如果患者停药，那么复发的时间会更长，且大部分无法回归病前的功能水平（Ayuso-Gutierrez 和 del Rio Vega，1997）。对于所谓的难治性精神分裂症而言，情况则更为复杂。有 10% ～ 30% 的患者对于处方的抗精神病药物基本没有反应，还有 30% 的患者通过药物只能达到部分缓解（APA，2004）。这使得单用药物治疗存在弊端，而支持性护理的运用十分重要。许多精神分裂症患者，尤其是那些难治性患者，可能对药物的反应非常有限，他们可能须长期忍受疾病，终身经历多次发作。

由于精神分裂症的治疗过程的慢性化及疾病的高复发率，本病的照护消耗了医保系统的大量资金（Ayuso-Gutierrez 和 del Rio Vega，1997）。在美国，精神卫生疾病是医保系统最大的开销之一（Soni，2009）。根据医疗支出样本调查，从 1996 年至 2006 年，本疾病的花费从 1 930 万美元上升到 3 620 万美元（Soni，2009）。精神障碍还与年工资收入下降 1 930 亿美元相关（Kessler 等，2008）。

总而言之，受到精神分裂症或是其他精神障碍困扰的就诊者通常被认为与现实社会脱轨，评估周围环境能力受损。即使确实需要帮助，但这些患者基本不接受精神卫生执业医生试图提供的干预措施。精神分裂症仍然是一个非常复杂的疾病，这可以体现在许多方面。总的来说，关于精神分裂症和其他相关的精神病性障碍的大体理解得到了改善，但对于提供治疗方案的医生而言，这种疾病仍是充满挑战。为了达到合乎伦理、效果显著的治疗结果，执业医生必须对精神分裂症有着整体的理解，以及能准确、全面地对它进行诊断性评估。

使用维度评估

DSM-5 的一项重要部分就是将分类诊断性评估转化为维度评估。由于精神分裂谱系障碍的复杂性，在本疾病中，引入横断面症状进行观察评估和维度评估。这须仔细地识别患者当时正在经历的精神症状。维度评估是为了对整个疾病谱有更好的理解，并且更明确地区分它们。每一个诊断均给出具体的标准，从而使诊断更为严谨。例如，标准 A 中的 5 项症状必须出现 2 项或以上，且至少其中一种症状是幻觉、妄想或言语紊乱。严格的诊断标准，再加上一些标注来定义疾病的病程和多种现状（Tandon，2012），这帮助确立诊断性评估，也有利于基于特定症状的治疗。

────── 病例分析 -Jacob 的病例 ──────

Jacob 是一名 58 岁的离异白人男性。他又高又大，有着棕色的头发和眼睛。他没有刮胡子，留着长长的、乱糟糟的胡须。从他脏乱的外表和松垮的衣服就能得知，他看起来十分不讲究个人卫生。近期，Jacob 刚出狱，之前是由于流浪和拒捕入狱。最近，Jacob 声称，他在几周前是因为房东的驱逐才变得无家可归、流浪街头。

在整个访视过程中，Jacob 看起来对他的前房东和警察都心存戒备和怀疑。在狱中，他还与另一名犯人打架，因此变成了熊猫眼，还断了两根肋骨。由于 Jacob 看起来洞察力和判断力受损，狱警要求他进行相关的检查。他告诉狱警，攻击他的犯人是受了魔鬼的指令。进行药物筛查的时候，Jacob 对包括大麻在内的任何物质均未显示阳性结果。

在到达危机部门后，Jacob 显示出了疑心，他拒绝回答任何可以透露个人信息或他的行为的问题。他变得激越，摆出了奇异的姿势，其他的反应和运动无法预测。Jacob 再次进行了药物筛查，测试结果仍呈阴性。基本的体格检查也没有发现任何须解决的躯体问题。当独处的时候，我们能观察到 Jacob 和自己说话。当他终于开口的时候，Jacob 告诉医生，他是 20 世纪 60 年代的鲍勃·迪伦的后备音乐家。他认为，被关进监狱是一个阴谋，是为了把他与他的哥哥猫王分开，每个人都真心认为猫王没有死。他还表示，他希望自己能够把脑袋里面的声音关掉。一旦他开始感到与访谈者相处舒适，他便能承认，特别是在访谈的时候，能够听到两种声音，一个男人和一个女人都告诉他，他永远不会成功。

当 Jacob 获得与家人电话联系的许可后，他的父亲承认，Jacob 有很长时间的精神疾病史，从他 25 岁时开始发病。按照之前 DSM- Ⅳ 标准，他被诊断为精神分裂症，偏执型，慢性。在过去的 15 年中，Jacob 在州立精神卫生中心、退伍军人医院、父母的房子，以及一些辅助生活中心里面辗转度过。近期，Jacob 的情况好转，从辅助生活中心出院搬入了自己的公寓。据他父亲描述，正是在这段时间内，他和坏朋友混在一起，吸烟、喝酒、吸食大麻。这些所谓的朋友兑出 Jacob 的残疾金，用这些钱买酒，他们还一起享用 Jacob 买来的香烟和酒。从他父亲的口中得知，Jacob 经常抱怨难以入眠，也常常说做了炸弹爆炸的噩梦。Jacob 的父亲怀疑，在他搬入公寓不久之后就自行停用了抗精神病药物，但无法确定具体的时间。在 Jacob 交不出房租以后，房东将他赶了出去。由此之后 Jacob 流浪街头并随后因流浪被捕。据父亲描述，Jacob 在狱中变得十分偏执、恐惧。在被捕之前，他从未有过法律相关的问题。

Jacob 是一名花了大量时间参与作战训练演习，却没有直接参与任何真正战争的老兵。他的父亲坚持认为，Jacob 在 21 岁退伍之前都相当完好。在离开部队之后，Jacob 逐渐出现了一些症状，尤其是听到一些声音。Jacob 告诉家人和朋友，他之所以退役是因为他帮助已被美国控制的战犯逃脱。退伍后，他整天都待在房间内，个人卫生状况变得十分糟糕。Jacob 开始出现一些怪异和偏执的想法。家人试图忽略他的种种行为，直到一天晚上，Jacob 精神病性症状发作，一边咆哮一边拿着一把菜刀威胁要刺伤母亲，哭泣声与嚎叫声响彻房屋。自此之后，Jacob 由于幻觉和妄想多次住院治疗。

Jacob 曾与在住院期间认识的另一名患者结婚 6 个月。由于对方父母的反对，他们最终还是结束了这段婚姻。在住院间期，Jacob 通常与父母居住或是独居。他没有子女。他的最后一次住院是一年之前。他的父亲指出，Jacob 常常感到压力很大，不知道未来该怎么办。Jacob 的父亲上了年纪且双目失明，他感到自己无法再控制住 Jacob。他申请是否能够长期将 Jacob 置于州立精神卫生中心，如果可以的话，这至少能确保儿子的安全。经过 3 天的药物治疗后，Jacob 变得友好、好合作了，尽管他看上去有些情感平淡并且抱怨困倦不已。Jacob 表示，他知道父亲为自己担忧，但他仍然请求不要将他送回州立医院。他想回到自己的公寓，由于药物可怕的副作用，Jacob 想停止服药并用吸烟、喝酒来进行自我调节。

完成诊断性评估

诊断性评估始于识别个体的最初症状。为了便于访视，全面的精神状况检查必不可少。关于 Jacob 病例的基本信息，包括表现、精神功能、高级功能，以及思维形式和内容的收集（参阅表 5.1 了解精神状况的描述）。

表 5.1 精神状况的描述

表现	精神功能	高阶功能	思维形式 / 内容
外貌：杂乱	简单计算：基本准确	判断力：冲动、任性	思维过程：紊乱、离题
心境：焦虑	连续减 7：准确	洞察力：差	妄想：偏执
态度：警戒	瞬时记忆：完好	智力水平：低于平均	幻觉：听幻觉
情感：迟钝 / 平淡	长期记忆：完好		
语言：戒备	一般常识：基本准确		
身体活动：焦躁不安	成语解释：拒绝配合		
定向力：完整	阐述异同：拒绝配合		

在开始访视时，Jacob 的症状看似符合 4 项阴性症状，这对影响和决定治疗干预措施很重要（Woo 和 Keatinge，2008）。首先考虑的是，Jacob 似乎存在思维联想障碍，这将直接影响他与周围环境的互动。通常情况下，他都难以确定与人交流的最佳方式，他与新朋友的相处模式就是最佳证明。为了赢得这些朋友的友谊，他尝试以花钱的方式融入，并切断了其他社会联系。他同样也不允许他的父母触碰或是拥抱他，并且，据他的父亲说，Jacob 在想要某些东西的时候，脸上却常常表现出毫不在乎。与 Jacob 的家人交流后便可得知这些令人忧虑的行为。Jacob 的这些失常行为显然影响了他的社会和职业功能，并且使得自己从周围的环境中孤立出来。

Jacob 的第二个特征症状与情感障碍相关。Jacob 常常表现出不可预知的心境和情绪，有时他会出现分裂的情感。在这种分裂的情感的状况下，Jacob 会表现出两极分化的情绪。尽管他的总体心境是抑郁的，但他有时会出现前一分钟生气、接下来马上大笑的情况。Jacob 表现出的情感与真实处境的不协调使他的家人和朋友感受到他的异常。他不可预知的行为也导致了他最终需要住院治疗，并且使得他的家人不愿和他住在一起。

第三个特征，除了思维联想障碍和情感障碍，Jacob 还合并有孤独症样的症状，即对现实环境缺少反应。这使得和他交流变得很困难，难以确定他能理解多少。Jacob 的父亲认为他是活在自己的世界里，父亲无法与他正常交流，也不能让他对个人护理环节中的需求或谈话产生恰当的回应。

Jacob 同样也非常矛盾，很难对日常生活中要面对的事情做出决定，他很难完成日常生活活动。在进行 WHODAS 评估时，他大约能维持 5 min 左右的谈话和接触。类似地，当他提出尝试 WHODAS 的请求时，他一直表示愿意做某事，但片刻之后却改变了主意，并拒绝出去或参与某项活动。对于 Jacob 而言，即使是简单的任务，如穿衣或是决定是否出门，似乎都是令人生畏的。对于是否服药、是否起床或是在院子中何处散步，Jacob 都总是反复地改变主意。

尽管有着许多反面的证据，Jacob 仍然坚信他的妄想内容是真的。他坚信，周围的人都在针对自己，这严重影响了他的日常生活。Jacob 认为，警察、家人、朋友都和自己作对，自己不能相信他们中的任何一人，他常常拒绝来自他们的帮助。Jacob 同时也有幻听，他常常和自己对话就可作为证据。他常受到关系妄想的影响。在这种偏执的妄想中，他坚信每个人都在针对自己——甚至是自己的母亲，他认为母亲想要毒害自己。区分关系妄想与牵连观念十分关键，前者常出现在精神分裂症的情况下，后者可见于一些类型的人格障碍。例如，在分裂型人格障碍中，常常出现伴有牵连观念的社交回避行为。

牵连观念与关系妄想是不同的，区别在于前者更加的个人化。牵连观念是将特定的个人事件或物品以奇特的思维方式思考或某种程度的夸大。例如，某咨询者因为自己的父亲心脏病发作，不管自身的身体状态如何，他就相信自己也会这样，这就是牵连观念。当然，这位就诊者的生活的其他方面不会受到这个观念的影响。这与精神分裂症表现出的关系妄想十分不同。在病例中，Jacob 受到关系妄想的困扰：警察、家人和朋友都不喜欢自己。关系妄想更有侵略性，它几乎会影响到就诊者生活的方方面面。

大多数药物用于控制这方面的精神症状，确认 Jacob 究竟停用抗精神病药物多久十分重要。在精神分裂症中，幻听（如难以准确听清的对话或声音）最为常见，大约 70%

的患者报告有幻觉症状（Hoffman，2000）。这意味着，Jacob 常常受到幻听的困扰，并试图弄清这些声音与自己所经历的一切有什么关联。Jacob 没有报告这些声音命令自己去做一些特定的行为，但这方面还需要进一步的评估。

许多和 Jacob 类似的就诊者都经受着运动行为方面的困扰，如怪异姿势，肌肉僵直（一种木僵状态），以及蜡样屈曲。例如，对于蜡样屈曲的就诊者，他们能长时间的保持同一种僵直的姿势不动，就像是被冻住了一样。蜡样屈曲和肌肉僵直都表现为持续的、不寻常的肌肉紧张状态（Moore 和 Jefferson，1997）。具有这种症状的就诊者似乎被困于特定的姿势，无法自行移动。这种情况可能会使得经验不足的执业医生、家人或朋友感到恐慌。此种情况下，就诊者往往无法改变自己的姿势，也不能回答。家人可能会因此感到恐惧，并拒绝继续提供支持。当发生这种情况时，对就诊者及其家属进行健康教育十分必要，让他们了解精神分裂症的知识、可能的症状和体征，以及最佳的解决方式。

对于 Jacob 以及其他许多精神分裂症患者而言，病程的发展仍是无法预知的，许多症状都非常矛盾且多变。精神卫生执业医生必须关注既往和现在的精神症状，同样也应注意治疗过程中及未来病程内的症状转变。当能够了解更多病程及机制的知识后，执业医生就能更好地理解精神分裂症，并解决相关的困难（Flaum，1995）。

诊断性评估中的病例应用

在列出雅各布的既往史以及现在的行为、症状后，与 DSM-Ⅳ类似，根据 DSM-5，他的诊断仍是精神分裂症。由于偏执型等亚型已废除，他的主要诊断和就诊原因如下：

精神分裂症（就诊原因）

295.90（ICD-9CM）或 F20.9（ICD-10CM）

诊断精神分裂症主要是由于其慢性的长期的阳性、阴性症状。这些症状持续了 6 个月以上，除非给予抗精神病药物治疗。大约有 1 个月 Jacob 表现出非常明显的症状（APA，2000）。满足了标准 A 中 2 项或以上的条目：Jacob 存在幻觉、妄想和言语紊乱。同时，他也存在包括情感表达减少、动机缺乏（缺乏有目标的活动）的阴性症状。由于他的人际交往和自理能力都有明显的问题，他也达到了标准 B。自从 25 岁被诊断时，Jacob 就已经表现出影响生活的症状，最开始能够达到诊断的最低标准，之后又有过多次发作（标准 C）。他的病史和父亲的描述中，没有抑郁或躁狂发作的情况，可以排除分裂情感性障碍、抑郁障碍或双相障碍（标准 D）。尽管他有过物质使用，如大麻，但这产生的作用有限，并且他在近期的药物筛查中对包括大麻在内的所有物质呈阴性反应（标准 E）。他没有孤独症谱系障碍的病史（标准 F）。他满足精神分裂症的诊断标准，这作为他的主要诊断。

尽管 DSM-5 中不存在亚型的分类，但有许多标注可以运用。接下来的步骤就是检查他是否满足某一标注。以标注病程的第一类标注开始，由于疾病症状的多样性，故选择合适的标注十分必要。在 Jacob 的病例中，这并不是他的初次发病，他之前因为本病已多次住院。回顾近一年的病程，似乎 Jacob 正在经历一次新的急性发作，因为他的全部症状又再次出现了。由于 Jacob 曾有多次发作，且目前有着一系列急性期症状，满足各项诊断标准，故选择如下的标注：

如果有此特征，标注：多次发作，目前处于急性发作期

额外说明症状是否持续的标注也须使用。在 Jacob 的病例中，尽管他有过部分缓解的时期，但在疾病的自然进程中仍是持续的。

如果有此特征，标注：持续型

在精神分裂症中，同样还须标注是否合并紧张症。如前所述，紧张症本身并不是一个诊断，但 Jacob 也没有紧张症的症状以及可能导致此症状的躯体疾病。由于许多紧张症的症状可能重叠，故运动活动减退和参与度下降并不足够做出此诊断。

与本部分的其他疾病类似，评估症状的严重性对于做出恰当的诊断很重要。之前提到的 CRDPSS 可用于评估本病多样化的病程状态。首次运用本量表评估完成后的 7 天内，最好再次进行评估，以观察疾病的进程和变化。

这个量表能够识别 Jacob 的阳性症状，也能够判定如幻觉、妄想、言语紊乱和异常精神运动行为等症状的频率和强度。在精神分裂症中，幻听是最为常见的幻觉类型，这正是 Jacob 所经历的。他报告的幻听有迫害和命令的口吻，告诉他他不会成功。他表示，希望这些声音停止。在区域Ⅰ中，使用评分 0（现在没有）至 4（现在存在且无法避免地对这些声音有强烈反应），Jacob 得到了 4 分。同时，Jacob 还存在妄想性思维，如猫王是他哥哥等。本区域（区域Ⅱ）同样判为 4 分。区域Ⅲ与言语紊乱相关。在访视过程中，有好几次医生无法理解他说的内容，语言表达混乱而散漫。本区域得到 2 分。他没有表现出任何异常的精神运动行为（区域Ⅳ）。区域Ⅴ，概述了阴性症状，如情感表达受限和动机缺乏，这在 Jacob 身上有轻度体现。尽管存在面部表情减少和自发活动下降，但他大多数时候仍能控制情况，回到谈话之中，对交流仅有轻微影响。这个区域因为存在轻微症状而得到 2 分。区域Ⅵ与认知功能受损相关。Jacob 出现了一些相关的症状，他难以处理一些基本的想法并将其与恰当的行为联系起来。此区域由于存在一些轻微症状，判为 2 分。区域Ⅶ与抑郁和躁狂相关，二者均未表现，故记为 0 分。Jacob 的总分为 14 分，最高的得分项为幻觉和妄想，这也是他功能受损的原因。

这个量表可以识别症状出现的时间窗以及症状的严重度，从而判断疾病是否处于急性发作期。在医院内以及出院后随访时，本量表最好能每 7 天评估一次，以监测病情变化。为了得到平均分，Jacob 的年龄和社会经济地位（socioeconomic status，SES）须列入考虑。一旦加入这两种因素，他的功能就会与外界正常水平的均值做比较，来判定他的功能是否偏离了一般水平。

精神症状严重度临床医生评定维度量表评定为：严重、幻觉与妄想得分最高。

CRDPSS 似乎更加侧重于阳性症状的评估，而对于阴性症状则条目有限。为了评估阴性症状，运用其他量表是一种选择。一项最近表现出高可信度的量表就是阴性症状评估量表（Scale for the Assessment of Negative Symptoms，SANS）（Lyne 等，2013）。这个量表评定了绝大部分常见的阴性症状，如情感平淡、失语症、动机缺乏、快感缺乏、回避社交及注意力受损。

至于除了主要诊断之外的其他诊断，可临时给出创伤性应激障碍（posttraumatic stress

disorder，PTSD）的诊断，但并没有足够的信息来决定究竟导致他一些行为的应激源是源于部队还是普通的生活经历。在与 Jacob 的交流中他表示，自己从来没有被诊断为PTSD，也没有任何真正的战争经历。存在可能性的是，Jacob 表现出的精神症状是因为患有精神分裂症，但其中一些精神症状可能由于之前的军旅生涯而得到强化。由于缺乏相关的信息，最终决定不把 PTSD 作为第二诊断或临时诊断。

值得关注的是，Jacob 与朋友们在一起喝酒，他和父亲都不认为酒精和大麻是一种问题。他的几次药物筛查均呈阴性，如果他吸食了大麻，至少会有一次在病房或监狱的药物筛查呈阳性。Jacob 和父亲都说，每当 Jacob 买酒以后，都是朋友们在喝，而不是他自己。Jacob 表示，酒里面可能被下毒，通常他都不会吃任何不是父亲准备的东西。基于以上信息，物质滥用的诊断也不适用。Jacob 也不存在其他躯体疾病，近期他的体检也没有提示任何值得临床重视的问题，故此方面没有信息须记录。

他的社会心理应激源包括基础支持问题（家庭关系紧张）、社会环境相关问题（近期因流浪、打架、拒捕而入狱）、住房问题（最近被房东驱逐），以及经济问题（无法管理残障补助收入）。与其他症状类似，这些压力同样须列为临床关注的焦点。这些内容可在之前的 DSM-Ⅳ 的轴Ⅳ中进行诊断，不过此部分已被删除。应对此部分进行仔细、综合、持续的评估。总的来说，这些内容须作为辅助信息加进诊断内。

在查阅 DSM-5 第 22 章和可能成为临床关注焦点的其他状况之后，如下信息被选为总结内容。

Jacob 的一个显著问题就是紧张的家人关系以及缺乏家庭支持。他拥有的不是真正意义上的家庭。在本病例中，Jacob 的父亲并没有真正地关心他，而是对 Jacob 反复出现的症状和过去种种不成功的尝试感到疲倦与沮丧。同时，Jacob 父亲自身的躯体状况也不能提供比现在更多的帮助与支持。在本节关系问题的识别上，似乎没有一项能够代表Jacob 的情况。Jacob 已经不是一个孩子，但很多情况下他就像一个孩子一样，如他须在监管下才能完成日常生活活动。遗憾的是，修订过后的本章内容似乎无法找到一项适合Jacob 的编码来解释说明他与家人的情况。由于缺乏合适的相关条目来描述他的家庭关系问题，使用"个人史的其他情况"条目下的亚条目"其他个人风险因素"用来标注该情况。没有描述来定义此条目，故需要额外的说明来阐释 Jacob 缺乏家庭支持以及缺乏当下的支持系统来帮助他恢复独立和社会功能。尽管与父亲关系紧张，但由于他们之间的联系，还是推荐 Jacob 和父亲一起进行咨询。Jacob 同样也在建立其他健康的社会关系上需要帮助，尤其须学会识别一些表现友好，但其实是为了从他身上获利的人。

个人史的其他情况

V69.9（Z72.9）与生活方式相关的问题

Jacob 因为精神障碍引起的相关问题而被捕，但他没有其他犯罪史及犯罪意图。但是，现在的他确实因为近期无人监管的行为和无家可归期间出现的问题而卷入了法律问题中。Jacob 难以认识到他在监狱期间的角色，对于未来的日常生活需要更多的监管，以避免他的行为再产生任何引起法律问题的后果。

与犯罪相关或涉及法律系统的问题

V62.5（Z65.2）与其他法律情形相关的问题（近期由于流浪、打架、拒捕而入狱）

Jacob 之前存在住房问题。他的大多数问题都是围绕着自己没有处理个人事务的能力，也没有可信任的人能帮他处理而产生的。他曾经无家可归，目前这种情况再次出现。有一处稳定的住房对于后续治疗和出院后的康复计划至关重要。如果住房问题无法解决，即使治疗很成功，Jacob 也会意识到自己再次陷入了相同的困境。同样地，由于父亲上了年纪，变得更虚弱，且眼睛失明，他也还是缺乏家庭支持。父亲认为，自己已经没有能力再帮助儿子了，应该根据医生的建议将注意力转移到自己的健康状况上。探索一种合适的监管模式可能会有助于 Jacob 提高独立性。这种选择可能有限，必须在治疗早期及时规划。他同样也需要一些帮助来改善他的用钱习惯。由于之前他曾在处理个人事务时被人利用，在治疗计划中应处理他对别人的帮助抗拒的问题。传授一些理财知识给 Jacob 是必需的，还应告诉他接受别人的帮助以及监督他的财务规划。

住房和经济问题（近期被驱逐）

V60.0（Z56.82）无家可归

V60.1（Z56.9）与就业相关的其他问题

经济问题（无法管理残障补助收入）

V60.9 未特定的住房或经济问题（难以管理自己的基金和预算）

特别是关于 Jacob 的独立能力和残疾水平，全球通用的测量工具即 WHO 残疾评估时间表（WHO Disability Assessment Schedule，WHODAS，2.0 版本）可用来进行评定。这个量表取代了 DSM-Ⅳ-TR 中的 GAF 量表。WHODAS 基于国际功能分类的残疾和认知功能水平（International Classification of Functioning，Disability and Cognitive Health，ICF），可以用于成年人和照顾者（一个单独的版本）。对于 Jacob 而言，最合适的就是 18 岁或以上成年人版本，36 条目的自评量表。这个量表可以通过 6 个区域来评估残疾水平。

本来是预期完成照顾者版本的量表，但 Jacob 似乎对于完成自评量表很感兴趣。由于 Jacob 没有一名观察到他过去 30 天内行为的照顾者，社会工作者决定尝试一下帮助 Jacob 一起完成自评量表。Jacob 认为自己能行，然而，在每个区域的检测，他都请求了社会工作者的帮助。讨论这些区域的具体内容可以为治疗计划提供良好基础，同时也可提高患者的洞察力和对自己行为的洞察力。

在区域Ⅰ内，有 6 个与理解力和沟通水平相关的问题来测量患者的认知功能。这些问题可以被评为无至最严重，最严重代表着认知功能已经限制了患者的表现。

在与社会工作者一起浏览这些问题时，Jacob 将所有的条目，包括注意力、记忆力、分析力、理解力以及维持对话均标记为严重（4 分）。但实际上他不是这样，尽管他学习新任务有些困难，但仍可评为 2 分。他能够和社会工作者一起合作完成这个量表就是一个证明。

量表的区域Ⅱ有 5 个问题来评估 Jacob 与外界互动和完成任务的能力。这部分使用与区域Ⅰ相同的评分方式，来评估 Jacob 站立、移动或是在家内外走动的情况。他认为这些方面自己都没有任何问题，如长时间站立、起立、移动、走出去或是远距离步行。社会工作者也同意他的看法，于是他将这些条目评为无。他曾说"他解决得不错"但"麻烦总是找上我"。当讨论这部分内容时，Jacob 说自己"对于任何不好的事情和指控都是无辜的"。他也指出，脑袋里的声音常常干涉自己，告诉他应该去哪，即使他并不愿意。

区域Ⅲ与自理能力和基本的自我清洁水平相关，如洗衣、穿衣和将自己喂饱的能力等。在急性发作期内，Jacob 在这些方面都属于存在严重问题的范围，但他自己却不这样认为，并将这些条目评为 0 分。Jacob 说"人们只须离我而去留下我一人即可，因为我按一个按钮就能进行内部清洁"。

区域Ⅳ与人际交往相关，包括 Jacob 如何与支持系统内的人们互动、如何交新朋友，以及怎样与陌生人交流。这时候，Jacob 开始分心了。社会工作者也显然看出来了 Jacob 失去了注意力，便没有强迫他继续完成问卷。

因为这是评估人际互动的一个好方法，社会工作者希望能在 Jacob 感觉好一些的时候再完成评估。量表中的区域 V 涉及完成家庭任务、个人处理这些任务的感受和感知能力，同样也包括学校和工作、信息收集与合适的生活场景相关联的内容。

最后一个区域内的 8 个问题与个人如何看待自己的社会角色相关，也有一些关于健康先占观念的评估。

对于 Jacob 而言，使用这个量表确实是有趣的。这为治疗计划的制订提供了信息。然而，在一些尝试之后，Jacob 还是没有能力继续完成量表，仅做出了前面的少数部分。在首次尝试中，WHODAS 自评版没有完成。虽然首次评估无法完成，但本量表还将在出院前以及出院后再次进行评估，来判断患者认知和功能的改变。至于住院期间的评估，可用照顾者的版本根据 Jacob 在病房内的表现来完成。

WHODAS 得分：无法完成。

治疗计划及干预策略

一旦我们完成初步评估，明确主要或临时的诊断，下一步就该制订治疗计划了。首先，请参阅 Jacob 的治疗目标总论（见快速参考 5.4）。以诊断性评估中收集的信息为基础，Jacob 的目标提供了治疗的出发点，其中包括可以应用的干预计划。清楚识别病态行为作为干预过程的一部分，与设定的治疗目标直接相关。我们的治疗应具有连续性，这使得紧扣干预计划的治疗方式得以灵活应用。在为 Jacob 形成治疗计划的过程中，执业医生须收集完整的病史，其中包括其医疗状况。由于 Jacob 很难回想起他的治疗史，所以须从他的家人或其直接支持系统中的其他人那里获得补充信息。此外，了解 Jacob 近期是否体检也至关重要，因为他似乎并没有自我护理的动力。目前他是否有饮食或睡眠问题尚不明确。Jacob 的整体营养状况令人质疑。最后，血液检测可用以识别是否有药物使用或滥用及内分泌问题。

对诊断为精神分裂症的患者，早期有规划的干预会为其提供更好的改善机会。通常，确诊患者的干预需要一个全面的考虑，其中包括个体化治疗、病例管理、家庭支持及用药管理。

急性期治疗计划和干预措施

为使 Jacob 这样的精神分裂症患者得到最好的帮助，我们推荐 2 个治疗方案。一是急性期治疗计划；二是帮助就诊者确定其过渡期的或后续治疗需求。急性期治疗中，稳定病情是首要目标。最初的急性期治疗，是就诊者从住院到出院的过渡期治疗。那些协助就诊者成功回归社区的长程管理治疗或社区病例管理应当遵循这种治疗模式。出院时，须有文件记录患者易激惹、偏执、不合作症状的减轻或消失情况。当患者病情稳定后（出院前），执业医生须与患者会面并讨论出院计划以及后续治疗计划（见治疗计划 5.1 和 5.2）。

快速参考 5.4

Jacob 的认定目标

帮助 Jacob 制订一个计划，这个计划能帮助他回到最适宜的环境，或尽可能不受限制的环境。

目标

帮助 Jacob 减少易激惹及偏执状态。
帮助 Jacob 控制自己的行为以及独自完成日常生活活动（activities of daily living，ADL）。
帮助 Jacob 在院外找一个合适的住所。
帮助 Jacob 管理自己的事务。

治疗计划 5.1

急性期的护理目标及干预措施

目标
Jacob 病情稳定出院后到一个尽可能不受限制的环境中。
目的
- 帮助 Jacob 减轻易激惹及偏执状态。
- 帮助 Jacob 控制自己的行为并完成 ADL。
- 帮助 Jacob 在出院后找一个合适的居所。
- 帮助 Jacob 尽可能地管理自己的事务以及他体验的症状。
可提供的治疗
- 精神评估及咨询。
- 药物治疗，并监测精神状态及药物副作用。护理评估及持续的护理照顾。
- 与临床医生保持联系，便于咨询解决问题的技能。
- 按时参与治疗及心理教育团体会议。
- 密切观察，如需要，治疗团队可提供其他护理。
急性期治疗计划样本应用
- 服药依从性。
目标：监测并评估药物疗效、副作用及依从性，并向社会工作者每个月报告一次。
- 精神分裂症患者病情的稳定性。
目标：当就诊者的病情逐步得到改善，他将逐渐承担起确保自己服药的责任。
- 社区资源链接。

治疗计划 5.1（续表）

目标：在接下来的 1 个月，就诊者将致电当地精神分裂症自助团体，并询问会议相关事项。与自助团体会面时，就诊者将会向社会工作者汇报此进度。

- 支持系统的开发。

目标：就诊者将致电并咨询该治疗程序一天的治疗安排，进而决定他是否参加此计划（为期 1 个月）。

- 服药教育

目标：就诊者将参加此计划里的所有心理教育团体会议，并与他的社会工作者每月见面咨询一次。

目标：就诊者将准备与社会工作者讨论这些目标以及这个月他所取得的进步。

治疗计划 5.2

治疗计划开展的主题：精神分裂症

定义：首先，就诊者须存在 2 项或更多项典型精神症状（幻觉、妄想，言语紊乱、严重紊乱，或阴性症状），其中至少有一项必须是前 3 个症状之一。其次，症状持续时间至少 6 个月，其中典型症状至少持续 1 个月，且就诊者至少存在 2 个或更多维度的功能下降。最后，还要排除可能与总体健康状况、分裂情感性障碍、心境障碍、物质滥用或戒断反应相关的精神症状。此外，如果就诊者本身存在广泛性发育障碍，那么要诊断为精神分裂症，仅需其精神症状显著，且存在至少 1 个月（并持续 6 个月以上）即可。

症状和体征

- 妄想。
- 幻觉。
- 言语紊乱。
- 严重行为紊乱或紧张性行为。
- 阴性症状（情感表达减少或缺乏）。
- 至少有一个社会功能受损（自理能力、工作、社交、学业）。
- 情感反应不协调。

目标

1. 患者没有自伤及伤人行为。
2. 患者能够生活自理。
3. 患者在院外可以坚持服药。
4. 患者适应能力增强。

治疗计划 5.2（续表）	
目的	**干预措施**
1. 在治疗过程中和症状缓解后，精神科医生通过观察和患者的自我报告来识别并控制患者的精神症状（幻觉、妄想、言语紊乱）。	精神科医生每天在表格上记录与幻觉、妄想有关的行为。
2. 据医务人员对患者的记录，从住院前的不合作（自我和家庭报告）到完全合作（按医嘱服药），患者合作性增加。	就诊者每天按医嘱服药。
3. 治疗结束时，医务人员按照行为量表评估患者的自我护理活动，结果从每天0次增加到了每天5次。	临床医生与就诊者者达成协议，就诊者每天学习并执行特定自我护理行为。 临床医生运用认知行为方法教授 / 训练就诊者执行自我护理活动（刷牙、梳理头发、洗澡、穿衣等）。 就诊者好转出院后，临床医生将与就诊者及其家属一起巩固、维持及扩展自我护理活动。
4. 病例管理记录及家属报告证明就诊者完全配合，出院后坚持服药。	病例管理者将每周与就诊者及其家属联系2次，监督就诊者是否遵守药物治疗协议。
5. 通过社会适应自评量表（Social Adjustment Scale for Self-Report，SAS-SR）发现患者社会功能改善，从预测试时的15分提高到治疗结束后的55分。	就诊者因为其积极的社会行为而得到家属及临床医生的正性强化。 就诊者将参加至少12周的社会技能学习。
6. 家属将发现就诊者适应功能改善，通过社会行为及适应量表（Social Behavior and Adjustment Scale，SBAS）测评，从治疗前的55分提高到治疗结束时的250分。	就诊者家属将参加一个为期6周的关于精神分裂症的教育项目。 就诊者家属将通过网络与其他患者家属分享相似的压力。
7. 6个月之内，通过SS残疾协会帮助照顾就诊者，就诊者的家庭收入每月将增加500美金。	SS残疾协会将协助就诊者家属满足就诊者的特殊需求。

Jacob 的过渡期护理、治疗计划及策略

　　Jacob 同意继续住院治疗时，执业医生开始电话联系他的家属及各类辅助生活机构。将 Jacob 的病历真实、全面地呈现给可能的服务机构之后，Jacob 所在的精神卫生中心提供的以社区为基础的项目部门接收了他。此方案为患有慢性精神疾病的个体回归社区提

供了逐步回归的方法。此方案中，像 Jacob 这样的精神病就诊者通过训练，可以从一个较为限制的环境逐步回归至较为开放的环境，最终可独自或是与室友共同生活在由精神卫生中心提供的公寓中。如果 Jacob 未能达到精神卫生中心所要求的特定水平，那么在他做好下一步的准备之前，他也能保持他目前的最好水平。我们非常推荐患者及家属能来参观这个方案。当 Jacob 执行这项方案时，他的父亲同意去看望他，并给予其支持。

长期治疗计划及实践注意事项

精神分裂症患者的治疗计划须联合药物治疗、心理社会干预，以及足够的社会支持（Grohol，2006）。然而，Bola（2006）认为，特别是对于诸如精神分裂症等精神障碍的急性发作期的早期而言，在马上开始药物治疗之前，发展与实施心理社会治疗可让药物治疗的选择更为安全。如果就诊者病情恶化，需要更多监督，那么其他能提供更多支持与护理的设施也要考虑。对这些被置于更多限制情境的就诊者，管理员将对其进行每月 1 次的监测。当就诊者处在最差的状态时，管理员仅帮其解决一些基础性的问题，如监督服药以及促进与社区的联系。如果 Jacob 的服药依从性差，那么我们将推荐长效注射治疗。此外，如果就诊者治疗效果不理想，治疗者也可以调整用药或换药。我们还须密切监测药物相关情况，如迟发性运动障碍、肌张力障碍及静坐不能（副作用）。如果出现这些不良反应，可以考虑新型抗精神病药物，并且还要评估因此而出现的 PTSD。如果就诊者饮酒或物质使用的问题日益严重，则建议其参加匿名戒酒协会（Alcoholics Anonymons，AA）或者匿名戒毒互助所（Narcotics Anonymous，NA）。

持续评估自杀意念和观念非常重要。尽管 Jacob 并没有这样的想法，但自杀仍是精神分裂症患者死亡的主要原因（Walker 等，2008）。媒体关于精神疾病患者是危险人物的报道，其实会给这些患者造成伤害。事实上，95% 的杀人犯是没有精神疾病的（Ferriman，2000）。精神分裂症患者更可能伤害自己而非他人。而这种伤害自己的倾向可能是基于他们给家庭造成负担的内疚感；很多患者因自己生病而自责。媒体对于精神分裂症患者的负面报道直到最近才开始改变（Frese，Knight 和 Saks，2009）。

事实上，对精神分裂症患者的个体治疗在本质上是具有支持性的，但也在尝试和探索其他方法。例如，Lukoff（2007）倡导一种精神聚焦康复模型，该模型授权精神分裂症患者管理自己的康复计划，并努力完成其治疗目标。其他项目专注于强调治疗环境，并尽可能最小化药物应用（Bola 和 Mosher，2002；Calton 和 Spandler，2009；Ciompi 和 Hoffman，2004）。Soteria 工程在美国发起 2 个项目（Bola 和 Mosher，2002），在瑞士发起 1 个项目（Ciompi 和 Hoffman，2004），随访 2 年取得了显著成果。Soteria 项目的参与者在整体精神病理学水平上展现出显著的改善，其中包括社会功能、职业能力及独立生活能力，与对照组相比，其再次住院率较低（Bola 和 Mosher，2003）。

其他可用于治疗精神分裂症的替代疗法包括针灸、磁疗、理疗、声疗和中医治疗（Chopra，1994）。除了 Lukoff（2007）的那些治疗，精神分裂症的其他治疗方法还包括精神和宗教治疗（Huguelet，Mohr 和 Borras，2009）。精神和宗教治疗一方面是文化的反映，就诊者可以借此理解病，另一方面就诊者的回应方式往往也遵循其文化的预期。没有执业医生的监督和规范，任何一种替代治疗都不能尝试。

家庭以及支持系统

我们应特别关注和重视精神分裂症患者的家庭及社区支持系统。精神分裂症是一种能够使其受害者感到孤独和隔离的疾病，由于其病程的不可预测性，患此慢性疾病者会表现出疏远家人和朋友的行为。重要的是，我们要确保患者家庭对他的支持不被耗尽或者放弃。互助小组可以帮助精神分裂症患者的家庭成员明白，他们并不孤独，其他人也在为此努力。家庭成员需要接受教育：精神分裂症患者的情况是真实的，他们所爱之人并不是为了获取关注而故意为之。学习识别疾病相关的异常行为有助于家庭成员更好地理解并接受患者的行为（NIMH，2009c）。此外，精神分裂症患者被描绘成威胁性人物的问题也需要解决，因为这些描述往往是暴力的，这可能会让大家认为所有的精神分裂症患者都是暴力的（Long，2000）。在精神分裂症患者中，与暴力相关的一个因素是共病物质滥用，但此类患者与非精神病诊断的物质滥用人群相比，其危险性是相似的（Fazel，Gulati，Linsell，Geddes 和 Grann，2009；Tracker，2009）。

我们一定要鼓励患者的家庭成员成为患者支持系统的一部分，并策划让其参与到患者的治疗中（如病例管理支持、社区居住点的安排等）。大部分用于精神分裂症的治疗性干预措施都是需要家属支持的。以患者 Jacob 为例，大多数医生的目标都旨在帮助形成并维持他的社会支持系统。支持性治疗可以为患者提供友谊和鼓励，也为患者提供实用性建议（如何利用社区资源）和相关信息（如何发展更积极的社会生活、职业咨询及尽量减少与家庭摩擦的建议），以及最重要的——希望他的生活环境得到改善（Long，2000）。

药物治疗方法

多年以来，精神分裂症的主要治疗方式包括支持疗法、家庭和社区支持，以及药物治疗。因精神分裂症病因未解，所以人们期望能够通过反复试验及各种假设疗法伴随的错误，来控制患者的行为并改善其身体状态（Lehmann 和 Ban，1997）。多数情况下，药物作为治疗精神分裂症的主要方法旨在控制症状。

典型抗精神病药物　1952 年首次推出用于治疗精神症状的基本药物。第一个被记载的药物是氯丙嗪，它是偶然被作为抗精神病药物使用的（Bishara 和 Taylor，2009）。氯丙嗪集麻醉、镇静、安眠作用为一体，用于巴黎的一位精神分裂症患者（Lehmann 和 Ban，1997）。典型抗精神病药物，由于其对神经系统的副作用也被称为神经安定药。在此之后，其他神经阻断药不断研发，如三氟拉嗪、氟哌啶醇、氟奋乃静、替沃噻吨、硫利达嗪（WebMD，2009）。自从第一个抗精神病药物引入此领域，使用传统/典型抗精神病药物成为惯例。这些抗精神病药物作为多巴胺抑制剂直接起作用，并阻断其他的神经递质，包括乙酰胆碱、组胺和去甲肾上腺素。经过 30 多年的应用，这类传统抗精神病药物逐渐失宠，如今他们已不再被作为治疗精神分裂症和精神病性障碍的一线用药。而失宠的主要原因是其复杂的副作用和困倦感。这些广泛的副作用影响了患者的依从性、积极性和情感反应（WebMD，2009，见快速参考 5.5.）。

影响运动系统的锥体外系症状（extrapyramidal symptoms，EPS）是这些传统药物常见的副作用。肌张力障碍，特点是突然的肌肉痉挛伴有疼痛［国家精神疾病联盟

(National Alliance on Mental Illness，NAMI)，2003]，可能出现扮鬼脸、讲话或吞咽困难、眼动危象（眼球向上斜视）、颈部和喉部肌肉痉挛、背部肌肉的伸肌僵直（Carpenter 等，1998）。这些不良反应多出现在治疗的前几天。虽然静坐不能是锥体外系反应最常见的形式，但其表现不如肌张力障碍明显。坐立不安的极端形式可能被误诊为激越（NAMI，2003）。患者感觉被迫处于一种持续运动状态，很多时候就诊者描述为内心的不安，表现为不停地抖腿或来回走动。在评估期间，就诊者不能静坐，通常表现为不宁腿或是难以自控的踏步。

快速参考 5.5

典型抗精神病药物

精神病性障碍的药物使用

抗精神病药物（神经安定药）

用于治疗严重的精神病性障碍（如精神分裂症）。一般来说，精神症状包括幻觉、妄想、精神病性行为、抑郁、情感淡漠。血药浓度峰值时间为 2～4 h。一般治疗原则是单一用药，尽量不同时使用 2 种抗精神病药物。出院后，继续服用抗精神病药物约 3～6 个月以保证药物有足够的时间起效。若效果差，可考虑换药。

氯丙嗪

甲硫哒嗪

三氟拉嗪

氟奋乃静

氟哌啶醇

洛沙平

替沃噻吨

锥体外系反应的另一种形式是迟发性运动障碍（tardive dyskinesia，TD），由于长期服用传统抗精神病药物所致。这种情况包括任意一组肌肉显著的不自主运动，最常见的部位是嘴和舌头（NIMH，2009d）。迟发性运动障碍通常见于中老年人，特别是女性（NIMH，2009c）。这是长期服用传统抗精神病药物的一种不良结局，而干预时长是其主要发展因素（Carpenter 等，1998）。意识到迟发性运动障碍的发生非常重要，因为预防要比治疗有用（NAMI，2003）。解决这个问题的一个方法是小剂量使用抗精神病药物，但对于慢性精神分裂症而言，此方法可能并不可取（见快速参考 5.6）。

这些典型抗精神病药物很有可能产生锥体外系副作用（Lambert，1998）。常用于减少或控制运动相关副作用的药物简称为抗帕金森药。当就诊者使用传统 / 典型抗精神病药物治疗时，关键在于是否决定使用另一种药物来帮助对抗前者可能引起的副作用（见快速参考 5.7.）。特别要注意的是，有些就诊者可能会在街上销售这些药品，尤其是苯托品、苯海索，所以滥用的可能性很高。当怀疑有潜在药物滥用时，医生应该把这个信息共享给治疗团队或其他医生，考虑开非处方药，如苯海拉明来帮助控制锥体外系症状。

快速参考 5.6

抗精神病药物的一般情况及不良反应

典型抗精神病药物最常见的不良反应是嗜睡和困倦感

药物使用的一般情况

类帕金森病或锥体外系症状包括：

肌张力障碍——舌头急性痉挛（僵硬或大舌头）。

静坐不能——锥体外系反应最常见的形式（例如内心的不安）。

迟发性运动障碍——一种永久性的神经系统疾病，是由于长期使用典型抗精神病药物，且没有使用任何药物来控制锥体外系副作用所致。

快速参考 5.7

可选择的抗帕金森病药物
通用名称（商品名）

苯扎托品（Cogentin）

比哌立登（Akineton）

苯海拉明（Benadryl）

苯海索（Artane）

新型抗精神病药物　20 世纪 90 年代见证了许多治疗精神分裂症和其他精神障碍的新型药物的开发，这些药物称为非典型或非传统抗精神病药物（NIMH，2009c）。这些药物大受欢迎，因为它们的副作用比传统抗精神病药物少。并且，服用非典型抗精神病药物后，就诊者的困倦感明显减少，且患者思维更清晰，情感表达更精准（Lambert，1998）。它们因此常被作为一线治疗用药（见快速参考 5.8.）。

快速参考 5.8

新型 / 非典型抗精神病药物

氯氮平（Clozaril）

利培酮（维思通）

奥氮平（再普乐）

喹硫平（思瑞康）

齐拉西酮（卓乐定）

阿立哌唑（安律凡）

帕利哌酮（芮达）

---

* 前面是通用名称

此类药物的开创药以氯氮平最为著名。由于氯氮平会引起粒细胞缺乏症，进而导致患者继发感染而死亡，故曾一度被限制使用（Davis 和 Casper，1977）。这个令人遗憾的副作用会导致粒细胞（白细胞的一种）数量严重减少。没有这些粒细胞，身体无法抵抗威胁生命的感染。如今，当我们使用氯氮平时，须严格监测，以确保这种情况不会发生。氯氮平主要用于难治性精神分裂症，自从 1990 年美国食品药品监督管理局（Food and Drug Administration，FDA）批准使用氯氮平以来，就严格要求监测血象。随后，很快出现了其他非典型抗精神病药物，其中包括利培酮、奥氮平、喹硫平、齐拉西酮、阿立哌唑和帕利哌酮。

利培酮是 1992 年首批正式引入的非典型抗精神病药物之一（Schulz，2000）。研究发现利培酮比传统抗精神病药物（如氟哌啶醇）更能有效地减轻阳性及阴性症状（Armenteros，1997）。利培酮用于治疗分裂型人格障碍，以减少其阳性/精神病样症状及阴性症状，如认知损害（Saklad，2000）。另一个非典型抗精神病药物奥氮平，似乎更易耐受且更容易被就诊者接受，主要是因为其锥体外系反应发生率较低，且较高的剂量能改善精神分裂症阴性症状。然而，所有医疗工作者都要清楚，奥氮平及其他的新型非典型抗精神病药物都可能引起糖尿病患者的血糖升高（*Physicians' Desk Reference*，2009）。1988 年，美国推出了另一种非典型抗精神病药物喹硫平。与其他抗精神病药物相比，它的副作用较小，但在治疗早期镇静作用较强（Schulz，2000）。新型非典型抗精神病药物还包括齐拉西酮、阿立哌唑以及帕利哌酮。在 2009 年 FDA 批准了另外 2 种药物伊潘立酮和阿塞那平（Drugs.com，2009a）。伊潘立酮的副作用包括眩晕、口干，疲劳、鼻塞、直立性低血压、嗜睡、心率快（心动过速），以及体重增加。阿塞那平的副作用包括静坐不能、困倦感、口腔感觉迟钝（Drugs.com，2009a，2009b）。

FDA 发布了一项关于痴呆的老年患者死亡率增加的公众健康公告。因此，这类药物应谨慎用于那些有行为问题和痴呆的老年患者（NIMH，2009d）。

讨论所有用于治疗精神病性障碍的药物已经超出了本章范围，如须全面回顾这些内容，请参阅 Dziegielewski 的文献（2006，2010）。大多数情况下，这类抗精神病药物能够使患者的病情稳定、回归家庭，并在他们原先的社区生活（WebMD，2009）。

精神科医生要让患者及家庭成员知道，服用抗精神病药物不会快速起效。选用的药物不同，体内达到的浓度峰值也不同，所以药物起效前的时间长短也不尽相同。此外，抗精神病药物的疗效并不在于治愈疾病，而只是控制精神症状。而且，尽管新型非典型抗精神病药物引起的锥体外系症状发生率较低，但也有其他令人烦扰的副作用。抗精神病药物在治疗精神疾病方面至关重要，但介绍所有药物及其副作用已经超出了本章的范围。Dziegielewski（2010）为未经医疗训练的执业医生提供了精神药理学信息。

专题

从 DSM-5 删除的分享性精神病性障碍

许多经验丰富熟悉 DSM-Ⅳ 以及 DSM-Ⅳ-TR 的医生可能想知道为什么从 DSM-5

中删除分享性精神病性障碍的诊断。从历史上看，分享性精神病性障碍是非常罕见的，它曾被称为感应性精神病性障碍（induced psychotic disorder）、双重精神病（double insanity）或二联性精神病（folie à deux）（法语称"两个疯子"）。分享性精神病性障碍通常包括2个人共享同样的妄想系统，因此富有戏剧性及趣味性。此外，在通常生活得很近的人或同一家庭中，可能会多达4个人甚至整个家庭共同患病（Oshodi，Bangaru和Benbow，2005）。尽管目前尚不清楚是否存在基因关联，但这种诊断确实常在家庭中发生。

人们认为分享性精神病性障碍似乎常发生在那些与社会隔离的就诊者中。他们渐渐远离家人、朋友，以及那些可能威胁或质疑自己非怪异妄想的人，这些妄想存在并主导着患者的日常生活。分享性精神病性障碍的患者的妄想系统会影响到其他人，甚至会令他人渐渐与原发者共享其妄想信念。在这种情况下，关系中处于优越或强势地位的人，据说就会成为其中的主导或领导者，而其他人便逐渐成为次要的角色。主要角色领导次要角色。通常次要角色起初并不相信主要角色的妄想主题。但最终，次要角色还是会妥协并接受它为正确的知觉。通常次要角色存在某些认知功能损害，或仅仅易受到重复的、无异议的、妄想主题的攻击，随后就会接受和妥协（Woo和Kea-tinge，2008）。如果次要角色远离这种处境，这种妄想性思维模式可能就会减轻并消失。而主要角色的治疗就非常困难，因为他们的妄想信念非常坚定（Munro，1999）。

这些非怪异的妄想系统会保护并把患者隔离起来。例如，有两个姐妹独自生活，其中一人认为当他们不在家时邻居和房东溜进屋里，接触并重新摆放过她们的东西。原发者不断告诉其另一个姐妹（次要角色）这些正在发生。起初，次要角色对主要角色所说的内容有争议，但后来她逐渐开始接受并认为这些都是真的。最终，次要角色妥协并接受这件事确实发生了。为了避免这种事再度发生，她们必须设置障碍，以防止闯入者半夜溜进屋里。为了保护自己，她们把自己孤立在家里。

除了妄想，分享性精神病性障碍患者的其他思维和行为多是正常的。在某些时候这种正常状态会使妨碍他人对情况严重性做出正确的判断。分享性精神病性障碍的病因尚不明确，但压力似乎起着关键性的作用。持续的孤立状态也会引发这种障碍。分享性精神病性障碍患者仅会逐渐分享相同的妄想系统。这些妄想并非其他精神病性障碍、躯体疾病或吸毒（无论是处方的还是非法的）所致（First，2014）。这些妄想及其应对模式将会逐渐发展和被强化，而这类患者则很少去寻求治疗，因为他们并不认为自己的行为是有问题的。DSM-5早期修订的讨论主要在于是否删除此诊断（Cardinal和Bullmore，2011）。随着DSM-5的出版，这一诊断被删除，而一些与此妄想内容相关的标准则保留在这一章节的其他诊断中。

总结与展望

尽管我们在理解精神病性障碍（特别是精神分裂症）方面已经取得了很大的进展，但我们仍只是处于学习阶段。精神分裂症谱系及精神病性障碍表现出多变的病程，这通常意味着慢性病程、致残性疾病使患者脱离现实，且治疗前景不容乐观。精神病性障碍的处理通常包括精神药理学以及社会心理学治疗。这些治疗方法需要一系列服务场所及其他社会支持。尤其是女性患者，Landgraf、Blumenauer、Osterheider 和 Eisenbarth（2013）认为这样的服务能帮助就诊者避免法律的困扰和监禁。此外，很多精神障碍就诊者得到的缓解很有限。当同时给予药物和心理治疗效果仍不理想时，这类精神障碍就诊者被称为部分反应者（Dziegielewski，2010）。不幸的是，许多患者并没有充分得到传统支持性治疗及药物治疗的帮助。

在精神卫生的实践中，究竟是哪些因素构成精神病性障碍患者病情缓解或良好结局的争论仍在继续。任何精神病性障碍治疗的终极目标都是解决伴随精神症状而出现的功能衰退。另外，治疗的目的是帮助患者感觉更好，能够更有效地应对生活的期望和任务。精神卫生工作者的技能要引导、帮助患者获得掌控生活事件和任务的能力。除了药物治疗方面的改善外，使用诊断信息帮助医生和家属理解那些常见的、破坏性的情况，近期也得到精神症状治疗的关注。尽管不断有新药问世，而且我们也更加理解这些疾病如何影响就诊者，但仍然需要进一步的学习。精神卫生执业医生的角色至关重要，他们的首要任务是考虑如何保证精神障碍患者的生活质量，而非估计及削减费用。

处理任何精神病性障碍，特别是精神分裂症患者时，精神科医生要直接面对与疾病相关的病耻感。根据 Krajewski、Burazeri 和 Brand（2013）的观点，病耻感既是疾病的一个特性，也是一个诱因。这种消极认知可以被视为继发的障碍。执业医生可以通过解决与复发相关的有问题的生活环境，帮助患者及家属避免对精神分裂症谱系及其他精神病性障碍产生消极刻板的印象。教育患者及家属避免寻求责备的行为，能够为生活的有效改善提供支持，而生活的改善则成为干预性治疗的基础。

（王志仁　吴仁容　宋学勤　黎　犁　连　楠）

参考文献

Altschule, M. D., Bigelow, L. B., Bliss, E. L., Cancro, R., Cohen, G., Gjessing, L. R., . . . Snyder, S., (1976). The genetics of schizophrenia. In S. Wolf (Ed.), *The biology of the schizophrenic process*. New York, NY: Plenum Press.

American Psychiatric Association. (1952). *Diagnostic and statistical manual of mental disorders*. Washington, DC: Author.

American Psychiatric Association. (1987). *Diagnostic and statistical manual of mental disorders* (3rd ed., rev.). Washington, DC: Author.

American Psychiatric Association. (1994). *Diagnostic and statistical manual of mental disorders* (4th ed.). Washington, DC: Author.

American Psychiatric Association. (2000). *Diagnostic and statistical manual of mental disorders* (4th ed., text rev.). Washington, DC: Author.

American Psychiatric Association. (2004). Practice guidelines for the treatment of patients with schizophrenia (2nd ed.). *American Journal of Psychiatry, 161*, 1–56.

American Psychiatric Association. (2013). *Diagnostic and statistical manual of mental disorders* (5th ed.). Arlington, VA: American Psychiatric Publishing.

Armenteros, J. L. (1997). Risperidone in adolescents with schizophrenia: An open pilot study. *Journal of the American Academy of Child & Adolescent Psychiatry, 36*, 694–697.

Ayuso-Gutierrez, J. L., & del Rio Vega, J. M. (1997). Factors influencing relapse in the long term course of schizophrenia. *Schizophrenia Research, 28*, 199–206.

Baron, M., Gruen, R., Rainer, J. D., Kane, J., Asnis, L., & Lord, A. A. (1985). A family study of schizophrenia and normal control probands: Implication for the spectrum concept of schizophrenia. *American Journal of Psychiatry, 142*(4), 447–455.

Bishara, D., & Taylor, D. (2009). Asenapine monotherapy in the acute treatment of both schizophrenia and bipolar I disorder. *Neuropsychiatric Disease and Treatment, 5*, 483–490.

Bola, J. R. (2006). Psychosocial acute treatment in early-episode schizophrenia disorders. *Research on Social Work Practice, 16*(3), 263–275.

Bola, J. R., & Mosher, L. R. (2002). Predicting drug-free treatment response in acute psychosis from the Soteria project. *Schizophrenia Bulletin, 38*, 559–575.

Bola, J. R., & Mosher, L. R. (2003). Treatment of acute psychosis without narcoleptics. *Two-year outcomes from the Soteria project. Journal of Nervous and Mental Disease, 191*, 219–229.

Brzustowicz, L., Hodgkinson, K., Chow, E., Honer, W., & Bassett, A. (2000, April 28). Location of major susceptibility locus for familial schizophrenia on chromosome 1g21-q22. *Science, 288*, 682–687.

Calton, T., & Spandler, H. (2009). Minimal-medication approaches to treating schizophrenia. *Advances in Psychiatric Treatment, 15*, 209–217.

Cardinal, R. N., & Bullmore, E. T. (2011). *The diagnosis of psychosis.* New York, NY: Cambridge University Press.

Carpenter, W. T., Conley, R. R., & Buchanan, R. W. (1998). Schizophrenia. In S. J. Enna & J. T. Coyle (Eds.), *Pharmacological management of neurological and psychiatric disorders* (pp. 27–52). New York, NY: McGraw-Hill.

Chopra, D. (1994). *Alternative medicine: The definitive guide.* Fife, WA: Future Medicine.

Ciompi, L., & Hoffman, H. (2004). Soteria Berne. An innovative milieu therapeutic approach to acute schizophrenia based on the concept of affect-logic. *World Psychiatry, 3*, 140–146.

Clark, A. F. (2006). Schizophrenia and schizophrenia-like disorders. In C. Gillberg, R. Harrington, & C. Steinhausen (Eds.), *A clinicians handbook of child and adolescent psychiatry* (pp. 79–110). New York, NY: Cambridge University Press.

Cohen, A., Patel, V., Thara, R., & Gureje, O. (2008). Questioning an axiom: Better prognosis for schizophrenia in the developing world? *Schizophrenia Bulletin, 34*(2), 229–244.

Crow, T. J., Chance, S. A., Priddle, T. H., Radua, J., & James, A. C. (2013). Laterality interacts with sex across the schizophrenia/bipolarity continuum: An interpretation of meta-analyses of structural MRI. *Psychiatry Research, 210*, 1232–1244.

Dassori, A. M., Miller, A. L., Velligan, D., Saldana, D., Diamond, P., & Mahurin, R. (1998). Ethnicity and negative symptoms in patients with schizophrenia. *Cultural Diversity and Mental Health, 4*(1), 65–69.

Davis, J. M., & Casper, R. (1977). Antipsychotic drugs: Clinical pharmacology and therapeutic use. *Drugs, 12*, 260–282.

Drugs.com. (2009a). *New drug approvals.* Retrieved from http://www.drugs.com/newdrugs.html

Drugs.com. (2009b). *FDA approves Fanapt.* Retrieved from http://www.drugs.com/history/fanapt.html

Dutta, R., Greene, T., Addington. J., McKenzie, K., Phillips., M., & Murray. R. M. (2007). Biological, life course, and cross-cultural studies all point toward the value of dimensional and developmental ratings in the classification of psychosis. *Schizophrenia Bulletin, 33*(4), 868–876.

Dziegielewski, S. F. (2006). *Psychopharmacology for the non-medically trained.* New York, NY: Norton.

Dziegielewski, S. F. (2007). *Issues in schizophrenia: The social worker's role in optimizing adherence.* Special Report, December 31, 2007, 1–12. Available for CEU credit on line from CEZone.com. Peer-reviewed by Ralph Aquila, M.D.

Dziegielewski, S. F. (2008). Brief and intermittent approaches to practice: The state of practice. *Journal of Brief Treatment and Crisis Intervention, 8*(2), 147–163.

Dziegielewski, S. F. (2010). *Psychopharmacology and social work practice: A person-in-environment approach* (2nd ed.). New York, NY: Springer.

Easing the emotional cost of schizophrenia. (1997). *Journal of Psychosocial Nursing, 35*(2), 6.

Fazel, S., Gulati, G., Linsell, L., Geddes, J. R., & Grann, M. (2009). Schizophrenia and violence: Systematic review and meta-analysis. *PLoS Medicine, 6*(8), e1000120. doi: 10.1371/journal.pmed.1000120

Ferriman, A. (2000). The stigma of schizophrenia. *British Medical Journal, 320*(8), 522.

First, M. B. (2014). *DSM-5 Handbook of differential diagnosis.* Washington, DC: American Psychiatric Publishing.

Flaum, M. (1995). Schizophrenia. In C. L. Shriqui & H. A. Nasrallah (Eds.), *Contemporary issues in the treatment of schizophrenia* (pp. 83–108). Washington, DC: American Psychiatric Press.

Frese, F. J., III Knight, E. L., & Saks, E. (2009). Recovery from schizophrenia: With views of psychiatrists, psychologists, and others diagnosed with this disorder. *Schizophrenia Bulletin, 35*(2), 370–380.

Glick, I. (2005). *New schizophrenia treatments.* Presentation at the Schizophrenia and Bioplar Education day. Stanford University, Palo Alto, CA.

Gottesman, I. I. (1991). *Schizophrenia genesis: The origins of madness.* New York, NY: Freeman.

Green, A. I. (2007). Substance abuse and schizophrenia: Pharmacological approaches. *Journal of Dual Diagnosis, 3*(2), 63–72.

Grigorenko, E. L. (2009). *Multicultural psychoeducational assessment.* New York, NY: Springer.

Grohol, J. M. (2006). *Schizophrenia treatment.* Retrieved from http://www.psychcentral.com/disorders/sx31t.htm

Guilmatre, A., Dubourg, C., Mosca, A. L., Legallic, S., Goldenberg, A., Drouin-Garraud, V., . . . Campion, D. (2009). Recurrent rearrangements in synaptic and neurodevelopmental genes and shared biological pathways in schizophrenia, autism, and mental retardation. *Archives of General Psychiatry, 66*(9), 947–956.

Gur, R. E., & Pearlson, G. D. (1993). Neuroimaging for schizophrenia research. *Schizophrenia Bulletin, 19*(2), 337–353.

Hoffman, R. E. (2000). Transcranial magnetic stimulation and auditory hallucinations in schizophrenia. *Lancet, 355*, 1073–1076.

Hollis, C. (1995). Child and adolescent (juvenile onset) schizophrenia. A case controls study of premorbid developmental impairments. *British Journal of Psychiatry, 166*, 489–495.

Hong, C. J., Lee, Y. L., Sim, C. B., & Hwu, H. G. (1997). Dopamine D4 receptor variants in Chinese sporadic and familial schizophrenics. *American Journal of Medical Genetics (Neuropsychiatric Genetics), 74*, 412–415.

Huguelet, P., Mohr, S., & Borras, L. (2009). Recovery, spirituality and religiousness in schizophrenia. *Clinical Schizophrenia & Related Psychoses, 2*(4), 307–316.

Kendler, K. S., & Diehl, S. R. (1993). The genetics of schizophrenia: A current, genetic epidemiological perspective. *Schizophrenia Bulletin, 19*(2), 261–286.

Kendler, K. S., Gruenberg, A. M., & Tsuang, M. T. (1985). Psychiatric illness in first degree relatives of schizophrenic and surgical control patients: A family study using *DSM-III* criteria. *Archives of General Psychiatry, 42*(8), 770–779.

Kendler, K. S., McGuire, M., Gruengerg, A. M., O'Hare, A., Spellman, M., & Walsh, D. (1993). The Roscommo family study. 1: Methods, diagnosis of probands and risk of schizophrenia in relatives. *Archives of General Psychiatry, 50*(7), 527–540.

Keshavan, M., Marshall, W., Shazly, M., & Paki, M. (1988). Neuroendocrine dysfunction in schizophrenia: A familial perspective. *Psychiatry Research, 23*(5), 345–348.

Keshavan, M. S., Montrose, D. M., Pierri, J. N., Dick, E. L., Rosenberg, D., Talagala, L., & Sweeney, J. A. (1997). Magnetic resonance imaging and spectroscopy in offspring at risk for schizophrenia: Preliminary studies. *Progressions in Neuro-Psychopharmacological and Biological Psychiatry, 21*, 1285–1295.

Kessler, R. C., Heeringa, S., Lakoma, M. D., Petukhova, M., Schoenbaum, M., Wang, P. S., & Zaslavsky, A. M. (2008). Individual and societal effects of mental disorders on earnings in the United States: Results from the national comorbidity survey replication. *American Journal of Psychiatry, 165*(6), 703–711.

Krajewski, C., Burazeri, G., & Brand, H. (2013). Self-stigma, perceived discrimination and empowerment among people with a mental illness in six countries: Pan European. *Psychiatry Research, 210*, 1136–1146.

Lambert, L. (1998). New medications aid cognition in schizophrenia. *Journal of the American Medical Association, 280*(11), 953.

Landgraf, S., Blumenauer, K., Osterheider, M., & Eisenbarth, H. (2013). A clinical and demographic comparison between a forensic sample of female patients with schizophrenia. *Psychiatry Research, 210*, 1176–1183.

Laurens, I., Hodgins, B., Maughan, R., Rutter, M., & Taylor, E. (2009). Community screening for psychotic-like experiences and other putative antecedents of schizophrenia in children aged 9–12 years. *Schizophrenia Research, 90*(1), 130–146.

Lawrie, S. M., & Abukmeil, S. S. (1998). Brain abnormality in schizophrenia: A systematic and quantitative review of volumetric magnetic resonance imaging studies. *British Journal of Psychiatry, 172*, 110–120.

Lehmann, H. E., & Ban, T. A. (1997). The history of the psychopharmacology of schizophrenia. *Canadian Journal of Psychiatry, 42*(2), 152–162.

Lieberman, J. A., Ma, J., Alvir, J. M. J., Woerner, M., Degreef, G., Bilder, R. M., . . . Kane, J. M., (1992). Prospective study of psychobiology in first-episode schizophrenia at Hillside Hospital. *Schizophrenia Bulletin, 18*(3), 351–371.

Lewandowski, K. E., DePaola, J., Casmari, G. B., Cohen, B. M., & Ongur, D. (2009). Tactile, olfactory, and gustatory hallucinations in psychotic disorders: A descriptive study. *Annals of the Academy of Medicine Singapore, 38*(5), 383–385.

Locke, D. C., & Bailey, D. F. (2014). *Increasing multicultural understanding* (3rd ed.). Thousand Oaks, CA: Sage.

Long, P. W. (2000). *Schizophrenia: A handbook for families: Schizophrenia youth's greatest disaster.* Retrieved from http://www.mentalhealth.com/dis/p20-ps01.html

Lukoff, D. (2007). Spirituality in the recovery from persistent mental disorders. *Southern Medical Journal, 100*(6), 642–646.

Lum, D. (Ed.). (2011). *Culturally competent practice: A framework for understanding diverse groups and justice issues* (4th ed.). Pacific Grove, CA: Brooks/Cole, Thomson Learning.

Lyne, J., Renwick, L., Grant, T., Kinsella, A., McCarthy, P., Malone, K., . . . Clarke, M. (2013). Scale for the assessment of negative symptoms structure in first episode of psychosis. *Psychiatry Research, 210*, 1191–1197.

Maier, W., Hallmeyer, J., Minges, J., & Lichtermann, D. (1990). Morbid risks in relatives of affective, schizo affective, and schizophrenic patients: Results of a family study. In A. Maneros & M. T. Tsuang (Eds.), *Affective and schizoaffective disorders: Similarities and differences* (pp. 201–207). New York, NY: Springer-Verlag.

Malhotra, A. K., Pinsky, D. A., & Breier, A. (1996). Future antipsychotic agents: Clinical implications. In A. Breier (Ed.), *The new pharmacotherapy of schizophrenia* (pp. 41–56). Washington, DC: American Psychiatric Press.

Menezes, N. M., Arenovich, T., & Zipursky, R. B. (2006). A systematic review of longitudinal outcome studies of first-episode psychosis. *Psychological Medicine, 36*(10), 1349–1362.

Mental Health America. (2009). *Factsheet: Schizophrenia in children.* Retrieved from http://www.mentalhealth

america.net/conditions/schizophrenia

Moore, D. P., & Jefferson, J. W. (1997). *Handbook of medical psychiatry*. St. Louis, MO: Mosby.

Munro, A. (1999). *Delusional disorder: Paranoia and related illnesses*. New York, NY: Cambridge University Press.

Munro, A., & Mok, H. (2006). An overview of treatment in paranoia/delusional disorder. *Canadian Journal of Psychiatry, 40*, 616–622.

National Alliance on Mental Illness. (2003). Tardive dyskinesia. Retrieved from http://www.nami.org/Content/ContentGroups/Helpline1/Tardive_Dyskinesia.htm

National Institute of Mental Health. (2009a). *How is bipolar disorder treated?* Retrieved from http://www.nimh.nih.gov/health/publications/bipolar-disorder/how-is-bipolar-disorder-treated.shtml

National Institute of Mental Health. (2009b). *Post-traumatic stress disorder (PTSD)*. Retrieved from http://www.nimh.nih.gov/health/topics/post-traumatic-stress-disorder-ptsd/index.shtml

National Institute of Mental Health. (2009c). *Schizophrenia*. Retrieved from http://www.nimh.nih.gov/health/publications/schizophrenia/index.shtml

National Institute of Mental Health. (2009d). Mental health medications. Retrieved from, http://www.nimh.nih.gov/health/publications/mental-health-medications/index.shtml?utm_source=twitterfeed&utm_medium=twitter

Nauert, R. (Ed.). (2007). New genetic link for schizophrenia. Retrieved from http://psychcentral.com/news/2008/02/28/new-genetic-link-to-schizophrenia/1977.html

Organista, K. C. (2007). *Solving Latino psychosocial and health problems: Theory, practice and populations*. Belmont. CA: Wiley.

Oshodi, A., Bangaru, R., & Benbow, J. (2005). A paranoid migrant family: Folie a famille. *Irish Journal of Psychological Medicine, 22*, 26–29.

Paniagua, F. A. (2014). *Assessing and treating culturally diverse clients: A practical guide* (4th ed.). Los Angeles, CA: Sage.

Physicians' desk reference (63rd ed.). (2009). Montvale, NJ: Medical Economics.

Qiu, A., Wang, L., Younes, L., Harms, M. P., Ratnanather, T. J., Miller, M. I., & Csernansky, J. G. (2009). Neuroanatomical asymmetry patterns in individuals with schizophrenia and their non-psychotic siblings. *NeuroImage, 47*(4), 1221–1229.

Raz, S., & Raz, N. (1990). Structural brain abnormalities in the major psychosis: A quantitative review of the evidence from computerized imaging. *Psychological Bulletin, 108*(1), 93–108.

Rusch, N., Heekeren, K., Theodoridou, A., Dvorsky, D., Muller, M., Paust, T., . . . Rossler, W. (2013). Attitudes toward help-seeking and stigma among young people at risk for psychosis. *Psychiatry Research, 210*, 1313–1315.

Saklad, S. R. (2000). APA studies focus on side effects, efficacy of antipsychotics. *Psychopharmacology Update, 11*(1), 1.

Schmidt, N. B., Norr, A. M., & Korte, K. J. (2014). Panic disorder and agoraphobia: Considerations for *DSM-V. Research on Social Work Practice, 24*(1), 57–66.

Schore, A. N. (2014). Introduction. In J. J. Magnavita & J. C. Anchin (Eds.), *Unifying psychotherapy: Principles, methods, evidence from clinical science* (pp. xxi–xliv). New York, NY: Springer.

Schulz, S. C. (2000). New antipsychotic medications: More than old wine and new bottles. *Bulletin of the Menninger Clinic, 64*(1), 60–75.

Siris, S. G. (2000). Management of depression in schizophrenia. *Psychiatric Annals, 30*(1), 13–17.

Soni, A. (2009). The five most costly conditions, 1996 and 2006: Estimates for the U. S. civilian noninstitutionalized population [Statistical Brief #248]. Agency for Healthcare Research and Quality, Rockville, MD. Retrieved from http://www.meps.ahrq.gov/mepsweb/data_files/publications/st248/stat248.pdf

Tandon, R. (2012), Getting ready for DSM-5: Psychotic disorders. *Current Psychiatry, 11*(4), E1–E4. Retrieved from http://www.currentpsychiatry.com/index.php?id=22161&cHash=071010&tx_ttnews[tt_news]=176766

Tracker, C. M. E. (2009). Violence in schizophrenia rare in the absence of substance abuse. *JAMA, 301*, 2016.

Tsuang, D. (2004). Rates of schizophrenia among relatives of schizophrenic patients. Retrieved from http://schizophrenia.com/research/hereditygen.htm

Walker, E., Mitial, V., Tessner, K., & Trotman, H. (2008). Schizophrenia and the psychotic spectrum. In W. E. Craighead, D. J. Miklowitz, & L. W. Craighead (Eds.), *Psychopathology: History, diagnosis, and empirical foundations* (pp. 402–434). Hoboken, NJ: Wiley.

WebMD. (2009). Schizophrenia medications. Retrieved from http://www.webmd.com/schizophrenia/guide/schizophrenia-medications

Weiner, I. B. (1987). Identifying schizophrenia in adolescents. *Journal of Adolescent Health Care, 8*(4), 336–343.

Weisman, A. G. (1997). Understanding cross-cultural prognostic variability for schizophrenia. *Cultural Diversity and Mental Health, 3*(1), 23–35.

Wong, S. E. (2013). A critique of the diagnostic construct schizophrenia. *Research on Social Work Practice*. doi: 10.1177/1049731513505152

Woo, S. M., & Keatinge, C. (Eds.). (2008). *Diagnosis and treatment of mental disorders across the lifetime*. Hoboken, NJ: Wiley.

Woods, S. W., & McGlashan, T. H. (2011). The risk–benefit ratio of the proposed DSM-5 attenuated psychosis syndrome. *American Journal of Psychiatry, 168*(12), 1338.

第六章　双相及相关障碍

前言

如果患者的心境障碍不能被识别和治疗，家庭乃至社会都将付出沉重的代价。对于如此多的双相及相关障碍的患者，心境波动可以导致家庭关系和支持系统方面的问题。同时，也可能增加自杀的潜在风险。患有双相障碍的儿童、青少年和成年人通常伴有就业或上学困难，这些困难将对患者和他的家庭产生毁灭性的影响，最终会有法律系统介入。在儿童、青少年和成年期，非常有必要及时识别双相障碍的体征和症状。此外，没有任何一种单一的药物、治疗或疗法可以成为治疗成功的关键，而是应该运用所有可能的选项来帮助这一群体。

本章节将对精神障碍诊断与统计手册，第 5 版（DSM-5；APA，2013）所列的双相及相关障碍进行了简短的概述，包括双相 I 型障碍、双相 II 型障碍、循环性心境障碍、物质 / 药物所致的双相及相关障碍、由于其他躯体疾病所致的双相障碍、其他特定的和未特定的双相及相关障碍。须特别注意成年人的双相障碍。从社区和社会的角度对双相障碍的讨论表明，对于精神科医生，完成一项全面的诊断性评估、治疗计划和实践策略是多么关键。在儿童和成年人，对双相及相关障碍的有效治疗要求减少疾病对个人以及其支持系统的干扰。

在一开始就进行一次全面的诊断性评估是识别诊断所需症状的关键。本章关注的重点是心境障碍的波动仍然很难定义，一种治疗方法不能适用于所有就诊者。了解多种方法有助于最全面的治疗。一次个体化的诊断性评估、治疗计划，以及实践策略的履行对于改善患者的社会功能和帮助患者再次享受生活是有必要的。

对双相及相关障碍的基本理解

双相障碍，最常见的双相及相关障碍，有时被称为躁狂 - 抑郁障碍。当用专业术语表示，它意味着心境波动，患者表现为心境的反复上升和下降。然而，这些心境起伏与日常反应不一样，并且是严重的心境变化。根据美国国立卫生研究院（Natronal Institutes of Health，NIH，未注明出版日期），这种疾病并不是由单一病因所致，而是很多因素出现、共同作用，增加了罹患这种疾病的风险。

有助于更好地理解这种障碍的 2 个重要因素是遗传学和大脑结构与功能。关于遗传学，认知功能障碍可能是一个带有很强遗传因素的核心特征（Samame，2013）。这种基因联系类似于抑郁谱系障碍和精神分裂症谱系障碍，这些精神障碍在父母或兄弟姐妹发病的可能性最大。虽然确切的基因联系或连接仍然未知，考虑到环境因素，寻找可以更好地解释这些复杂疾病的类似的热点，为现在和今后的研究提供了很好的环境（NIH，未注明出版日期）。

第二个因素是大脑结构和功能，新的大脑成像工具，如功能性磁共振成像（functional magnetic resonance imaging，fMRI）和正电子发射断层成像术（positron emission tomography，PET），使我们能更近地了解这种联系（见快速参考 6.1）。这些先进的放射学技术可以帮助发现大脑的改变（Arden 和 Linford，2009）。因此，脑内的实际改变是存在的，并且已经发现精神分裂症谱系障碍与双相障碍的相似性（Crow，Chance，Priddle，Radau 和 James，2013）。虽然有帮助，但是，这些影像学研究只是代表了一个特定的时间点的变化（Childress，2006）。作为对诊断性评估的补充，应该考虑这些程序。不幸的是，无论这些影像学研究提供的信息有多少，它们的花费可能过高。在诊断性评估中，利用类似这样的测试有助于那些时常被称为防御性医疗的治疗方法，目的在于使诊断更牢靠，并且保护患者和医生（Titolo，2008）。

仅在美国，据估计有 1 000 万人罹患双相障碍（Torpy，2009）。这种障碍的症状特征尤其令人沮丧，因为患者的主诉通常导致阴性的医学检查结果。因此，解决这些多层面的疾病，在部分卫生保健提供者和患者中，产生了误解、出现了挫折（NIMH，2000）使这种情况进一步复杂化的是，大约 90% 的双相障碍患者在其一生中会经历复发，这通常在初次发作的 2 年内，并且，疾病复发对患者的影响是很大的（Perlis 等，2006）。

快速参考 6.1

神经影像

fMRI 是一种特殊类型的磁共振成像，这种形式的神经影像自 20 世纪 90 年代以来，因为侵入性较小和辐射暴露比之前的版本少，越来越受欢迎。这种检查技术是通过局部血流增加，引起脑内神经活动。它提供了观察脑内结构的能力，有助于发现结构与什么功能有关。

在 20 世纪 70 年代中期引入的 PET，通过注入放射性示踪剂进入大脑来监测神经活动。

Source：Definitions summarized from Dziegielewski（2010）.

了解双相及相关障碍的患者

对任何类型的双相障碍患者的诊断性评估，均显示患者存在 2 项主要的症状：抑郁心境和欢欣的心境。表现出这 2 个症状能够使家庭成员和执业医生都感到困惑。当患者报告抑郁症状时，它可能还不够清晰，并且对所经历的事情如何在语义方面定义也会存在一些问题。当他们经历一次双相发作，精力恢复，乐观情绪可能上升。只有当心境的提升与预期相比变得不能控制，并且具有破坏性的时候才想去压制。

伴随着心境的波动，抑郁或躁狂的情感可以经常被夸大或低估。在患者独特的社会和环境背景下，这些情感受到定义和"正常"的标准的影响。对许多人来说，抑郁可能意味着感到悲伤、沮丧或垂头丧气；对另一些人来说，它可以包括愤怒和易激惹，它们反映了与双相障碍发作相一致的模式、体征和症状。此外，心境变化是可预测的，并且心境障碍的抑郁障碍特征（也被称为烦躁不安的情绪）的某种形式几乎存在于所有的精神疾病患者中。须尽可能地排除某种形式的躁狂症、精神分裂症和痴呆（Klap，Unroe和Unutzer，2003）。

在某些方面，成年双相障碍患者似乎比那些患复发性重性抑郁障碍的人群更加的不幸，因为他们之中90%的有过一次躁狂发作者，还会再次发作（APA，2000）。总之，双相障碍和单相抑郁完全康复的可能性都不尽如人意。大约60%的患者在一次急性躁狂发作后的2年内会再次经历躁狂发作，并且至少50%的患者会有明显的发作间期症状（Miklowitz，George，Richards，Simoneau和Suddath，2003）。

为了更好地了解双相及相关障碍，第一步是认识到这种障碍所具有的特征性的、不一样的情绪发作。对于刚开始从业的专业人士来说，一个曾经的主要的困惑是：有一个假设是情绪发作实际上构成了一种精神障碍，尽管它们没有。在DSM-Ⅳ和DSM-Ⅳ-TR中，像DSM-5一样，情绪发作不被认为是诊断的条件。习惯上认为，这些情绪发作是随后出现的障碍的基本组成成分或构建模块。

双相障碍：发作和标注

对双相障碍的全面了解应从双相及相关障碍的组成成分——情绪发作的定义开始。构成心境障碍的情绪发作类型有躁狂、轻躁狂、重性抑郁发作（APA，2013，见快速参考6.2）。

躁狂发作

在躁狂发作中，就诊者的情绪持续高涨、膨胀，并且易怒，但主要的情感障碍是易激惹，尤其是当别人不能完全满足就诊者的愿望或达到他的期望时。根据DSM-5，躁狂发作须满足4个特定的标准（A-D）。标准A指出了这个障碍的时长，以及频率和强度。在这一标准，评估的内容包括清楚地识别行为的变化，这些行为导致持续的心境欢欣，可能不是在社交或职业方面富有成效的、与目标导向行为增加有关的能量水平上升。活跃期应持续至少1周。例外的情况是，如果患者住院时，这种情况不须限定时间长度。当患者感觉几乎每天都有活动和能力的增加，并且持续至少1周时，要记录下频率和强度的信息。

标准B，在心境欢欣的这1星期，患者必须在7项症状中有至少3项或3项以上：自尊心膨胀和夸大，睡眠需要减少（每晚只要3 h，而感觉不需要更多睡眠），言语增加或持续讲话的愿望，注意力分散、难以集中注意力、很容易随境转移、难遵循模式化和有序的思路，目标导向活动增加和精神运动性激越，专注于并参与可能导致有害或痛苦后果的危险的行为。当患者以易激惹情绪为主要表现，则至少需要7项症状中的4项才能充分满足诊断标准（APA，2013，p.124）。当行为表现符合这种障碍时，就诊者在这个活跃期通常毫无克制、消费奢侈，可能超过他们信用卡的限额。他们可能很少考虑别人的安全，开车鲁莽。他们也可能活动随意，参与混乱的性行为和可能不安全的性行为。在记录标准 B 时，应该列出这些问题行为的类型。

在标准 C，这些行为在临床上必须是严重的，损害社会和职业功能。对于那些患有这种疾病的患者，他们的严重程度容易导致住院治疗，以控制其过度行为，确保不伤害他人或自身安全。在这个活跃的阶段，患者也可以表现出精神病性的行为，影响到他们对事件理解以及他们如何与周围的其他人交往和做出反应。在标准 D 中须明确，这一发作并不直接与其他精神或躯体疾病有关，也不是由物质或其他类型的药物引起的反应。

快速参考 6.2

情绪发作的类型

躁狂发作：表现为持续的心境欢欣、易激惹和膨胀，伴有严重的心境紊乱，并且导致功能受损。必须存在至少 3 项症状：言语增加、精神运动性激越、思维奔逸、睡眠需要减少、目标导向活动增加、注意力分散、自尊心膨胀或夸大，以及过度参与快乐的具有潜在的高风险和不良后果的活动。发作的时长至少为 1 周。如果住院控制或处理行为，不需要 1 周时间。

轻躁狂发作：类似于躁狂，尽管仍然影响功能，但所有的特征和症状不太严重。轻躁狂的标准包括一段时间内的明显持续的膨胀、易激惹、心境欢欣，持续至少 4 天，但不足 1 个星期。必须至少有 3 项症状（如果主要是易激惹情绪，则需要 4 项症状）：言语增加、目标导向活动增加、精神运动性激越、注意力分散、需要睡眠减少和自尊心膨胀或夸大，以及过度参与快乐的具有潜在的高风险和不良后果的活动。

重性抑郁发作：抑郁情绪或兴趣丧失或丧失对几乎所有活动的愉悦感至少 2 周，此外在相同的时间内，患者几乎每天都要经历至少 5 个附加的症状。相关特征包括睡眠和食欲紊乱（非常常见的症状），疲劳或精力下降，睡眠改变，精神运动性活动改变，思考能力减退，集中注意力或做出决定的能力下降，感觉无价值或负罪感，病态思维或自杀意念、自杀计划或自杀企图，以及易激惹情绪。

Source：Summarized criteria from the Diagnostic and Statistical Manual of Mental Disorders, Fifth Edition, Copyright 2013 by the American Psychiatric Association.

轻躁狂发作

在一次轻躁狂发作中，最初的症状表现可能类似于躁狂发作，因为它包括了高涨、膨胀或易激惹的心境。在一次轻躁狂发作中，就诊者的心境持续高涨、膨胀、易激惹，但主要的心境紊乱是易激惹，尤其是当日常生活、社会活动、职业任务受挫时。按照 DSM-5，轻躁狂发作须检查 6 项特定的标准（A-F）。标准 A 指出了这种障碍的持续时间，以及频率和强度。使用标准 A 须明确识别行为的变化，包括出现伴有精力水平上升且持续高涨和膨胀的心境，以及在社会和职场没有成效的、目标导向行为的增加。活跃的时间应持续至少 4 天，患者几乎每天的大部分时间活动增加。

在标准 B[1]，就诊者有超过 4 天的情绪高涨，也必须在 7 项症状中有至少 3 项或 3 项以上：自尊心膨胀和夸大，睡眠需要减少（每晚只要 3 h，而感觉不需要更多睡眠），言语增加或有持续讲话的愿望，注意力分散、难以集中注意力、容易随境转移、很难遵循模式化或有序的思路，目标导向活动增加和精神运动性激越，专注于并参与可能导致有害或者痛苦结果的危险行为。当患者表现以易激惹情绪为主时，这些症状中至少需要 4 项就足以满足标准。当表现的行为符合这种障碍时，就诊者在这个活跃期通常毫无克制、消费奢侈，可能超过他们信用卡的限额。他们可能很少考虑别人的安全，开车鲁莽。他们也可能活动随意，参与混乱的性行为和可能不安全的性行为。

在标准 C，患者的行为显然是不典型的。标准 D 指出患者熟悉的人如何清晰地看出患者不正常的行为，并且看出同以前的行为和功能有哪些明显的改变。在标准 E，行为和由此产生的心境紊乱可以损害功能，但是并不像躁狂发作那么严重。如果轻躁狂的行为严重到需住院治疗，那就不算是轻狂躁。在标准 F，须明确表示，这一发作不是直接与物质相关，或是由其他类型的药物导致的反应（APA，2013，p.124-125）。

总之，这一情绪异常时期伴随着症状列表上至少 3 项附加的症状：非妄想性的自夸、自尊心膨胀、强制言语、思维奔逸、参与目标导向活动增加或精神运动性激越（APA，2013）。通常就诊者睡眠需要减少、入睡或维持睡眠困难。这些就诊者可能承担让他们很忙的项目和任务，虽然他们可能变得容易分心，没有完成最初的承诺。类似于躁狂发作，轻躁狂发作期间患者还可能从事他感觉愉快而忽略了潜在的不良后果的高风险行为。就诊者经常诉说体验了一段心情愉快的时间。尽管一些交流可能带有讽刺，总的来说，患者显得开朗。在轻狂躁发作时，他们经常感觉自信和状态良好。

这种情绪发作持续的时间大约是 4 天，在这段时间内，很明显，患者表现出不同以往功能水平的体征。经历轻躁狂发作的就诊者不需要住院，虽然症状可能损害功能，但是没有显著的损害。轻躁狂发作和躁狂发作的区别是没有复杂的、显著的妄想。此外，经历轻躁狂发作的患者不会出现精神病性特征，即使和他们交往的其他人意识到他们有不寻常的行为。

重性抑郁发作

根据 DSM-5，第三种类型的情绪发作，重性抑郁发作的诊断标准需要 3 个特定标准（A-C）。除了第一项——抑郁心境或丧失愉悦感或兴趣，标准 A 还包括 5 项或更多的症状。在这种发作中，除了 5 项或更多的附加症状，还有 1 项或以上必须出现的症状。抑郁心境为感觉不能控制或无法避免的悲伤或无助。此外，有一点也是比较清晰的，失去对几乎所有活动的兴趣或乐趣。像许多其他精神疾病，抑郁心境的诊断标准和丧失兴趣的严重程度必须足以干扰到患者的功能和日常活动的表现。此外，标准 A 要求必须存在 5 项或更多的附加症状。标准 A 须满足 9 项症状中的至少 5 项。9 项症状中的第一项

---

[1] 尽管标准 B 不是直接的引用，但它概括了 DSM-5 的标准。这项标准的完整和精简列表参照 DSM-5 的相关部分。为了有助于读者，在本文中提供了页码。

为记录到的抑郁心境。必须清楚这些发作多久发生一次，这意味着在每天所有时间中的发作的频率和强度。这种抑郁心境需要通过自述来证实，就诊者诉说他感觉悲伤、不幸和绝望。或者如果就诊者不能交流，他的抑郁心境可以被其他人观察和注意到。其他人可能诉说就诊者没有精力，之前能完成的任务现在不能，或者大部分时间泪流满面。重点需要注意的是，儿童和青少年的抑郁障碍，整体表现与抑郁、安静、顺从的成年人非常不一样。通常在儿童和青少年抑郁的时候，他们公开地生气和沮丧，以展示他们有多么悲伤和不满。

第二项潜在的症状是，就诊者对几乎所有之前喜欢的活动失去兴趣或乐趣。在活动中明显的兴趣或乐趣减少通常被称为快感缺乏。第三个潜在的症状是食欲。通常重性抑郁发作的就诊者会出现食欲紊乱，几乎每天发生。有时他们的饮食习惯包括进食太多的食物，导致体重增加（在 1 个月内体重增加 5%）；如果他们吃得太少，可能会导致体重减轻。体重减轻是非常重要的，须指出具体下降的数量。为了有助于对这项症状进行评估，建议询问这些问题：最近就诊者体重上升还是下降（在最近一个月中）？如果有体重改变，体重已经下降或增加多少？这些问题的回答帮助医生确定就诊者是否厌食（吃得少）或饮食过多（暴饮暴食），以应对抑郁情绪。第四项症状是睡眠紊乱，就诊者睡眠增多（嗜睡）或无法睡眠或睡眠模式紊乱（失眠）。这种睡眠紊乱的模式几乎每天发生。为了有助于对这项症状的评估，建议询问这些问题：患者晚上睡觉吗？如果是，睡多长时间？当他醒来时感觉如何？他是否感觉神清气爽？当第三和第四项潜在症状存在时，在这个障碍常见的饮食和睡眠方面的紊乱往往要优先评估。吃饭和睡觉被认为是生存的根本。提及失眠和食欲缺乏，用于描述这些症状的这些术语是自主神经症状。当提及睡眠增多（嗜睡）和暴饮暴食（饮食过多），它被称为反自主神经症状。

第五项症状是精神运动性激越（不受控制的坐立不安）或迟滞（缓慢和感觉疲惫）。患者似乎无法逃脱这些感受和行为表现，因为它们几乎每天都发生，甚至一小段时间也不能消失。第六项症状是不可避免的疲劳和精力耗尽，患者感觉精力被"抽干"，这并不少见。第七项症状是与心境紊乱有关的感觉，患者过度和毫无根据地因为患病而产生自罪感或无法逃避的恐惧和世界末日般的感觉。第八项症状提及认知紊乱，表现为思考能力和集中注意力的能力下降。类似于列表中的其他症状，这一症状也是在几乎每天的大部分时间发生，使规划最简单的认知任务变得几乎不可能。最后是反复出现的与死亡和将要死亡有关的想法。这些想法可以占据就诊者的思维，并且自杀意念（自杀的想法）经常变得明显。这种症状是非常危险的，因为患者实际上可能发展并制订自杀的计划（自杀意图）。一旦这种症状出现了，要求有一个明确的评估方案和随后的干预措施要清晰和直接。

标准 B 要求表现的症状在临床上导致显著的痛苦，损害社会和职业功能。标准 C 要求表现的症状和给出的诊断不是由于另一种躯体疾病或使用相关物质、中毒、撤药所引起（APA，2013，p.125）。

总之，那些患有重性抑郁发作的患者几乎每天都有抑郁心境、精神运动性激越或精神运动性活动的变化、易激惹或迟滞、疲劳或精力下降、无价值或负罪感，以及思考、集中注意力或决策困难。因为有如此多可以影响心境和导致抑郁的不同特征，评估悲伤反应的可能性是重要的，特别是与所爱之人死亡或失去有关时。在这些情况下，医生须收集全面的信息，并且当评估这9条症状的每一条时，一定要确保收集一个完整的病史，还须考虑最近的环境事件，以及社会和文化的习俗和期望。

尽管讨论双相障碍所有的体征和症状特点超出了本章的范围，本章还是呈现了社会背景和最常见信息的简要概述。对于逐字逐句的诊断标准，请读者参考DSM-5，p.123-126，那里提供每种发作的具体标准。

双相及相关障碍标注

通过收集间接来源的信息，如家人和朋友的信息，做出与双相和其他障碍有关诊断，包括评估是否存在精神障碍。当医生和患者之间建立了一种强而有力的关系时，是产生治疗性评估的最佳类型的时机（Frances，2013）。在双相及相关障碍中，类似于DSM-5中的大多数其他疾病，一种障碍可能不完全适合不同的诊断类别（Garland和Howard，2014），或双相或相关障碍往往倾向于按照一种相似的或公认的模式。在这样的情况下，一种亚型或病程的标注可能是必要的。

在DSM-5，当现象学的诊断标准是互斥和详尽的时候，双相障碍不须对诊断的亚型进行细化（APA，2013）。然而，对于分裂情感性障碍的诊断（第5章中讨论），须使用亚型。在这种障碍使用亚型的原因是其与双相及相关障碍有密切的关系。亚型的限定在于描述同质的障碍，如在分裂情感性障碍所见。在分裂情感性障碍，记录亚型总是容易识别的，因为由编码"标注是否有指定特征"即可判断是否符合。因此，在分裂情感性障碍，它可以具有双相类型的特点，以表明躁狂发作和可能的抑郁发作所需的标准也可以在分裂情感性障碍中发生。分裂情感性障碍还有第二个类型，抑郁类型。像分裂情感性障碍的其他亚型，抑郁类型适用于满足分裂情感性障碍的标准，同时也表现出与一次重性抑郁发作相同的症状的患者。

在双相及相关障碍中，诊断类别和病程标注是用来显示在这个诊断类别，类似的症状会导致同质（或相似的）的亚组，以突出某些共有的特征。为了检验分类中的标注，9个标注被列举出来，当需要时，可以在每个诊断中使用：伴焦虑痛苦、伴混合特征、伴快速循环、伴忧郁特征、伴非典型特征、伴精神病性特征、伴紧张症、伴围产期发生、伴季节性模式。

伴焦虑痛苦　双相障碍的患者经常表现出明显的与焦虑相关的特征。使用这个标注，编码为"如果具有此特征，标注"，伴有焦虑痛苦允许焦虑相关的核心症状在躁狂、轻躁狂或抑郁的发作时间时发生。当使用这个标注时，2个或2个以上的症状——感觉紧张、异常焦躁不安、因为担心难以集中注意力、害怕会发生可怕的事情、感觉失去控制——必须在患者情绪发作的大多数时间存在。

伴混合特征　混合特征可以进一步分为2种类型：躁狂或轻狂躁发作伴混合特征和抑郁发作伴混合特征。熟悉与这些障碍有关的术语"混合"的那些人可能会回想起之前在DSM-Ⅳ和DSM-Ⅳ-TR中被列出和描述的混合发作。在DSM-5，混合发作作为一种发作类型被删除，并且被修改为伴混合特征。伴混合特征的躁狂或轻躁狂发作旨在表述与情绪相关的一系列特征，可以发生在躁狂、轻躁狂或混合发作的过程中。提出的6项特征性症状中，患者必须在最近一次符合躁狂或轻躁狂标准的发作中至少有 3 项症状。伴混合特征的患者可能表现出烦躁不安或抑郁心境，最明显的情况是由他人报告患者哭泣和感到悲伤或失落，并指出这些行为是多么异常。尤其值得注意的是旁观者也能看到患者躁狂或轻躁狂的心境的症状。另外，其他的 7 项症状进一步描述抑郁特征，如兴趣降低、精神运动性迟滞、精力下降、无价值感和反复死亡的想法，所有症状叠加在躁狂或轻躁狂发作上，这些特征形成直接对比。当添加混合特征限定时，必须表明这是患者心境的直接改变，并且是不寻常的、被其他人发现不一致的行为。须确保这些奇怪的症状不是由物质或躯体障碍引起的，所以总是建议进行清晰的病史采集、体格检查以及实验室检查。

表示混合特征的第二种类型的标注是抑郁发作伴混合特征。这个标注，满足重性抑郁发作的全部标准，且患者表现出 7 项躁狂或轻躁狂发作症状中至少 3 项标准：情绪的高涨或者膨胀、夸大和膨胀的自尊心、强制言语、思维奔逸、精力旺盛、睡眠需要减少。患者也可能参与不寻常和高风险的行为，很容易导致人际关系的问题、家庭和朋友之间的关系的破坏，以及其他社会、职业、和（或）法律难题。所有这些症状在抑郁发作时都非常不典型，并且在旁观者看来是心境不协调。

伴快速循环 这类疾病的另一个标注是伴快速循环，可用于双相 I 型和 II 型障碍。快速循环是指转换到相反的发作，例如，从重性抑郁发作到躁狂发作。这要求在过去的 12 个月内至少有 4 次情绪发作。这些发作须满足相同的重性抑郁、躁狂或轻躁狂发作的持续时间和症状标准，并且有一段时间的缓解或转换到相反的发作。快速循环和其他发作的唯一区别是发作的频率。为了区分由于物质使用引起的快速循环，建议进行询问病史、实验室检测和体格检查。

伴忧郁特征 伴忧郁特征的标注是以对之前愉悦的活动丧失乐趣为特征。在发作的最严重时期表现为失去或缺乏乐趣。此外，下列 6 项症状必须出现 3 项或以上：显著的抑郁心境或感到空虚、早晨抑郁更明显，早醒（至少比平常早 2 h），精神运动性迟滞或激越，体重明显下降或厌食和过度负罪感。忧郁特征在发作的最严重阶段被注意到，因为那时就诊者对几乎所有的活动完全没有愉悦感，甚至在良好积极的环境中，他的心境并没有改善。因为对几乎所有活动的愉悦感严重下降，这些特征在住院时多见。麻木体验往往是这种障碍最严重阶段的特征，更有可能在伴有精神病性特征的患者上出现。

伴非典型特征 另一个标注是伴非典型特征，它比其名字的含义更常见。伴非典型特征，心境随着正性事件的发生而改善。除了这一特点，以下症状中至少需要 2 项：显著的体重增加或食欲增加、嗜睡（睡眠增多）、灌铅样麻痹（胳膊或腿感觉沉重）、对人际关系被拒敏感（影响社会或职业功能）。伴非典型特征，如果事件是有利的，心境好转可能保持一段时间的延续。食物摄入量增加，会导致体重增加。存在灌铅样麻痹，特点是手臂或腿有沉重的感觉。对别人拒绝的敏感，在就诊者没有抑郁发作时也存在。

伴精神病性症状 标注伴精神病性症状是以发作中有错觉或幻觉为特点。有 2 种类型：心境协调和心境不协调特征。伴心境协调，妄想和幻觉的内容符合躁狂发作的自夸和无敌，也可能包括偏执。伴心境不协调特征，妄想和幻觉的内容与发作的主题不一致，或为心境协调和心境不协调特征的混合。

伴紧张症 伴紧张症特征的标注可以出现在躁狂或抑郁发作。在第5章中有紧张症特征的标准。

伴围产期发生 伴围产期发生的标注是症状在怀孕或产后4周出现时使用，这个标注用于双相Ⅰ型和Ⅱ型障碍的躁狂、轻躁狂或抑郁发作。估计有3%～6%的女性在怀孕期间或在产后几周出现重性抑郁发作。在此期间有严重的焦虑症状，有时会有惊恐发作。

标注伴围产期发生可以有或没有精神病性特征。其中一个精神病性症状可以是杀婴，有妇女会产生有人命令他们杀死婴儿的幻觉或婴儿已经发疯的错觉。之前有过抑郁或双相障碍病史的女性产后伴精神病性症状发作的风险增加。一旦有伴精神病性特征的产后发作，未来产后复发的风险在30%～50%之间。

伴季节性模式 这种障碍的最后一个标注是季节性模式。这个特征以躁狂、轻躁狂或抑郁发作中至少一种发作反复出现季节性模式为特点。如果在冬季出现抑郁发作，并不意味着躁狂或轻躁狂会季节性发作。此标注只适用于双相Ⅰ型和Ⅱ型障碍。季节性心境模式应该区别于在一年中同一个时间规律出现的社会心理应激源（如夏天失业），它不适合使用这个标注。

季节性模式发作通常在秋天开始，持续到春天。夏天发作不太常见，在任何情况下，发作的模式须出现至少两年时间，在这段时间内，没有任何非季节性的发作。季节性重度抑郁发作期的常见症状是嗜睡、暴饮暴食、体重增加、对碳水化合物的渴望。季节性模式在双相Ⅱ型障碍中存在的可能性似乎比在双相Ⅰ型障碍中大。

与缓解和目前严重程度相关的标注

在双相及相关障碍，编码允许标明是否部分缓解或完全缓解。当之前一种障碍的标准目前不满足时，缓解这个词对医生特别有用。然而，执业医生的临床判断是，标准很快就能满足并且状况是隐匿的，但是仍然存在并且不久就会和之前发作时一样。在双相及相关障碍，这个标注要求躁狂、轻躁狂或抑郁发作症状存在，但不完全符合，或在一段少于2个月的时间内没有显著的躁狂、轻躁狂或抑郁发作症状。在完全缓解期，不存在明显的症状。使用说明当前症状的标注可以进一步在诊断后量化和记录诊断严重程度，如轻度、中度和重度。

轻度，很少有症状，如果有，症状仅会导致很小的社会或职业损害。中度，症状的数量和强度介于轻度和重度之间，对社会和职业功能有中度的影响。重度，存在大量的症状，它们显著地干扰社会或职业功能。

当使用上述任何附加限定或标注的时候，医生须确保使用与当前问题行为的水平相关的标注，必须清楚地记录频率、强度和持续时间，以及为什么需要标注。诊断编码，通常是3到5位数，一般用于报告统计信息，并便于检索信息。编码的第4和第5位被分配给亚型。须注意仔细标注这些编码。

双相及相关障碍的概述

双相障碍是一种严重的复发性精神疾病，以情绪在重性抑郁和躁狂发作的两极波动为特点（Basco，Ladd，Myers 和 Tyler，2007）。双相障碍通常被称为躁狂抑郁障碍或双相情感障碍。在 DSM-Ⅳ 和 DSM-Ⅳ-TR，删除了合并的称为心境障碍这一章。在 DSM-5 中，之前这一章的内容现在分为了两章，把双相障碍和抑郁障碍分开。实际上，这些疾病次序的安排是十分慎重的，精神分裂症谱系、双相障碍和抑郁障碍焦虑障碍相邻列出，创建了一个连接这些障碍的桥梁。

DSM-5 不同于以前的版本的地方在于允许重叠症状，以及允许交叉症状，一个障碍的症状也与其他障碍的症状相关。在 DSM-5，双相障碍发作的大部分标准保持不变，唯一的例外是混合发作，取而代之的是伴快速循环标注。双相障碍仍由几个主要障碍组成。

根据 Leahy（2007）的研究，3%～5% 的美国人口患有双相障碍。心理健康专家感到特别担忧的是，双相障碍人群自杀成功率是一般人群的 60 倍，这使双相障碍成为一种慢性的、毁灭性的、通常诊断不足的精神障碍（Leahy，2007）。

当患有一种双相障碍，患者可以体验到反复性的精神病性发作，这些发作具有住院率高、长期患病、共病率高和致残率高的特点（Baldessarini，Perry 和 Pike，2007）。众多的症状快速交替（Farrelly，Dibben 和 Hunt，2006）。尽管精神药物的可获得性和支持治疗效果的研究增加，大多数的双相患者不能保持长期缓解（Vieta 等，2008）。即使有很好的药物维持，据估计，仍有 75% 的患者在 5 年内复发（Williams 等，2008）。这可能还会导致危险的行为增加。这些高风险的行为会导致交通事故和其他不幸出现，使双相障碍的患者主要关注公共安全和执法机关以及卫生保健系统（Baldessarini 等，2007）。长期的并发症是难以控制症状，以及新的和长期的精神病性住院治疗对 5%～15% 的患有双相障碍的人有效（Miasso，Cassiani 和 Pedrao，2008）。

相比那些患抑郁障碍或单相障碍人群，所有的双相障碍患者至少有一项症状与躁狂或轻躁逛发作有关。如前所述，发作被分为抑郁、躁狂或混合发作，与主要特征相一致。即使一名患者最初仅有躁狂或轻躁狂的症状，假设他存在双相障碍，最终会出现抑郁发作。

尽管精神运动性迟滞和嗜睡也可能发生在双相障碍的抑郁阶段，双相障碍的抑郁症状的形式通常在临床上与重性抑郁障碍患者表现出的症状有区别。抑郁障碍和双相及相关疾病的本质区别是抑郁发作只有抑郁相（因此术语为单相），而双相障碍有 2 个相（术语为双相）。躁狂或轻躁狂发作要么早于、要么晚于抑郁发作。在某些情况下，躁狂和抑郁发作由相对功能正常的一段时间隔开（APA，2000）。Harel 和 Levkovitz（2008）描述"虽然异常情绪高涨是区别双相障碍与复发性抑郁障碍的主要诊断特征，抑郁（不是躁狂）是导致患有双相障碍患者损害和死亡的首要原因（p.121）。

根据 DSM-5，双相及相关障碍有 7 个主要类型：双相 Ⅰ 型障碍、双相 Ⅱ 型障碍、循环性心境障碍、物质/药物所致的双相及相关障碍、由于其他躯体疾病所致的双相及相关障碍、未特定的双相及相关障碍和未特定的双相障碍（见快速参考 6.3）。

DSM-5 规定了双相及相关障碍的 7 个亚组。每个亚组包括诊断标准，确定患者是否表现为连同抑郁发作的一次躁狂或轻躁狂发作，并且开始强调最近的发作。此外，还有精神科执业医生可以用来描述再次发作的标注。每个诊断都有自己的潜在标注，列在本章的前面并且和每个诊断在一起（见快速参考6.4）。

快速参考 6.3

双相障碍简介

双相I型障碍：这种疾病被认为是最严重的，特点是至少一次躁狂发作和一次轻躁狂发作或抑郁发作的病史。每次躁狂、轻躁狂或抑郁发作必须满足所需的特定症状的数量标准。

双相II型障碍：这种疾病的特点是一次或多次抑郁发作和至少一次轻躁狂发作：一段高涨或易激惹心境，伴有活动增加，至少连续4天，且在每天的大部分时间出现。

循环性心境障碍：这种障碍是以至少2年的时间持续出现心境紊乱（在儿童和青少年为1年），并且患者没有症状的时间不超过2个月为特征。尽管症状的持续时间被认为是慢性，这种障碍的症状不太严重，因为经历的症状不符合完整的轻躁狂或抑郁发作的标准。

物质/药物所致的双相及相关障碍：这种疾病的特点是在临床上占主导的心境紊乱，包括高涨或激惹性情绪，有或没有抑郁心境，对所有的或大部分娱乐活动的乐趣或兴趣下降。需要体格检查和实验室检查，以确保症状的出现是在物质中毒期间或之后、撤药或服用一种药物治疗后，来作为物质/药物所致情绪症状的证据。这种障碍不能由非物质或药物引起的双相及相关障碍很好地解释，并不仅在谵妄状态期间发生，导致明显的社会功能、职业功能或其他方面的功能损害。物质的类别包括酒精、苯环利定、其他致幻剂、镇静剂、催眠药、抗焦虑药，安非他命或其他兴奋剂、可卡因、其他或未知的物质。

由于其他躯体疾病所致的双相及相关障碍：这种疾病的特点是一段时间有高涨或易激惹的情绪，临床上活动或精力增加。实验室检测和体格检查的结果表明存在其他躯体疾病的证据。这种障碍不能够由另一种精神障碍解释，并且不仅在谵妄期间发生。这种障碍必须造成重大社会功能、职业功能或其他领域功能的损害，以满足这一诊断。标注须特别指明是否伴有躁狂的特征、躁狂或轻躁狂的特征，或混合特征。

其他特定的双相及相关障碍：这种疾病的特点是损害社会功能、职业功能或其他重要领域的功能，但不完全满足双相及相关障碍的其他任何一种标准。这个诊断分类可以适用于以下4种临床表现：短期（2~3天）轻躁狂发作和重性抑郁发作、没有足够症状的轻躁狂发作和重性抑郁发作、先前无重性抑郁发作的轻躁狂、短期循环性心境障碍（少于24个月）。

未特定的双相及相关障碍：这种障碍表现出双相障碍及相关障碍的症状特点，但不完全符合双相及相关障碍类别的标准。未特定的双相障碍的类别在没有足够的信息给予一个更加正式的诊断时使用，并且可以在如急诊室等环境使用。

Source：Summarized criteria from the Diagnostic and Statistical Manual of Mental Disorders, Fifth Edition. Copyright 2013 by the American Psychiatric Association.

快速参考 6.4

双相 I 型障碍的 4 个亚组

1. 双相 I 型障碍，最近躁狂发作（轻度，296.41），（中度，296.42），（重度，296.43）。伴精神病性症状（296.44），部分缓解期（296.45），完全缓解期（296.46），未特定（296.40）。
目前躁狂发作（或最近）。
之前至少有一次重性抑郁发作。

2. 双相 I 型障碍，最近轻躁狂发作（296.40，患者未缓解）。严重程度和精神病性标注并不适用。伴精神病性症状（NA）。部分缓解期（296.5）。完全缓解期（296.46），未特定（296.40）。
目前轻躁狂发作（或最近）。
之前至少一次躁狂发作或混合发作。

3. 双相 I 型障碍，最新抑郁发作（轻度 296.51），（中度，296.52），（重度，296.53）。伴精神病性症状（296.54），部分缓解期（296.55），完全缓解期（296.56），未特定（296.50）。
目前（或最近）为重性抑郁发作。
至少之前有一次躁狂发作或混合发作。

4. 双相 I 型障碍，最近未特定的发作 296.7（不适用于严重性、精神病性和缓解标注）。
除了持续时间，目前（或最近）符合躁狂、轻躁狂或重性抑郁发作的标准。
至少之前有一次躁狂发作或混合发作
除了这些亚组，医生也应该尽可能多地使用下列标注，应用到当前或最近的发作中（这些没有代码）：
伴焦虑痛苦
伴混合特征
伴快速循环
伴忧郁特征
伴非典型特征
伴心境协调的精神病性特征
伴心境不协调的精神病性特征
伴紧张症
伴围产期发生
伴季节性模式

Source：Summarized criteria from the Diagnostic and Statistical Manual of Mental Disorders, Fifth Edition. Copyright 2013 by the American Psychiatric Association.

双相Ⅰ型障碍

双相Ⅰ型障碍包括抑郁、轻躁狂或躁狂发作（Maxmen，Ward 和 Kilgus，2009）。预期病程为第一次发作是明确的躁狂发作，之后出现轻躁狂或抑郁发作（APA，2013）。然而，根据 DSM-5 诊断双相Ⅰ型障碍，必须满足 2 个标准（A-B）。标准 A 要求至少一次躁狂发作。在本章前面可看到与躁狂发作相关的特定标准。在标准 B，存在轻躁狂和抑郁发作的可能性，但必须满足完整的躁狂和抑郁发作的标准，并且不能被另一种精神疾病更好地解释，例如精神分裂症谱系和精神病性障碍（APA，2013）。

尽管躁狂发作必须在病史中记录或必须在目前发作中存在，一定确保记录时间以及症状是否持续了至少 1 周，是否几乎每天存在。DSM-5 中没有给出几乎整天的确切时间定义，但每天大约有 75% ~ 100% 的时间似乎是一个可靠的预估。轻躁狂的标准 A 在频率和强度是相似的，然而，时间至少连续持续 4 天。在标准 B，躁狂和轻躁狂发作都须存在 3 项或更多（如果为易激惹心境则需要 4 项或更多）的特征性症状。2 种发作的标准 B 都包括自尊心膨胀或夸大、睡眠需要减少、言语增加或强制言语、思维奔逸、注意力分散、目标导向活动或精神运动性活动增加、过度地参与有潜在痛苦后果的活动（如疯狂的购物，APA，2013）。躁狂发作后续标准从标准 A 扩展到 D，而轻躁狂发作须完全满足标准 A 至 E。在本章前面提到的抑郁发作须满足标准 A 至 C，包括病程至少为 2 周，并且较之前的情绪有明显变化，表现出抑郁心境或者丧失兴趣或对之前喜欢的事情没有愉悦感（APA，2013）。

与情绪处于躁狂或者轻躁狂活跃期的就诊者相处，能够感觉到他精神愉快或高兴，但是他也能变得激动和愤怒。因此，通常持久的易激惹心境很快就会变成欢欣心境。不管最初出现的情绪怎样，作为结果的想法和行为通常是过度的，并且可能包括性生活混乱和不安全、未节制的性活动。在这个时期，患者精力增加，参与多个项目，也可以专注于宗教活动。

当发现 3 项或更多的下列症状（如果为易激惹心境则需要 4 项），以下可能是明显的，并且代表了他们日常行为的改变：①典型的自尊心膨胀，患者可以有夸大妄想，认为他们是有名的或富有的。②一般患者睡眠需要减少，他们比平常早几个小时醒来，感觉休息得好，精力充沛。躁狂发作开始往往是睡眠需要减少。③患者越来越健谈，经常在与别人说话和与陌生人交谈时打断他人。语速快、强制言语、声音大。④思维奔逸或思维跳跃，无法通过言语表达。以言语加速为特点，从一个话题到另一个话题跳跃。⑤注意力高度分散，诸如背景对话等事情难以让患者保持专注。⑥目标导向活动增加，包括性生活的、职业的、政治性的或宗教的。⑦明显的判断力下降，导致用信用卡疯狂购买、未计划的旅行、鲁莽驾驶和糟糕的投资。通常一次躁狂发作需要住院治疗，以防止伤害自己或他人。

医生应该记住，患双相Ⅰ型障碍者频繁地报告抑郁发作以及与它相关的易激惹和活动增多的症状。在发作间期，20% ~ 30% 的患者继续存在不稳定心境（心境不稳定或波动），足以明显扰乱人际或职业关系。在某些情况下，精神病性特征可能出现，当它发生的时候，随后的躁狂发作更可能伴精神病性特征。

躁狂发作作为双相Ⅰ型的特征，往往比轻躁狂严重，明显损害职业和社会功能。经历躁狂发作者有显著高涨、欢欣和膨胀的心境，经常被易激惹甚至暴力的爆发打断，尤其是当别人拒绝赞同躁狂患者的滑稽动作和计划时。为确定躁狂发作存在，此心境必须持续1周。此外，这些症状中必须有3种症状在同一时期发生。

1. 目标导向活动有显著的增加，有时似乎是不能缓解的坐立不安。
2. 思维和心理活动可能会加快，患者似乎表现出思维奔逸或者思维跳跃。
3. 注意力分散，在演讲或写作中语言量多，并且睡眠需要明显减少。
4. 自尊心膨胀是很常见的，并且，严重时变成妄想，以致患者怀有地位显赫和能力强大的感觉。
5. 个人的和文化上的禁忌放松，患者可能会沉溺于具有高潜力痛苦后果的活动，例如愚蠢的商业冒险、较多的盲目消费，以及轻率的性生活（APA，2013）。

双相Ⅱ型障碍

在双相Ⅱ型障碍，临床病程以现在或过去有重性抑郁发作，伴有至少一次轻躁狂发作为特点。躁狂发作的存在排除了双相Ⅱ型障碍的诊断。轻躁狂发作的存在而不是躁狂发作是区分这两种情况的关键因素。

双相Ⅱ型障碍通常是以一次或多次抑郁发作和至少一次轻躁狂发作为特征。轻躁狂发作一般大约持续4天。类似于双相Ⅰ型障碍，它也需要7项症状中的3项（如果为易激惹心境则需要4条）：自尊心膨胀或夸大、睡眠需要减少、比平常更健谈、思维奔逸（思维跳跃）、注意力分散（对外界刺激）、精神运动性激越和过度参与痛苦后果风险高的活动（疯狂购物、性生活混乱）。

在双相Ⅱ型障碍，症状必须引起社会、教育或职业功能方面有临床意义的痛苦或损害，尽管在某些情况下，轻躁狂发作本身不会造成损害。通常这种损害来自于重性抑郁发作或不可预知的心境的慢性模式。根据DSM-5，双相Ⅱ型障碍，先前被认为与性别相关的，现在基于新的研究证据看似是混合的。当比较男性和女性时，这种障碍的发生也报道了混合的结果。然而，女性可能有患与产后轻躁狂有关的事件的风险（见快速参考6.5）。

双相Ⅰ型和Ⅱ型障碍的共同点是抑郁发作时表现出9项症状列表中的5项症状。持久的抑郁心境、对活动丧失兴趣、注意力不集中、有绝望的感觉，以及饮食和睡眠模式的改变是抑郁阶段的特征。相比之下，轻躁狂患者通常表现出精力增加、易怒、睡眠需要减少、饮食习惯改变、活动增加（包括支出）和强制言语增多。因为精力和活动的增加，许多患者在这段思维喷发的时期变得相当有创造性，并且随后体验到抑郁的趋势。双相Ⅱ型障碍患者自杀风险更高，通常有明显的双相或抑郁障碍家族史（Oquendo，Currier和Mann，2006）。

循环性心境障碍

根据DSM-5，诊断为循环性心境障碍的就诊者比患有其他双相障碍的就诊者症状轻，尽管这些症状比较一致，并且持续大约2年。根据DSM-5，必须满足标准A至F才能做出诊断（APA，2013）。为了满足循环性心境障碍的标准，标准A和B要求症状是连续的，且患有这种疾病的患者不能在2个月的时间内没有轻躁狂和抑郁症状（APA，2013）。在这个时间范围内，有时不能够完全满足轻躁狂或者重性抑郁发作的标准，或不能在至少一半的时间有症状。这就是为什么尽管这是一种较轻的双相障碍，Austrian（2005）称它为慢性疾病。其不同于双相Ⅱ型的地方为根据标准C，从来没有符合3种发作（躁狂、轻躁狂和抑郁）的全部标准。此外，在标准D，它不能归因于其他的障碍，如精神分裂症谱系和其他精神疾病。标准E建议完整的医疗检查，有助于排除躯体疾病，如甲状腺功能亢进、物质使用、继发性物质使用、中毒和撤药，它们可以表现出与这些障碍相似的症状。在标准F，循环性心境和发生的心境变化必须足够严重，产生社会和职业问题，以致影响到日常的功能和生产力水平。

快速参考 6.5

双相Ⅱ型障碍诊断标准（296.89）

- 出现（病史中）一次或多次重性抑郁发作。
- 出现（病史中）至少一次轻躁狂发作。
- 从来没有躁狂发作。
- 在标准A和标准B中的心境症状不能被分裂情感性障碍很好地解释，并且非叠加于精神分裂症、精神分裂样障碍、妄想性障碍或者其他特定或未特定的精神分裂症谱系和其他精神病性障碍。
- 这些症状导致临床上明显的痛苦或者社交、职业或者其他显著的功能方面的损害。

特指目前或最近一次发作：

轻躁狂或者抑郁。

如果具有此特征，标注：

伴焦虑痛苦
伴混合特征
伴快速循环
伴心境协调的精神病性特征
伴心境不协调的精神病性特征
伴紧张症
伴围产期发生
伴季节性模式

如果不能完全满足一次情绪发作的全部标准，标注病程：

部分缓解期或完全缓解期。

快速参考 6.5（续表）
如果不能完全满足一次情绪发作的全部标准，标注严重程度：
轻度、中度或重度。
Source：Summarized criteria from the Diagnostic and Statistical Manual of Mental Disorders, Fifth Edition. Copyright 2013 by the American Psychiatric Association.

最后，如果一位患者仅仅经历一次明显的重性抑郁发作而没有轻躁狂的发作，不应使用这个诊断。在儿童和青少年的诊断性评估中，根据需要将时间范围缩小到 1 年，而不是成年人的 2 年。另外，儿童和青少年的抑郁表现并不总是和成年人一样，儿童和青少年可能以心境易激惹状态来表达抑郁。儿童和青少年破坏性心境失调障碍的检查标准，在本章前面列出，还可能有极大的帮助。

物质 / 药物所致的双相及相关障碍

物质 / 药物所致的双相及相关障碍，特点是情绪的高涨或膨胀，可以有或没有抑郁情绪发作的证据。在这种障碍中，障碍相关的症状必须清楚地出现在使用物质之后或在中毒或撤药期间。这一分类还包括物质滥用、处方药物使用，以及可以产生躁狂样症状的躯体疾病。这些症状在临床上引起显著的痛苦和社会、职业或其他重要领域的功能损害。

由于其他躯体疾病所致的双相及相关疾病

在由于其他躯体疾病所致的双相及相关障碍中，必须清晰其与躯体疾病的联系，并且由出现的症状必须很容易地联系到疾病。在这种情况下，就诊者所经历的紊乱不能够由其他精神疾病很好地解释，并且不是发生在谵妄过程中。与所有诊断相似，这些症状必须引起临床上显著的痛苦和社会、职业或其他重要领域的功能损害。此外，可能需要住院治疗，以防止伤害自己或他人，并且可能伴有精神病性症状。在编码障碍时，它包括标注：伴躁狂特征、伴躁狂或轻躁狂样发作，或伴混合特征。双相障碍未定型被未特定的双相障碍所替换。

其他特定的双相及相关障碍

这种障碍有导致社会、职业或其他重要领域的功能损害的双相及相关障碍的症状，但不符合任何一种其他类别的双相和相关障碍的标准。这一类适用于以下 4 种临床表现：

1. 短期（2 ~ 3 天）轻躁狂发作和重性抑郁发作。在这种临床表现中，每个患者都有 2 次或 2 次以上的持续 2 ~ 3 天的轻躁狂发作。
2. 症状不充分的轻躁狂发作和重性抑郁发作。在这种临床表现中，患者经历 1 次或多次轻躁狂发作，但不符合至少连续 4 天的情绪高涨和一次轻躁狂发作至少有 2 项其他症状的标准。

3. 既往无重性抑郁发作的轻躁狂发作。在这种临床表现中，1 次或多次轻躁狂发作从未完全满足一次重性抑郁发作或者躁狂发作的标准。

4. 短期循环性心境障碍（少于 24 个月），多条轻躁狂的症状不符合轻躁狂和重性抑郁发作的全部标准，持续不到 24 个月（儿童和青少年少于 12 个月）。轻躁狂或抑郁症状每次至少持续 2 个月，并且造成严重的功能障碍。

未特定的双相及相关障碍

这种疾病呈现双相及相关障碍的症状特点，但不满足双相及相关障碍分类中任何一种障碍类别的标准。未特定的双相障碍在没有充分信息诊断一种特定疾病时使用，如在急诊室。如果医生决定不说明这种障碍不符合标准的原因（可能有大量的原因），它也可以使用。然而，当给出这个诊断时，须监测期望存在的症状，以便可以识别对诊断分类有指导作用的症状。

双相障碍的总结

DSM-5 关于双相及相关障碍的标准最有帮助的改变是，意识到焦虑可以在多种精神障碍中出现。在本章前，每个诊断对标注的交叉和广泛的组合包含焦虑、混合特征、伴快速循环和其他标注，它们不仅记录这些特征的存在，还记录其严重性。无论诊断类别，患者表现出的焦虑相关症状都可以测量。这让伴有某种类型焦虑维度的每种障碍从 0 分（无焦虑）到 4 分（伴有 5 条症状和运动激越的严重焦虑）对焦虑的症状进行评分。按照前面列出的传统量表对焦虑维度进行评级。

此外，维度评估和症状的横断面促进对自杀风险的评估，特别是当它涉及物质使用维度时。也应列出可能与每一种障碍分类共病的条件。例如，在双相 I 型障碍中，评估可能共病的焦虑障碍、ADHD 和破坏性行为障碍及冲动控制障碍，以及酒精使用障碍是非常常见的，特别是所有诊断为双相障碍的患者中有一半患有物质使用障碍，它可以使任何提供的治疗复杂化。它还列出了躯体疾病，例如，在双相 I 型障碍中，有高代谢综合征和偏头痛的可能性；而在双相 II 型障碍中进食障碍，如暴食症（binge eating disorder，BED），以及循环性心境障碍与物质和睡眠相关障碍的患病率高。Paris（2013）指出，新版 DSM-5 和对重叠症状的识别进一步促进了双相障碍的定义，深化了它与分裂情感性障碍的联系，可识别这两种疾病的重叠症状。

在治疗方面，由于双相障碍随着时间可能恶化，治疗方案必须像疾病一样有弹性。治疗症状须考虑到大量的社会心理学领域，以及可能与心境波动和精力水平摇摆不定一起发生的问题。

成年人双相障碍患者的诊断性评估

无论罹患何种类型的双相障碍，都应记住就诊者会出现各种行为与动作的变化，并且这些行为和精力水平的变化可以逐渐发生，也可以突然发生。在评估时，须留意的一点是，患者是否具有非典型的行为，如注明伴快速循环的特征的标注。一些双相障碍患者可能表现出混合特征，即符合躁狂或轻躁狂，以及抑郁心境的特征，这意味着非典型的抑郁、躁狂或轻躁狂症状可以共同存在。对于出现混合特征的患者，病程可能以快速循环为主，而且大约有 33% 的双相Ⅱ型患者符合这种情况。然而，快速循环的特点，对于疾病复发、自杀行为、共病、预后不佳、功能减退，以及对锂盐治疗抵抗等，都是高危因素。

当使用 *DSM-5* 诊断双相障碍时，必须首先立即明确就诊者是否符合抑郁、躁狂或轻躁狂发作的标准（APA，2015）。此外，每个精神科医生都应全面评估患者症状，排除符合其他精神疾病的可能，以及明确外在因素是如何导致此次发病的。患者的症状可能复杂多样，如果存在其他精神疾病，也须获得足够的重视和治疗。例如，在评估以及后续的治疗阶段，应优先考虑到物质相关障碍。假如患者有饮酒和药物使用的个人史，必须特别关注治疗疾病的处方药物。在评估阶段，如果未能获取患者使用物质的情况，可能会造成危害，患者可能会在服药的同时继续使用这些物质。

一旦确诊双相障碍，须评估的内容包括自杀的可能性、暴力史和潜在暴力风险、精神病性症状、冒险行为（可包括性行为），以及物质和酒精滥用的情况（Sublette 等，2009）。其中，自杀的评估最为关键，若就诊者在混合状态后出现抑郁发作，其自杀的风险增加 37 倍；而当就诊者处在抑郁状态时，其自杀的风险也增高 18 倍（Valtonen 等，2008）。例如，在 Valtonen 等（2008）对于 176 例双相Ⅰ型障碍和Ⅱ型障碍患者的研究中，在为期 18 个月的随访中，他们发现女性比男性患者自杀未遂的风险高出 2 倍；而且，双相Ⅱ型障碍患者自杀未遂的风险是Ⅰ型患者的 2 倍。此外，其他可能增加自杀风险的相关因素包括焦虑障碍和共病人格障碍。研究表明，抑郁发作往往会在躁狂发作之后出现，因此密切关注这种情况，可以减少就诊者出现自杀意念和行为的风险（Mitchell 和 Malhi，2004）。酒精及物质依赖的就诊者则会更加容易接近到用于自杀的物质。

对于可能伤害到自己或者他人的双相障碍患者，须迅速采取措施，包括评估可能出现的突发情况、避免患者受到伤害、开始使用药物治疗，并尽快稳定比较危险的症状。住院治疗通常是被推荐使用的方法，因为它不仅能够确保环境安全，也有助于治疗的开展。住院治疗给药物调整争取了时间，能够在监督的情况下保证患者的服药依从性，防止患者回归到疏于监管的环境中去。此外，住院期间，可以对患者及家属讲解疾病的本质，以及告知他们其他治疗的选择。患者家属的理解和支持，能够辅助治疗。

为了能够快速、方便地评估一个成年人患者，我们在下面给出一个双相障碍的男性病例，并进行深入的生物 - 心理 - 社会因素分析（见下面病例）。同时，我们概述了对诊断性评估重要的问题，这对于后续的治疗和干预措施是非常重要的。

病例分析 -Dan 的病例

Dan，50 岁，白人男性，从事园林绿化工作。因被发现在邻居院子里赤身裸体，被带到警察局危机评估部门问话。当警察询问他的意图时，Dan 对他们说："我是上帝，我在滋养土地"。根据警方的报告，Dan 午夜擅自闯入邻居院子，在聚光灯下赤身裸体地种树。此外，邻居的女儿告诉警方，她从窗户看到 Dan 在掘好准备种树的坑里自慰。当警察来到案发现场时，邻居说不打算指控 Dan，因为大部分时间 Dan 还是一个不错的人。邻居与 Dan 的家属，只希望 Dan 能得到适当的医疗救助。警方也指出，Dan 并不拒捕，而且 Dan 的胡言乱语让警方也认为他有精神疾病，需要治疗，而不是逮捕后送到监狱。

在危机部门谈话时，Dan 说他感觉很棒。他说这周的早些时候他跟邻居签好了种树的合同。危机部门刚跟他聊的时候，他的言语是清晰的，过程中就变成胡言乱语了。他有强制言语，说自己是约翰尼·阿普尔西德，然后开始谈到时间相关的概念和其他难以理解的事情。他有时候会开玩笑，自己也会笑，同时对做评估的社会工作者不笑感到很惊讶。他很容易被门外的一点声响干扰而打乱思路。为了尽快把初步评估完成，进行评估的社会工作者想让他回到谈话主题上来，这让 Dan 十分激动，并脱口而出"你有脑子吗？"评估发现，他没有报告自杀意念和倾向，但他的判断力和洞察力受损。当被问及离开危机评估部门后想做什么，他说："为了照顾好世界，让世界变得更美好，我决定去种更多的树"。当被问及他之前的行为时，他说自己没有错，仅仅是用爱的工具传播了一点爱的种子，并问社会工作者是否也想看看。社会工作者回绝他并告诉他这样的行为是不雅观的。Dan 马上回复："不好意思，我就是看你太严肃了，想让你放松点"。当被告知需要住院并是否愿意签署知情同意书时，他欣快地答应，并口口声声说要把快乐带去病房。于是，社会工作者给当地精神科医生电话，之后 Dan 被送往了病房，并计划使用锂盐来治疗。

几个星期之后，Dan 再一次被他的哥哥带来到医院。哥哥说自己非常担心 Dan，因为他两天没有吃饭了，也不愿意下床活动。他说他弟弟的店员给他打电话，让他去看看 Dan。店员告诉他，就在上个星期，Dan 开了这家苗圃店，并把植物送给顾客。他告诉顾客这些都是免费的。等他送出去好多名贵植物，又不肯收取对方的付款后，Dan 的店员开始质疑他的行为。而 Dan 则表示，如果店员干涉他的行为，就要把他们开除。当天，Dan 因为生意变好，提前给员工发了圣诞节奖金。晚些时候，Dan 又告诉员工可以休息一天，让他们去尽情享受生活。从那天以后，大约 1 个星期，店员们都没有再看到过他。一个店员有一天想顺道去看 Dan，他注意到 Dan 的车子就停在家里，但是敲门没有反应。因此这个店员才给 Dan 的哥哥打电话，让他帮忙看看 Dan 是否无恙。同样地，Dan 的哥哥到他家敲门也没有人开门。虽然 Dan 一个人生活，但是还好他的哥哥有他家的钥匙。当哥哥进到屋内的时候，他发现 Dan 正坐在地上，把头埋在双手里。他的周围都是装有种子的箱子，以及其他 Dan 从当地商店买回的包裹。在跟社会工作者描述上述情况时，Dan 的哥哥很沮丧。他不知道弟弟如何才能支付这些信用卡账单，而且家里还有 6 个崭新的、没开箱的电动开罐器。

在这次临床谈话中，Dan 表现得跟上一次截然不同。他情绪平淡、心境抑郁、言语贫乏。他与社会工作者和哥哥没有眼神接触，也不回答他们的问题。他低声地重复着一句话，"我希望我死了……我希望我死了"。当问及是否想伤害自己时，Dan 说是的，如果他有枪支的话，一定会射击自己。当问他家是否有枪支时，Dan 说没有。然而，当单独问 Dan 的哥哥的时候，他表示家里其实是有几把枪的。社会工作者跟 Dan 的哥哥解释，他须联系精神科医生做评估，让在场的护士提供一份体检合格证，并同时准备住院的事宜。社会工作者特别提醒 Dan 的哥哥，要让医生知道 Dan 的家里有枪支，在 Dan 出院的时候要特别小心。此外，社会工作者也会在自己的工作报告中强调这些信息，以确保 Dan 在住院前的人身安全。

完成 Dan 的诊断性评估

在评估过程中，从生物学、心理学、社会文化等多角度全面了解患者的情况是必要的。与其他所有疾病一样，要获取的基本信息包括年龄、文化、性别、社会经济状况、婚姻状况、家族史、发育史及童年史、虐待或忽视的发生（包含家庭暴力），以及教育程度。患者开始治疗的意愿强弱是决定下一步怎么做的一个重要因素。其他需要评价的因素包括家人及其他亲属的态度、娱乐活动、社交圈的组成、物质的可获得性、精神卫生障碍相关的问题（例如抑郁障碍、焦虑症、残疾）、躯体疾病、物质相关问题，以及这些因素是如何影响患者的精神状态的（例如对人物、地点、时间，以及环境的定向力）。要排除患者有没有明显的人格障碍或智力障碍，以及这次评估和此前的住院经历中，有没有发现重大的躯体疾病。心理社会的应激源包括初级支持相关的问题（家庭关系紧张及与同事的关系）、社交环境相关的问题（近期与警察相处的情况），以及工作上的问题（Dan 是他员工们的老板）。在开始诊断性评估前，进行精神状态的检查是必要的（见快速参考 6.6）。

快速参考 6.6			
精神状况的描述			
外貌：衣着凌乱、外表邋遢	心理功能：平均智力	高阶功能：抽象能力有问题	一般常识：大部分准确
心境：抑郁	情感：平淡	判断力：受损	洞察力：减退
身体活动：有些坐立不安	思维的形式和内容：注意力不集中，有先占观念	妄想：本次发病没有	言语流畅性：犹豫
		幻觉：无	言语清晰度：正常
态度：警惕	瞬时记忆：完整	长期记忆：完整	智力水平：平均水平
连续减 7：准确	简单计算：大部分准确	成语解释：困惑、沮丧	定向力：完整

考虑到 Dan 这次在危机评估部门的表现，住院对他而言是必要的。Dan 的初步诊断是：双相 I 型障碍，目前为抑郁发作。

由于不再采用 DSM-IV 和 DSM-IV-TR 的多轴诊断，因此轴IV和轴V相关的信息不是必要的。但这不意味着就可以忽略重要的支持性信息。在使用这些信息时，要特别关注 *DSM-5* 的第 21 章（药物所致的运动障碍及其他不良反应）和第 22 章（可能成为临床关注焦点的其他状况）。这些不是精神障碍。当然，这些情况可能为最终的诊断提供进一步的证据。

根据 Dan 的病例，第 22 章中的资料可能是最有用的。对于本病例的诊断性评估，有几点须了解的支持性因素。第一点是生物 - 心理 - 社会的应激源（特别是跟家庭情况及主要关系相关的）。显而易见的是，Dan 明显有洞察力减退，并且没有发现自己正面临着许多问题。他把自己与他的员工、家庭，以及最支持自己的哥哥隔绝开来。他最大的经济问题就是因为资金管理不善造成的。

Dan 的家庭关系偏紧张。遗憾的是，在 *DSM-5* 中，更新的内容还不能全面地描述 Dan 的特殊情况，以及影响他的诊断。这令专门使用一种疾病编码来描述这种支持性的信息难以操作。Dan 跟他哥哥的关系仍处于紧张阶段，而且没有发现特定的普通术语能描述这些情况：

其他与初级支持群体相关的问题：未特定型

此外，Dan 的工作有问题，主要在雇佣关系方面。临床上关注的与此关系最密切的、能够用来描述 Dan 的情况的编码是：

V 62.29（Z56.9）其他与工作相关的问题

总而言之，Dan 否认药物给自己造成了麻烦。因此，为了能够进一步评估他的身体情况，需要了解他的病史、躯体疾病，以及用药经历。在做出诊断印象时想到，就在 2 个星期前，在危机部门的同一个社会工作者曾经上报过 Dan 至少有一次躁狂发作。而在那一次的躁狂发作期间，Dan 也住院治疗了。根据他哥哥反映的情况，Dan 既往没有过精神分裂症或者其他精神病性障碍。对他哥哥来说，自己最担心弟弟发作时有各种古怪的行为。Dan 的哥哥说，Dan 在大部分时候就是个实实在在的商人，他的员工也很喜欢他。他说，哪怕不服用锂盐，Dan 有时候也能够正常地生活 1 年或者更久，但之后总是会发生些什么。Dan 的哥哥也不知道是什么导致了发病，可能是前妻的一个电话，或者是看望过他患有双相 II 型障碍的成年儿子。

当 Dan 的病情开始好转的时候，更多的病史资料得以收集。这一次，Dan 反映在过去的 10 年中，自己已经多次住院治疗，每次都是情况稳定后出院。Dan 有一个专门的精神科医生，并且"只有在不得已的时候才吃锂盐，因为锂盐会让 Dan 感到口渴难忍"。Dan 强调到，他的情绪会经常改变，有时候自己会感觉到好像从世界的边缘掉落。比起抑郁心境，他更愿意选择欢欣心境。当被问及是否通过药物帮助自己稳定情绪时，Dan 说自己的医药箱里装满了药物。但是 Dan 认为，与其接受药物及其他治疗，他宁可选择运动。Dan 说，因为药物各种的副作用，以及难以耐受多种药物，自己并没有规律服药。按照 Dan 的说法，大部分的抗精神病药物以及心境稳定剂有镇静的作用，让自己感到很乏力、很沮丧。Dan 认为，自己 1 周前的状态很好，不想服用任何药物来改变那种状态。

据 Dan 的回忆，有一次医生给他开了选择性 5- 羟色胺再摄取抑制药类的抗抑郁剂，让他变得情绪很兴奋。此外，他确信是自己导致了前一次的躁狂发作。

当 Dan 感觉充满能量时，躁狂的表现包括妄想、冲动、争辩行为、偏执、分裂、焦虑和强迫等症状。Dan 说大概 30 岁的时候，第一次出现比较严重的状态，这和他的就诊记录是相符的。他之前使用过的、无法使他安定的药物，包括目前仍在服用的锂盐、丙戊酸（Depakote）、阿米替林（Elavil）、喹硫平（Seroquel）、西酞普兰（Celexa）、氟西汀（Prozac）、盐酸帕罗西汀（Paxil）、舍曲林（Zoloft）、盐酸奈法唑酮（Serzone）、米氮平（Remeron）、盐酸安非他酮（Wellbutrin）、加巴喷丁（Neurontin）、阿普唑仑（Xanax）以及唑吡坦（Ambien）（帮助睡眠）。

在获得了与患者症状有关的初步信息后，接下来应该开始诊断性评估的过程。在完成心境障碍患者的评估时，要特别关注患者目前正处于哪种发作类型。一旦明确了发作类型，按照诊断标准就能够诊断心境障碍。当然，在诊断心境障碍时，要求患者的不良情绪已经严重影响到了就诊者功能的方方面面。在鉴别情绪发作时，要同时评估就诊者目前以及既往的行为。

虽然 DSM-5 给出了躁狂和轻躁狂发作的技术性定义，但是临床医生还是有必要知道患者发病时的各种表现。在评估时，为了能够明确是否存在躁狂或者轻躁狂发作，精神科医生须获取以下几个方面的信息：睡眠和饮食习惯 / 方式、精力水平及躁动程度、活动增加的情况（特别是那些有风险的、有破坏性的），以及注意力不集中，容易分心等情况。心境的改变，包括莫名其妙的开心和大笑（通常伴有易激惹）。就诊者可能滔滔不绝，语速非常快，有思维跳跃。就诊者会说自己的脑海里不停地涌现着各种想法。其他方面包括判断力受损、夸大的想法、自尊心膨胀、易激惹、易兴奋、缺乏耐心，以及可能存在暴力行为。定向障碍、语无伦次，以及古怪的幻觉并不罕见。此外，患者经常表现出对社交没有兴趣。

对于依从性差的就诊者，物质滥用史可能对疾病的诊断和干预造成麻烦。要记得不时地询问就诊者，以前用过什么物质，最早是什么时候开始的，最近一次使用是什么时候。在此病例中，Dan 承认有时候吸大麻，有时会喝点酒，但否认使用过其他物质。一张简单的表格有助于理清这些信息（见快速参考 6.7）

在诊断性评估时，获得完整的病史和用药信息很关键。要询问就诊者身体健康的情况，并用以前的病历和体检记录证实这些信息。在采集病史的时候，也要记得询问就诊者有无过敏史，并记录，这样可以告知治疗团队。

至于社会支持系统，Dan 表示自己很少有朋友，他与员工在工作之余也很少联系。他也说自己与不少的女性有联系，但难以持续维持这种联系。他报告他们为了钱利用他。Dan 还说自己名声不好，别人会认为自己是个骗子，总是误导别人，也因此很难与别人长期维持稳定的关系。特别是最近 4 段经历让他感觉自己被全世界抛弃了。当谈及社交以及和别人的关系时，Dan 觉得除了在自己哥哥面前，在别人面前总有一种低人一等的感觉。此外，Dan 在躁狂发作时不合理的妄想行为，以及抑郁发作时的自杀观念，都在某种程度上造成了社交关系的紧张。Dan 对各种社交圈表现得很谨慎，不愿意去那些容易与人建立关系的圈子。当被问及过度消费时，Dan 说自己会不自觉地就去买很多

快速参考 6.7

Dan 的物质使用 / 滥用情况

物质	第一次使用的年龄 / 岁	频率	使用剂量	最近一次使用的时间
大麻	13	偶尔	1 ~ 2 烟卷	2013 年 12 月
酒精	12	每周 1 ~ 2 次	1 ~ 2 瓶果酒饮料 / 啤酒	2014 年 1 月 27 日
致幻剂	17	1 次		2008 年
安非他命	19	1 次		2005 年
可卡因	无			
摇头丸	22	1 次		2010 年
烟碱	12	每周 1 次	每周 1 包	经常使用

东西，这让自己入不敷出。除了一次虚开发票数额（在收款人和银行清算时被发现，不涉及法律纠纷）以外，Dan 没有被捕的经历。然而，Dan 多次因为古怪的行为被采取强制措施。附近的警察都因此了解 Dan 的情况，也知道他不会伤害自己或者别人。

因为患者的情绪不稳定，因此须评估自杀风险。在上一次访谈时，Dan 感觉自己好起来了，他表示自己没有自杀的想法。但是这次住院不同，Dan 表示自己有自杀观念和意图。为出院做好准备，精神科执业医生须评估患者有没有接触枪支的风险，如果有，则须有相应的安全措施。相应地，Dan 可能会同意在回家之前，把自己的武器给值得信任的家庭成员或朋友保管。因为 Dan 和他的哥哥关系很不错，因此 Dan 也会同意邀请他哥哥参与任何的以家庭为群体的支持性治疗。

在出院时，Dan 的食欲有改善，住院期间体重也增加了数千克。他说自己有失眠问题多年了。精神检查提示，Dan 对自己的名字（人物定向），他在哪（地点定向：城市、州、建筑的名称）、今天是哪天（时间定向：时间、哪天、星期几、月、年）、空间或环境（所处环境、连续减 7、倒拼单词、服药年龄、出生年份、上顿吃的东西、倒数 10、3 个物品回忆等）的定向力准确。因此，他有 4 个方面的定向力是好的。他的眼神经常走神，但是还算灵活。在出院前的第三次评估时，Dan 的身体活动正常了，并且他否认自己有自杀观念或者意图。他说话的时候还是有点急促，但是还是能围绕主题的。思维内容没有异常，也没有牵连观念，没有强迫观念及行为。交谈过程中，他的注意力是集中的。总的来说，洞察力还是明显受损。

Dan 的治疗计划和干预策略

关于 Dan 的治疗计划的具体目标、客观指标，以及实践策略在下面的治疗计划 6.1

中呈现。进行诊断评性估时采集的病史就是所有治疗的基础，后续的干预计划都是可以应用的。作为干预的一部分，患者的问题行为应当被准确识别，并且和治疗目标相挂钩。而真正的治疗必须基于整体的治疗计划，是灵活的，且提供一个连续的照顾。在为Dan设计治疗方案时，执业医生需要获取全面的病史信息，包括他在躁狂或者抑郁发作时的感受（见快速参考6.8）。当计划制订好之后，就需要根据Dan的个体因素，来突出相应的咨询策略（见快速参考6.9）。

由于Dan无法记清自己的病史，因此从家庭及支持系统中的其他人那里获取补充的信息是必要的。例如，Dan最近有没有做过身体检查是重要的，特别是在这次住院时Dan连生活自理都有困难。医生也不知道Dan有没有进食和睡眠，整体的营养状态如何。此外，通过血液检查来查明Dan是否有物质或药物滥用的情况，以及检测锂盐的浓度。另外，还要了解Dan现在在服用什么药，以前服用过哪些药。

治疗计划 6.1

双相Ⅰ型障碍，目前为中度抑郁发作

疾病的定义：双相障碍属于最严重的精神疾病，表现为必须至少有1次躁狂发作或者有轻躁狂或抑郁发作。在诊断标准中，必须满足躁狂、轻躁狂或抑郁发作所要求达到的标准的条目数。

须记录在案的体征和症状

- 躁狂发作期间的自尊心膨胀或夸大。
- 躁狂和抑郁发作期间的睡眠需求减少。
- 躁狂发作期间的强制言语，抑郁发作时的失语症。
- 躁狂发作期间的思维奔逸或思维跳跃。
- 躁狂和抑郁发作期间的注意力不集中。
- 躁狂发作期间的精神运动性激越，抑郁发作期间的精神运动性迟滞和延迟。
- 躁狂发作期间，过度地参与可能导致痛苦结果的愉悦活动，例如性行为混乱、无节制的购物；或者是在抑郁时相时，对这些事情都丧失了兴趣。

目标

1. 帮助就诊者意识到引起躁狂发作的因素；使他们回归到正常的活动水平，增加他们的判断力。
2. 减少就诊者的躁动、冲动行为和强制言语，增加患者对自己行为后果的敏感性。
3. 帮助就诊者应对自信心不足、害怕被拒绝或者抛弃的心理。
4. 增加就诊者对行为的控制力，使其达到持续稳定的情绪，并且使得他们谈吐更得体、思想有深度。

目标	执业医生需要做的事情
1. 配合精神评估和持续的治疗，服用处方药	安排好就诊者治疗精神病的药物的评估，并监测患者对药物的反应

治疗计划 6.1（续表）	
2. 减少冲动行为，制订减少自伤、伤人行为的安全计划	制订好清晰的安全计划；并且让患者支持系统里的其他人了解，哪些诱发因素需要精神科的治疗、随访，甚至住院治疗
3. 减少自我夸大，更加真实地表达自己	通过支持性的咨询，干预就诊者自我夸大的情况，让就诊者的自我评价变得更加现实
4. 讨论自己的行为，认识到诱发情绪发作的因素	与就诊者讨论导致膨胀的行为的诱因，并且引导就诊者如何去处理这些问题
5. 说话放慢速度，并且每次就谈论一个主题。	为就诊者的思维过程及行动提供结构，如直接安排谈话的进程和制订为了就诊者的行为的计划。计划很简单，集中在当诱发性事件出现时认出它和求助。对于这个病例，就诊者会首先向哥哥求助，双方对此取得了一致。
6. 处理低自尊的感觉和对被拒绝的恐惧，努力扩展就诊者的支持系统。	通过心理治疗探索造成就诊者躁狂行为的心理社会应激源。

快速参考 6.8

Dan 的特征、症状和行为

在躁狂发作期间，Dan 表现出了以下症状：

- 自尊心膨胀和妄想行为。
- 有一段时间对睡眠的需求减少，出现入睡困难，有时好像有无尽的精力，几个晚上都不用睡觉（他晚上出现一些妄想活动可以证明）。
- 有一段时间变得比平时更健谈，有一种持续说话的需要。交谈过程中滔滔不绝，有强制言语，有时候会开一些不着边际的玩笑。
- 在与别人交谈时，会表现出思维奔逸，语言内容杂乱无章。
- 很容易分心，经常做一些与社会准则和期望相违背的事情，如古怪的行为。
- 常常在家或者工作时做一些让人无法理解的事情。
- 过度地参与可能导致痛苦后果的娱乐行为。
- 经常对自己的行为不负责任，对存在的问题也漠不关心；缺少洞察力。
- 缺少对过度性行为的自控能力，导致自己在公共或私人场合进行自慰。
- 既往没有发现会导致行为变化的躯体疾病。

在抑郁发作期间，Dan 表现出了以下症状：

- 几乎每天情绪都很低落，自己可以报告，旁人也觉得他很悲伤。
- 对生活中几乎所有的事情都丧失了兴趣和乐趣，甚至连开门或者 ADL 都无法顾及。
- 几乎每天失眠或睡眠过多。
- 几乎每天都感到很疲劳，无精打采。

快速参考 6.8（续表）

- 入院时觉得自己毫无价值，还有自杀观念。
- 思考问题的能力也下降，无法集中注意力，决策困难。
- 有计划的自杀观念，而且在家里拥有武器。否认有伤人的想法。

快速参考 6.9

Dan 的认知疗法的辅导策略

- 要识别 Dan 在躁狂和抑郁发作时认知方面的缺陷，这些认知缺陷与心境障碍的发展和维持是密切相关的。
- 检查与躁狂有关的行为，尤其是那些会激发妄想观念和不合理的性宣泄的行为。
- 谈论与抑郁发作相关的负面的想法，包括对周围环境、自身以及未来生活的看法。
- 检查 Dan 对周围环境的感知，以及那些做得不够好、不现实的行为。再次回顾他与工作和社交相关的行为，找出问题所在，并制订解决方案。
- 发现患者思维和行为模式中的不正常的模式，给予就诊者证据和逻辑引导他来检验这种不正常思维模式的有效性。
- 帮助 Dan 认识到思维是如何自动产生的，又是如何造成情绪的异常（例如，个体化、全或无、读心术，以及忽略负面情绪），具体观察、思维，以及造成的后果等方面。如果这个方法对 Dan 行不通，就再想其他的办法。
- 帮助 Dan 使用第一人称"我"来表达自己的情感和反应。

同伴支持小组治疗

- 这种治疗会帮助 Dan 建立社交关系，并为学习如何更好地与人沟通、增进社会交往提供了范式。
- 此外，这个团体也会帮助 Dan 理解与药物相关的事项，并传授他与情感障碍和治疗相关的知识。Dan 常常会因为药物的副作用而停药，这就须告诉他擅自停药是可能导致危险和严重后果的。

抑郁和躁狂的家庭治疗

- 让 Dan 的哥哥一起参与治疗计划，帮助 Dan 消除症状，恢复在家庭以及工作方面的功能。
- 要与患者及其家属组成医患同盟。建立积极的同盟关系是非常重要的。
- 对患者讲解心理治疗联合药物治疗的必要性。因为锂盐使用过程的治疗窗很窄，变化性很大。
- 也要了解 Dan 哥哥内心对情况的想法，将问题具体化，并尽力满足所有人的要求。要倾听家人诉说背负的重担，并提供相应的处理方案。
- 减少强制和责备。
- 鼓励合作来解决问题。
- 提高每个成员清晰、直接表达情绪的能力，以及准确理解别人语言的能力。

基本干预策略：双相障碍的模式和治疗程序

双相障碍一般会随着时间的推移而恶化，作为一种慢性疾病，它的严重性和发病的频率可能会增加。双相障碍的患者与普通人相比，有质量的生活平均要减少 14 年，而寿命则是潜在性地减少 9 年（Jones，Sellwood 和 McGovern，2005）。双相障碍的患者可以有各种各样的症状，在心理社会的各个层面有障碍。这会使得患者、家属，以及其他支持系统成员感到沮丧（Jones，2004）。双相障碍的就诊者常常因为心境的波动、精力时好时坏，以及完成日常生活任务时处处受阻，而感到被压得喘不过气。双相障碍的就诊者要面对理解并经历两种截然不同的疾病症状群：躁狂状态和抑郁状态产生的症状（Jones 等，2005）。

对于双相障碍的就诊者而言，最大的挑战是学习如何分辨他们的情绪好坏是在正常水平，还是已经是指示性的躁狂的心境波动或抑郁的心境低落。就诊者仅靠自己来识别心境的变化是非常困难的，但是亲戚朋友可以察觉到患者精神状态的异常，发现他心境的波动和变化。虽然这增加了支持系统成员的负担，但对就诊者而言是非常有意义的。就诊者自己往往不愿意就医，也不愿意长期治疗，特别是那些躁狂发作或情绪高涨的患者更是如此。双相障碍的就诊者共病其他疾病的比例很高，如人格障碍、广泛性焦虑、惊恐障碍，以及物质滥用（Leahy，2007）。在一项纳入 439 例双相障碍患者的研究中，有 32.9% 的患者表示曾经在没有通知医生的情况下擅自停药（Baldessarini 等，2007）。处于躁狂发作的就诊者通常会回避或拒绝帮助。只有当社会工作者了解了双相障碍不同的疾病状态，以及各种状态特征性的诊断标准时，他们才能更好地帮助就诊者及其家人接受疾病、观察病情的变化，并采取治疗。事实上，要让患者、亲属，以及其他支持系统的成员从医学的角度了解和应对双相障碍的症状，是非常困难的。

通过全面的评估，建立正确的诊断，只是疾病干预的第一步。有时候让双相障碍的就诊者承认自己正经历着严重的心境问题并需要别人的帮助，做到这点是很困难的。其他导致治疗依从性差的因素包括：共病其他精神疾病或物质滥用，或者是就诊者对治疗和药物的态度不理想（Sajatovic，Valenstein，Blow，Ganoczy 和 Ignacio，2007）。Miasso 等（2008）发现，治疗的依从性差，与患者对服用药物的看法、社会病耻感，以及药物的副作用等直接相关，这些都会影响患者整体的表现。

处方药物及其他的精神治疗药物：锂盐

对于儿童和成年患者，心理及精神药物治疗的主要目的就是为了预防复发及改善社会心理功能。对于成年人、青少年以及儿童患者而言，通常药物治疗可能是单一的策略，也可能是一种辅助治疗策略。无论就诊者的年龄，都可能会使用同样的药物。然而，Miklowitz（2008）警告说，"虽然双相障碍的药物治疗已有很大的发展，但是对大多数患者而言，还是无法仅仅靠药物维持疗效"（p. 1408）。

在双相障碍中，双相 I 型障碍被认为是最好治疗的；而其他类型的双相障碍的治疗，对临床医生而言是很有挑战性的（Fountoulakis，2008）。对于双相障碍的患者而言，抑郁发作时功能受损更明显，而躁狂发作的恢复需要更长的时间。由于药物治疗的疗效有限，也常常使用社会心理辅助治疗（Miklowitz 等，2007）。

由于双相障碍是有缓解期的发作性的疾病，会出现复发（可能出现抑郁发作，也可能是躁狂或者轻躁狂发作），因此就诊者需要长期药物治疗。对于大部分患者而言，可能需要终身服药。药物治疗的目的包括：①稳定抑郁或躁狂症状；②预防抑郁或躁狂复发；③减少阈下症状；④减少自杀风险；⑤减少循环频率；⑥改善整体功能（Usery，Lobo 和 Self，2008）。不同种类的治疗精神病的药物被用于双相障碍的治疗中，然而对于大部分患者而言，须持续监测疗效，因为很多症状都难以长期维持缓解状态（Vieta 等，2008）。

总的来说，双相障碍的治疗药物可以分为 4 类：①心境稳定剂；②非典型抗精神病药物；③抗惊厥药；④抗抑郁药。在这些药物当中，最常用的还是心境稳定剂（Dulcan，2006），然而疗效有时有限，同时存在不良作用。使用历史最悠久，目前还在使用的心境稳定剂就是锂盐（Eskalith 或 Lithobid）。抗精神病药物利培酮（Risperdal）用于治疗儿童和青少年急性躁狂发作，还是值得期待的（Haas 等，2009）。这些药物的种类不是本章节关注的内容，非医学专业人士可以参考 Dziegielewski（2006，2010）发表的详细的药物信息。

锂盐可以应用于各个年龄层的患者，但是用于儿童和青少年时还是要额外小心。Dulcan（2006）建议服用锂盐不要超过 2 年。过去几年间，锂盐被用于控制儿童和青少年患者的愤怒行为。只有出于这个目的时，锂盐才被用于控制儿童的愤怒情绪，直到找到更合适的方法为止（如问题解决和应对技巧，或是更安全的药物）（Dulcan，2006）。

锂盐可用于治疗双相障碍就诊者的抑郁发作和躁狂发作，长期服用还能预防疾病复发（Culver，Arnow 和 Ketter，2007）。但是与控制躁狂相比，锂盐治疗抑郁急性期的疗效相对较差（Keck，2005）。尽管存在不少副作用，锂盐和抗抑郁剂还是最常用于治疗抑郁障碍的药物。锂盐可以减少冲动和攻击性，从而减少自杀行为。锂盐被公认为对预防躁狂或抑郁发作都有效（Goldberg，2007）。虽然锂盐可以在 5 ~ 14 天左右减少躁狂症状，但是要完全控制病情可能需要几个月的时间（Dulcan，2006）。由于锂盐的半衰期短，它很快就会被排出体外。锂盐的毒性很高，用药时要额外小心，需有经验的专业人士的定期监测血药浓度。此外，因为锂盐的高毒性以及高排泄率，在治疗老年患者时存在不少问题（PDR，2009）。只有当老年患者钠盐摄入正常，肾功能和心脏功能正常时才能够使用锂盐。由于锂盐的治疗窗很窄，它的治疗剂量和中毒剂量仅一线之隔（Usery 等，2008）。为了维持安全、有效的锂盐剂量，须常规监测血锂浓度，并且须检查患者用药前的血常规（特别是白细胞）、钙离子浓度、肾功能、甲状腺功能等指标，来建立基线。本章节不会过多地讨论锂盐所有的副作用，NIMH，2009 已经给出了全面、通俗易懂的指南。

在使用锂盐时，和其他药物一样，须全面了解患者的病史，以确保其他因素包括甲状腺功能、肾功能、妊娠等情况被评估（NIMH，2009）。对于育龄期的妇女，Einarson（2009）认为大部分精神药物是安全的。然而，他同时也指出，患有严重精神病性障碍的妇女总是存在很高的风险，因此孕妇和胎儿需要同时接受严密的观察。此外，每

2~3个月，须评估就诊者可能出现的问题。锂盐服用过量可能是致命的，因此须着重告知就诊者及其家属此药物的危险性。

辅导策略

对于治疗双相障碍患者，有几种类型的辅导策略常须考虑使用。一个全面的诊断性评估可以帮助精神科医生找到最突出的问题，然后解决这个问题。Leahy（2007）给出了临床医生在治疗双相障碍就诊者时的8点建议：

1. 在给就诊者开处方前，要明确诊断轻躁狂或躁狂。
2. 双相障碍有较高的遗传风险，这点意味着需要通过医学的方法来治疗，须合理使用药物，而不是被道德观念束缚。
3. 为了能够进行长期维持治疗，在开展心理治疗时要分清楚特定的发作类型，并针对性地予以治疗。
4. 药物治疗可以帮助减少双相障碍就诊者的心境波动。
5. 为了能让就诊者了解自己的疾病，心理教育措施也是必要的。
6. 精神卫生执业医生应该与处方医生紧密合作，以便识别与处理当前发作类型的特定问题。
7. 虽然遗传因素是双相障碍很重要的发病因素，但是环境因素，包括生活事件、应对技能和家庭环境等，对于躁狂或者抑郁的发作也起着一定的作用。
8. 认知疗法也可以帮助就诊者了解他们抑郁和躁狂发作时的情况。

抑郁和躁狂的电休克治疗

电休克治疗（electroconvulsive therapy，ECT）用于多种涉及大脑癫痫的治疗，包括抑郁发作和躁狂发作（Pandya，Pozuelo和Malone，2007；West，Prado和Krystal，1999）。然而由于ECT名不副实的坏名声，严重影响到了它在精神疾病中的应用（Pandya等，2007）。迄今为止，也没有人能说清楚ECT是如何或为什么能发挥作用。然而，从20世纪70年代开始使用，单单ECT相关的理论就有100多种，包括神经生化、神经内分泌和神经生理等理论（Payne和Prudic，2009）。但是我们知道，ECT的疗效不是电击造成的，而是电击导致的癫痫造成的，它意味着大脑内神经元快速放电（Fischer，2000）。

全球每年估计要实施100万次的ECT治疗。仅在美国，每年的治疗次数估计就有30万次（McCall，2001）。在过去的20年里，ECT的使用明显增加，这主要归功于它的疗效显著，且能够减少住院时间（Payne和Prudic，2009）。尽管如此，社会上对ECT的偏见还是限制了它的使用。不仅许多公立和乡村医院不提供ECT治疗，许多临床医生也从未获得过进行ECT使用的指导。这也导致ECT总是被当成最后的治疗选择。

ECT操作并非没有风险，它和药物一样，也是会有副作用的。虽然ECT没有绝对的禁忌证，但是在治疗前，还是有必要进行全面的身体检查。全身麻醉和诱发癫痫大发作对心血管系统、中枢神经系统以及呼吸系统的风险最大（Pandya 等，2007，p. 680）。Payne 和 Prudic 同时提到，ECT 的不良反应包括恐惧、头痛、肌肉酸痛、恶心、心血管功能障碍、过长的呼吸暂停，以及急性躁狂发作。其中，最大的问题就是治疗后出现的认知功能损害，这通常意味着治疗前后一段时间内记忆的缺失。这种记忆缺失通常持续几周，甚至长达 6 个月。在某些病例中，持续的时间会更长。研究显示，ECT 不会对与记忆无关的功能造成损害，包括智力和判断力。根据 Payne 和 Prudic（2009）的研究，接受 ECT 治疗的 80% 的患者都会出现副作用。其中，记忆损害是最常见的，其他的影响还有恐惧、耻辱感、依从性增高、失败感、无价值感、叛逆、自信心缺乏以及退化，甚至可能有被虐待和侵犯的感觉。

根据 McCall 的报道（2001），尽管 ECT 备受争议，但是 APA 还是判定 ECT 是治疗心境障碍以及其他一些精神疾病的有效疗法。ECT 可以用于伴有精神病性症状的抑郁和情绪障碍，这种情况一般药物治疗的疗效都不太理想。此外，对于有严重情感障碍的患者，ECT 对他们的改善也是显著的。Reid、Keller、Leatherman 和 Mason（1998）报道，在他们使用 ECT 治疗的患者中，有 90% 是严重心境障碍的患者，还有 10% 是精神分裂症患者。研究支持，ECT 对于心境障碍，特别是双相障碍和抑郁障碍，是一种比较理想的治疗方法（Fischer，2000）。

ECT 治疗对有强烈自杀倾向以及严重抑郁发作的就诊者是有效的，特别是当就诊者伴有精神病性症状，或者出现睡眠、食欲、精力等方面精神运动性迟缓的时候。通常而言，ECT 治疗在多种抗抑郁药物无效的情况下才会被使用（Griswold 和 Pessar，2000）。虽然 ECT 对心境障碍有不错的疗效，目前，其他神经调节的治疗技术也在探索中。Pandya 等（2007）也曾经报道过，虽然其他治疗方法的应用也在与日俱增，但是也只是在抗抑郁剂治疗无效后才会被使用。有前景的治疗方法包括：迷走神经刺激术（须植入一个类似起搏器的装置，来刺激迷走神经）、深部脑刺激（须在大脑特定区域植入电极）和重复经颅磁刺激（使用感应线圈，在日常生活中可以进行磁刺激）。Pandya 等（2007）报道过这些治疗方法的简介和更深入的信息。

专题

儿童和青少年的双相障碍

根据 DSM-5 中发育的观点，儿童相关的问题通常在每个章节中首先被列出。考虑到双相障碍的情况，在此章节中反而是先叙述了成年人的双相及相关障碍的情况。事实上，有这种障碍的青少年及儿童的人数正在与日俱增。

据统计，大约有 10%～15% 的复发性重性抑郁发作的青少年患者之后会表现为双相障碍。双相障碍的平均发病年龄为 20 岁，要与注意缺陷 / 多动障碍（attention deficit hyperactivity disorder，ADHD）、品行障碍和精神分裂症相鉴别。除此之外，如果无法区分典型的冒险行为和躁狂的坐立不安的现象，要识别出青少年的双相障碍可能是有难度的。如果双相障碍的患者主要表现为易激惹，那么轻躁狂症状可能被误解为是一种焦虑状态（APA，2000）。如果一个儿童被诊断为双相障碍，须特别关注是否有 ADHD 及品行障碍的可能性，这些疾病也会有类似的症状（Rowland，Lesesne 和 Abramowitz，2002）。在第 3 章中有更详细的信息来介绍共病和并发症的情况。

儿童及青少年患者出现双相障碍的躁狂发作的情况还是饱受争议的。根据现有的资料，青春期有双相障碍的儿童患者，在症状上没有像成年患者那么典型。如果这种情况也被认可是双相障碍的表现，那么最终诊断双相障碍的人数会越来越多。除非上述问题得到解决，儿童诊断双相障碍还是会存在分歧的（Faedda，Baldessarini，Glovinsky 和 Austin，2004）。不过，最近的关于双相障碍的研究也支持儿童及青少年双相障碍的患者有日益增长的趋势。在美国，很多确诊双相障碍的患者，其实在青少年时期或之前就已经开始发病了。双相障碍往往被误诊为 ADHD、对立违抗性障碍（oppositional defiant disorder，ODD）、品行障碍或是抑郁障碍。直到前不久，儿童双相障碍的诊断还极为罕见，然而对于已经出现双相障碍症状的儿童而言，早期识别和诊断是非常重要的（NIMH，2000）。

虽然 DSM - 5（APA，2013）没有特别为儿童及青少年双相障碍提供诊断标准，但是在应用成年人的标准时，还是考虑到了儿童发育方面的因素（Kronenberger 和 Meyer，1996；Netherton，Holmes 和 Walker，1999）。例如，Kronenberger 和 Meyer（1996）指出儿童混合发作的标准是"1 周或者更长的时间里，几乎每天都有躁狂和抑郁发作的表现，同时伴有明显的社会功能受损"（p. 156）。在处理儿童与青少年患者时，Fountoulakis（2008）提到要给出一个诊断是非常困难的，因为他们的症状可能为周期性的发作。当患者的症状反复出现，并导致明显的功能减退时，此时须考虑双相障碍。在儿童和青少年患者中，症状主要表现为在校表现明显变差，烦躁不安，拉扯或者摩擦头发、皮肤以及衣物，反复抱怨和叫喊，哭泣，攻击性爆发，以及反社会行为。

成年人和儿童双相障碍的患者都可能有夸大的症状，但表现方式可能有所不同。例如，成年患者会表现为过度消费、自尊心膨胀，以及不适合的打扮；而儿童和青少年患者则会表现为好辩和专横，以及优越感（Hamrin 和 Pachler，2007）。与此同时，Fountoulakis（2008）指出，尽管有夸大和过于自信的行为，这些儿童可能最初表现得相当平易近人，广受朋友的喜爱。

大致上来说，大于 13 岁的青少年被诊断为双相障碍的比例较高（Axelson 等，2006）。在一项纳入 255 位儿童和青少年双相障碍患者的研究中，Axelson 等（2006）发现他们的平均发病年龄是 12.9 岁。对成年人来说，发病年龄的中位数大约是 18 岁，95% 置信区间为 18 ~ 22.7 岁（Colom 等，2005；Goldberg 和 Garno，2009）。尽管如此，在儿童中诊断双相障碍的比例增加了 40 倍（Baroni，Lunsford，Luckenbaugh，Towbin 和 Leibenluft，2009）。此外，因为每个人的情况不同，所以社会工作者要保证不要马上给出双相障碍的诊断，有时候只看到表面的行为学症状是不够的，也要知道这些症状可能是 ADHD、品行障碍、焦虑或者攻击性行为的表现。给出准确的诊断结论至关重要，因为如果一个双相障碍的儿童被误诊为 ADHD，并使用了兴奋类药物，可能导致患者的病情急剧恶化（Fountoulakis，2008）。

总结与展望

任何种类的精神疾病，对就诊者、精神卫生执业医生以及家人而言都是巨大的挑战。对于双相障碍而言尤其如此，因为就诊者的心境变化频繁，就诊者的症状也不会引起重视，除非出现急性的躁狂发作。此外，双相障碍的就诊者可能共病须立即引起注意的精神病性障碍。对于双相障碍的诊治而言，疾病的评估过程是至关重要的。评估时须抓住主要或伤害性大的问题，如抑郁发作的患者须重视自杀观念，这是要首先评估的，以确保患者的安全。此外，评估过程也包括合理地使用DSM-5诊断标准，以及优先选择哪种药物作为治疗用药。

精神科执业医生须熟练掌握DSM-5中疾病的诊断标准，以便能够更好地进行诊断性评估、治疗和进一步的干预措施。如果精神科执业医生不能完全排除双相障碍的诊断，那么无论患者年龄大小，都需要认真参考DSM-5（APA，2013），查看患者是否符合双相障碍某种类型的诊断标准。换句话说，查看就诊者是否符合抑郁、躁狂或是轻躁狂的诊断标准。此外，执业医生须评估就诊者的主要症状是否反映了其他精神疾病的可能性。这些重叠的症状会干扰最终的诊断印象。

考虑到双相障碍的独特和不同的表现，在评估和治疗时显得尤其复杂和困难。目前仍需要更多的研究来引导基于循证医学证据的治疗实践。不仅如此，DSM-5内容上的变动，包括删除了多轴系统，尤其是轴Ⅳ，在评估支持诊断的信息上还是存在局限性。随着对疾病认识的增加，包括认识到社会环境以及支持系统对疾病的影响，今后需要更加全面的诊断系统。这个方面恰恰是DSM-5处理精神疾病的诊断、评估和治疗上的不足之处。此外，更多的研究应该关注于儿童及青少年患者。准确地评估患者的问题行为以及社交问题，都有助于提供更加高质量、更加全面的医疗服务。

精神科执业医生，处于一个独特的位置，他们不仅须治疗双相障碍患者，而且要尽力满足患者合理的需求。一个家庭如果有成员患有双相障碍，则需要社区、医生以及精神卫生团体的多方面支持。针对患者及家属的支持性组织可以给予低成本的援助。为了能够更好地为双相及相关障碍的患者提供帮助，司法部门以及医学团体的繁文缛节是应该被省略和简化的。最后，在诊断性评估时，因为就诊者存在心境的波动，所以指导就诊者支持系统中的成员了解患者的自杀风险是非常必要的。精神科执业医生应当花大量的时间与就诊者沟通，而且教导他们和家属理解疾病内在的本质，帮助就诊者愿意接受治疗。

（陈　俊　胡少华　赵国庆　来建波　林秋燕　张瑜芝）

参考文献

American Psychiatric Association. (2000). *Diagnostic and statistical manual of mental disorders* (4th ed., text rev.). Washington, DC: Author.

American Psychiatric Association. (2013). *Diagnostic and statistical manual of mental disorders* (5th ed.). Arlington, VA: American Psychiatric Publishing.

Arden, J. B., & Linford, L. (2009). *Brain-based therapy with adults: Evidence-based treatment for everyday practice.* Hoboken, NJ: Wiley.

Austrian, S. G. (2005). *Mental disorders, medications, and clinical social work* (3rd ed.). New York, NY: Columbia University Press.

Axelson, D., Birmaher, B., Strober, M., Gill, M. K., Valeri, S., Chiappetta, L., . . . Keller, M. (2006). Phenomenology of children and adolescents with bipolar spectrum disorders. *Archives of General Psychiatry, 63*(10), 1139–1148. doi: 10.1001/archpsyc.63.10.1139

Baldessarini, R. J., Perry, R., & Pike, J. (2007). Factors associated with treatment non-adherence among U.S. bipolar disorder patients. *Human Psychopharmacology Clinical Experience, 23*(2), 95–105.

Baroni, A., Lunsford, J. R., Luckenbaugh, D. A., Towbin, K. E., & Leibenluft, E. (2009). Practitioner review: The assessment of bipolar disorder in children and adolescents. *Journal of Child Psychology and Psychiatry, 50*(3), 203–215. doi: 10.1111/j.1469-7610.2008.01953.x

Basco, M. R., Ladd, G., Myers, D. S., & Tyler, D. (2007). Combining medication treatment and cognitive-behavior therapy for bipolar disorder. *Journal of Cognitive Psychotherapy: An International Quarterly, 21*(1), 7–15.

Childress, A. R. (2006). What can human brain imaging tell us about vulnerability to addiction and relapse? In W. R. Miller & K. M. Carroll (Eds.), *Rethinking substance abuse: What the science shows, and what we should do about it* (pp. 46–60). New York, NY: Guilford Press.

Colom, F., Vieta, E., Sanchez-Moreno, J., Martinez-Aran, A., Reinares, M., Goikolea, J. M., & Scott, J. (2005). Stabilizing the stabilizer: Group psychoeducation enhances the stability of serum lithium levels. *Bipolar Disorders, 7*(Supplement 5), 32–36.

Crow, T. J., Chance, S. A., Priddle, T. H., Radua, J., & James, A. C. (2013). Laterality interacts with sex across the schizophrenia/bipolarity continuum: An interpretation of meta-analyses of structural MRI. *Psychiatry Research, 210*(3), 1232–1244. doi: 10.1016/j.psychres.2013.07.043

Culver, J. L., Arnow, B. A., & Ketter, T. A. (2007). Bipolar disorder: Improving diagnosis and optimizing integrated care. *Journal of Clinical Psychology, 63*(1), 73–92. doi: 10.1002/jclp.20333

Dulcan, M. K. (2006). *Helping parents, youth, and teachers understand medications for behavioral and emotional problems* (3rd ed.). Washington, DC: American Psychiatric Publishing.

Dziegielewski, S. F. (2006). *Psychopharmacology for the non-medically trained.* New York, NY: Norton.

Dziegielewski, S. F. (2010). *Social work practice and psychopharmacology: A person-in-environment approach* (2nd ed.). New York, NY: Springer.

Einarson, A. (2009). Risks/safety of psychotropic medication use during pregnancy. *Canadian Journal of Clinical Pharmacology, 16*(1), e58–e65.

Faedda, G. L., Baldessarini, R. J., Glovinsky, I. P., & Austin, N. B. (2004). Treatment-emergent mania in pediatric bipolar disorder: A retrospective case review. *Journal of Affective Disorders, 82*(1), 149–158.

Farrelly, N., Dibben, C., & Hunt, N. (2006). Current management of bipolar affective disorder: Is it reflective of the BAP guidelines? *Journal of Psychopharmacology, 20*(1), 128–131.

Fischer, J. S. (2000). Taking the shock out of electroshock. *U.S. News & World Report, 128*(3), 46.

Fountoulakis, K. N. (2008). The contemporary face of bipolar illness: Complex diagnostic and therapeutic challenges. *International Journal of Neuropsychiatric Medicine: CNS Spectrums, 13*(9), 763–774, 777–779.

Frances, A. (2013). *Essentials of psychiatric diagnosis: Responding to the challenge of DSM-5.* New York, NY: Guilford Press.

Garland, E. L., & Howard, M. O. (2014). A transdiagnostic perspective on cognitive, affective, neurobiological processes underlying human suffering. *Research on Social Work Practice, 24*(1), 142–151.

Goldberg, J. F. (2007). What psychotherapists should know about pharmacotherapies for bipolar disorder. *Journal of Clinical Psychology: In Session, 63*(5), 475–490.

Goldberg, J. F., & Garno, J. L. (2009). Age at onset of bipolar disorder and risk for comorbid borderline personality disorder. *Bipolar Disorders, 11*(2), 205–208.

Griswold, K. S., & Pessar, L. F. (2000). Management of bipolar disorder. *Family Physician, 62*(6) 1343–1353, 1357–1358.

Haas, M., Delbello, M. P., Padina, G., Kushner, S., Van Hove, I., Augustyns, I., . . . Kusumakar, V. (2009). Risperidone for the treatment of acute mania in children and adolescents with bipolar disorder: A randomized, double-blind, placebo-controlled study. *Bipolar Disorders, 11*(7), 687–700. doi: 10.1111/j.1399-5618.2009.00750.x

Hajeka, T., Hahn, M., Slaney, C., Garnham, J., Green, J., Ruzickova, M., . . . Alda, M. (2008). Rapid cycling bipolar disorders in primary and tertiary care treated patients. *Bipolar Disorders, 10*(4), 495–502. doi: 10.1111/j.1399-5618.2008.00587.x

Hamrin, V., & Pachler, M. (2007). Pediatric bipolar disorder: Evidence-based psychopharmacological treatments. *Journal of Child and Adolescent Psychiatric Nursing*, *20*(1), 40–58.

Harel, E. V., & Levkovitz, Y. (2008). Effectiveness and safety of adjunctive antidepressants in the treatment of bipolar depression: A review. *Israel Journal of Psychiatry and Related Sciences*, *45*(2), 121–128.

Jones, S. (2004). Psychotherapy of bipolar disorder: A review. *Journal of Affective Disorders*, *80*(2–3), 101–114.

Jones, S. H., Sellwood, W., & McGovern, J. (2005). Psychological therapies for bipolar disorder: The role of model driven approaches to therapy integration. *Bipolar Disorders*, *7*(1), 22–32. doi: 10.1111/j.1399-5618.2004.00157.x

Keck, P. E. (2005). Bipolar depression: A new role for atypical antipsychotics? *Bipolar Disorders*, *7*(Supplement 4), 34–40. doi: 10.1111/j.1399-5618.2005.00213.x

Klap, R., Unroe, K. T., & Unutzer, J. (2003). Caring for mental illness in the United States: A focus on older adults. *The American Journal of Geriatric Psychiatry*, *11*(5), 517–524.

Kronenberger, W. G., & Meyer, R. G. (1996). *The child clinician's handbook*. Needham Heights, MA: Allyn & Bacon.

Leahy, R. L. (2007). Bipolar disorder: Causes, contexts, and treatments. *Journal of Clinical Psychology: In Session*, *63*(5), 417–424. doi: 10.1002/jclp.20360

Maxmen, J. S., Ward, N. G., & Kilgus, M. (2009). *Essential psychopathology and its treatment* (3rd ed.). New York, NY: Norton.

McCall, W. V. (2001). Electroconvulsive therapy in the era of modern psychopharmacology. *International Journal of Neuropsychopharmacology*, *4*(3), 315–324.

Miasso, A. I., Cassiani, S. H., & Pedrao, L. J. (2008). Bipolar affective disorder and medication therapy: Identifying barriers. *Revista Latino-Americana De Enfermagem*, *16*(4), 739–745.

Miklowitz, D. J. (2008). Adjunctive psychotherapy for bipolar disorder: State of the evidence. *American Journal of Psychiatry*, *165*(11), 1408–1419.

Miklowitz, D. J., George, E. L., Richards, J. A., Simoneau, T. L., & Suddath, R. L. (2003). A randomized study of family-focused psychoeducation and pharmacotherapy in the outpatient management of bipolar disorder. *Archives of General Psychiatry*, *60*(9), 904–912.

Miklowitz, D. J., Otto, M. W., Frank, E., Reilly-Harrington, N. A., Wisniewski, S. R., Kogan, J. N., . . . Sachs, G. S. (2007). Psychosocial treatments for bipolar depression: A 1-year randomized trial from the systematic treatment enhancement program. *Archives of General Psychiatry*, *64*(4), 419–426. doi: 10.1001/archpsyc.64.4.419

Mitchell, P. B., & Malhi, G. S. (2004). Bipolar depression: Phenomenological overview and clinical characteristics. *Bipolar Disorders*, *6*(6), 530–539. doi: 10.1111/j.1399-5618.2004.00137.x

National Institute of Health, National Institute of Mental Health. (n.d.). Bipolar Disorder. Retrieved from http://www.nimh.nih.gov/health/topics/bipolar-disorder/index.shtml

National Institute of Mental Health. (2000). *Bipolar disorder research at the National Institute of Mental Health* [NIH Publication NO. 00–4500]. Bethesda, MD: Author.

National Institute of Mental Health. (2009). How is bipolar disorder treated? Retrieved from http://www.nimh.nih.gov/health/publications/bipolar-disorder/how-is-bipolar-disorder-treated.shtml

Netherton, S. D., Holmes, D., & Walker, C. E. (1999). *Child and adolescent psychological disorders: A comprehensive textbook*. New York, NY: Oxford University Press.

Oquendo, M. A., Currier, D., & Mann, J. J. (2006). Prospective studies of suicidal behavior in major depressive and bipolar disorders: What is the evidence for predictive risk factors? *Acta Psychiatrica Scandinavica*, *114*(3), 151–158.

Pandya, M., Pozuelo, L., & Malone, D. (2007). Electroconvulsive therapy: What the internist needs to know. *Cleveland Clinical Journal of Medicine*, *74*(9), 679–685. doi: 10.3949/ccjm.74.9.679

Paris, J. (2013). *The intelligent clinician's guide to the DSM-5*[TM]. New York, NY: Oxford University Press.

Payne, N. A., & Prudic, J. (2009). Electroconvulsive therapy part I: A perspective on the evolution and current practice of ECT. *Journal of Psychiatric Practice*, *15*(5), 346–368. doi: 10.1097/01.pra.0000361277.65468.ef

Perlis, R. H., Ostacher, M. J., Patgel, J. K., Marangell, L. B., Zhang, H., Wisniewski, S. R., . . . Thase, M. E. (2006). Predictors of recurrence in bipolar disorder: Primary outcomes from the systematic treatment enhancement program for bipolar disorder (STEP-BD). *Focus*, *4*(4), 553–561.

Physicians' Desk Reference [PDR]. (2009). *Physicians' desk reference* (63rd ed.). Montvale, NJ: Medical Economics.

Reid, W. H., Keller, S., Leatherman, M., & Mason, M. (1998). ECT in Texas: 19 Months of mandatory reporting. *Journal of Clinical Psychiatry*, *59*(1), 8–13.

Rowland, A. S., Lesesne, C. A., & Abramowitz, A. J. (2002). The epidemiology of attention-deficit/hyperactivity disorder (ADHD): A public health view. *Mental Retardation and Developmental Disabilities Research Reviews*, *8*(3), 162–170.

Sajatovic, M., Valenstein, M., Blow, F., Ganoczy, D., & Ignacio, R. (2007). Treatment adherence with lithium and anticonvulsant medications among patients with bipolar disorder. *Psychiatric Services*, *58*(6), 855–863. doi: 10.1176/appi.ps.58.6.855

Samame, C. (2013). Social cognition throughout the three phases of bipolar disorder: A state-of-art overview. *Psychiatry Research*, *210*(3), 1275–1286. doi: 10.1016/j.psychres.2013.08.012

Sublette, M. E., Carballo, J. J., Moreno, C., Galfalvy, H. C., Brent, D. A., Birmaher, B., . . . Oquendo, M. A. (2009). Substance use disorders and suicide attempts in bipolar subtypes. *Journal of Psychiatric Research*, *43*(3),

230–238.

Titolo, T. R. (2008, March 27). MRI, CT, fMRI, PET, and SPECT neuroimaging [Web blog post]. Retrieved from Titolo Law Group: Brain and spine injury law blog, http://brainandspine.titololawoffice.com/articles/brain-injury/pet-scan

Torpy, J. M. (2009). Bipolar disorder. *Journal of the American Medical Association*, *301*(5), 564. doi: 10.1001/jama.301.5.564

Usery, J. B., Lobo, B., & Self, T. (2008). Pitfalls in prescribing: How to minimized drug therapy risks. *Consultant*, *48*(1).

Valtonen, H. M., Suominen, K., Haukka, J., Mantere, O., Leppamaki, S., Arvilommi, P., & Isometsa, E. T. (2008). Differences in incidence of suicide attempts during phases of bipolar I and II disorders. *Bipolar Disorders*, *10*(5), 588–596. doi: 10.1111/j.1399-5618.2007.00553.x

Vieta, E., Suppes, T., Eggens, I., Persson, I., Paulsson, B., & Brecher, M. (2008). Efficacy and safety of quetiapine in combination with lithium or divalproex for maintenance of patients with bipolar I disorder (international trial 126). *Journal of Affective Disorders*, *109*(3), 251–263.

West, M., Prado, R., & Krystal, A. D. (1999). Evaluation and comparison of EEG traces: Latent structure in nonstationary time series. *Journal of the American Statistical Association*, *94*(446), 375–394.

Williams, J. M. G., Alatiq, Y., Crane, C., Barnhofer, T., Fennell, M. J. V., Duggan, D. S., . . . Goodwin, G. M. (2008). Mindfulness-based cognitive therapy (MBCT) in bipolar disorder: Preliminary evaluation of immediate effect on between-episode functioning. *Journal of Affective Disorders*, *107*(1–3), 275–279. doi:10.1016/j.jad.2007.08.022

第七章　抑郁障碍

前言

抑郁障碍，尤其重性抑郁障碍一直被认为是精神健康中的"普通感冒"（Durbin，2013）。当这种涉及个体心境的障碍没有被识别和治疗时，家庭和社区会为此付出很大的代价。对很多患有这一障碍的人而言，存在家庭关系和支持系统问题很常见，同时存在潜在的自杀风险。患抑郁障碍的儿童、青少年或成年人，由于功能的下降，导致就业或上学的困难。抑郁心境对就诊者及家庭有毁灭性的影响。在儿童、青少年及成年人中，必须快速识别出什么是正常的抑郁反应，什么已经构成了抑郁障碍。此外，没有单一的药物、治疗或疗法能够成功治疗这一障碍，所有的选择都应该被用来帮助这种疾病的患者。

为了更好地理解和评估，本章简要介绍了 DSM-5（精神障碍诊断和统计手册，第 5 版；APA，2013）所列出的心境障碍。本章的目的不是要详细探讨抑郁障碍的所有诊断或治疗，而是向读者介绍 DSM-5 所列出的主要诊断，包括破坏性心境失调障碍、持续性抑郁障碍（恶劣心境）、经前期心境不良障碍、物质／药物所致的抑郁障碍、由于其他躯体疾病所致的抑郁障碍、其他特定的抑郁障碍和未特定的抑郁障碍。

本章实用部分提供了一个破坏性心境失调障碍的病例，并配有完成诊断性评估和后续治疗计划的具体推荐。对这一障碍问题行为和症状的程度、重要性和早期预测因素进行了探讨。用实际病例展现了该障碍的各个方面，强调了诊断性评估、治疗计划和循证的治疗策略。此外，为了进一步理解这些经常带来毁灭性后果的疾病，本章还突出强调了最新的实践方法和研究结果。从社区和社会的角度对抑郁障碍进行讨论，将有助于人们认识到精神卫生执业医生完成彻底的诊断性评估、治疗计划和实践策略是多么重要。帮助患者时也必须要考虑这些障碍的紊乱程度对患者及其支持系统的影响，以及可覆盖的辅助策略。本章的重点是，抑郁障碍很难界定，一旦诊断明确，专业人士要意识到单一治疗方法不会对所有抑郁障碍的就诊者均有效。每一个就诊者和他所经历的症状需要不同的方法，因此要发展个体化治疗方案。为了帮助患者改善功能，实施这些个体化方案须考虑就诊者目前的状况和支持结构。

对抑郁障碍的基本理解

根据 DSM-5，抑郁障碍包括几个类别，最突出的共同特征是从认知、躯体和情绪变化反映出来的极度悲伤感或易激惹。根据病程、发病时间和可能的致病原因对这一分类内的障碍进行鉴别。疾病可以严重到影响患者的功能（APA，2013）。近来，发表在《致病率和致死率周报》上的一篇调查显示，来自 45 个州、哥伦比亚特区、波多黎各和维尔京群岛的 265 067 名成年人中，9.1% 的人符合抑郁的标准，均报告在调查前 2 周存在明显的抑郁症状（美国疾病控制与预防中心，2010）。2009 年世界卫生组织完成的一项更早的研究报道（WHO，2009），全球 1 亿 2 100 万的人口受抑郁的影响，抑郁障碍是导致残疾的主要原因，33% 的受影响个体存在残疾。此外，整个世界，尤其在低或中等收入国家，精神卫生服务仍然不足。

对于精神卫生执业医生，就诊者报告的抑郁症状很常见，通常是最不能确定的证据（Barnhill，2014）。当这种感觉变得很普遍，几乎干扰了功能的各个方面时，临床上的抑郁情绪才能被注意到。在这种类型的抑郁症状中，患者的基本需求受到影响，包括睡眠和饮食的紊乱、对之前满意的状况或活动的兴趣或愉快感缺乏、内疚感、自我价值感低、注意力集中困难和抑郁心境。"单相"这一名词用来识别以抑郁心境为特征的特定的精神健康状况。

近 300 万美国成年人受重性抑郁症状的影响，1/3 是重度抑郁（Nemeroff，2007）。据估计，16% 的人在一生中的某个时间点患有抑郁障碍（Capriotti，2006；Hansen，Gartlehner，Lohr，Gaynes 和 Carey，2005）。每年，全球因抑郁导致的自杀使 85 万人失去生命（WHO，2009）。

根据这一障碍的发病情况，年龄是一个很重要的变量。因为年龄可以预示疾病的病程和症状，尤其可以预示焦虑和自杀的风险（Wikowska-Chmielewska，Szelenberger 和 Wojnar，2013）。这也强调了尽早诊断这一障碍的重要性。2% ~ 6% 的儿童、青少年患有抑郁障碍（Whittington 等，2004）。大约 25% 的 65 岁以上伴有躯体疾病的老年人存在抑郁症状，其中 15% 的老年人患有重性抑郁障碍（Sheikh 等，2004）。在社区和初级医疗机构，10% ~ 25% 的老年人报告有抑郁症状；而在护理院或医院，50% 的老年人报告有抑郁症状（Skultety 和 Zeiss，2006）。对单相疾病的治疗是缺乏的。根据 WHO（2009），在重度抑郁症状的患者中，获得恰当治疗的不足 25%。在寻求治疗的抑郁就诊者中，50% ~ 80% 的患者没有被识别出来或误诊（Higgins，1994）。

在初级医疗机构，未被发现的抑郁障碍占 30% ~ 70%，在被识别的抑郁障碍患者中，不足 50% 的患者得到了恰当的治疗（Liu 等，2006）。然而，抑郁障碍依然是一个常见的问题。研究表明，在初级医疗机构中，有多个健康问题的患者的抑郁障碍的发病率是 5% ~ 10%，而综合医院的患者的抑郁障碍的发病率是 10% ~ 14%（Timonen 和 Liukkonen，2008）。非裔美国人患抑郁障碍和焦虑症后，接受药物治疗的可能性比白种美国人少 1/3（Gonzalez 等，2008）。男性中，由于抑郁症状可能被愤怒反应掩盖，所以，虽然功能损害严重，但抑郁可能被评估为不太严重。

就诊者在寻求帮助的过程中非常受挫，因为他们的症状通常是躯体性的，但医学检查或实验室检查均未见异常，使得就诊者在医学领域内获得的帮助很缺乏。由于抑郁障碍的高患病率和症状的多样性，使得医务人员和就诊者都容易误解这个多面性的疾病或感到它很难解决（NIMH，2000）。约 70% 的抑郁障碍患者会复发 1 次，这使得上述情况变得更为复杂（Resnick 和 Carson，1996）。因此，建立一个全面的评估应该包括临床判断和最新研究的微妙平衡（Schore，2014）。

抑郁障碍相关的重要特征

精神科执业医生对心境障碍患者完成诊断性评估时，抑郁是一个很常见的症状，而这一症状会与其他许多障碍的症状重叠。此外，当就诊者报告抑郁感受时由于就诊者实际经历的症状程度和频率很难细化和确定，会产生很多问题。受个体在独特社会环境内所设定的正常标准和定义的影响，抑郁的感觉可以被夸大或低估。对一些人来说，抑郁意味着感觉悲伤、忧郁或抑郁，而对另一些人而言，抑郁有清晰的确定标准，包括一致的心境障碍的模式、体征和症状。而且，抑郁的某些类型（也被称为恶劣心境）会与其他的精神障碍重叠。因此，在理解抑郁障碍的过程中，第一步是应该意识到在 DSM-5 中，抑郁障碍包括很多不同类型。

症状自评的问题

由于就诊者是自己评价症状，因此，对自评的争议是对症状缺乏恰当的评估。重要的是，通过自评，我们对抑郁或其他精神障碍患者的情况能了解多少。由于抑郁感觉容易被夸大或低估，就诊者如何解释或汇报自己经历的症状可以误导医生。就诊者汇报的是主观经验，他们对症状的解释反映的是就诊者在自己的社会、文化和环境下的定义和分类标准（Paniagua，2014）。

快感缺乏是对所有活动的兴趣完全丧失，可以影响自评。快感缺乏明显影响了患者对事件和症状的感知和表达。因为抑郁患者通常保持某些感受愉快的能力（Woo 和 Keatinge，2008），因此快感缺乏症状对患者自评的影响程度可以有所不同。下面这些问题会让汇报的症状很混乱：患者目前能不能从某些特定的活动中体会到快乐？患者现在的感觉是什么？患者还记得过去的感觉吗？为解决评估症状时的这些变化，有效治疗的第一步是识别出一个清晰、简洁、基于社会心理标准的诊断标准。

同时，评估时也一定要考虑到生活因素对自评的影响。自评症状总是受很多因素的影响，这些因素包括现在或过去的关系问题、某种情境的易激惹性和与工作有关的冲突。文化、应激相关环境和社会因素一定能够很敏感地影响到所有的诊断解释（Paniagua，2014）。某些少数种族暴露在极端的应激源下，也会影响到抑郁的临床表现。这些极端的应激源包括贫穷、邻居的穷困、文化适应和与"无法再回家"相关的丧失（White，Roosa，Weaver 和 Nair，2009）。同样，移民的社会情况也须被评估，因为他们的抑郁症状起源于自己国家与美国习俗和价值的冲突、英语的交流问题、做父母的压力和孩子与父母信仰和习俗的冲突。

因此，评估抑郁时，医生不但要考虑患者汇报的症状，还要考虑到患者自身文化背景的影响和复杂性（McGoldrick，Giordano 和 Garcia-Preto，2005）。McGoldrick 等（2005）指出，种族不是文化的唯一维度，而是理解移民适应新生活、变化或丧失经历的必要组分。社会工作者也要考虑性别、社会经济状态、社会阶层、地理位置、种族、宗教和政治是怎样影响适应的，这些因素在准确评估抑郁中起到怎样的重要作用，以及如何尽力利用患者的支持系统作为治疗的一部分（Locke 和 Bailey，2014）。

就诊者可以对医疗提供很不满，因为他们主诉的是躯体症状，但又没有发现相关的躯体原因。反之，医生也会因为这一原因，同样感觉很受挫。在对全科医生建议的研究中，Krupinski 和 Tiller（2001）发现，评估仅仅适应于某些特殊症状：睡眠障碍、失眠、早醒、食欲下降、贪食、体重变化、抑郁心境、无望或悲伤。抑郁障碍以情感、躯体和认知症状的混合为特征，导致患者出现复合的无望感，不同的状况，反应可以不同（Garcia 和 Petrovich，2011）。

另外，就诊者主诉的问题通常在精神状态检查时均是阴性结果，而感觉悲伤、忧郁或低落的症状很难被定量。从专业的角度而言，很难清晰地建立一个能反映心境障碍类型、体征和症状的标准。抑郁障碍的症状与许多其他精神障碍的症状重叠（少数情况例外，如躁狂、轻躁狂，以及某种形式的分裂症和痴呆），进一步加重了这种复杂性。因为上述原因，强化自评很重要，需要基于社会心理标准的、清晰的、简洁的诊断标准，并收集来自重要他人、家人、同事和朋友的侧面信息和感觉（Woo 和 Keatinge，2008）。需要额外的支持性信息去量化患者所经历的症状，让就诊者和执业医生都感到很受挫。就诊者可能抱怨自评测量出来的数字，而令医生感到挫败的是测量出来的数字和使用的症状清单，以及它们有多大的帮助，是否这是对治疗时间的最佳利用。

内源性和外源性抑郁：区分

抑郁障碍的严重类型有 2 种。第一种通常称为内源性抑郁或忧郁型抑郁（Woo 和 Keatinge，2008）。这一类型中，抑郁心境症状直接与内部生物学因素有关，如神经递质失调（Sadock 和 Sadock，2008）。通常，这种类型的患者几乎对所有活动都没有兴趣，有严重快感缺乏、无望和不恰当的内疚的症状。可能要注意自杀症状（Woo 和 Keatinge，2008）。电休克治疗，也曾经被称为休克治疗，通常被认为是一种内源性治疗，是对神经传递过程的直接（生物学）刺激。抗抑郁剂也能成功治疗内源性抑郁，但抗抑郁剂对神经化学通路的影响是通过化学方式，而不是通过电的方式（Maxmen，Ward 和 Kilgus，2009）。

第二种类型的严重抑郁，主要与人格特质或神经病性反应和促发事件有关。这种外源性或环境性抑郁有时也称为反应性抑郁。表现的症状、体征直接与生活应激事件或其他社会心理因素有关，如离婚、失业或受伤（Tierney，McPhee 和 Papadakis，1997）。抑郁的特点包括精神运动速度的减慢、注意力和言语记忆的下降，这些特点也与反应性生活事件有关（如失业），甚至当抑郁处于缓解状态时，上述特征依然存在（Shimizu 等，2013）。

Bettmann（2006）利用依恋理论进行概念性理解：当面对应激源时，就诊者通过将他们与社会接触隔离来体会抑郁。他们感觉自己是不可爱的、无价值的，并通过回避来表达这种不安全感。当发生丧失或有悲伤的创伤经历时，他们不知道如何向支持系统里的其他人寻求帮助。对绝大多数人来说，悲痛和悲伤是正常的丧失反应，但重度抑郁不是这样的。抑郁时，就诊者感觉明显的无价值感和内疚；但当悲痛时，自尊是完整的。同样，悲痛反应和体验也可以与某个特定的文化有关（Vazquez 和 Rosa，2011）。尽管有些相似，但由于存在显著差异，很容易被没有意识到就诊者的文化关系、习俗和期望的医生误解（Paniagua，2014；Locke 和 Rosa，2011）。由于这一原因，Vazquez 和 Rosa（2011）提醒精神科医生，要对正常的悲伤反应和急性抑郁症状进行鉴别，正常的悲伤反应最初与某些精神障碍很相似。为了更好地理解外源性因素，执业医生要能够熟练地确定什么是需要治疗的临床抑郁，什么是正常的居丧反应和悲伤（Friedman，2012）。

抑郁障碍的症状可以包括焦虑、慢性紧张、失眠、激越、不安和躯体症状（Capriotti，2006），因此容易与焦虑障碍和双相障碍相混淆。当就诊者的躯体症状明显，对就诊者除了焦虑、担忧、头痛、慢性疼痛、疲乏和饮食问题之外的抑郁因素评估，有可能还揭示了一个人内在感受的情绪问题。

不管是内源性（与内因相关）、外源性（与外因或环境因素有关）或是混合性抑郁，抑郁障碍最初的临床特征通常表现为烦躁不安（情绪的烦闷）或快感缺乏（对平时喜欢的活动没有愉快感或兴趣）（Maxmen 等，2009）。除了烦躁不安或快感缺乏外，抑郁障碍患者的主诉范围很广，包括负罪感、注意力集中困难、无价值感、躯体问题、焦虑、慢性疲劳和性欲缺乏（Woo 和 Keatinge，2008）。和其他精神健康问题一样，重性抑郁障碍的明确诊断须清晰记录患者的认知、行为和躯体主诉。尽管讨论情绪障碍的全部体征和特征性症状不是本章的范畴，但这里还是要对抑郁障碍的社会背景和最常见的症状简要概述一下。

抑郁障碍的概述

DSM-5 关注的躯体、认知和情感症状是抑郁障碍的主要特征。此外，所有抑郁障碍除了抑郁心境外，都还有相应的进食、睡眠和精力的变化，执行功能和注意力的损害，自我意识和感知的变化。当患者出现对活动的兴趣或愉快感丧失和注意力集中困难时，这些症状会导致患者的日常生活活动和决策困难。虽然抑郁障碍存在某些混合表现的类型，但 DSM-5 主要集中在以抑郁为主的类型（Koukopoulos，Sani 和 Gahaemi，2013）。但是，要诊断抑郁，这些症状必须要严重到影响患者的职业和社会功能。当患抑郁障碍时，虽然病程、时限和病因可能不同，所有患者都会经历不同程度的抑郁症状（APA，2013）（见快速参考 7.1）。

熟悉 DSM-Ⅳ 和 DSM-Ⅳ-TR 的医生会注意到抑郁障碍发生了几个变化，最大的变化是从双相障碍中分离出来，独立成为一个章节。这样做的主要原因就是要协助由分类诊断向维度诊断转变，因为维度诊断可以让医生们注意到严重程度的不同。而且，维度诊断也能更好地考虑横断面的重叠症状，以及在比较清晰的共病患者中，考虑相应的焦虑和躁狂的诊断标准（Moran，2013）。虽然抑郁障碍和双相障碍仍有重叠症状，但两者的临床表现、病史和治疗是明显不同的。正是于这些原因，DSM-5 把抑郁障碍单列一章（Barhill，2014）。

快速参考 7.1

抑郁障碍：简短定义

■ 破坏性心境失调障碍（disruptive mood dysregulation disorder，DMDD）

DMDD 必须满足 11 项特定的诊断标准（从 A 到 K）。核心特征是易激惹持续至少 1 年，以及其严重而连续的病程，与发育阶段无关。患者的行为与促发事件并不吻合，表现为对人或物的言语或行为的攻击。发脾气一定是连续的，7 天内至少发作 3 次或以上。其他诊断标准在文本中描述。

■ 重性抑郁障碍

患者必须至少存在 9 条基本症状的 5 条。另外，症状必须在同一个 2 周期间内总是出现。重性抑郁障碍患者必须 2 周内，持续存在抑郁心境或对日常活动兴趣或愉快感丧失。9 条抑郁症状中，必须至少 1 条是抑郁心境、兴趣或愉快感丧失。

■ 持续性抑郁障碍（恶劣心境）

这是一种症状更轻，但更加慢性的抑郁障碍，需要 2 年的抑郁心境病史。诊断此病的个体，没有症状的时间不超过 2 个月。这一障碍没有重性抑郁障碍严重，但病程要持续 2 年，在发病期间，患者几乎每天都存在一些相应的症状。

■ 经前期心境不良障碍（premenstrual dysphoric disorder，PMDD）

这是 DSM-5 的新增加诊断，指女性月经来临前持续的严重的抑郁症状、易激惹和紧张。

■ 物质 / 药物所致的抑郁障碍

符合重性抑郁障碍的诊断标准，有成瘾物质或药品使用的记录，可以通过病史、体格检查和实验室检查进一步确定。使用成瘾物质或毒品所致的中毒和戒断，均会使患者很快出现症状。此外，使用成瘾物质的副作用也可以表现类似的症状。因此，必须仔细核实。

■ 由于其他躯体疾病所致的抑郁障碍

与物质 / 药品所致的抑郁障碍的标准类似，患者存在持续的抑郁心境，对既往喜欢的活动的兴趣和愉快感消失。但也须通过足够的病史、体格检查或实验室结果证明，这种抑郁是由躯体状况直接引起的。

■ 其他特定的抑郁障碍或未特定的抑郁障碍

两者的诊断都需要存在抑郁障碍的症状特征，包括 3 个标注，分别是反复发作的短暂性抑郁、短期抑郁发作和症状不充分的抑郁发作。特定与未特定的抑郁障碍的主要差异是，执业医生记录的特定障碍的原因尚不符合诊断标准。

Source: Summarized criteria from the Diagnostic and Statistical Manual of Mental Disorders, Fifth Edition. Copyright 2013 by the American Psychiatric Association.

在抑郁障碍章节中，除了加入特定和未特定的抑郁障碍外，还包括其他两个新的障碍。"破坏性心境失调障碍"对于 DSM 来说是全新的诊断名词，"经前期心境不良障碍"来自于 DSM-Ⅳ 的还需要研究的区域。本章的下一节对所有的障碍进行了定义。因此，

DSM-5 抑郁障碍包括：破坏性心境失调障碍、重性抑郁障碍、持续性抑郁障碍（恶劣心境）、经前期心境不良障碍、物质 / 药物所致的抑郁障碍、其他躯体疾病所致的抑郁障碍、其他特定的抑郁障碍和未特定的抑郁障碍。

破坏性情绪失调障碍

DMDD 是 DSM-5 新加入的诊断，在之前的版本中没有该诊断。加入这一障碍的最初目的，是为了解决自 2001 年以来儿童、青少年双相障碍发病率增高的问题（Moran，2013）。据说此疾病的诊断是过去的 40 倍。为了解决这一现象，创造了这个新的诊断，并被用于 7 ~ 18 岁人群。

DMDD 具有非常特定的标准。核心特征是持续而严重的易激惹，这种易激惹是连续的而不是循环的。符合这一诊断的患者具有持续的易激惹和愤怒情绪，表现为超出了相应年龄的发脾气（Wood，2014）。在诊断标准 A 中，考虑到这是儿童的发育年龄，表现的行为一定要明显超出促发事件引起发怒的范畴，并对人或物存在言语谩骂或行为攻击。满足标准 A 的关键因素是所有符合诊断标准的行为一定是严重的，而且明显超出相应环境可能导致的行为。标准 B 则定义了爆发的程度，并进一步把爆发行为与发育年龄进行了直接关联。应该把促发事件记录下来，当言语和行为爆发同时出现时，两者都应该明显被注意到。此外，儿童的行为一定要与这个年龄的儿童正常的行为进行比较。为了确定标准 B，执业医生一定要很精通在这个年龄段什么行为是被认为正常的。记录的行为必须与发育水平不相符。在标准 C 中，发脾气必须是连续的，7 天内至少发作 3 次或以上。除了发脾气外，愤怒和急躁情绪也必须是持续存在的，即使在脾气爆发没有发生时。这种愤怒和易怒情绪非常突出，其他人都能够注意到。当执业医生收集一些间接信息时，父母、老师和与孩子接触密切的人会很快表达对儿童情绪的担心（标准 D）。

标准 E 是病程标准。症状必须存在 12 个月或以上。因此，症状的记录一定要清晰，过去 1 年的行为情况也必须要收集和验证。此外，回顾过去 1 年并记录激越的行为，没有持续 3 个月或以上的缓解期。记录症状时，也必须考虑症状发生的场合，如家里、学校或与同伴在一起。症状必须至少发生在以上 3 种场合中的 2 种，则满足标准 F。标准 G 是关于发病年龄，6 岁前或 18 岁后不应该给予这个诊断。为了记录这一障碍，标准 H 要求前面列出的症状要发生在 10 岁以前。标准 I 是指患者不符合躁狂或轻躁狂发作的标准，即使症状与躁狂或轻躁狂相似，发作也不会持续 1 天。因为症状可以重叠，要小心谨慎，防止把躁狂或轻躁狂发作与该障碍的长期的言语或行为的爆发相混淆。标准 J 是指这些症状不能用其他精神障碍，如重性抑郁障碍更好地解释。其他须排除的相关障碍包括孤独症谱系障碍、创伤后应激障碍、分离焦虑障碍或持续性抑郁障碍，即过去的恶劣心境。标准 K 是指症状不能用成瘾物质或其他躯体或精神疾病更好解释（APA，2013，p.156）。

归纳一下，对于大多数患者而言，这一障碍的激越特征持续存在。严重的言语或行为爆发每周发生 3 次或以上，且爆发的强度和持续时间与当时的处境非常不相符。此外，诊断要求这种行为和爆发都与发育的年龄不相符。为什么 DSM-5 把这个新添加的诊断放在抑郁章节，而没有放在双相障碍的章节中。其中的一个原因就是，正如原来想象的，有这些症状和年龄的患者更容易发展成抑郁或焦虑障碍，而不是双相障碍（Barnhill，2014）。

重性抑郁障碍

根据 DSM-5 诊断标准，抑郁障碍患者必须至少存在 9 项主要症状的 5 项。此外，症状必须在同一个 2 周期间内全部出现。而且，在患者符合标准 A 的 5 项症状中，必须有抑郁心境或对日常活动的兴趣或愉快感丧失（APA，2013）。标准必须代表了一个人正常心境的变化，并且这种变化足以让就诊者和与就诊者关系密切的人注意。

2013 年 APA 的重性抑郁障碍要求必须识别出下列 9 项症状中的 5 项：

1. 抑郁心境：每天大部分时间都存在抑郁心境。就诊者自我汇报的通常是感觉悲伤、迷失和孤独。他们通常在讨论一些简单、不相干的事件或问题时，看起来悲伤、流泪。在儿童或青少年中，与 DMDD 相似，经常表现为生气或易激惹。虽然患者依然是非常悲伤的，但临床表现可能不同。

2. 兴趣或愉快感明显减退：当症状存在时，患者称每天大部分时间内，几乎对所有活动的兴趣或愉快感都减退。可以用 2 种方法确定这个标准的频率和强度：自我报告和观察。通过患者的自我报告记录行为对诊断性评估非常关键，但是主观性可以限制评估的准确性。因此，用观察来补充自我报告很重要，可以通过直接观察或间接联系人的报告。为了获得最全面的信息，推荐既要采用自我报告，还要使用观察的方法。当向间接联系人收集信息时，一定要确保问到的信息是关于最近 2 周的，以及与过去不同的行为的实际变化。

3. 食欲改变：食欲和体重的下降或增加都可能发生。当患者不是主动减肥或想要增加体重时，通常是发生了明显的体重的改变才有意义。1 个月内体重变化超过 5% 应该引起注意。与 2 周病程不同的是，如果病程为 1 个月以上，应该检查患者的饮食行为和食欲的变化。因此，要满足这条标准须延长评估期至 2 周以后。为了便于评估这个症状，建议询问下列问题：患者近来（集中在过去 1 个月）体重增加或下降了吗？如果是，体重下降或增加多少？这些问题的答案会帮助执业医生确定，为了应对抑郁的感觉，就诊者是否患有神经性厌食（饮食减少）或贪食症（饮食过多）。

4. 睡眠紊乱：患者每天存在失眠或睡眠过多。睡眠对任何障碍都是一个重要标准。失眠是指患者感觉入睡困难或无法获得连续的睡眠。睡眠过多是指患者的睡眠太多，且通常发生在应该清醒的时间。如果发生在危险情况下，如驾车时，则是一个严重的问题。要清晰记录是否存在失眠、睡眠过多或睡眠困难，同时还要记录功能受影响的程度。由于在抑郁障碍中，患者的睡眠问题很常见，因此，只要有可能，应该对患者的睡眠紊乱进行客观测量（Castro 等，2013）。为了便于评估这些症状，建议询问下列问题：就诊者是晚上睡觉吗？如果是，晚上睡多久？当醒来时，就诊者的感受怎样？是否感觉神清气爽？抑郁障碍患者很容易出现睡眠或进食障碍，通常这些症状应首先被评估。进食和睡眠是人类生存的基本条件。因此，当具体提到失眠和食欲下降时，这里描述症状使用的术语是自主神经性的。睡得过多（睡眠过多）和饮食过多（贪食症）都被称为反自主神经症状。

5. 精神运动性激越：精神运动性激越通常表现为极度不安，患者感觉自己无法让内心平静下来。就诊者会认为这种激越是自己内在的焦躁感觉，只是自己无法从这种兴奋或不安的内在感觉中逃离出来。为了描述这些内在的兴奋特征，应该评估这些症状是否明确与抑郁障碍有关。应该仔细注意障碍的发病时间，以及这种障碍是否与使用成瘾物质 / 药物有关，或者是否存在其他神经系统的致病因素。

6. 疲劳或精力下降：由于就诊者没有精力去完成一些基本的任务，因此，这个症状通常由就诊者自我报告。当欲望缺失或无望感同时存在时，疲劳和精力下降的症状会被扩大。患者几乎无法完成最基本的任务需求。在这样的病例中，须就诊者报告疲劳和精力下降感觉持续存在，在 2 周的周期内，几乎每天大部分时间内都存在。

7. 无价值或内疚感：重性抑郁障碍患者的内疚和无价值感过分或与情境不相符，常具有妄想的性质。因此，虽然证据清晰，但患者还是会坚持自己的不合理想法。由于存在妄想，虽然有人指出其不合理性，但患者始终坚信自己的思维方式合乎逻辑。这种内疚和无价值感相当强烈，患者无法摆脱这些感觉。这些感觉很严重，干扰了患者的日常生活，使得患者无法把注意力集中在妄想信念以外的事情上。当这种过分的、妄想性先占观念构成自责时，患者无法从这种主导想法的感觉中逃离，影响了患者的生活状况和随后的选择。

8. 注意力下降和决策困难：想法和对应的行为是相关联的。当一个人能思考并具有某种水平的功能后，这些能力又受到了损害，人们就会不断把这个人过去能做什么与他现在能做什么进行对比。如果这些症状与抑郁障碍有关，那么患者集中注意力和解决问题的能力一定显著下降。做决定困难明显影响了解决问题的能力，这种能力的下降不仅患者自己报告很明显，其他与他关系密切的人也会感觉到。这就完成了把从交流中收集到的信息融入诊断印象的过程。

9. 反复思考死亡：正如 DSM-Ⅳ 和 DSM-Ⅳ-TR 指出的，抑郁障碍患者的自伤想法可以与特定的计划有关，但也可以没有关系。如果患者过去存在自杀企图，假如医生知道，应该记录与这个企图有关的一些情况。在治疗中，知道这一信息可以帮助预测患者将来的风险。任何自杀观念（与自杀有关的想法）都应该记录下来。另外，虽然 DSM-5 诊断标准内没有提及，但由于人是社会动物，几乎所有的自杀意念在某种程度上均与他人有关。对自己危险的行为也可以使他人陷入危险。当患者的思维被自己的死亡的感觉占据，并认为死亡是一种解脱时，患者会持续产生要把死亡与自己所爱之人死亡关联在一起的不合理的反应。在这种有偏差的感知下，患者会认为自己是在帮助所爱之人，并把其从实际的伤害中解脱出来。反复思考死亡可以掩盖所有对生活满意的想法。当患者有死亡想法时，一定要评估这种想法是否与他人有关。正如本章后面即将讨论的，对于所有抑郁障碍患者，治疗计划中安全最重要。

重性抑郁障碍的其他诊断标准见标准 B，由于这一障碍也一定影响了患者的社会、职业、教育或其他重要的功能，因此患者会报告心境变化影响功能的痛苦。对于儿童和青少年，这种心境的变化可能表现为易怒。因此，总的临床表现可能与成年人不同，很容易与 DMDD 混淆。但是，DMDD 的激越持续至少 1 年，不会表现为有时较好的循环模式，且 18 岁以上的年轻成年人不应该诊断该病。

正如其他精神障碍一样，重性抑郁障碍的抑郁心境不是由于毒品、酒精等成瘾物质或药物所致（标准 C），也不是其他精神障碍所致或其他精神障碍的部分症状，例如分裂症谱系和其他精神病性障碍，如分裂情感性障碍、精神分裂症样障碍、妄想性障碍或这一种类内的其他特定或未特定的障碍（标准 D）。此外，病史中不能有躁狂或轻躁狂发作的记录（关于躁狂和轻躁狂的详细解释，见第 6 章）。

重性抑郁障碍的诊断从双相障碍或其他精神病性障碍中分离出来。而且，如果症状是居丧引起的，也要仔细考虑这个诊断。居丧可以与严重的抑郁障碍很相似，但是居丧直接与所爱之人的逝去有关。DSM-5 关于这部分的变化一直是争论的焦点，尤其是排除居丧的标准被删掉。在 DSM-Ⅳ-TR 中，重性抑郁发作的诊断标准包括一个特定的标准（之前的标准 E），即排除居丧所致。这条标准描述："症状不能用居丧来更好地解释"，并被归纳为爱人的逝去所致的抑郁症状，只有大于 2 个月以上或有明显的功能损害、病态的无价值感、自杀观念、精神病性症状或精神运动性迟滞时，才会考虑重性抑郁障碍的诊断（APA, 2000, p356）。因此，根据以前的诊断标准，如果一个人的所爱之人去世，这个人出现重性抑郁发作的症状，要想诊断他是重性抑郁障碍，一定要等 2 个月以后。

根据大量的工作组讨论和反馈，DSM-5 决定删除 2 个月的等待期。删除这一排除标准，引起了广泛的关注。反对者 Moran（2013）认为，这种做法会用医学处理居丧这一正常的生命转变时期。一些专业人士表示，居丧过程是非常不可预测的，有的人的反应要持续 1 ~ 2 年。另外一些专业人士则认为，死亡可以引发重性抑郁障碍，延迟诊断会影响正确和及时的治疗。不管什么原因导致这一改变，居丧不再需要 2 个月的排除标准了。当评价重性抑郁障碍时，要仔细对与居丧有关的风险因素进行鉴别。

与重性抑郁障碍有关的风险因素被分为 4 个区域：

1. 时间性：在时间维度内，强调一个人是如何看待自己的生活状况的。负性情感反应可导致神经质，这是发展为抑郁障碍的强风险因素，尤其当患者有生活应激源时，反复使用消极反应去应对。在负性情感中，患者可能对一些事情产生恐惧，如独处、被拒绝和自信。因此，当生活应激源来临时，害怕被抛弃、分离和不安全的恐惧可能是非常难以克服的。

2. 环境因素：童年期经历，尤其是暴露于极端应激源下，不管应激源的类型，都是促进抑郁障碍发生的高风险因素。家族史也是促进抑郁障碍发生的高风险因素。

3. 遗传和心理因素：当生物学父母或其他一级亲属患有抑郁障碍时，其抑郁障碍的风险增高（比普通人群高 40%）。这种高风险导致早期发病和复发。一个最主要的特点是由于患者与父母相似，大量的神经症与生活应激源有关。

4．病程变化因素：当患有精神障碍和某些躯体疾病时，尤其是慢性或导致虚弱的身体疾病时，重性抑郁障碍的发病率增加。

为了记录重性抑郁障碍，DSM 建立了诊断编码。在重性抑郁障碍中（单次发作或复发），使用这种编码体系。

1．对于重性抑郁障碍的诊断，使用 ICD-9-CM 时，前三个数字总是 296.xx，使用 ICD-10 时，则以 F3x.x 开始。

重性抑郁障碍 296.xx（ICD-9-CM）或 F3x.x（ICD-10-CM）

2．ICD-9-CM 的第四个数字代表是单次（用数字 2 代表）还是复发性（用数字 3 表示）抑郁发作，在 ICD-10-CM 中则是用第二个数字表示单次还是复发。考虑一个障碍的复发，一次发作的结束到另一次发作的开始的间隔要至少 2 个月。这意味着虽然存在重性抑郁障碍的症状，但两次间隔时间小于 2 个月，则不符合复发性抑郁发作的症状。编码如下：

296.2x 单次发作 /296.3x 复发（ICD-9-CM）

F32.x 单次发作 /F33.x 复发（ICD-10-CM）

3．第五个数字表示严重性、精神病性特征和缓解情况。严重程度分 3 级：轻度、中度和重度。当识别出是轻度抑郁障碍时，表示符合抑郁障碍的诊断标准，但是对社会及职业功能的损害很小。当这种功能损害大于轻度又没有达到重度的标准时，考虑是中度抑郁障碍。重度抑郁障碍则是指当严重程度满足重度的标注，符合抑郁障碍诊断标准，症状数量超出抑郁障碍症状学诊断标准，导致功能损害明显，须马上给予关注。当使用重度抑郁障碍标注时，社会和职业功能会受到很严重的影响。尽管很容易记忆，但是 Zimmerman（2012）提醒说这些标注可能并不全面或不足以描述患者经历的真实的严重程度。同时严重程度标注也可以用来表示患者是否存在精神病性症状（如幻觉、妄想和形式思维障碍）。当使用严重程度标注时，诊断中要加上这一标注，并简单加上"伴精神病性特征"即可。记住编码时，如果患者存在精神病性症状，一定要记录"伴精神病性特征"。诊断中也允许对部分、完全和未特定缓解期编码。但是，记住只有当重性抑郁发作的诊断标准不再符合时，才能使用缓解期的标注。

严重程度标注

- 296.x1 轻度 [ICD-9-CM] 或 F3x.0 [ICD-10-CM]
- 296.x2 中度 [ICD-9-CM] 或 F3x.1 [ICD-10-CM]
- 296.x3 重度 [ICD-9-CM] 或 F3x.2 [ICD-10-CM]
- 296.x4 伴精神病性特征 [ICD-9-CM] 或 F3x.3 [ICD-10-CM]
- 296.x5 部分缓解期 [ICD-9-CM] 或 F3x.4 [ICD-10-CM]

- 296.x6 完全缓解期［ICD-9-CM］或 F3x.5［ICD-10-CM］
- 296.x0 未特定缓解期［ICD-9-CM］或 F3x.9［ICD-10-CM］

重性抑郁障碍的其他标注不能用数字系统标记，包括伴焦虑痛苦、伴混合特征、伴忧郁特征、伴非典型特征、伴与心境一致或不一致的精神病性特征、伴紧张症（见第5章）、伴围产期发作、伴季节性模式。这些标注应该列在官方诊断名称之后，并直接与目前的发作相连。

总之，对一个重性抑郁障碍患者进行诊断性评估时，须清楚这个障碍是什么。每个人在正常的生活状况和发育时期中，均会产生悲伤感或抑郁心境。只有当遇到促发事件，它们的程度和持续时间超出正常值时，这种抑郁心境才被认为是病理性的。诊断主要依赖标准 A 内的 9 项可能存在的症状，以及这些症状对患者功能影响的程度。请记住，存在这些抑郁症状的患者，思考自杀或有反复的死亡的想法（病态意念）或有自杀观念、计划和企图是很常见的。

持续性抑郁障碍（恶劣心境）

持续性抑郁障碍（恶劣心境）是一种程度较轻的、慢性的抑郁障碍，即是 DSM-Ⅳ-TR 中的恶劣心境。在新版 DSM 系统中，这个诊断现在是 DSM-Ⅳ-TR 中的恶劣心境和重性抑郁障碍的某些诊断标准的合并。根据 2013 年 APA 的 DSM-5 的诊断标准，患者的抑郁心境需要持续 2 年，在这 2 年期间，每一次没有症状的时间不会超过 2 个月。该障碍没有重性抑郁障碍严重，但 2 年内持续存在，症状几乎每天都存在（标准 A）。该障碍的病程标准，儿童、青少年与成年人不同。成年人的 2 年的病程并不适合儿童、青少年，儿童、青少年的病程标准是 1 年。通常，如同它的新名字一致，持续性抑郁障碍是一种抑郁心境障碍，以长期和慢性病程为特征。

标准 B 包括 6 项可能存在的症状，持续性抑郁障碍要至少要记录下 6 项症状中的 2 项。第一项症状是食欲差或饮食过多，第二项是失眠或睡眠过多。与重性抑郁障碍列出的 9 项标准相似，很多诊断标准在这个障碍中是重叠的。持续性抑郁障碍的食欲变化，诊断标准没有重性抑郁障碍那么具体，每日多次的发作影响对患者也没有重性抑郁障碍那么大。同样，尽管可以出现食欲和体重的下降和增加，但时限上没有那么明显。这可能与该障碍长期和慢性的疾病性质有关。无论怎样，应该注意的是过去两年的进食和食欲均发生了变化。因此，如果这项症状算作诊断标准，那么一定要核实食欲变化的信息。同时应该采集具体的病史，并要求患者持续记录食物日记。询问与重性抑郁障碍患者同样的问题，在这里也是有帮助的，如：近来患者的体重有增加或减少吗（近一个月）？如果回答有，那么体重增加或减少了多少？由于持续性抑郁障碍的病程是 2 年或以上，应该注意病程中进食模式的变化，以及最初和现在的体重。再强调一遍，对这个问题的回答可以帮助执业医生确定，是否是由于就诊者患有神经性厌食（饮食减少）或贪食症（饮食过多），而继发的抑郁症状。

第二个症状是睡眠紊乱，包括失眠和睡眠过多。由于睡眠紊乱对身体造成的影响无法通过后来多睡而补偿，以及该障碍的慢性特征，所以，睡眠质量成为评价的重要症状。睡眠模式紊乱，使患者在很长时间内几乎无法放松，这将明显影响患者的精神健康和感受的抑郁症状。失眠时，就诊者的睡眠模式紊乱，就诊者称很难入睡或很难有不受干扰的睡眠。睡眠过多时，患者的睡眠过多通常发生在应该清醒的时间段。当这种情况发生在危险情境下则是容易出问题的，如在开车时。无论失眠还是睡眠过多，睡眠困难，以及他们是如何影响患者的功能的都应该清楚地记录下来。

其他 4 项标准 A 的症状包括精力下降或疲乏、低自尊、注意力不集中或决策困难，以及无望感。症状存在时，可以影响患者完成基本任务的能力，导致基本的人际、社会及职业功能出现问题。当低自尊症状存在时，患者对自我价值的评价会一直是内部冲突的来源。要满足标准 C，这种模式要持续存在，且无症状的时间不超过 2 个月。此外，也要评估就诊者是否有可能使症状混淆，诊断复杂的其他精神障碍。例如，在标准 D、E 和 F 中，通过对患者病程的评估，可以排除与之有重叠症状的重性抑郁障碍，同时需要持续性抑郁障碍躁狂、轻躁狂、循环性心境障碍或分裂症谱系及其他精神病性障碍。持续性抑郁障碍的病程是与其他抑郁障碍相鉴别的必要条件，因为该障碍影响了患者几乎每天大部分时间的功能，至少 2 年。此外，该障碍的抑郁症状不能是由于其他躯体疾病、药物、非法药物或精神病性障碍所致的。伴随症状包括食欲（食欲下降或饮食过多）和睡眠（失眠或睡眠过多）的变化、精力下降或疲乏、低自尊、注意力不集中、决策困难和无望感。

记录诊断时，可能下面的病程标注是有帮助的：伴焦虑痛苦、伴混合特征、伴忧郁特征、伴非典型特征、伴与心境一致或不一致的精神病性特征，也可以标注为临床缓解期或部分临床缓解期、早发或晚发。在 2 年的病程中，根据最近的发作类型可以编码为伴单纯性心境不良综合征、伴持续性重性抑郁发作、伴间断性重性抑郁发作，确定伴有目前发作或不伴有目前发作。关于如何编码这些类型和更加全面的解释，请参见 DSM-5（APA，2013）。与其他障碍一样，目前的严重程度可以被标注为轻度、中度或重度，且对严重程度标注的定义也类似。

虽然传统上认为，持续性抑郁障碍（恶劣心境）的症状没有重性抑郁障碍严重，但后果也可以非常严重，包括严重的功能损害和躯体疾病的患病率增加。由于自杀风险高，恶劣心境障碍患者也得到了和重性抑郁障碍患者一样的关注。

儿童也可以患持续性抑郁障碍，但儿童的心境表现通常与成年人不同。在恶劣心境障碍的儿童中，情绪通常为易激惹，可能表现为发怒型抑郁。儿童和青少年表现的恶劣心境的症状，通常与大多数的成年人恶劣心境的症状不同。激越或发怒型抑郁多见于儿童和青少年，这与他们自己的悲观感觉、低自尊和社交技能差一致。很重要的是一定要对该障碍与 DMDD 进行鉴别，DMDD 表现为持续的、伴有言语或躯体攻击的激越型抑郁。本章 DMDD 的病例可以帮助读者将 DMDD 与慢性抑郁障碍进行鉴别。

在评估持续性抑郁障碍（恶劣心境）时，鉴别风险因素是否存在须仔细考虑。与本障碍有关的几个危险因素如下：

时间性：在时间维度上，患者怎样处理自己的生活状况，与重性抑郁障碍相似，并具有神经质（负性情感）倾向，这也是容易形成更差的社会功能、焦虑相关障碍，以及品行障碍的非常强的风险因素。

环境因素：童年期有父母缺失或分离的经历，也是非常强的危险因素。

遗传和生理因素：总体上讲，遗传和生理状况是患者发展成抑郁障碍的很大的危险因素，尤其当一级亲属患有抑郁障碍时。

总结一下，记住持续性抑郁障碍（恶劣心境）的最简单的方法，就是记住它是慢性的，须收集患者 2 年的病史（儿童、青少年 1 年），无症状期不能大于 2 个月。成年患者的职业和社会功能受损，但在儿童和青少年，则是学校表现受损和社会交往能力变差（APA，2013）。此外，该障碍的前 2 年，如果抑郁症状加重，满足重性抑郁发作的症状学标准，此时如果其他附加标准和病程标准也满足，则诊断更改为重性抑郁障碍。在回顾这一障碍的诊断标准时，可以很容易地看出，DSM-5 的变化强调了识别该障碍的慢性化对治疗结局的影响。DSM-5 中的新名字，持续性抑郁障碍（恶劣心境）包括恶劣心境障碍和慢性重性抑郁障碍（Moran，2013）。

经前期心境不良障碍

经前期心境不良障碍是发生于女性的一种抑郁障碍，在月经来临前，女性具有严重的抑郁症状、易激惹和紧张。这也是 DSM-5 新加入的诊断，在 DSM-Ⅳ-TR 中，被列为需要研究的区域。根据 DSM-5（APA，2013）的症状学标准，要存在至少 11 项症状中的 5 项，且这些症状必须发生在月经来临前的最后一周内（标准 A 和 B）。在标准 B 中，11 项症状被分为 2 组，第一组包括 4 项症状，第二组包括 7 项可能的症状。在满足诊断所需的 5 项症状中，女性患者必须至少在每组内各存在 1 项症状。前 4 项症状包括明显的情绪不稳定、易激惹、抑郁心境和焦虑紧张。第二组症状（标准 C）则是存在抑郁症状，如对日常活动兴趣下降、注意力集中困难、精力不足、食欲变化、睡眠问题和失控感，也可能存在躯体症状，如乳房触痛、关节或肌肉疼痛和肿胀感。至少前二个月经周期存在类似的症状，造成明显的功能损害（标准 D 和 F）。对于大多数患者而言，当存在上述症状时，患者的反应很严重。这种极端的反应和心境波动与促发事件并不相符。上述这些症状不是由于其他精神障碍、躯体障碍（如甲状腺功能亢进）、成瘾物质或药品滥用所导致（标准 E 和 G）。作为 DSM-5 新加入的诊断名词，应关注未来的研究是否持续支持这一诊断。

物质 / 药物所致的抑郁障碍

当患者诊断为物质 / 药物所致的抑郁障碍时，患者应该表现为抑郁心境或对日常活动的兴趣或愉快感明显减退（标准 A）。此外，须有成瘾物质 / 药物使用的历史。在标准 B 中，成瘾物质 / 药物的使用通过病史、体格检查，或实验室检查，个体须在服用之后即刻表现出症状或中毒的结局或脱离物质之后的戒断症状，一旦收集到相关的信息，须确认是否服用药物可以导致相应的副作用。与本章的其他相关障碍一样，重要的是要排除其他精神障碍所致的可能，如谵妄，而且症状应该与服用或吸食的药物有关（标准 C 和 D）。此外，与其他任何诊断一样，损害应该严重到足以损伤患者的社交、职业或其他的重要功能或使患者感到痛苦。要满足 DSM-5 列出的特定的病程时间。

此外，该障碍须确定具体的发作时间以及是否处于中毒或戒断期内。其他障碍推荐

的测量症状严重程度的量表也适用于该障碍。而且，应该知道构成物质使用障碍的是
什么。

其他躯体疾病所致的抑郁障碍

与物质 / 药物所致的抑郁障碍类似，患者表现为持续的抑郁心境，对既往感兴趣的
活动兴趣和愉快感减退（标准 A）。此外，病史、体格检查或实验室检查能够直接证明
这些症状是由于躯体疾病所致。对于任何一种躯体疾病，非医学培训背景的执业医生一
定要与接受过医学培训的执业医生协同工作，咨询如何识别和处理导致抑郁症状的躯
体疾病。一旦收集到这些信息，尤其是通过病史和体格检查，那么就要确认躯体疾病
是导致这种抑郁症状的原因，而不是某种精神障碍所致，也不是发生于谵妄的过程中
（标准 C 和 D）。与其他诊断一样，这种障碍一定要严重到足以影响到患者的社交、职业
或其他的重要功能，导致损害和痛苦。DSM-5 要求记录躯体疾病的名称，并把这一名称
列在所致的精神障碍之前，并且确定相应的标注是伴抑郁特征、重性抑郁样发作或混合
特征。

其他特定的抑郁障碍或未特定的抑郁障碍

2 个诊断中的任何一个都是用症状特征来表示。在特定或未特定的抑郁障碍中，要
求具有抑郁障碍的症状特征，并导致临床上明显的社交或职业功能损害。DSM-5 列出 3
种表示这一类障碍的例子。第一种称为反复发作的短暂性抑郁，与其他障碍的最大区别
是病程。重性抑郁障碍须有 4 项症状，且病程标准是 14 天或以上，而这一障碍的病程
标准是 2 ~ 13 天。第二种，短期抑郁发作，病程标准是 4 ~ 13 天。最后一种是症状不
充分的抑郁发作，病程满足 14 天，但仅存在重性抑郁发作 8 项症状中的 1 项。

总之，在这些障碍中可能也存在相互矛盾的信息，或是伴有抑郁症状但尚未符合任
何特定障碍的诊断标准。但诊断信息不充分时，专业人士会使用这一诊断名称。特定与
未特定的抑郁障碍的主要区别是，在特定的抑郁障碍中执业医生记录了不符合诊断标准
的原因。因此，未特定的抑郁障碍通常用于危机状况、急诊室或只是因为医生没有看到
列出这一原因的即时益处（正式诊断未列出）。

抑郁障碍和诊断性评估

抑郁由于报告抑郁症状时的主观性导致临床印象非常复杂。因此，很难做出清
晰、简洁的单相障碍诊断。当报告的症状清晰且只有抑郁心境时，诊断为抑郁障碍
最为合适。

应小心评估反复发生的自杀或死亡观念。个体通常在抑郁感觉加重而非抑郁发作时
伤害自己。精力的恢复促使个体将想法和情感付诸行动。假如个体存在自杀观念，关注个
体精力的恢复非常重要，因为个体拥有精力去实践。单相抑郁障碍不能归因于其他疾病、
物质滥用、其他心境或精神障碍。下面的例子将要解释一种新的抑郁障碍诊断——DMDD。

病例分析 -Joey 的病例

Joey，是一名 12 岁的超重男孩，他低着头来到诊所。在开始的 10 分钟 Joey 拒绝抬头，并且反复踢着桌子腿。Joey 的母亲在外面急切地等着他。他的母亲在社会工作者会见 Joey 前告诉社会工作者她很担心 Joey，这是她带他来的原因。Joey 的母亲抱怨 Joey 持续的愤怒和爆发，并且说她和 Joey 14 岁的姐姐再也无法控制 Joey 了。自从她和他父亲离婚的前一年开始，Joey 就已经越来越难控制。她说他是个复杂的孩子，总是对事物有消极看法，但是离婚似乎恶化了他的消极情绪。Joey 的父亲回去探望过 Joey，但因为不知如何处理 Joey 总是发脾气而不想和他一起待太久。Joey 的母亲说老师也抱怨 Joey 容易在班级里发脾气。他学习成绩也不好，且学习成绩持续下降。此外，Joey 的母亲表示最近从他唯一朋友的母亲那里接到一个电话，他朋友的母亲说不再欢迎 Joey 去他们家。2 个男孩发生了一场关于视频游戏的争论，Joey 从对方手里抢过来游戏把它扔在地面，踩踏它，直到它碎成碎片。他朋友的母亲说不想这种行为在自己孩子身边出现。

Joey 在访谈开始时不说话。沉默了几分钟后，医生告诉 Joey 看着一个说话的人是展示礼貌和表明自己正在听的一种方式。Joey 听后最终抬头，停止踢桌子，开始说话。Joey 解释说他不想被人包围，他不理解人们，并因此感到沮丧。Joey 表示虽然看起来他没有听，但事实上他听到了每一个字，只是不想回应。Joey 表示说人们不断打扰他，他不想生气，只是对他们及他们对他的要求感到非常挫败。当 Joey 被问及他们对他的要求时，他以挑衅的语气模仿别人说话"把收音机关掉，把游戏关掉，坐在你的椅子上，做你的作业，"并看着医生说道"别踢我的桌子"。当他提醒他并没有被要求停止踢桌子时，他很快地说："你想了，我只是把它说出来。"

Joey 说他没有朋友，讨厌他的家人，总感到悲伤和空虚，这使他更加愤怒。当 Joey 讨论他的愤怒时，他说愤怒是持续的，他唯一一次不感到愤怒是因为他遇到了他最好的朋友。他描述他们的友谊很好，直到他们因为视频游戏而打了一架。Joey 的朋友告诉他他再也无法打游戏了。他母亲说晚饭已经做好了，因此他不得不回家。

Joey 愤怒时会进食。由于食欲的增加，Joey 的体重和睡眠时间也增加了，多数时间他感到非常疲劳，因此他尽可能回避人们。Joey 报告说他无法集中注意力，经常感到厌倦，对学校和朋友也没有兴趣。尽管他没有自杀行为，Joey 说他不喜欢自己和别人，他多次希望死去。Joey 的母亲和姐姐证实了 Joey 的自我评价。Joey 对自己喝水且在浴室休息 10 分钟感到抱歉。在访谈中 Joey 的母亲说自一年前她和 Joey 的父亲离婚后，Joey 就变得越来越难管教，每星期他都对一些不起眼的东西发火。其中一个例子就是昨天早餐的华夫饼。Joey 对华夫饼在烤面包机里燃烧这件事非常生气，他扯掉了墙上的线。当他母亲试图对其行为进行约束时，Joey 把华夫饼扔在地板上并用脚踩。过去一年 Joey 对他姐姐很残酷；另一方面 Joey 的姐姐对 Joey 情况的改善也没有任何帮助，当 Joey 心烦意乱时她称 Joey 为神经病，这导致 Joey 愤怒情绪的进一步升级。Joey 的母亲报告过去一年 Joey 的愤怒爆发行为一直在增加，她知道 Joey 很沮丧，但 Joey 从不承认。Joey 的母亲试图跟 Joey 说话，但 Joey 只是生气。她说："他总是在生气"。她担心他的易激惹、抑郁、破坏性行为和发脾气，他的行为吓到了她，那是一种无法预料且不计后果的行为。Joey 的母亲讲了几件事情说明这种行为。第一件事情的起因是她告诉 Joey，她要去商店买东西，因此不能带他去公园，他因此生气，并且在母亲开车退出车道时跳到车上。第二件事是她发现 Joey 在其卧室外两层楼高的窗台上行走，当问他为什么那样做时，Joey 说"我只是想呼吸一些新鲜空气而已"。Joey 的母亲解释说有时她感到 Joey 状态非常好，可以很好地完成任务。然而，一旦 Joey 想要的东西被拒绝或事情不按照他的想法实施时，他就会迅速发怒。她说 Joey 有时能睡一整天，而有时又整夜无法入睡。过去两年她报告 Joey 多次因为无法专心而无法完成任务。当 Joey 完成了自己所选的任务后，他拒绝停止手头上的任务，并且在任务被中断后感到生气。她报告说去年 Joey 未经许可拿走了她的手机，并拨打陌生人的电话，这用尽了她的话费，并且导致一些人愤怒地打回电话。Joey 的母亲说，如果事情不按照Joey 喜欢的方式发生，他就会大发雷霆，关于这方面的事情她都能写一本书了。

6 个月前，Joey 因在家里追逐他母亲、他姐姐和用叉子攻击她们而被捕。他的家人对他习惯性的呻吟和抱怨已经失去了耐心，他的愤怒也总是因一些无关紧要的事情而爆发。Joey 的妈妈和姐姐说 Joey 会进行言语上的威胁，并会因为未得到一杯牛奶、三明治或无法观看自己喜欢的电视节目这些简单的事情而愤怒数小时。两周前，Joey 和他姐姐在乘坐一辆城市巴士时，Joey 戴上耳机以最大声音听音乐。当要求 Joey 关上音乐时，他开始变得易激惹、脾气不好、对乘客非常粗鲁。这导致 Joey 再次被捕，Joey 被安置在精神病院住院几天。Joey 的母亲说每当 Joey 有攻击性或变得不理性时，她就请求警察帮助，带儿子到医院就医或者住院治疗。显然 Joey 的母亲对他很失望，她不愿意带他回家，除非我们能帮助她控制好 Joey 的行为。Joey 的母亲和 Joey 不希望接受药物治疗，两人都反映说上次 Joey 服用了抗抑郁剂后症状出现恶化。他们不知道药物的名字，因为 Joey 只服用了很短时间。

完成诊断性评估：Joey

在采访 Joey 时，提出诊断标准对于全面的诊断性评估来说非常重要。为了开始诊断性评估程序，并将 DMDD 作为主要的诊断和就诊原因，我们须仔细地研究标准。Joey 的表现满足该障碍的核心标准：易激惹的症状是持久、严重、持续的（而不是循环的）。然而，为了将诊断过程形式化，所有标准中的症状需要经过检查。在标准 A 中，Joey 表现出的行为超出了 12 岁的儿童在遇到促发事件时，预期所会表现的范围。例如 Joey 没能如愿时，他如何对待华夫饼就是一个例子。在我们访谈的短时间内，Joey 明显容易和别人产生言语争端及发怒。Joey 还有破坏欲，其行为证明了这点：在他朋友家他摔碎了视频游戏。Joey 所表现出的行为与他的年龄发展阶段不相符。在标准 C 中，在 7 天内，发脾气必须持续及发生至少 3 次。尽管 Joey 的母亲没有确切地说明 Joey 在过去一周内发脾气的次数，但从与 Joey 的母亲的谈话及在访谈中我们对他的观察，我们发现 Joey 很爱发脾气。她估计在过去的 2 周 Joey 至少有 4 件明显的问题行为事件，即使 Joey 不发脾气，他仍然对全家人非常易怒和暴躁。他的母亲说她已厌倦了他的抱怨，她只想给他一颗"快乐丸"，这样她就能休息下。Joey 的老师及他朋友的父母也发现了他的愤怒和易激惹情绪。Joey 在他朋友家里的问题行为使他不再受欢迎。从时间上看，Joey 表现出这种行为至少 1 年。另外，回顾那一年，Joey 持续易激惹和生气、压抑，只有短暂的缓解期，缓解期并未持续很长，而且这与他遇到新朋友有关。Joey 在学校问题很多，且表现出高风险行为，例如在窗台边行走。根据他母亲反映，Joey 的激越、坐立不安在 9 岁时变得更糟。

Joey 没表现出任何循环的、可被诊断为轻度躁狂或躁狂发作的行为。Joey 也没有其他精神障碍。Joey 的母亲告诉我们她询问老师 Joey 是否可能是 ADHD，老师说："Joey 总是对其他同学很刻薄，这就是为什么他几乎没有朋友。他在注意力上没有问题，他只是太沮丧"。Joey 患有其他相关疾病的可能性也被排除，例如孤独症谱系障碍、创伤后应激障碍、分离焦虑障碍和持续性抑郁障碍（以前称为恶劣心境）。Joey 也未使用过任何物质。

Joey 确实具有某些与对立违抗性障碍一致的特征，例如愤怒，易激惹、好辩和挑衅行为。然而在他的病例中，对立违抗性障碍所需的 4 项症状不足以严重到形成一个单独的诊断。根据 DSM-5，当这两个疾病（抑郁和对立违抗性障碍）共存时，可以诊断为DMDD。总之，尽管非常罕见，但 Joey 似乎满足 DMDD 的诊断标准。这是他的诊断和就诊原因。他没有其他精神障碍。

破坏性心境失调障碍
（来访原因）

在心境紊乱期 Joey 表现出了一些症状：

- 要求别人为其做事、无法表达或理解羞耻 / 内疚证明了他膨胀的自尊心；他经常易激惹，如果其要求和愿望未被满足，会迅速出现言语或身体的攻击。
- 发病期间睡眠需要不断减少，难以入睡，在其他时间睡眠延长。
- 容易分心，频繁地将注意力放在不重要的人或无关的外部刺激上。难以集中注意力于有目的的活动。
- 在学校 / 家使用电脑和电子游戏的增加证明其目标导向活动的不断增加。

总之，这些问题行为严重到足以对社会活动和家庭 / 学校人际关系造成明显损害。例如，Joey 因为攻击、殴打和扰乱治安等罪被逮捕。Joey 的社交行为受损，且与自恋行为有关，无法发展令人满意的关系证明这一点。

可能成为临床关注焦点的其他状况

随着 DSM-Ⅳ 及 DSM-Ⅳ TR 中经常使用的多轴诊断的取消，不再需要以前轴Ⅳ和轴Ⅴ中经常提供的信息了。因此，除主要诊断和临时诊断之外，之前列出的信息仍然至关重要。执业医生感兴趣的是 DSM-5 第二部分，第 21 章和第 22 章的信息可能有特别的帮助。第 21 章包括药物引起的运动障碍及其他不良反应，第 22 章包括可能成为临床关注焦点的其他状况。在 Joey 的病例中，第 22 章可能最有帮助。这一章有几个需要考虑的、能够支持诊断性评估的支持性因素。首先是生物 - 心理 - 社会压力（特别是与家庭和关键关系有关的因素）。

在病例中，大部分关注点在于 Joey 的脾气爆发和他的无法预测的语言及躯体反应。Joey 的母亲由于他的不可预知的行为而担心他能否回家，他们的家庭关系和规矩模式非常紧张。DSM-5 修改后没有能够全面描述 Joey 的特殊情况的障碍，也未说明他的情况如何影响他的诊断。因此，须提供补充信息。与 Joey 的家庭情况最接近的编码是：V61-20（Z62.820）父母 - 亲子关系问题。

另外，Joey 由于学习成绩不佳和逃课，表现出在校问题，他在一些重要考试中未及格，没有拿到学分。在临床干预中这有可能是关注焦点，并且与他的情况最接近的编码可能是：V62.3（Z55.9）学术或教育问题。

最后一个可能是关注焦点的领域是 Joey 与犯罪及法律体系相关的问题。Joey 被逮捕 2 次，他缺乏对自己行为可能造成更多类似麻烦的洞察力。Joey 的冲动、不负责任的行为在法律系统内引起严重的影响，因此需要治疗计划解决该问题。与他情况相近的编码是：V62.5（Z65.3）其他和法律相关的问题。

治疗计划和档案：Joey

治疗计划强调要根据 Joey 所能达到的水平制定目标。在诊断性评估的基础上收集的信息作为治疗的基础，治疗计划须遵循一定步骤。在诊断性评估中，需要就诊者和他的家庭所提供的信息或其他资源来确认病史，并须检查所有可能的矛盾信息和共病情况。Joey 将会接受全面体格检查，包括完整的血细胞计数和普通化学筛查、甲状腺功能检查，假如怀疑有物质滥用，还须进行尿液毒理学试验。另外，血液化验应该考虑检测使用或滥用药物或激素的问题。就诊者未服用任何药物，但是专业训练有素的医学咨询可能有助于探索任何可能诱发他正经历的抑郁的药物。

明确指出对问题行为的干预措施。临床访谈通常是评估治疗需要的适当方法，但快速评估工具则可能帮助治疗师获得更加谨慎和全面的评估和治疗计划。由 Hirschfeld 等（2000）编制的心境障碍问卷提供了全面评估就诊者症状和功能的能力。由 Lorr 和 Wunderlich（1988）编制的语义区别和情绪量表（Semantic Differential and Mood Scales，SDFMS）允许治疗师衡量与抑郁和躁狂相关的一系列症状维度的改变。由 MacPhillamy 和 Lewinsohn（1982）编制的心境相关的愉快事件量表（Mood Related Pleasant Eveats Schedmle，MRPES）可用来衡量就诊者对生活事件的测量，并为临床医生做出治疗计划的修改时提供可量化数据。由 Antonovsky 和 Sourani（1988）设计的家庭一致性感觉（Family Sense of Coherence，FSOC）和家庭适应量表（Family Adaption Scales，FAS）一起使用能够用来评估家庭的一致性和适应能力，帮助医生更好地理解家庭动态和功能。此外，父母抑郁损伤量表（Depression Impairment Scale for Parents，DISP）可能有助于测量 Joey 的抑郁对自己心理健康的影响（Lewis 等，2013）。见治疗计划 7.1。

转换护理、治疗计划和实践策略

抑郁患者拥有对自己和周围世界认知图式的内部工作模型（McBride，Atkinson，Quilty 和 Bagby，2006）。使用认知行为疗法的理论基础是个体的世界观和独特的认知模式如何影响其情绪和思维的（Hamamci，2006）。在比较认知行为疗法和药物治疗时，在第 8 周服药组患者的治疗反应率为 50%，然而单独接受认知行为治疗组患者的治疗反应率为 43%（DeRubeis 等，2005）。

抗抑郁剂也可用来治疗强迫障碍和焦虑障碍的症状，从而阻止恐慌及相关并发症的症状，如心动过速、恐惧、头晕、胸痛、恶心和呼吸问题。研究表明在轻、中度抑郁的个体治疗中，高度训练有素的治疗师使用认知行为疗法比仅通过药物效果更好（Seligman 和 Reichenberg，2007）。认知行为疗法主要关注于个体的思维、情绪和行为的交互（Rude 和 Bates，2005）。认知疗法的主要原则是教导就诊者识别其功能失调的思维和信念，以及它们如何导致抑郁（Vidair 和 Gunlicks-Stoessel，2009）。

治疗计划 7.1

破坏性心境失调障碍

DMDD 必须符合 11 项特殊的标准（从 A 到 K）。核心特征是易激惹至少持续 1 年，并且症状严重，病程持久，且此过程与发育过程无关。患者行为和促发事件无关，且涉及言语或行为上的对人或财产的攻击。发脾气必须持续发生，在 1 周内至少有 3 次。其他标准如下。

注意力方面的症状和体征记录

- 激越型抑郁障碍、睡眠困难、注意力分散、言语攻击（愤怒）。
- 肢体行为爆发（人或财产的损伤），精神运动性激越。
- 冲动

目标

1. 减少无法控制的愤怒的爆发，返回到正常的活动水平，增加良好的判断力。
2. 减少激越和冲动行为，对行为的后果更加敏感。
3. 学习应对潜在的自卑感和被拒绝/被抛弃的恐惧感。
4. 增加对行为的控制，保持更稳定的心境，发展更深思熟虑的语言和思维过程。
5. 增加对发怒型抑郁的感受，发展不同的应对方式。

目标	干预措施
1. 在精神病性评估中合作，并参与治疗。	对生气的行为进行精神病性评估。 讨论潜在的有助于治疗抑郁障碍的药物。将无害、无风险的安全的计划落实到位。
2. 减少冲动行为。	运用行为演练和认知行为治疗来识别促发事件和行为后果。

治疗计划 7.1（续表）	
3.　更真实地表现自我和愿望。	使用行为演练和个体支持治疗（心理治疗）帮助就诊者解决问题，强化真实的自我评价。
4.　静坐 30 min，没有激越或注意力分散。	强化就诊者对自己精力的不断增加的控制，帮助就诊者设定切合实际的目标，并限制其激越和注意力分散。
5.　说慢一点并且一次只专注于一个主题。	通过指导就诊者的对话过程及其行为建立计划，来为就诊者的思维过程和行为提供结构。
6.　识别和处理与发脾气有关的感情和与潜在抑郁有关的想法。	在支持性治疗中，帮助就诊者认识到他发脾气的 2 个原因，及其他解决其挫败感的方法。

　　Seligman 和 Reichenberg（2007）报道个体单独的心理治疗仅适合轻度至中度的非复杂性抑郁障碍，更严重的抑郁障碍最好利用药物和心理治疗相结合的方法。然而，一些专家担心，人们会更习惯于新型抗抑郁药物的使用，而更多地将改变相关的行为（如锻炼、睡眠和进食）放在第二位。

　　几种类型的咨询经常用于遭受抑郁障碍的个体。以下选项建议用来指导咨询过程。

1．学会诊断抑郁障碍，尤其是从它的时间框架和实际行为推导出诊断。
2．教育就诊者和他的家庭障碍和行为可导致的结果。
3．让就诊者和他的家庭在治疗和治疗过程中有尽可能多的选择。
4．不论何种治疗都包括识别和治疗特殊行为，同时也致力于维持治疗目标和制订出院计划。
5．随时让就诊者识别问题行为，帮助解决问题和制定目标。
6．药物治疗有助于改善抑郁心境和相关行为。教会就诊者及家属询问经医学训练的专业人士问题，并对药物使用有合理预期。与经过专业医学训练的医生一起合作有助于就诊者在使用药物上做出决定。
7．尽可能使用心理教育，应用问题解决式方法来处理问题行为。
8．认知行为疗法能有助于帮助就诊者理解抑郁障碍，同时重组有问题的想法。

　　在处理 Joey 时，建议使用以下治疗方法：同伴支持、团体治疗、家庭治疗、家庭支持团体治疗（见快速参考 7.2）。

药物治疗的方法

　　当抑郁障碍严重并且经过锻炼、睡眠、饮食调整不起作用后，治疗指南建议使用药物治疗。在采用药物治疗之前建议进行关于锻炼水平、实现宁静睡眠注意事项和控制饮食的相关因素的全面评估（Dziegielewski，2010）。评估完成后，药物处理是治疗抑郁障碍的主要疗法之一，对抑郁障碍治疗的药物疗法响应良好的个体是那些比仅仅有忧郁情绪的人更严重的个体。长期的抑郁心境使个体不能对短期心理治疗或危机干预做出反应，对一个人的家庭生活、精神、身体、工作和社会运作的干扰表明他需要抗抑郁剂（Shindul-Rothschild 和 Rothschild，1998）。此外，大多数受过医学培训的医生都同意治疗指南中说的，当患者对进行单药治疗（单独用药）时 2 种或更多抗抑郁剂均无反应，或当患者仅进行药物治疗时未能完全缓解，这时建议患者采用其他类型的治疗干预措施（Valenstein 等，2006）。

快速参考 7.2

Joey 的咨询策略

认知行为治疗

- 帮助 Joey 认识到认知扭曲会促使问题思想和行为的发展和保持。检查不切实际的、与他的激越型抑郁爆发相关的认知歪曲。
- 讨论导致抑郁的，对环境、自我和未来的期望相关的负性认知。
- 了解 Joey 对环境和社会活动的认知（被视为是令人不满意的或不现实的）。
- 确定思维和行为的异常模式，引导 Joey 进行证明和推论，这能测试出功能失调性思想的不真实性。
- 帮助其理解自动思维，即自主发生并对影响情绪有帮助的想法（例如个体化、全或无、读心术、忽略负面情绪），仔细观察之后产生的情况、想法和后果。如果该方法不利于或不适合 Joey，帮助他了解和探索其他的可能性。
- 帮助 Joey 使用"我"来表达自己的情感和反应。

同伴支持小组治疗

- 当讨论麻烦或令人尴尬的问题时为就诊者提供安全感。同时，该小组会帮助 Joey 讨论药物相关的问题，并将此作为训练他的冲动和不可预知的行为的一个途径。
- 该小组会帮助 Joey 获得对他现在情况的感受，并鼓励他和同他有相同问题的其他人相互交流、联系。当一个人能够感到他并不是独自或唯一经历情感性疾病的人时，他会产生希望。

抑郁障碍的家庭治疗

- 和 Joey 的家庭系统（母亲和姐姐）一起制订治疗方案，帮助其解决症状，恢复或创造可适应的家庭功能。
- 与 Joey 和其家庭成员建立联盟，在就诊者和其家人间建立一种积极的工作关系。
- 心理治疗和药物治疗教育相结合。讨论对药物的现实期望和它们如何对治疗有帮助。
- 获得每个家庭成员的观点，寻求他们对特定问题的理解，并分享发生在家庭成员之间的事件的意义。为就诊者和其家庭营造一个没有责备和接受治疗的氛围。使家庭成员们确信他们不是导致疾病的原因。允许家庭成员公开讨论他们所经历的长期负担。帮助 Joey 的姐姐应对他的行为，并检查她是如何通过一些方法对 Joey 的冲动行为产生影响的。

> **快速参考 7.2（续表）**
>
> - 回顾周围的家庭压力。检查由于病情这个家庭可能正经历的任何主观和客观的负担，并提供需要的照顾。寻找对 Joey 的病情有批评态度或情绪过激的家庭成员。
> - 帮助重新界定家庭困境的本质。
> - 鼓励每个成员认识到自己对病情的贡献。
> - 了解并修改交流模式、规则和互动模式。
> - 通过相互交换权益增加互动性。
> - 减少使用强制和责备，加强问题的合作解决。
> - 提高每个成员表达感情和能够清楚、直接地倾听别人的能力。
>
> 家庭支持小组治疗
>
> - 提供一种成长和变化的氛围，并讨论遵守该治疗策略的重要性。
> - 在讨论麻烦或令人尴尬的问题时，为家庭成员提供安全感。此外，该小组将帮助家庭成员讨论药物相关的问题，并将此作为识别情绪障碍与其治疗相关的促进教育的一个途径。
> - 这个小组会帮助家庭成员了解 Joey 现在的情况，并鼓励家庭成员和有相同问题的其他人相互交流、联系。当家庭成员能够看到他们并不是独自或唯一体验情感疾病的人时，他们会产生希望。

当抑郁在家庭中发生时，特别是母亲为抑郁障碍或有第一代重性抑郁障碍家族病史的患者，医学界常推荐使用药物疗法（Goodman 和 Tully，2006）。抗抑郁剂在美国的年销售额已达 120 亿美元（Schatzberg，Cole 和 Debattista，2007）。目前的共识是，抑郁障碍在美国被认为存在诊断和处理不足。据估计，只有不到 10% 的重性抑郁障碍患者能够接受适当剂量的药物治疗（Capriotti，2006）。在出具抗抑郁剂的处方前，出具处方的医生须考虑许多因素，如药物的副作用、潜在的毒性或用药过量，以及患者的其他特点（如表现的症状、其他疾病情况、一般身体情况和年龄）（Schatzberg 等，2007）。

Schatzberg 等（2007）认为 50% ～ 65% 的患者预计对任何给定的抗抑郁剂均有治疗反应。然而，并不是所有的就诊者都对药物有反应。估计有 29% ～ 46% 的重性抑郁障碍患者对抗抑郁剂无治疗反应，其中对第一种抗抑郁剂没有反应的患者中有一半对第二种药物也没有反应（Corya 等，2006）。抗抑郁剂是通过使神经递质的脑化学物质，特别是血清素和去甲肾上腺素，正常化来产生作用。其他抗抑郁剂则是通过治疗神经递质——多巴胺来产生作用（Cheung，Emslie 和 Mayes，2006）。

虽然分类系统略有不同，但一般抗抑郁剂被分为三大类：①三环类抗抑郁剂；②单胺氧化酶抑制剂；③较新的抗抑郁剂（如 5- 羟色胺再摄取抑制剂，SSRIs）和类似药物（Brophy，1991；Tierney 等，1997；Woo 和 Keatinge，2008）。这些药物的普及性，特别是新一代的抗抑郁药，已经急剧上升，这从最近的销售数据和制药公司所获得的利润（IMS，2009）可以看出。

大量的研究已经验证了抗抑郁剂的疗效（Debonnel 等，2007；Kennedy，Anderson

和 Lam，2005；Segal，Vincent 和 Levitt，2002）和药物治疗对严重抑郁患者的疗效（Versiani，Moreno，Ramakers-van Moorsel 和 Schutte，2005）。一些研究集中在不同年龄组，如老年人（Sheikh 等，2004）、儿童和青少年对抗抑郁剂的使用（Cheung 等，2006；Moreno，Arango，Parellada，Shaffer 和 Bird，2007）。目前更多地关注这些药物（尤其是 SSRIs）在儿童和青少年方面的使用。对这方面的关注是非常强烈的。2004 年，FDA 对包括黑盒子在内的制造商进行警告，要求其关注所有存在自杀意念和行为的使用抗抑郁剂的儿童和青少年的风险。2006 年，这一警告被扩展到年轻成年人（18～24 岁）。有关此主题的更多信息，可以见 Dziegielewski（2010）或 Jureidini（2009）的著作。额外的研究验证了药物治疗对 PTSD（Smajkic 等，2001）和自杀患者（Simon 和 Savarino，2007）抑郁症状的作用。

利用药物治疗抑郁障碍有 3 个主要用途：①治疗急性发作；②预防复发；③防止未来发作（Gitlin，1996）。抑郁障碍通常会以复发和慢性病程为明显特征。可用一个全面的三相框架了解抑郁障碍的治疗是急性的、延续的还是维持的（Hirschfeld 等，1997）。一个单独的就诊者可以在 1 个医生或 3 个不同的治疗师的照顾下，进行所有 3 个阶段的治疗。在急性期，主要的目标是稳定症状，这可能包括自杀意念、无法入睡或其他影响日常生活的严重症状。当出现自杀意念时，需要一个完整的评估和安全的应对计划，这是最优先的考虑（Seligman 和 Reichenberg，2007）。另外还要学会使用常用药物如 SSRIs 类药物（NIMH，2009）（见快速参考 7.3）。

快速参考 7.3

选择性 5- 羟色胺再摄取抑制剂

药物：氟西汀（Prozac）
　　　盐酸帕罗西汀（Paxil）
　　　舍曲林（Zoloft）
　　　氟伏沙明（Luvox）
　　　西酞普兰（Celexa）

一旦就诊者病情稳定，延续阶段的目标就是维持稳定。在这一点，通常用心理治疗结合药物治疗，而认知行为疗法往往是治疗的首选（Rude 和 Bates，2005；Vidair 和 Gunlicks-Stoessel，2009）。维持阶段的重点是预防。在维持中，目标是防止就诊者再次体验抑郁发作（Hirschfeld 等，1997）。因此，维持治疗是预防的代名词。

当药物治疗作为抑郁障碍的主要治疗方式时，社会工作者和其他精神卫生执业医生经常作为跨学科团队的一部分。了解药物在治疗中的作用，及就诊者现实期望的效果是必要的。执业医生经常花费大量的时间面对就诊者，增加他成为跨—线团队成员的可能性，以了解治疗方案的问题、可能发生的副作用，或药物反应（Dziegielewski，2010）。就药物能够帮助改善抑郁心境到什么程度的现实期望对患者进行简单教育是必不可少的。例如，在年轻人当中，许多人认为，如果他们觉得不好，有些事就是错误的。这种期望使他们避免将不舒服的感觉看成生活经验的正常部分（Jureidini，2009）。所有未经过医学训练的执业医生须了解就诊者正在服用的抗抑郁剂，帮助他们对一种药物可以或应该有什么效果、服从问题、从药房购买、副作用、保险覆盖等有所了解。此外，必须向患者提供教育、信息和支持（Dziegielewski，2006，2010）。

专题

解决性行为问题

传统的精神卫生执业医生使用一种生物 - 心理 - 社会学方法（Hepworth，Rooney 和 Larsen，2002）去了解患者经历的困难，使他们能够掌控自己的生活，努力提高健康水平和精神健康的满足程度和功能（Dziegielewski，2013）。当他们面对抑郁就诊者时，他们会扩展这种生物 - 心理 - 社会模式对性行为和精神进行评估。

为了评估抑郁对性行为的影响，仔细收集可能会影响性反应的数据是必要的。这些因素包括年龄、婚姻状况、宗教信仰、亲密关系、社会经济状况、夫妻双方的教育水平、婚姻关系的本质、男性伴侣的功能能力、焦虑水平、性快感缺失的类型（原发性还是继发性）、妇科问题、生理和躯体状况（Dziegielewski，Jacinto，Dick 和 Resnick-Cortes，2007）。在评估抑郁障碍和性功能时，抑郁障碍发病前的性表现水平用以确定性唤起、欲望或性能力的变化。区分性欲缺乏和性功能障碍是很重要的。在男性中，性欲缺乏可能是由于睾酮减少，并结合抑郁、焦虑、低自尊、工作压力和相关的问题（Dziegielewski，Turnage，Dick 和 Resnick-Cortes，2007）。这些组合的因素可能会产生性功能障碍，因此，重要的是要确定哪一个先出现。

对自我或他人的危险性评估

对有自杀意念或意图的抑郁障碍就诊者进行即时评估，即刻的计划是判定其是否对自我或他人存在危险。这项工作应该迅速完成。应该通过直接询问似乎正在发生的问题来开始这个过程。作为评估过程的一部分，预防措施应被概述出，以保护就诊者受伤害，并稳定其危险的症状。当对就诊者有具体计划时，通常应建议住院治疗，因为这可以确保他在安全的环境中，可继续对就诊者进行治疗工作。对自我或他人的危险评估应该是熟悉和舒适的，通常是从问直接的问题开始：你是否想过自杀？如果是的话，你会怎么做？是否有伤害自己的方式或具体的计划？如果就诊者想要自杀，他可能会试图杀死或伤害别人吗？就诊者会如何做？什么会阻止他？

如果须住院，可以在被监督的情境下花时间调整药物，这有助于持续服药的依从性和出院后在一个更少限制的环境下进行管理。住院期间也可成为就诊者和家庭成员了解疾病的性质和治疗方案的时间。有家人的理解和支持能够加快出院进程。

抑郁障碍的电休克治疗

电休克疗法（electroconvulsive therapy，ECT）是一种用于治疗抑郁障碍和其他精神疾病，包括一系列癫痫发作患者的治疗方法（Pandya，Pozuelo 和 Malone，2007；West，Prado 和 Krystal，1999）。事实上，ECT 有这样一个不应得的坏名声，会阻止其对许多精神障碍的有效治疗（Pandya 等，2007）。到目前为止，对于 ECT 是如何或为什么会产生效果还没有明确的解释。然而，现在有许多神经化学、神经内分泌和神经生理学的假设（Willoughby，Hradek 和 Richards，1997）。目前已经知道的是，并不是通过电击导致治疗的效果，而是电击导致了癫痫，即大脑中神经元的快速释放（Fischer，2000）。

没有全国性的数据显示 ECT 使用的真实频率，但在过去的 20 年中它的使用量可能因为其效率并缩短住院时间增加（Willoughby 等，1997）。Fischer（2000）得出的结论是，每年有超过 10 万名患者接受治疗，这可能还是因为社会的偏见而不能更多使用的结果。许多公立和农村医院不将它作为一种治疗手段，一些医生从来没有被教授或根本不喜欢使用这种方法。因此，ECT 被认为是最后考虑的一种治疗手段。

和药物一样，ECT 不是没有风险的，可能发生副作用。ECT 没有绝对的使用禁忌，然而，一个完整的医疗检查总是需要的。"从全身麻醉和癫痫全身发作的诱导活动来说，中枢神经、心血管和肺系统承担着最高的副作用风险"（Pandya 等，2007，p. 680）。根据 Willoughby 等的观点（1997），"ECT 的副作用可能包括忧虑或恐惧、头痛、肌肉酸痛、恶心、心血管功能障碍、延长呼吸暂停时间，延长癫痫发作时间和引发急性躁狂"（p. 11）。这些影响中最令人不安的是认知功能障碍，许多时候会导致治疗前后的记忆丧失。这种记忆丧失通常持续几个星期，但可以延长至 6 个月。在某些情况下，记忆丧失持续的时间会更长。研究表明，ECT 引起的认知功能障碍不影响与记忆无关的功能，如智力和判断力。根据 Johnstone（1999）的观点，约 80% 的患者报告的副作用中记忆障碍是最常见的，常伴随一系列反应，包括恐惧、羞辱、依从性提高、失败的感受、无价值感、缺乏信心、退化，以及被虐待和侵犯的感觉。

Willoughby 等（1997）认为，尽管所有的争议都围绕 ECT，APA 认为对患有抑郁障碍以及一些双相障碍的患者来说，ECT 还是一种有效的治疗选择。此外，ECT 还对情感障碍患者，以及很少对药物反应的抑郁障碍有显著的改善。Reid、Keller、Leatherman 和 Mason（1998）发现所有进行 ECT 治疗的患者中，90% 被诊断为严重心境障碍，而剩下的 10% 患有精神分裂症。随着有研究支持 ECT 的有效性，特别是针对双相障碍和抑郁障碍，ECT 可以被视为一个适当的治疗选择（Fischer，2000）。

ECT 对有强烈自杀倾向和严重抑郁障碍的就诊者是有效的，尤其是那些出现了精神病性症状和在睡眠、食欲、精力方面出现精神活动性迟滞的患者。通常在抗抑郁剂治疗被认为无效时，ECT 会被作为治疗方法（Griswold 和 Pessar，2000）。其他的神经调节治疗技术也正在探索中。Pandya 等（2007）报告说，这方面的一些其他治疗的普及性正在加强，但是直到数次抗抑郁剂治疗失败后，这些治疗才会被考虑。前景较好的治疗方法包括迷走神经刺激术（须植入一个起搏器的装置，来刺激迷走神经）、深部脑刺激（须在大脑特定区域植入电极）和重复经颅磁刺激（使用感应线圈，在日常生活中可以进行磁刺激）。对于这些未来治疗的简要说明和进一步的信息，参考 Pandya 等的著作（2007）。

总结与展望

应对任何形式的精神疾病对就诊者、精神卫生执业医生和家庭成员来说都是一个严峻的挑战。而抑郁障碍提出了一个独特的挑战：症状可能是无法解决的，因为对就诊者来说抑郁症状是生活经历中自然出现的。此外，患有抑郁障碍的就诊者往往会出现共存的精神病性障碍，这是要同时注意的。此外，当童年期第一次被诊断疾病如 DMDD 时，儿童或青少年可能会继续存在与心境、焦虑或物质相关的其他精神障碍的风险（Wood，2014）。抑郁障碍诊断的评估过程是治疗的重要组成部分。要评估就诊者的关键问题，如抑郁发作时，为了确保就诊者的安全，自杀意念可能是须首先解决的问题。评估还包括适当使用 DSM-5 提供的标准和可能将药物列为第一优先的治疗策略。

不论就诊者抑郁障碍的类型，在评估过程中，记住导致就诊者的行动的变化。精神卫生执业医生需要精通 DSM-5 中的体征和症状，并能够使用本手册用于诊断性评估、确定治疗计划与干预措施。无论年龄大小，如果一个精神卫生执业医生怀疑任何就诊者可能患有抑郁障碍，使用 DSM-5 诊断标准确认（APA，2013）是关键。此外，每一个执业医生都应该会评估其他精神卫生问题的关键症状。准确地衡量问题行为和社会问题，以达到高质量的就诊者关怀。

精神卫生执业医生处在一个独特的位置，它不仅为那些抑郁障碍的就诊者提供服务，而且提倡持续满足就诊者的需求。许多家庭因为有成员患有精神疾病而痛苦挣扎，因此将家庭纳入支持和干预是提供全面优质护理的核心。最后，在诊断性评估中，教育那些有自杀意念和可能的意图的就诊者在支持系统中用语言表达自杀是必要的，并确保就诊者及其家庭成员参与到保护其安全的计划中。精神卫生执业医生花了大量的时间面对就诊者，因为他们了解抑郁障碍复杂的性质，他们做了周全的准备来教导就诊者和他们的家庭关于疾病的事情，帮助所有人参与到治疗当中，并接受干预工作。

（邵春红 田 峰）

参考文献

American Psychiatric Association. (2000). *Diagnostic and statistical manual of mental disorders* (4th ed., text rev.) Washington, DC: Author.

American Psychiatric Association. (2013). *Diagnostic and statistical manual of mental disorders* (5th ed.). Arlington, VA: American Psychiatric Publishing.

Antonovsky, A., & Sourani, T. (1988). Family sense of coherence and family adaption. *Journal of Marriage and Family, 50*(1), 79–92.

Barnhill, J. W. (2014). Depressive disorders: Introduction. In J. W. Barnhill (Ed.), *DSM-5^{TM} clinical cases* (pp. 71–81). Washington, DC: American Psychiatric Publishing.

Bettmann, J. E. (2006). Using attachment theory to understand the treatment of adult depression. *Clinical Social Work Journal, 34*(4), 531–542.

Brophy, J. J. (1991). Psychiatric disorders. In S. A. Schroeder, M. A. Krupp, L. M. Tierney, & S. J. McPhee (Eds.), *Current medical diagnosis and treatment* (pp. 731–786). Norwalk, CT: Appleton & Lange.

Capriotti, T. (2006). Update on depression and antidepressant medications. *MEDSURG Nursing*, *15*(4), 241–246.

Castro, L. S., Castro, J., Hoexter, M. Q., Quarantini, L. C., Kauati, A., Mello, L. E, . . . Bittencourt, L. (2013). Depressive symptoms and sleep: A population-based polysomnographic study. *Psychiatry Research*, *210*(3), 906–912. doi: 10.1016/j.psychres.2013.08.036

Centers for Disease Control and Prevention. (2010). Current depression among adults–United States, 2006–2008. *Morbidity and Mortality Weekly Report*, *59*(38), 1229–1235. Retrieved from http://www.cdc.gov/mmwr/preview/mmwrhtml/mm5938a2.htm?s_cid=mm5938a2_e%0d%0a

Cheung, A. H., Emslie, G. J., & Mayes, T. L. (2006). The use of antidepressant to treat depression in children and adolescents. *Canadian Medial Association Journal*, *174*(2), 193–200. doi: 10.1503/cmaj.050855

Corya, S. A., Williamson, D., Sanger, T. M., Briggs, S. D., Case, M., & Tollefson, G. (2006). A randomized, double-blind comparison of olanzapine/fluoxetine combination, olanzapine, fluoxetine, and venlafaxine in treatment-resistant depression. *Depression and Anxiety*, *23*(6), 364–372. doi: 10.1002/da.20130

Debonnel, G., Saint-Andre, E., Hebert, C., deMontigny, C., Lavoie, N., & Blier, P. (2007). Differential physiological effects of a low dose and high doses of venlafaxine in major depression. *International Journal of Neuropyschopharmacology*, *10*, 51–61.

DeRubeis, R. J., Hollon, S. D., Amsterdam, J. D., Shelton, R. C., Young, P. R., Salomon, R. M., . . . Gallop, R. (2005). Cognitive therapy vs. medications in the treatment of moderate to severe depression. *Archives of General Psychiatry*, *62*(4), 409–416. doi: 10.1001/archpsyc.62.4.409

Durbin, E. (2013). *Depression 101*. New York, NY: Springer.

Dziegielewski, S. F. (2006). *Psychopharmacology for the non-medically trained*. New York, NY: Norton.

Dziegielewski, S. F. (2010). *Psychopharmacology and social work practice: A person in environment approach* (2nd ed.). New York, NY: Springer.

Dziegielewski, S. F. (2013). *The changing face of health care social work: Opportunities and challenges for professional practice* (3rd ed.). New York, NY: Springer.

Dziegielewski, S. F., Jacinto, G., Dick, G., & Resnick-Cortes, C. (2007). Orgasmic disorders. In B. Thyer & J. Wodarski (Eds.), *Social work in mental health: An evidence-based approach* (pp. 427–456). Hoboken, NJ: Wiley.

Dziegielewski, S. F., Turnage, B. F., Dick, G., & Resnick-Cortes, C. (2007). Sexual desire and arousal disorders. In B. Thyer & J. Wodarski (Eds.), *Social work in mental health: An evidence-based approach* (pp. 403–426). Hoboken, NJ: Wiley.

Fischer, J. S. (2000). Taking the shock out of electroshock. *U.S. News & World Report*, *128*(3), 46.

Friedman, R. A. (2012). Grief, depression, and the *DSM-5*. *New England Journal of Medicine*, *366*(20), 1855–1857. doi: 10.1056/NEJMp1201794

Garcia, B., & Petrovich, A. (2011). *Strengthening the DSM: Incorporating resilience and cultural competence*. New York, NY: Springer.

Gitlin, M. J. (1996). *The psychotherapist guide to psycho-pharmacology* (2nd ed.). New York, NY: Free Press.

Gonzalez, H. M., Croghan, T. W., West, B. T., Tarraf, W., Williams, D. R., Nesse, R., . . . Jackson, J. S. (2008). Antidepressant use among Blacks and Whites in the United States. *Psychiatric Service*, *59*(10), 1131–1138. doi: 10.1176/appi.ps.59.10.1131

Goodman, S. H., & Tully, E. (2006). Depression and women who are mothers: An integrative model of risk for the development of psychopathology in their sons and daughters. In C. L. M. Keys & S. H. Goodman (Eds.), *Women and depression: A handbook for the social, behavioral, and biomedical sciences* (pp. 241–280). New York, NY: Cambridge University Press.

Griswold, K. S., & Pessar, L. F. (2000). Management of bipolar disorder. *Family Physician*, *62*(6), 1343–1353, 1357–1358.

Hamamci, Z. (2006). Integrating psychodrama and cognitive behavioral therapy to treat moderate depression. *Arts in Psychotherapy*, *33*(3), 199–207.

Hansen, R. A., Gartlehner, G., Lohr, K. N., Gaynes, B. N., & Carey, T. S. (2005). Efficacy and safety of second-generation antidepressants in the treatment of major depressive disorder. *Annals of Internal Medicine*, *143*(6), 415–426.

Hepworth, D. H., Rooney, R. H., & Larsen, J. (2002). *Direct social work practice: Theory and skills*. Pacific Grove, CA: Brooks/Cole.

Higgins, E. (1994). A review of unrecognized mental illness in primary care: Prevalence, natural history, and efforts to change the course. *Archives of Family Medicine*, *3*, 899–907.

Hirschfeld, R. M. A., Keller, M. B., Panico, S., Arons, B. S., Barlow, D., Davidoff, F., . . . Wyatt, R. J. (1997). The National Depressive and Manic-Depressive Association consensus statement on the undertreatment of depression. *Journal of the American Medical Association*, *277*(4), 333–340. doi: 10.1001/jama.1997.03540280071036

Hirschfeld, R. M. A., Williams, J. B. W., Spitzer, R. L., Calabrese, J. R., Flynn, L., Keck, P. E., . . . Zajecka, J. (2000). Development and validation of a screening instrument for bipolar spectrum disorder: The mood disorder questionnaire. *American Journal of Psychiatry*, *157*(11), 1873–1875. doi: 10.1176/appi.ajp.157.11.1873

IMS. (2009). *IMS Health reports U.S. prescription sales grew 1.3% in 2008 to $291 billion*. Retrieved from http://www.imshealth.com/portal/site/imshealth/menuitem.a46c6d4df3db4b3d88f611019418c22a/?vgnextoid=078ce5b87da10210VgnVCM100000ed152ca2RCRD&vgnextfmt=default

Johnstone, L. (1999). Adverse psychological effects of ECT. *Journal of Mental Health, 8*(1), 69–85. doi: 10.1080/09638239917652

Jureidini, J. (2009). How do we safely treat depression in children, adolescents and young adults? *Drug Safety, 32*(4), 275–282. doi: 10.2165/00002018-200932040-00002

Keller, M. B., Hanks, D. L., & Klein, D. N. (1996). Summary of the mood disorders field trial and issue and overview. *Psychiatric Clinics of North America, 19*(1), 1–28.

Keller, M. B., Klein, D. N., Hirschfeld, R. M., Kocsis, J. H., McCullough, J. P., Miller, I., . . . Marin, D. M. (1995). Results of the *DSM-IV* mood disorders field trial. *American Journal of Psychiatry, 152*(6), 843–849.

Kennedy, S. H., Anderson, H. E., & Lam, R. W. (2005). Efficacy of escitalopram in the treatment of major depressive disorder compared with conventional selective serotonin reuptake inhibitors and venlafaxine XR: A meta-analysis. *Journal of Psychiatry and Neuroscience, 31*(2), 122–131.

Koukopoulos, A., Sani, G., & Gahaemi, S. N. (2013). Mixed features of depression: Why *DSM-5* is wrong (and so was *DSM-IV*) [Editorial]. *The British Journal of Psychiatry, 203*(1), 3–5. doi: 10.1192/bjp.bp.112.124404

Krupinski, J., & Tiller, J. W. G. (2001). The identification and treatment of depression by general practitioners. *Australian and New Zealand Journal of Psychiatry, 35*, 827–832.

Lewis, K., Elam, K., Sellers, R., Rhoades, K., Jones, R. B., Thapar, A., . . . Thapar, A. (2013). The depression impairment scale for parents (DISP): A new scale for the measurement of impairment in depressed parents. *Psychiatry Research, 210*(3), 1184–1190.

Liu, C. F., Campbell, D. G., Chaney, E. F., Li, Y. F., McDonnell, M., & Fihn, S. D. (2006). Depression diagnosis and antidepressant treatment among depressed VA primary care patients. *Administration Policy Mental Health & Mental Health Services Research, 33*, 331–341.

Locke, D. C., & Bailey, D. F. (2014). *Increasing multicultural understanding* (3rd ed.). Thousand Oaks, CA: Sage.

Lorr, M., & Wunderlich, R. A. (1988). A semantic differential mood scale. *Journal of Clinical Psychology, 44*, 33–38.

MacPhillamy, D. J., & Lewinsohn, P. M. (1982). The Pleasant Events Schedule: Studies on reliability, validity and scale intercorrelation. *Journal of Consulting and Clinical Psychology, 50*(3), 363–380. doi: 10.1037/0022-006X.50.3.363

Maxmen, J. S., Ward, N. G., & Kilgus, M. (2009). *Essential psychopathology and its treatment* (3rd ed.). New York, NY: Norton.

McBride, C., Atkinson, L., Quilty, L. C., & Bagby, M. R. (2006). Attachment as moderator of treatment outcome in major depression: A randomized control trial of interpersonal psychotherapy versus cognitive behavior therapy. *Journal of Consulting and Clinical Psychology, 74*(6), 1041–1054.

McGoldrick, M., Giordano, J., & Garcia-Preto, N. (Eds.). (2005). *Ethnicity and family therapy.* New York, NY: Guilford Press.

Moran, M. (2013). *DSM-5* Updates depressive, anxiety, and OCD criteria. *Psychiatric News, 48*(4), 22–43.

Moreno, C., Arango, C., Parellada, M., Shaffer, D., & Bird, H. (2007). Antidepressants in child and adolescent depression: Where are the bugs? *Acta Psychiatrica Scandinavica, 115*(3), 184–195. doi: 10.1111/j.1600-0447.2006.00951

National Institute of Mental Health. (2000). *Bipolar disorder research at the National Institute of Mental Health* (NIH Publication No. 00–4500). Bethesda, MD: Author.

National Institute of Mental Health. (2009). *What medications are used to treat depression?* Retrieved from http://www.nimh.nih.gov/health/publications/mental-health-medications/what-medications-are-used-to-treat-depression.shtml

Nemeroff, C. B. (2007). The burden of severe depression: A review of diagnostic challenges and treatment alternatives. *Journal of Psychiatric Research, 41*, 89–206.

Pandya, M., Pozuelo, L., & Malone, D. (2007). Electroconvulsive therapy: What the internist needs to know. *Cleveland Clinical Journal of Medicine, 74*(9), 679–685.

Paniagua, F. A. (2014), *Assessing and treating culturally diverse clients: A practical guide* (4th ed.). Los Angeles, CA: Sage.

Reid, W. H., Keller, S., Leatherman, M., & Mason, M. (1998). ECT in Texas. *Journal of Clinical Psychiatry, 59*, 5–13.

Resnick, W. M., & Carson, V. B. (1996). The journey colored by mood disorders. In V. B. Carson & E. N. Arnold (Eds.), *Mental health nursing: The nurse patient journey* (pp. 759–792). Philadelphia, PA: Saunders.

Rizq, R. (2012). The perversion of care: Psychological therapies in a time of IAPT. *Psychodynamic practice: Individuals, groups and organizations, 18*(1), 7–24. doi: 10.1080/14753634.2012.640161

Rude, S. S., & Bates, D. (2005). The use of cognitive and experiential techniques to treat depression. *Clinical Case Studies, 4*(4), 363–379. doi: 10.1177/1534650103259749

Sadock, B. J., & Sadock, V. A. (2008). *Kaplan and Sadock's comprehensive textbook of psychiatry.* Baltimore, MD: Lippincott, Williams, & Wilkins.

Schatzberg, A. F., Cole, J. O., & Debattista, C. (2007). *Manual of clinical psychopharmacology* (6th ed.). Washington, DC: American Psychiatric Press.

Schore, A. N. (2014). Introduction. In J. J. Magnavita & J. C. Anchin (Eds.), *Unifying psychotherapy: Principles, methods, evidence from clinical science* (pp. xxi–xlix) New York, NY: Springer.

Segal, Z., Vincent, P., & Levitt, A. (2002). Efficacy of combined, sequential, and crossover psychotherapy and pharmacotherapy in improving outcomes in depression. *Journal of Psychiatry Neuroscience, 27*(4),

281–290.

Seligman, L., & Reichenberg, L. W. (2007). *Selecting effective treatments: A comprehensive, systematic guide to treating mental disorders* (3rd ed.). Hoboken, NJ: Wiley.

Sheikh, J. I., Cassidy, E. L., Doraiswamy, M. P., Salomon, R. M., Hornig, M., Holland, P. J., . . . Burt, T. (2004). Efficacy, safety, and tolerability of sertraline in patients with late-life depression and comorbid medical illness. *Journal of the American Geriatrics Society*, *52*(1), 86–92.

Shimizu, Y., Kitagawa, N., Mitsui, N., Fujii, Y., Toyomaki, A., Hashimoto, N., . . . Kusumi, I. (2013). Neurocognitive impairments and quality of life in unemployed patients with remitted major depressive disorder. *Psychiatry Research*, *210*(3), 913–918. doi: 10.1016/j.psychres.2013.08.030

Shindul-Rothschild, J. A., & Rothschild, A. J. (1998). Psychotropics in primary care. In L. A. Eisenbauer & M. A. Murphy (Eds.), *Pharmacotherapeutics and advanced nursing practice* (pp. 37–51) New York, NY: McGraw-Hill.

Simon, G. E., & Savarino, J. (2007). Suicide attempts among patients starting depression treatment with medications or psychotherapy. *American Journal of Psychiatry*, *164*(7), 1029–1034. doi: 10.1176/appi.ajp.164.7.1029

Skultety, K. M., & Zeiss, A. (2006). The treatment of depression in older adults in the primary care setting: An evidence-based review. *Health Psychology*, *25*(6), 665–674.

Smajkic, A., Weine, S., Djuric-Bijedic, Z., Boskailo, E., Lewis, J., & Pavkovic, I. (2001). Sertraline, paroxetine, and venlafaxine in refugee posttraumatic stress disorder with depression symptoms. *Journal of Traumatic Stress*, *14*(3), 445–452. doi: 10.1023/A:1011177420069

Tierney, L. M., McPhee, S. J., & Papadakis, M. A. (Eds.). (1997). *Current medical diagnosis and treatment* (36th ed.). Stamford, CT: Appleton & Lange.

Timonen, M., & Liukkonen, T. (2008). Clinical review management of depression in adults. *British Medical Journal*, *336*, 435–439.

Valenstein, M., McCarthy, J. F., Austin, K. L., Greden, J. F., Young, E. A., & Blow, F. C. (2006). What happened to lithium? Antidepressant augmentation in clinical settings. *American Journal of Psychiatry*, *163*(7), 1219–1225. doi: 10.1176/appi.ajp.163.7.1219

Vazquez, C. I., & Rosa, D. (2011). *Grief therapy with Latinos: Integrating culture for clinicians*. New York, NY: Springer.

Versiani, M., Moreno, R., Ramakers–van Moorsel, C. J. A., & Schutte, A. J. (2005). Comparison of the effects of mirtazapine & fluoxetine in severely depressed patients. *CNS Drugs*, *19*(2), 137–146. 10.2165/00023210-200519020-00004

Vidair, H. B., & Gunlicks-Stoessel, M. L. (2009). Innovative child and adolescent treatment research for anxiety and depressive disorders. *Depression and Anxiety*, *26*(4), 307–308.

West, M., Prado, R., & Krystal, A. D. (1999). Evaluation and comparison of EEG traces: Latent structure in nonstationary time series. *Journal of the American Statistical Association*, *94*(446), 375–394.

White, R. M. B., Roosa, M. W., Weaver, S. R., & Nair, R. L. (2009). Cultural and contextual influences on parenting in Mexican American families. *Journal of Marriage and Family*, *71*(1), 61–79.

Whittington, C. J., Kendall, T., Fonagy, P., Cottrell, D., Colgrove, A., & Boddington, E. (2004). Selective serotonin reuptake inhibitors in childhood depression: Systematic review of published versus unpublished data. *Lancet*, *363*, 1341–1345.

Wikowska-Chmielewska, J., Szelenberger, W., & Wojnar, M. (2013). Age-dependent symptomatology of depression in hospitalized patients and its implications for *DSM-5*. *Journal of Affective Disorders*, *150*(1), 142–145.

Willoughby, C. L., Hradek, E. A., & Richards, N. R. (1997). Use of electroconvulsive therapy with children: An overview and case report. *Journal of Child and Adolescent Psychiatric Nursing*, *10*(3), 11–17.

Woo, S. M., & Keatinge, C. (Eds.). (2008). *Diagnosis and treatment of mental disorders across the lifetime*. Hoboken, NJ: Wiley.

Wood, W. C. (2014). Case 4.1: moody and irritable. In J. W. Barnhill (Ed.), *DSM-5*[TM] *clinical cases* (pp. 73–75). Washington, DC: American Psychiatric Publishing.

World Health Organization. (2009). Depression. Retrieved from http://www.who.int/mental_health/management/depression/definition/en/print.html

Zimmerman, M. (2012). Symptom severity and guideline-based treatment recommendations for depressed patients: Implications for *DSM-5*'s potential recommendation of the PHQ-9 as the measure of choice for depression severity. *Psychotherapy and Psychosomatics*, *81*(6), 329–332.

第八章　强迫及相关障碍

前言

应激是一种主观情绪状态，所有人都经历过，是日常生活的一部分。当应激和焦虑发生时，往往会导致不舒适的感受，引起对情景、事件或环境的反应。当这种反应过强时，就易出现问题，会影响个体的认知、行为、生理、生物和社会反应。《精神障碍诊断和统计手册》（第5版）（DSM-5；APA，2013）把这些极端的反应归为焦虑障碍，包括强迫障碍、躯体变形障碍、囤积障碍、拔毛癖（拔毛症）、抓痕（皮肤搔抓）障碍、物质/药物所致的强迫及相关障碍，由于其他躯体疾病所致的强迫及其相关障碍，其他特定的强迫及相关障碍，以及未特定的强迫及相关障碍。

这一章介绍了DSM-5焦虑障碍的分类并对这一类下的系列障碍进行了简明的解释。本章的目的不在于详细探讨所有焦虑障碍的诊断及其相应的治疗选择。相反，本章旨在介绍DSM-5中列出的主要障碍。通过病例分析阐明障碍的各个方面，重点强调诊断性评估、治疗计划和循证治疗策略。问题行为和症状的严重程度、重要性和早期预测因素也将被探讨。此外，最新的诊疗方法与研究结果对进一步理解这些常常导致灾难性结局的疾病至关重要。

强迫及相关障碍的基本理解

强迫障碍（obsessive-compulsive disorder，OCD）及相关障碍的特点是"反复出现的强迫思维或强迫行为，症状严重，消耗时间，具有显著的痛苦及功能损害"（APA，2013，p.235）。这些功能损害涉及个人日常生活、职业功能、学术能力、社会活动或人际关系等多方面（APA，2000）。强迫思维被定义为反复的、令人痛苦的想法、图像和冲动（APA，2013）。这些因素都超出了个人的控制能力，并被视为是不适当的和诱发焦虑的（Barnhill，2014）。最常见的强迫思维包括害怕被污染、害怕受到伤害或伤害他人、令人不安的含有性的或攻击性的内容的想象、怀疑、不能接受的冲动（Cooper，1999）。

强迫行为的定义为"重复行为（例如，洗手、排序、核对）或精神活动（例如，祈祷、计数、反复默诵单词）。个体觉得重复行为或精神活动是为了应对强迫思维或基于必须严格执行的规则而被迫发生的"（APA，2013，pp.235，237）。常见的强迫行为包括清洗（或避免对象污染）、检查、计数、重复、囤积和排序（Cooper，1999）。这些强迫行为的目的是为了缓解由强迫思维引起的焦虑（APA，2013，p.238）。因此，尽管强迫行为的完成并不能改善强迫思维症状，但强迫行为与导致强迫行为的强迫思维之间确实密切相关。通常会有多种强迫行为同时发生，仅有一种强迫行为的状况极为罕见。

强迫障碍可能的病因有很多，包括遗传、生物学因素、人格发展和环境因素。生物学因素主要包括 5- 羟色胺类神经递质的失衡。一些研究正在通过追踪 OCD 及相关障碍的家庭谱系来探索与 OCD 有关的特定基因。环境因素的一个例子是生活中过度强调清洁卫生。成年人 OCD 的终身患病率估计为 1.1% ~ 1.8%（APA，2013）。发病的平均年龄约为 14 岁，35 岁之后起病少见（APA，2013）。虽然在儿童期男性比女性 OCD 起病年龄更早，但是女性症状更容易体现在清洁方面（APA，2013，p.240）。成年人的相关疾病（通常称为强迫－冲动谱系障碍）包括重性抑郁、焦虑障碍、进食障碍和人格障碍。在儿童中，OCD 经常与学习障碍和破坏性行为障碍有关（APA，2013）。根据 Cooper（1999）的研究，酒精滥用、唐氏综合征、癫痫和 Syderham 舞蹈病也常见于 OCD 患者。

临床医生在处理 OCD 患者时须注意几个方面的问题。首先，当强迫思维或强迫行为由另一种精神障碍引起时不能诊断为 OCD（APA，2013）。例如，某患者可能表现为过度担心，类似于强迫思维，但是如果这些担心与现实情境相符，则不符合 OCD 的诊断。

此外，临床医生发现，患者对其行为的害怕和困窘使他们不愿意暴露自己的症状。他们的担忧可能与抑郁和焦虑有关，而不是疾病诊断所需的特征性症状。因此，OCD 可能不会引起执业医生的注意，直到就诊者出现继发的躯体症状，例如过度洗涤引起的手部干燥。在这种情况下，临床医生可能会怀疑患者是 OCD，并通过不具威胁性的问诊来明确诊断。另一个问题是，家庭成员无法理解患者为何不能简单地停止强迫行为，这使得相关情况的家庭教育在治疗中变得至关重要。

焦虑障碍的相关理论为 OCD 提供了易于理解的机制，并在此基础上形成了 OCD 的治疗、干预和预防方法。这些理论方法有助于解释人际关系、内心世界和周围环境之间复杂的相互作用和影响。这些有助于理解 OCD 的相关理论往往基于生命科学、神经心理学、认知心理学与社会心理学。借助于认知和社会心理学，恐惧症状的出现和消除得以识别。Huff、Hernandez、Blanding 和 LaBar（2009）指出，通过对恐惧消除的分析，学习与训练可以重构恐惧反应。在 OCD 患者中，一些人把症状的意义错误地归因于情境和其他环境线索。此外，记忆和执行功能缺损会影响信息处理过程，继发的判断和决策能力受损，导致患者把负面信息归因于特定的情境和社会环境（APA，2013）。对于一个强迫及相关障碍的患者来说，大脑功能的紊乱降低了处理和理解信息的能力，这种紊乱还会影响个体发现其意义、动机和意愿的线索。当这种情况发生时，个体可能对觉察到的威胁做出不恰当的反应，导致焦虑和适应不良，尤其是个体存在大脑或头部的损伤时。感知到的威胁可能会导致惊恐和社会退缩。情绪是持续的，但个体却由于大脑相关处理能力的受损而做出错误的理解，导致个体元认知受损。

理解患有强迫障碍谱系的患者：压倒一切的冲动

根据 NIMH 的研究结果（2008），美国超过 5 000 万 18 岁以上的成年人遭受焦虑障碍的影响。约 3 400 万人在 13 岁左右发病。2004 年，间接和直接与焦虑障碍治疗有关的经济成本是 466 亿美元／年，居于当年所有精神卫生支出的第 3 位。焦虑障碍可能在患病第一年就需要 350 美元／年的个人治疗费用（NIMH，2008）。对于焦虑障碍患者，疾病带来的经济影响和社会成本是巨大的。

焦虑障碍的社会影响是不可预期和有害的。当个体社交活动或某些情境受制于想法、受损的认知功能，以及可引起焦虑、恐惧及痛苦的情感时，他的社会化或与他人见面的能力就会受到阻碍，随之工作和学习能力受损，个体整体健康受到损害。在生活质量方面，这些情况导致个体无法形成和维持人际关系，并可能随后从家庭和朋友关系中退缩。如果焦虑症状是极其严重的，个体可能无法寻求、获得或维持就业。当就业时，恐惧和焦虑可能导致退缩和旷工。就诊者也可能回避参与学术活动，所有这些都会影响到个体的经济地位。焦虑是本章所有障碍的一个突出特征，并在这些障碍中特征性占主导地位的过度的强迫思维和强迫行为中反映出来（Barnhill，2014）。持久的不可避免的压力和焦虑会导致即刻的和长期的躯体健康、精神健康和物质滥用问题，这些问题可以造成功能丧失、其他社会问题，甚至可能是死亡。

与其他类型的焦虑相关障碍不同，这一类障碍往往笼罩着神秘的面纱。个体最初往往不寻求关注，并可能回避求助行为，直到亲近的人提出建议。对焦虑症状的体验，以及心理和躯体对执行某些特定行为的欲望，导致个体罹患这些难以治疗的障碍。他们常常不确定问题的原因，并试图用自己的方式解决它。执行强迫行为的愿望既不可抗拒又令人困惑。患者和执业医生一开始可能怀疑症状是否是躯体疾病相关的，尤其是抓痕（皮肤搔抓）障碍。如果患者被说服进行体格检查，往往不能发现与症状表现和行为活动相关的躯体疾病。知道情况的家人和朋友可能会打电话给警察或其他紧急救援人员，以说服其寻求关注，或首先就诊于精神卫生执业医生（见快速参考 8.1）。

快速参考 8.1

焦虑的表现

- 焦虑的就诊者往往不愿意寻求初级医疗医生的帮助，除非受到家庭成员或支持系统的影响，如紧急救援人员。
- 就诊者经常不能控制体征和症状的出现，并尝试通过重复行为来克服它们。
- 就诊者存在躯体和精神症状（如震颤、呼吸困难、头晕、出汗、易激惹、坐立不安、过度换气、疼痛、胃灼热），当有这些表现时，他们可能会远离帮助或关注。

强迫及相关障碍的重要特征

在准备诊断性评估并选择适当的诊断时，执业医生首先必须了解强迫及相关障碍的关键诊断特征。诊断印象和治疗计划须在开创性研究、评估就诊者病史和医疗信息、执业医生的判断和经验之间做出平衡（Schore，2014）。开始诊疗过程之前要求熟悉本章中每一种疾病的特征。这些特征包括强迫思维和强迫行为的存在（见快速参考 8.2）。强迫思维包括干扰个体功能的心理活动——重复思维和图像，它可以干扰个体的功能（APA，2013）。强迫行为包括驱动行为的心理活动和个体尝试避免或平息重复思维的实际行为（APA，2013）。对强迫思维最简单的理解是把它视作支配重复行为的想法。大多数这个类别的疾病都有明显的聚焦于躯体的，且可导致躯体损伤的行为，例如抓痕障碍和拔毛癖。所有的强迫及相关障碍患者都有停止强迫行为的想法，但却做不到。

快速参考 8.2

强迫思维和强迫行为

强迫思维：持续的、反复的和痛苦的侵入性想法、图像和冲动，是不适当的、引起焦虑的和违背个人意愿的。

强迫行为：持续的重复行为（如检查和复查、囤积、皮肤搔抓）或精神活动（如计数），它是对强迫思维做出的反应或是对规则的严格遵守，而不是为快乐或得到满足。

DSM-5 强迫及相关障碍类别下的不同障碍具有特征性症状和标准，它们规定了元认知和生理反应。元认知涉及对情绪和情境状态的处理，这些处理为个人的信任和对安全性的评估提供了基础。不适当的注意分配和无序的信息加工（例如，自适应信号噪声判别故障）以及不适当的和夸大的无害性躯体感觉是焦虑障碍的临床现象学的核心（Wise，McFarlane Clark 和 Battersby，2009）。处理应激性事件需要执行功能，如释义、注意和记忆，以形成对威胁和危险的评估和反应（如战斗或逃跑）。当兴奋的时候，个体试图调节这些情绪，唤起补偿情绪，例如恐惧、焦虑、痛苦、恐惧或绝望。个体对情境的定性为焦虑反应提供了基础。如果这些过程的任一成分受损，这时的判断和决策会不够准确。当判断和释义能力受损，个体所感知到的信念、评估和感觉也是不正确的。对应激和焦虑的严重反应包括刺激交感和副交感神经系统的生理反应，表现为心率增加、震颤、出汗、恶心、呼吸急促、头晕、头痛和腹泻。

当涉及焦虑时，它可以是所有这些成分的总和。焦虑在个人生活中的症状包括它的频率和强度、它的过度性和不合理性，以及它的侵入性和不适当性。这些共同的成分在这个类别的疾病中都可以看到。所有这些障碍的症状可以包括害怕、担心、先占观念、烦躁、易激惹、愤怒、恐惧、痛苦、无助、恐怖、注意力不集中、过度警觉、坐立不安、睡眠紊乱、疲劳、呼吸急促、头晕、心悸、震颤和肌肉紧张，但并不仅限于此（APA，2013）。

症状自我报告的问题

对症状缺乏适当评估的一个原因是就诊者对他们所经历的感觉进行自我报告是有问题的。我们对强迫及相关障碍或任何精神健康状况的了解都来自就诊者的自我报告。就诊者如何解释和报告症状可能会产生误导，因为焦虑的感觉或强迫的冲动往往被夸大或低估。此外，患有这些障碍的就诊者特别倾向于通过沉默隐藏症状，直到症状不能再被隐藏时，他们才和别人讨论它们。为了试图保护他们当前的状态，就诊者可能尽量减少报告他们的主观体验。因此，须检查与强迫思维和强迫行为有关的情境事件。一旦发现这类事件，对事件的解释必须与个体独特的社会、文化、环境背景的常态的定义和标准进行比较（Paniagua，2014）。这种印象对自我报告的影响程度是巨大的。因此，对症状的自我报告可能是令人困惑的：个体是否从特定的行为中体验到快乐？他报告的是他当下的感觉还是他记得的过去的感觉？有效治疗的第一步是确定一个清晰的、简洁的、社会心理的、基于准则的诊断标准。

把生活因素的影响纳入自我报告是必要的。自我报告的症状总是受到许多因素的影响，包括当前或过去的关系问题、在当前情境中易激惹，以及与工作有关的冲突。所有诊断性解释极易受文化的、应激相关的环境和社会因素的影响（Paniagua，2014）。一些少数民族群体暴露于巨大的环境应激源，主要包括贫困、物质匮乏和破败的街区、文化适应和"无法再回家"有关的丧失（White，Roosa，Weaver 和 Nair，2009）。同样，如果就诊者是移民，其社会背景需要评估，因为他们的抑郁症状可能源于从他们母国的价值观与美国习惯和价值观之间的冲突，以及语言问题、抚养压力、儿童和父母之间信仰和习惯的冲突。这一点可能是囤积障碍的一个重要考虑因素，物品收集对于难以接受分离的个体具有重要意义，以至于他们忽视了客观存在的不良卫生环境。

因此，在评估强迫思维和强迫行为时不仅要考虑就诊者报告的症状，还要考虑就诊者的文化认同的影响和复杂性（McGoldrick，Giordano 和 Garcia-Preto，2005）。McGoldrick 等指出，种族不是文化的唯一维度，但它是理解个体对新生活的适应及对失去的东西的体验的必不可少的组成。社会工作者还必须考虑性别、社会经济地位、社会阶层、地理因素、种族、宗教和政治对适应过程的影响，这些因素在准确评估 OCD 中的重要性，以及在治疗过程中如何最大化利用就诊者的支持系统（Locke 和 Bailey，2014）。

遭受强迫思维和强迫行为影响的就诊者可能变得对医疗服务提供者很灰心，因为他们报告的不适是躯体性的，却没有发现躯体的病因。反过来，医务人员可能也很沮丧，因为体格检查后没有发现躯体的问题。除了个体报告的主观性问题和阴性的医疗检查结果，另一个问题是无法明确就诊者罹患的疾病。因为这些原因，明确的、简明的、心理社会的和基于准则的诊断标准和收集来自重要他人、家庭、同事、朋友提供的信息和看法，对于补充自我报告有重要意义（Woo 和 Keatinge，2008）。此外，就诊者有时抱怨自我报告方式使用的数量。执业医生有时也可以感受到这种挫败感，质疑自我报告到底有多大作用？自我报告在治疗过程中是否总是得到最佳的利用（Rizq，2012）？

强迫及相关障碍的概述

DSM-5 为美国的精神疾病提供了标准化的分类系统（APA，2013）。在 DSM-5 框架下使用精神障碍诊断标准更为标准化，且可快速、有效地判定个体的精神病理学（Schmidt，Norr 和 Korte，2014，见快速参考 8.3）。强迫及相关障碍的特征性症状是出现反复的持续的想法、冲动和图像。个体试图忽略这些强迫思维，结果出现强迫行为和精神活动。9 种障碍的简要概述如下。

快速参考 8.3

强迫及相关障碍的概述

- 强迫障碍（OCD）：OCD 必须满足 4 项诊断标准（从 A 到 D）。核心标准是存在强迫思维和（或）强迫行为。

- 躯体变形障碍（BDD）：必须满足 4 项诊断标准（从 A 到 D）。有这种障碍的人表现出先占观念：一种或多种感受到的躯体外貌的缺陷或瑕疵，这些缺陷可能或不能被他人观察到。

- 囤积障碍（HD）：HD 必须满足 6 项诊断标准（从 A 到 F）。患囤积障碍的人难以丢弃物品，这些物品可能有显著的经济价值、情感价值或毫无价值。

- 拔毛癖（拔毛障碍）：必须满足 5 项诊断标准（从 A 到 E）。这种障碍的特点是反复拔掉自己的毛发，导致毛发缺失，就诊者反复尝试减少或停止拔毛而未果。

- 抓痕（皮肤搔抓）障碍：必须满足 5 项诊断标准（从 A 到 E）。特点是反复搔抓皮肤，导致皮肤的损害，就诊者反复尝试减少或停止搔抓皮肤而未果。

- 物质 / 药物所致的强迫及相关障碍：必须满足 5 项诊断标准（从 A 到 E），其中 2 项基于病史和医学检查（体检和实验室检查）。

- 由于其他躯体疾病所致的强迫及相关障碍：必须满足 5 项诊断标准（从 A 到 E）。与该疾病相关的行为支配患者的处境。病史和医学检查的结果显示强迫症状由于其他躯体疾病所致。

- 其他特定的强迫及相关障碍：该分类要求满足强迫及相关障碍的特征症状，但没有足够的信息做出全面诊断，或当症状没有完全满足强迫及相关障碍的诊断标准时，可以使用该诊断。

- 未特定的强迫及相关障碍：当症状没有完全满足强迫及相关障碍的诊断标准或不符合障碍的病因没有列出时，可以使用该诊断。

Source：Summarized from the Diagnostic and Statistical Manual of Mental Disorders, Fifth Edition. Copyright 2013 by the American Psychiatric Association.

强迫障碍

OCD 必须满足 4 项诊断标准（从 A 到 D）。核心标准是具有强迫思维和（或）强迫行为。标准 A 有 2 个部分，一部分描述强迫思维，另一部分描述强迫行为。前两个标准定义强迫思维。首先，强迫思维包括反复的、持续性的想法、冲动和图像。这些侵入性的和不必要的想法、冲动和图像可能会导致痛苦和焦虑。其次，个体可能通过重复的仪式化行为来忽略和（或）压抑此类想法、冲动或图像。当上述情况发生时，可以被视为一种强迫行为。一旦强迫行为形成，标准 A 进一步从 2 个方面对其进行量化。第一，强迫行为或精神活动形成重复的仪式化行为是为防止和（或）减少由强迫想法、冲动和图像所造成的痛苦和焦虑。第二，描述了强迫行为如何是一个不切实际的想法：为减少焦虑的过度尝试并未避免某些可怕的事件或情境发生。基于标准 A 可以清楚地看到强迫行为是强迫思维的直接后果。在强迫行为中，最终行为是重复的和仪式化的，个体被迫执行它们以预防和（或）减少由强迫想法、冲动和图像所造成的痛苦和焦虑。标准 B 强调了强迫思维和强迫行为的耗时性，并进一步量化了强迫思维和强迫行为。思想、冲动、图像和用来减少焦虑的强迫行为，必须每天超过 1 h，或时间消耗之长足以引起严重的日常功能损害。标准 C 规定强迫症状不能归因于某种物质的生理效应和（或）躯体疾病。标准 D 规定它不能满足其他精神障碍的诊断标准。

除了主要诊断特征的标准，OCD 可以进一步使用标注分类。有 2 个标注可用于该诊断。第一个指定类别涉及洞察力。使用 OCD 诊断时，标注个体是否"伴良好或一般的洞察力""伴差的洞察力"或"缺乏洞察力 / 有妄想信念"（APA，2013，p.237）。伴良好或一般洞察力的个体意识到 OCD 的扭曲信念不是真的，但无法抑制这些不必要的想法、冲动、图像、重复的行为和（或）精神活动。伴差的洞察力的个体意识到 OCD 的信念可能是真的（APA，2013，p.237）。缺乏洞察力 / 有妄想信念的个体完全确信妄想信念是真的（APA，2013，p.237）。洞察力分类有助于执业医生确定治疗方案。执业医生还必须标注强迫障碍是否伴随运动或言语抽搐。虽然包含了与抽动障碍相关的标注，但如果患者有抽动障碍，医生必须确定哪个障碍作为主要诊断（APA，2013）。

躯体变形障碍

躯体变形障碍（body dysmorphic disorder，BDD）须满足 4 项诊断标准（从 A 到 D）。标准 A 规定，这种疾病的个体"具有一个或多个感知到的或他人看起来微小或观察不到的、躯体外貌方面的缺陷或瑕疵的先占观念"（APA，2013，p.243）。在标准 B 中，这些个体感知到的但是他人可能观察不到的缺陷或瑕疵成为其关注的焦点，这种先占观念导致重复行为，例如当其关注的焦点他人根本看不见或感觉不到时照镜子确认或寻求他人的重复确认。因为个体的先占观念，他的重复行为可能持续存在。个体也可能表现出精神活动，例如对比自己和他人的外貌。标准 C，这种先占观念过度强烈，以至于引起具有临床意义的痛苦，或导致社交、职业或其他重要功能方面的损害。最后，标准 D，BDD 患者的外貌先占观念不符合进食障碍的诊断标准（APA，2013）。

此疾病有 2 类标注。一类涉及肌肉变形，一类涉及洞察力。当诊断个体为躯体变形障碍，医生必须标注是否伴肌肉变形。伴肌肉变形的个体意识到自己的身体是变形的（例如，"体格不健壮或肌肉不够发达"）（APA，2013，p.243）。即使就诊者认为他的身体只有一个部位是变形的，医生也必须使用此标注。第二个标注的内容与洞察力有关。医生必须标注个体是否"伴良好或一般的洞察力""伴差的洞察力"，或个体完全确信躯体变形信念是真的（"缺乏洞察力 / 有妄想信念"）（APA，2013）。伴良好或一般洞察力的患者意识到躯体变形的扭曲信念不是真的，伴差的洞察力的就诊者意识到躯体变形的信念可能是真的。

囤积障碍

囤积障碍（hoarding disorder，HD）有6项须满足的诊断标准（从A到F）。标准A，HD患者无法丢弃和（或）希望保存在别人看来可能没有价值的东西。囤积物品的范围可以从具有重大经济价值、情感价值到毫无价值的物品。标准B，主要问题是这种困难是由于保存物品的强烈愿望及避免丢弃它们的痛苦产生的。标准C，物品的积累侵占可用的生活空间，降低个人生活环境质量，在极端情况下可以直接导致健康危害。标准D，这种囤积引起具有临床意义的痛苦，或导致社交、职业功能方面的损害。标准E和F，HD的诊断不能归因于其他精神障碍或躯体疾病。

有2类标注适用于HD。一类标注涉及过度收集，另一类涉及洞察力。当在没有可用空间的情况下过度收集不需要的物品时，医生必须使用标注"伴过度收集"。诊断HD时必须标注洞察力。辨认HD患者是否"伴良好或一般的洞察力""伴差的洞察力"或"缺乏洞察力/妄想信念"（APA，2013，247）。伴良好或一般洞察力的患者意识到与囤积相关的信念或行为是有问题的；伴差的洞察力的就诊者不认为囤积物品是个问题；即使有证据表明囤积物品是有问题的，缺乏洞察力/妄想信念的患者仍然聚焦于囤积物品的必要性，并拒绝相信任何与他们的囤积需要相违背的信息。

拔毛癖（拔毛障碍）

拔毛癖（拔毛障碍）有5项须满足的诊断标准（从A到E）。标准A，反复拔自己的毛发而导致毛发减少。标准B，个体重复地尝试减少或停止拔毛发以失败告终，并无法控制其冲动。标准C，重复的拔毛发引起具有临床意义的痛苦，或导致社交、职业或日常生活的其他重要功能方面的损害。标准D和E，拔毛发不能由其他躯体疾病和精神障碍更好地解释。通常，在诊断该疾病时须特别注意标准D和E，个体是否有存在产生皮肤瘙痒的躯体疾病或者可以导致皮肤搔抓的物质相关障碍，例如去氧麻黄碱。这些类型的躯体疾病或物质相关障碍可引起脱发和混淆症状表现。最后，尽管经常伴随重性抑郁障碍或皮肤搔抓障碍出现，但此处并无标注。

抓痕（皮肤搔抓）障碍

抓痕（皮肤搔抓）障碍有5项须满足的诊断标准（从A到E）。标准A，概述反复的皮肤搔抓如何导致皮肤损伤和（或）皮肤感染。标准B，明确个体不成功地重复尝试停止或减少皮肤搔抓。标准C，反复搔抓皮肤引起具有临床意义的痛苦，或导致社交、职业或其他重要功能方面的损害。类似于拔毛癖，标准D和E要求该病不能由其他物质导致的生理效应或其他精神障碍更好地解释。

物质/药物所致的强迫及相关障碍

物质/药物所致的强迫及相关障碍有5项须满足的诊断标准（从A到E）。标准A，重复行为和（或）强迫及相关障碍的特征症状构成核心临床表现。标准B有2个要素，须依据病史记录和医学检查（体格检查和实验室检查）结果，也就是说，这种疾病发生于正在使用或使用过某种物质时。标准 C，排除非物质使用相关障碍的可能性至关重要。在这种情况下，个人患有强迫及相关障碍，物质使用只是使病情复杂化。最明显的证据是在停止使用物质至少 1 个月后强迫症状持续存在。个体可能存在独立的强迫及相关障碍的病史，物质使用导致临床表现复杂化。在这些情况下，由于物质／药物不应该视作病因，所以不应使用该诊断。而且，在标准 D 中，症状的发作不是在开始使用物质／药物之前或者出现于谵妄时。标准 E，这种障碍引起具有临床意义的痛苦，或导致社交、职业或其他重要功能方面的损害。在这个诊断中，完成诊断性评估的核心因素是确保症状"不能用一种非物质／药物所致的强迫及相关障碍来更好地解释"（APA，2013，p.257）。

这种疾病有 3 种标注：于中毒期间起病、于戒断期间起病、于药物使用后起病（APA，2013）。如果症状在中毒期间产生，执业医生使用于中毒期间起病的标注；如果症状在戒断过程中或戒断后短期内产生，医生使用于戒断期间起病的标注；如果症状在药物使用过程中或药物使用后产生，医生使用于药物使用后起病的标注。该标注也适用于个体的药物治疗方案调整后。

由于其他躯体疾病所致的强迫及相关障碍

由于其他躯体疾病所致的强迫及相关障碍有 5 个须满足的诊断标准（从 A 到 E）。标准 A，至少 1 个本章所包含的疾病相关的行为导致了个体的处境。标准 B，概述了病史和生理的重要性以及医学检查结果，确保症状的出现是由其他躯体疾病所致的。标准 C，确保症状并非由焦虑及其他精神卫生因素相关的精神障碍所致的重要性。标准 D，这种障碍并不仅仅出现于谵妄时。最后，标准 E 强调了这种障碍引起具有临床意义的痛苦和它导致的社交、职业或其他重要功能方面的损害的重要性。

该障碍的标注包括伴强迫障碍样症状、伴外貌先占观念、伴囤积症状、伴拔毛症状、伴皮肤搔抓症状。当"主要临床表现是强迫障碍样症状"时使用伴强迫障碍样症状的标注（APA，2013，p.261）。如果主要临床表现是外貌先占观念、囤积症状、拔毛症状、伴皮肤搔抓症状，则使用占主导地位的临床症状为标注。

其他特定的强迫及相关障碍

其他特定的强迫及相关障碍和这一指定分类要求具有强迫及相关障碍的典型症状，且引起具有临床意义的痛苦，或导致社交、职业或其他重要功能方面的损害（APA，2013，p.263）。当执业医生没有足够的时间进行全面诊断时，这个类别可以在紧急情况下使用。此外，当症状不符合强迫及相关障碍的任一种疾病的诊断标准时，可以使用该诊断。这时，没有标注适用于该诊断。

未特定的强迫及相关障碍

未特定的强迫及相关障碍适用于不符合强迫及相关障碍任一种疾病的诊断标准的情况。症状的出现引起具有临床意义的痛苦，同时存在导致社交、职业或其他重要功能方面的损害。为了确定强迫思维或强迫行为，想法、冲动、图像，伴随着以减少焦虑的强迫行为，必须每天存在 1 h 以上。症状不能归因于物质的生理效应或其他躯体疾病。这时，没有标注适用于该诊断。

更好地理解强迫障碍

通常 OCD 导致反复的强迫思维或强迫行为，持续严重时它们消耗个体的大量时间。DSM-5 中 OCD 的诊断标准包括个体意识到过度的和不合理的强迫思维和强迫行为，这些强迫症状不是躯体疾病或药物的生理效应所导致的。强迫思维和强迫行为必须每天持续 1 h 以上。在强迫思维中，个人意识到这种想法是他自己内心的产物，而不是被其他来源所强加的，例如思维插入。功能损害一定要严重到足以干扰一个人的日常活动能力、损害职业和学术功能、破坏人际关系。

就诊者存在反复的害怕被污染、害怕伤害自己或他人、令人痛苦的与性或攻击性内容有关的影像、怀疑、给事物排序、不被接受的冲动（APA，2013；Cooper，1999）。因为思考和担心的不是简单的关于现实生活中的问题，个体试图忽略或压抑此类想法，或用其他一些想法或行为来中和它们。OCD 患者偏见性地把持续的强迫思维和强迫行为归因于行动本身所导致的痛苦（例如，在道德方面）。因此，他们认为这些想法会增加某个事件发生的可能性（以及中和这些灾难性后果的相关想法的后续行为）（Abramowitz，Whiteside，Lynam 和 Kalsy，2003）。

在没有客观的危险或污染时，恐惧以不合理的方式引起行为反应，导致如 OCD 等焦虑障碍的常见特征（Deacon 和 Maack，2008）。OCD 的目的是防止或减少恐惧事件或情景所造成的痛苦（Pietrefesa 和 Coles，2009）。这些逃避行为在 OCD 中被定义为强迫行为。重复行为或精神活动的目的是为了减少焦虑或痛苦，而不是为了快乐或满足（例如洗手、排序、检查、祈祷、计数、反复默诵字词）（APA，2013；Deacon 和 Maack，2008；Pietrefesa 和 Coles，2009）。常见的强迫行为包括清洁（或避免物品受污染）、检查、计数、重复、请求或要求保证、囤积和排序（APA，2000；Cooper，1999）。强迫行为是过度的，如反复向就诊医生寻求保证，大量使用酒精或镇静、催眠、抗焦虑类药物，回避公共厕所，回避与陌生人握手。

在执行功能、非言语记忆、运动速度、视觉空间和视觉构建技能方面的选择性神经心理障碍（Simpson 等，2006；van den Heuvel 等，2005）可以用来解释错误归因、判断受损、情绪反应和抑制行为。值得注意的是，对安全行为的归因，认为这样可以避免可怕的灾难，是错误的（Abramowitz 等，2003；Deacon 和 Maack，2008）。个体采取过度的预防措施确保恐惧不出现。这无意中导致恶性循环，即安全行为的想法和随后的行动增加和替代了错误归因于危险的思维和行为。据推测，OCD 患者的强迫思维和强迫行为可以从 2 个基本维度反映出来：避免伤害和不完全的、特征性的病态的怀疑，完美主义，高度控制感（Pietrefesa 和 Coles，2009）。van den Heuvel 等（2005）对 OCD 患者的神经心理学研究指出，这样的个体花费更多的时间生成替代解决方案或当错误发生时检查下一个反应（即提高表现自我评价的监测特性，导致自我纠正和重复行为）。

　　成年人的相关疾病包括其他焦虑障碍（例如恐惧症、惊恐障碍、广泛性焦虑障碍）、重性抑郁障碍、进食障碍、物质使用障碍、学习障碍、破坏性行为障碍、人格障碍（强迫型人格障碍、回避型人格障碍、依赖型人格障碍）（APA，2013）。虽然反复或侵入性的想法可能存在于所有这些疾病的诊断标准中，鉴别诊断可根据其认知问题不会与其他障碍的主要症状相关，而且这些障碍表现须与该疾病有关的诊断标准和危险因素做严密的比较。

强迫障碍相关危险因素

　　在美国估计有 220 万 18 岁及以上的人被诊断为强迫障碍（NIMH，2008）。形成和诱发 OCD 的危险因素包括遗传 / 环境因素、神经生物学因素、感染和应激性生活事件。在对 OCD 进行诊断性评估时，这些因素须考虑在内。

　　遗传 / 环境因素　父母或原生家庭成员患有 OCD 增加个体出现该病的风险（APA，2013；Mayo 诊所，2013；Steinhausen，Bisgaard，Munk-jørgensen 和 Helenius，2013）。在一级亲属和双生子研究中，发现 OCD 与强迫思维与行为的症状和亚临床 OCD 发病的遗传性是一致的（APA，2013；do Rosario -Campos 等，2005；Nestadt 等，2000）。对 OCD 的存在与否进行评估时，遗传因素应考虑在内。

　　神经生物学因素　纹状体功能区（例如，纹状体 - 苍白球 - 黑质和丘脑下核）的大脑功能障碍、基因表达改变、决定运动功能的基底节区、记忆功能异常、视觉空间加工和执行功能影响 OCD 的时间感知和运动速度（Saint-Cyr，2003；Simpson 等，2006；Van den Heuvel 等，2005）。前额 - 纹状体功能异常与 OCD 有关（van den Heuvel 等，2005）。下丘脑 - 垂体 - 肾上腺轴损伤增加包括脸红在内的情绪反应、物质滥用、行为抑制、社会功能失能和人际关系紊乱等，都被发现于 OCD 和其他类型的焦虑障碍（Mathew，Coplan 和 Gorman，2001；van den Heuvel 等，2005）。焦虑障碍中突触和神经细胞的破坏、与学习及恐惧记忆存储相关的基底节区受损，强调器官功能异常在 OCD 发病中的作用。脑功能障碍是 OCD 发病的一种危险因素。应评估认知损害（例如精神状态的变化）、头部损伤、头部创伤等，来判断器质性损害是否存在。

　　应激性生活事件　应激性生活事件与仪式化行为的强化有关，增加罹患 OCD 的风险。这些事件包括重要的生命过渡期和哀悼期，侵入性的想法触发仪式化行为，以减轻 OCD 特征性的痛苦情绪（APA，2013；Mayo 诊所，2013）。这些事件可以包括怀孕（一种重要的生活过渡期）或意外的死亡，特别是如果死亡是复杂的时。聚焦于非临床人群的一般压力研究发现，对压力和厌恶性刺激的反应增加了侵入性思维，突显了环境影响在诱导强迫性冲动以及压力和 OCD 关系之间的重要性（应激性生活事件和创伤性应激事件）（Cromer，Schmidt 和 Murphy，2007）。在 OCD 患者中总是须评估应激性生活事件。

　　感染　溶血性链球菌感染（例如，猩红热和脓毒性咽喉炎）是 OCD 的一个危险因素（APA，2013；Mayo 诊所，2013；Hofmeijer Sevink 等，2013）。伴链球菌感染性儿童自身免疫性神经精神障碍（pediatric autoimmune neuropsychiatric disorder，PANDAS）可以触发强迫症状和神经系统异常。当伴随着突然发病的症状、个体携带 PANDAS 相关的特定基因时，会增加 OCD 的发病风险（APA，2013；Mell，Davis 和 Owens，

2005）。如遗传和环境因素一样，诊断性评估中的鉴别诊断须考虑这些感染的存在。

强迫障碍与诊断性评估中须考虑的因素

当开始这个疾病的诊断性评估的时候，必须清楚地认识 2 个因素：

1. 焦虑和抑郁症状会与其他障碍重叠。在专业实践中，精神卫生执业医生早就意识到只有一种问题的就诊者是不存在的，完全清晰而简明地符合一个确定的诊断类别的就诊者也是不存在的。就诊者经常存在多个问题，因此需要多层面的干预方法。存在多个与焦虑相关的精神卫生问题和困境的 OCD 就诊者也是如此（Dziegielewski，2010；Hofmeijer-Sevink 等，2013）。其中一些问题很容易与其他精神健康状况重叠，如焦虑障碍、创伤后应激障碍，以及双相障碍和抑郁障碍等心境障碍。因为 OCD 的病因尚未完全清楚，所以我们考虑可以使用药物来控制焦虑和强迫思维。随着对 OCD 的病因和起源的了解的增加，精神卫生专业人士治疗这些疾病的能力也得到了提高。

2. 文化因素：因为诊断性评估将作为 OCD 患者个体干预的基础，因此必须考虑就诊者的文化背景和经历，以及文化如何影响就诊者后续的行为（Locke 和 Bailey，2014）。此外，一些理论家假定文化因素可以直接参与文化适应，并适应一个新的文化（Locke 和 Bailey，2014）。对于 OCD 常见的强迫思维和强迫行为，理解民族身份、宗教和精神可以帮助建立文化认可的行为，这些行为似乎不同于主流文化中的行为。Lum（2011）指出，对于执业医生而言，应该考虑到文化背景或文化环境是一个人文化形成的关键因素。此外，Locke 和 Bailey（2014）也谈到了非裔美国人（可作为所有文化团体教育教育成员的例子），偏离了被认为是正常的主流文化，并不表明他们的信仰是不正常的。如前面所描述的，这使得使用 CFI 非常重要。这种访谈形式从一个清晰的文化视角，来评估个人对情境的处理和反应。此外，执业医生可能会发现，DSM-5 的附录三中一些关于文化相关症状和方言的困扰在临床实践中可能会遇到。意识到这些方言的痛苦可以帮助执业医生理解文化的包容性，以及确定哪些可以考虑为问题行为，或在交流中更容易理解文化术语。

尤其是当就诊者说有持续性的侵入性和不必要的想法、冲动或图像；重复的行为，如过度洗手；或静静地重复单词等心理行为，如果这些行为被认为与就诊者的群体文化有关，可以避免毫无根据的病理标签。随着时代变化和文化的融合，民族差异最终会趋于一致。标准的定义将继续被质疑。Paniagua（2014）建议完全消除"少数民族"这个术语。不管当前的定义如何，为了提供一个全面的评估，文化因素在诊断性评估和干预方案中都是很重要的。在与就诊者合作时，总是须识别和考虑文化因素。

维度评估

DSM-5 的一个重要部分是从分类诊断性评估到维度评估的转换。在这些疾病中，希望将引入横断面症状和维度评估。维度评估适用于复杂的 OCD，因此，个体当前所经历症状的完整评估是至关重要的。在介绍维度评估时，希望更好地理解谱系的情况，并且更好地区分他们。为每个诊断提出的诊断标准明确了若要做出诊断要缩小诊断标准的范围。例如在 OCD 中，所确定的标准中的 4 项症状出现的时间必须超过每天 1 h。在每一个诊断的标准后，再加上标注，来定义所描述的疾病不同阶段和维度（Tandon，2012）。此外，制订清晰的诊断性评估有助于发展执业医生要遵循的针对具体症状的治疗。

附加测量量表

量表可以用来评估强迫行为，包括可以评估症状的时间、强度和频率的自评量表。评估与 OCD 相关的元认知、属性、危害降低、耐受度水平和行为反应。它们可以作为鉴别的诊断基础，并为治疗方案和干预设置一个基线。本节给出的筛查工具可用来评估精神状态和这些疾病的共病（如抑郁和焦虑）。

强迫信念问卷是一个 87 条目的、7 分的基于李克特量表的问卷，用来评估具有强迫思维特点的信念（Moretz 和 McKay，2008）。各个分量表代表与 OCD 认知相关的领域：控制欲（14 条目）、思维的重要性（14 条目）、责任感（16 条目）、对不确定性的忍受力（13 条目）、完美主义（16 条目）。分数越高越能提示 OCD 的存在。

污染认知量表（Contamination Cognitions Scales，CCS）用来评估对潜在的被污染物品的威胁的高估，列出了 13 种常见的与细菌有关的物品（如门把手、马桶座圈）。询问患者如果他们接触了被污染的物品，却没有洗手，要求他们评估污染的可能性和严重性（Deacon 和 Maack，2008）。

强迫问卷是一个包含 42 条目的自评问卷，用来测量过去 1 个月内所经历的 OCD 症状的频率和痛苦（Moretz 和 McKay，2008；Pietrefesa 和 Coles，2009）。总分是 168 分，42 分及以上表明存在 OCD。7 个分量表用 5 级李克特量表表示，用来测量 OCD 的构成（清洗、检查、排序、怀疑、困扰、囤积和心理中和）（Moretz 和 McKay，2008）。

强迫特质核心维度问卷是一个 20 条目的自评问卷，用来评估 OCD 的强迫行为——回避伤害和不完整性（Pietrafesa 和 Coles，2009）。2 个分量表每个都含有 5 级李克特量表的 10 个条目。每个分量表都展现了良好的内部一致性。

Yale-Brown 强迫量表是一个包含 10 个条目、5 级李克特量表的评估工具，用来测量一天中经历的强迫症状的严重程度和频率。它有强迫思维和强迫行为 2 个分量表，分数范围从 0 分（无症状）到 40 分（极端症状）。通过评估所花时间、对正常功能带来的妨碍和痛苦、对强迫思维和强迫行为的主动抵抗，以及对强迫症状的控制效果来区别症状的严重程度（Goodman 等，1989）。

温哥华强迫清单有 55 个条目、6 个分量表，用来测量 OCD 的认知和行为构造：污染、检查、强迫思维、囤积、仪式动作、犹豫（Moretz 和 McKay，2008）。

为了解精神状态和认知功能情况，Folstein 迷你精神状态检查包含对时间、地点、注意力和记忆力等定向力进行评估的问题。本测量与年龄和教育背景相关，对那些不熟悉当前测试信息的人敏感，如总统的名字、地理位置、重要的日期和事件，它还考虑了关于个人背景的不同地点和定位的概念（Adler，2007；APA，2000；Amin，Kuhle 和 Fitzpatrick，2003；Insel 和 Badger，2002）。这些任务的完成通过写作、抄写和观察来判断注意力和记忆力。

因为焦虑障碍与 DSM 中其他障碍有共病现象，评估焦虑和抑郁的量表已经被用来评估焦虑的严重程度。由 Schwartz，Davidson 和 Goleman（1978）研制的认知躯体焦虑问卷（Cognitive Somatic Anxiety Questionnaire，CSAQ）在这个过程中可能会有帮助。CSAQ 是一个 14 条目的问卷，主要集中于思维和焦虑特质的躯体模型，用于评估环境中的广泛性焦虑的存在。CSAQ 的得分介于 7 和 35 之间，得分越高，认知和躯体疾病的水平越高。贝克抑郁量表是 21 条目、自我评定、多项选择的问卷，用来测量抑郁的存在，特别有与焦虑相关的条目（心理研究中心，2008）。它描述了一个具体的行为表现，通过 4 个自我评估表述来评估症状的严重程度。哈德逊（1977）广义满意度量表（Generalized Contentment Scale，GCS）是一个 25 条目的量表，来测量非精神病性抑郁的严重程度。它的得分从 0 到 100，得分越高表明抑郁越严重（Hudson，1992；Hudson 和 Proctor，1977）。GCS 包含 3 个截点：30、50、70（均 ±5）。低于 30 分显示无具有临床意义的抑郁障碍，高于 50 分表明有一些自杀意念，高于 70 分意味着严重的压力和自杀倾向（Fischer 和 Corcoran，2007 年，量表和评分信息的副本）。

上述这些量表帮助衡量 OCD 的发病、频率和严重程度，还可以详细说明导致最痛苦的情绪反应的思维和行为的类型，以及强迫思维和强迫行为的反应。它们也可以用于诊断和评价功能水平。

开始诊断性评估

为了更好地理解 OCD，有必要检查危险因素和症状、诊断标准、疾病识别和用于治疗这类患者的干预措施。这个病例和本节的其他部分专门从个人、社区和社会的视角关注了 OCD。基于这些信息，发展了包括识别、有效治疗患有 OCD 个体的治疗方案和实践策略。执业医生应保证强迫症状不能归因于物质的生理效应或其他躯体疾病。推荐与受过医学培训的专业人士合作。

—————— 病例分析 -Kurt 的病例 ——————

Kurt，男性，45 岁，白人，中等身材，年貌相符，家庭医生建议他进行心理健康评估。就诊者说曾经历过病态观念、强烈压力和焦虑、思维侵入、入睡困难、不能出家门和高度警觉。他将他的问题描述为"担心一切事情，且无法放松"。他说这些症状已经超过 6 个月了，过去 1 个月中症状恶化。在过去的 1 个月内，他的体重减轻超过 10 磅（4.53 kg），由于工作问题和难以完成日常事务，他的个人和家庭生活都有困难。他的妻子和女儿来陪他进行心理健康评估。

Kurt 说，他难以控制侵入性思维和行为，他认为这些是有必要的。当被问及如何定义这些思维的性质，Kurt 说他正在经历令人不安的疾病，并且它的存在会伤害他和他的家人。这些景象令他极度反感和惊慌，因为他在周围可以"看见"这些景象。当被问及当他经历这些想法时会发生什么，他回答说他不得不打扫家人用过的浴室、卧室、厨房。他还描述了今天早上他如何退出车道，因为他发现路边有一块垃圾。他返回车道，捡起垃圾，进入房子后把它扔掉。然后他说他必须打扫厨房里他走过的地方，他认为这些地方被细菌、病毒和细菌包围。他担心生病，并因此而死亡。他说，当这些想法存在时，他必须靠打扫来缓解。当被问及何时他能不再打扫，他说他无法停止打扫。Kurt 说，在过去的 1 个月他越来越担心死亡和伤害，并担心有人闯入他家。他说他不断地反复检查每一处，以确保房子是安全的。他经常反复锁门，只是为了验证门已上锁。他说如果没有保持检查和打扫，这些可怕的观念会成真，这使他感到恐惧。他怕他的住所被抢劫，虽然他生活在一个中等收入的家庭社区，并且没有遭受过任何犯罪行为。当被要求描述在应对这些想法时会发生什么，他说他得反复检查门是锁着的，周围是无菌的。当他不能完成检查门的仪式化动作时，他觉得不知所措。他说他知道目前的担忧给自己带来了伤害，并且表示会出现沮丧、愤怒的情绪，并且因为无法控制他的想法和情绪而有无价值感。当被问及这些想法和行为是如何影响他的生活的其他方面，他说由于不断的担心，他经常忘记淋浴或洗澡。他在最后的工作环境也存在类似的担忧，这些仪式化行为已经妨碍了他的人际交往和个人生活。

Kurt 说，他被聘为经理已经超过 5 年了。作为一名经理，为了确保一切都做得正确，他的压力很大，他对工作有强烈的控制感并追求完美。他觉得他与过去的老板相处得不错，他们对他的表现都很满意，失去这份工作增加了他的压力。在描述他的工作时，他指出自己的问题迫使他越来越多地反复检查报告和数据，他对下属要求更多。他发现他越来越难以离开他的办公室。他的要求变得越来越严格。这段时间，他关于疾病的想法加重了，他的压力与他完成任务的能力有冲突。1 个月前，他被辞退了。

他当时否认有任何躯体问题并拒绝服药，否认有药物过敏史。他说他是一个"社交饮酒者"，没有非法药物的使用史。在访谈中，他否认有物质滥用的治疗史，否认治疗过精神健康相关问题。

Kurt 说由于侵入性思维和行为，他的人际关系变得紧张。他说他的妻子对他越来越不满，当他请求妻子安慰自己时，她对他大喊大叫。他也担心这样会影响他们的夫妻关系。他强烈渴望清洁，却忽视自己的个人卫生，这并没有改善和妻子的亲密关系。他说他爱他的妻子，但不能停止他现存的问题。他还担心他和女儿的关系会受到影响。他否认自杀观念，没有自杀计划，因为他不在了对家人而言是个损失，所以他不会伤害自己。

完成对 Kurt 的诊断性评估

诊断性评估从一个访谈开始，首先评估就诊者的症状。为了访谈方便，进行了一个完整的精神状态测试。收集了他的基本信息、心理功能、高阶能力、思维方式和内容（见快速参考 8.4）。

		快速参考 8.4	

精神状态描述

表现	心理功能	高阶能力	思维形式/内容
外貌：杂乱	简单计算：大部分精确	判断力：受限	思维过程：强迫的
心境：焦虑	连续减7：准确	洞察力：好/比较好	
态度：谨慎	瞬时记忆：完好	智力水平：一般	一般常识：大部分准确
情感：迟钝/平淡	长期记忆：完好		
语言：谨慎			
身体活动：不安的	定向力：完整	阐述异同：完整	
		成语解释：拒绝	

OCD 的评估应该考虑 DSM-5 指定的所有标准和相应的危险因素。评估应该包括所有可获得的人口学资料、体格检查、既往史（躯体和精神方面）、DSM-5 和本书中指出的对于理解现存症状有用的特定背景特征。建立 OCD 诊断不需要实验室检查，但皮肤问题会为现存症状的严重程度提供线索（如过度洗手）（ADA，2013）。根据提供的信息，他满足主要诊断的标准，在这种情况下也被称为诊断 OCD 的原因。目前没有证据表明存在抽动症状，所以此处没有标注。

强迫障碍（就诊原因）

编码 300.3（ICD-9-CM）或 F（42）（ICD-10-CM）

Kurt 的医生建议他进行心理健康评估。他谈论了关于污染（微生物、疾病、细菌、病毒等）的侵入和强迫思维，以及关于伤害自己和家人的担忧。他说为了避免思考他的问题，他陷入了强迫行为，如打扫、检查和排序。这些侵入性思维已经超过 6 个月，过去 1 个月内症状恶化。他目前描述了病态观念、失眠、广场恐惧症、侵入性思维、过度行为、应激、担忧、难以完成和维持日常功能。他承认对于失业、婚姻以及和女儿的关系问题感到有压力。访谈时，他表示个人卫生不良，并表示没有对躯体情况的担忧。他否认有任何自杀或杀人意念，也没有幻听、幻视、幻味、幻嗅、幻触。他的运动功能看起来在正常范围内，但判断力和决策力受限制。

Kurt 当前的临床表现是强迫思维和强迫行为。这些包括 Kurt 所说经历的关于污染的侵入性思维——也就是说，他说他想要减少他所看到的周围的微生物、细菌和病毒的想法。这些想法都进一步加剧了对于"在新闻中报告过的"微生物，以及它们怎么引起死亡的担忧。他说在过去的 1 个月内，增加的侵入性思维开始伤害他的家人，这与增加的紧张和压力有关，失业加剧了他的这种感觉。他说，继发于这些侵入性思维，他陷入了过度的为了减少他的情绪体验来确保安全和预防的行为，如忧虑、害怕、恐惧和厌恶。他说他一般需要较高的控制感、追求完美和整洁，应激的出现增加了症状的严重程度。由于目前的症状，他不断地要求安慰，这激怒了他的妻子，他的婚姻面临着压力。这个问题引起了更进一步的压力，加剧他本身存在的问题。

他认识到了他的思维和行为的不必要性。当他试图停止这些重复行为时，他体验到强烈的负面情绪，这促使他重新开始强迫行为。他认识到压力的影响会加剧症状。他不存在妄想和幻觉，精神状态在正常范围内，因此可排除精神分裂症或精神病性障碍的诊断。他不存在物质使用问题或躯体疾病，所以这些疾病相关的焦虑也可以排除。强迫问卷的痛苦症状得分很高，这表明他具有明显的 OCD 症状，结合目前对社会功能的影响和症状持续时间，Kurt 被诊断为强迫障碍。

Kurt 说病态观念是对他的症状和当前压力的反应。他过去 1 个月内体重减轻超过 10 磅（4.53 kg），继发于失业和新的侵入性症状的出现。他说入睡困难继发于害怕、恐惧、担心和压力，并且说他的症状正在影响他生活的各个方面（如就业、人际关系、个人满足感）。Kurt 目前的病态思维与感觉沮丧、愤怒和情感上无力控制自己的侵入性思维有关。他没有反复思考自己的无价值或陷入持续的沉思，这些症状见于重性抑郁障碍。根据他现在的行为，以及他说要避免疾病、减少疾病对他和家人的潜在的威胁，表明他的情绪与强迫障碍有关而不是重性抑郁障碍所致。基于他现在的特征，这次访谈中重性抑郁障碍的诊断不适合他。

智力测验应该在症状稳定或看起来比较自然时进行，包括评估防御机制和人格障碍。在访谈中，用强迫问卷测量 Kurt 在过去 1 个月内经历症状的频率和痛苦程度。总分为 168 分，Kurt 得了 122 分，这表明他存在 OCD，在洗手、检查、怀疑、排序和强迫思维分量表中，他的痛苦平均得分高于 2.5 分。他痛苦的总的平均得分为 2.9，表明与他的症状有关的中度到重度的痛苦。医生也用了 Folstein 迷你精神状态检查来评估他的精神状态。他定向力完好，记忆力没有受损，注意力和计算能力完好，并且在语言、阅读、写作或抄写方面没有功能损害。

访谈时，Kurt 否认有任何躯体疾病。他否认对任何药物过敏，这些应该全部大写来提醒他的护理团队中的其他工作人员。

可能成为临床关注焦点的其他状况

随着 DSM-IV 和 DSM-IV-TR 中经常使用的多轴诊断的消除，不需要在 IV 轴和 V 轴上提供之前的信息。因此，除了主要诊断和临时诊断，之前列出的信息类型仍应包括在内。执业医生感兴趣的信息包括 DSM-5 第二部分，第 21 章和第 22 章可能会有特别的帮助。第 21 章药物引起的运动障碍及其他不良反应，以及第 22 章可能成为临床关注焦点的其他状况。在 Kurt 的病例中，第 22 章中的信息可能最可以帮助列出几个支持性因素。首先是生物 - 心理 - 社会应激源（特别是关于家庭状况和关键关系的应激源）。

目前影响 Kurt 的社会压力各种各样，这些压力也将间接影响他的整体功能水平。他目前失业，上个月失去了他的工作。经济问题对他当前的状态产生了更大的压力。他说紧张的婚姻关系和他与女儿之间的关系问题与他的强迫行为有关。他的心理压力应该得到解决。

- 失业
- 经济问题
- 婚姻问题
- 家庭动力学和人际关系问题

临床关注还必须解决他的强迫症状的严重程度以及它们是如何影响他的日常功能的。Kurt 目前没有自杀观念，但确实存在病态观念。他有强迫仪式化动作，这是他提到的问题的本质。这些仪式影响他的日常和职业功能。过去的 5 年内，他能够坚持工作，直到工作环境中的压力加重了他目前的症状，最终导致他上个月失业了。他的精神状态在正常范围内，并且他的疾病不受妄想或幻觉的影响。Kurt 否认有任何躯体问题，他说他没有服用任何药物，也没有任何已知过敏的物质。Kurt 表示他入睡困难，最近有体重减轻。他认为自己是一个社交饮酒者。他说自己没有毒品使用史。他还否认过去治疗过药物滥用和精神健康问题。他的个人和职业功能都受到严重损害（见快速参考 8.5）。

快速参考 8.5
识别 Kurt 原来的和现存的问题
原来的问题   强迫思维和强迫行为。
现存的问题   当前失业、个人与家庭成员关系紧张。 难以完成日常生活活动。

治疗方案和干预策略

制订一个治疗方案来识别行为问题，以及如何最好地解决这些问题（见治疗计划 8.1）。开始治疗计划时，应确定认知和行为因素。OCD 的问题是由强迫思维和强迫行为的严重程度和强度，以及就诊者是如何看待它们决定。在 OCD 中，就诊者认识到他们对这些观念和行为的反应是过度的、不合理的，但他不能阻止它们。OCD 就诊者经常去门诊，但很少入院，除非强迫思维与伤害他人的主题相关，并引起严重的痛苦。应该评估存在的强迫思维，并随后进行治疗。虽然很受抑制，但 OCD 就诊者有完成任务的能力。在某些情况下，当面临巨大的压力或负面批评时，受阻的视觉空间能力和就诊者被抑制的能力会影响其有效地解决问题。它适合评估在什么条件下症状的严重程度和强度会恶化。这些信息可以用于制订治疗方案和实施治疗。

强迫思维和强迫行为通常归因于一个就诊者的负面反馈循环，当就诊者实施这些行为时会得到一定程度的缓解。同时，就诊者可能会认为实施这些行为能防止症状恶化。认知重建可以用来改善与强迫行为相联系的强迫思维。重建这些想法，必须消除与之相关的行为。要想做到这个，患者要学习处理信息和调节与经历的想法和行为相关的情绪的新方法。改变一种仪式化行为从来都不容易，就诊者需要努力和耐心，来实现一个更具建设性的行为模式。治疗应该解决存在的破坏性行为，并对应激源进行分析。

患者对经历过的情感和想法的脱敏归因于解决问题行为的积极和持久的反应。在OCD中，脱敏疗法可能须反复访谈，要求就诊者在使用洗手液之前先接触被告知感染了微生物的东西，抑制冲动和情绪。就诊者可以学习应对技能，这些技能可以被应用和推广到其他领域，如门把手，直到强迫思维和强迫行为稳定。治疗方案必须包括解决强迫思维和强迫行为，以及症状导致的痛苦。治疗方案应该包括一个长期目标，重点发展提高功能、减少痛苦的信念和模式。短期目标可以专注于教育、认知重建、培训和系统脱敏疗法。

深呼吸和放松可以舒缓与思维和行为有关的情绪。由于情绪紧张和入睡困难，OCD患者难以管理情绪对他们的影响，并受紧张肌肉的支配。OCD就诊者学习观察自己的生理反应能提高认知和自我调节。治疗方案中应包括调节生理反应的方法（如呼吸运动、按摩、紧张和放松练习，以及一般的体育锻炼），并应用于改善干扰就诊者生活的其他领域。实现自我调节的方面包括长期目标与短期目标，增加呼吸运动练习和按摩疗法可以提高受 OCD 影响的日常功能。

准确评估压力和紧张对成功至关重要，就诊者压力的增加也是家人感到沮丧的原因之一。通常这些应激源包括对 OCD 的不了解、家庭动力学障碍、沟通困难，以及这些压力源所导致的相关的社会问题。家庭教育对于治疗 OCD 患者是重要的。重点领域包括改善沟通，为挫折感、忧虑和解决问题开一个座谈会，参加支持团体，改善家庭成员之间的关系。治疗方案应该包括关于教育和健康沟通模式最大化的目标。亲密关系的质量可以通过婚姻咨询来维持。长期目标是提高就诊者进行日常生活活动的能力（见案例治疗计划 8.1）。

像本书中的其他障碍，OCD 的记录重点要以问题为导向。行为反应的记录要与治疗方案的结局测量有关。可观察行为的具体信息在记录 OCD 时是重要的，现存问题的特异性越大，实现治疗越可能成功。思维和产生的行为之间的联系在以问题为导向的记录文档中是至关重要的。通过观察行为了解的思维也可以记录在治疗方案中。记录具体症状，如运动紧张（坐立不安、疲劳、震颤或肌肉紧张），自主神经功能亢进（心悸、气短、口干、吞咽困难、恶心或腹泻），或过度警觉的症状应该包括在内。一旦确定并概述了这种行为，即可建立一个可衡量的治疗方案。

因为 OCD 和所有焦虑障碍有共同的基本原则和治疗方法，他们的干预策略在本章后面有所介绍。应根据 Kurt 符合标准的 OCD 症状来制订治疗计划。确定基线时症状的频率、持续时间和强度。

Kurt 目前受几个心理社会学应激源的影响。他目前的精神健康问题已经影响到他与妻子和女儿的关系。由于难以完成日常任务，Kurt 失去了工作，经历了失业的困扰。

Kurt 的就诊记录应反映他的社会心理学压力及当前症状的影响。除了接触家人，他已被社会孤立。他没有朋友提供支持。因为难以集中注意力和贯彻行动，他的工作受到影响。令人不安的侵入性思维、冲动和他所看到的景象使他的症状比较严重。他还报告了难以入睡和孤立无助感。Kurt 看起来有"不错的洞察力"。他表示感到沮丧和愤怒，因为他无法控制自己的思维和情感，他有无价值感。

治疗计划 8.1

强迫障碍（OCD）

OCD 必须满足 4 项特定标准（从 A 到 D）。核心特点是反复发作和持续存在的强迫思维、冲动和图像。为了应对它们，个体执行重复的行为或精神活动。这些强迫思维和强迫行为的标准是耗时，且损害个人的日常功能。这些想法、冲动和图像，与控制就诊者的行为和心理行为，不能被躯体疾病或物质滥用所解释。症状持续超过 6 个月，且在过去的 1 个月有所恶化。

记录症状和体征

- 病态观念
- 强烈的压力和担忧
- 思维侵入
- 入睡困难
- 由于强迫思维和强迫行为而难以完成任务
- 高度警觉
- 体重减轻
- 与家人和重要人士的人际关系困难

长期目标

1. 发展认知信念和行为模式来控制、减轻并降低强迫症状的频率、强度和持续时间。
2. 提高自我调节能力。
3. 提高巩固与妻子和女儿关系的能力。

短期目标

1. 减少病态意念。
2. 减少压力和担忧。
3. 处理关于离开家的潜在的感觉。
4. 减少过度警觉，增加对行为的控制力，实现一个更稳定的情绪，发展更深思熟虑的思维过程。
5. 处理和妻子、女儿的人际关系。

短期目标	干预
1. 配合精神评估并参与必要的治疗。	安排精神评估来协助治疗病态观念。 讨论可能协助治疗病态观念的药物。 请求落实一个无害的、无风险的安全计划。
2. 识别侵入性思维，减轻压力、担心和侵入性思维	进行心理治疗来识别促发因素和实施减压活动。

治疗计划 8.1（续表）

3. 表达离开家的担忧	通过行为演练和个体心理治疗来练习、强化有计划地离开家的行为，来帮助就诊者解决问题。
4. 能够在没有激越或注意力分散的情况下，安静地坐30 min。	强化就诊者对于精力的控制力，帮助就诊者设定可实现的目标和限制，来减少高度警觉。
5. 体验想法、冲动和图像如何影响与家庭成员（妻子和女儿）之间的关系的。	通过直接的对话，治疗和发展就诊者的行为计划，来为就诊者的思维过程和行为提供框架。 在心理治疗中，为就诊者的妻子和女儿提供与就诊者一对一交流的机会，来修复他们之间的关系。
6. 遵医嘱用药。	必要的时候，评估OCD药物的需求，开具处方药。
7. 识别焦虑引起的和（或）产生焦虑的认知机制	为就诊者提供OCD的健康宣教，包括但不限于心理和生理症状。 鼓励就诊者识别产生焦虑的认知、情感、情绪和与其相关的痛苦水平。 现实测试认知，帮助区分正常的和不正常的想法。
8. 识别对认知的反应行为。	让就诊者进行焦虑产生的认知，并参与思维停止训练。 鼓励就诊者识别和描述应对的感觉和情绪，和何时对焦虑产生的想法、冲动和图像无反应。 提供系统脱敏疗法及其机制、应用程序的宣教。
9. 当焦虑复发时，实施自我放松技术。	协助就诊者维持负面情绪、感情和躯体症状来应对强迫行为。 教育患者运用自我放松技术来缓解害怕、担心、恐惧和（或）压力。
10. 参与支持系统。	提供关于OCD的家庭教育。 为家人提供家庭会议来表达忧虑、挫折感和关于治疗的想法。 提供家庭会议来建立促进健康的动力学的沟通模式。 提供家庭会议来解决婚姻不和。

实践策略的一般思考

前面提到的干预策略适用于本章中的所有OCD的诊断。治疗OCD的模型通常利用多种方法来靶向治疗疾病的不同部分。在一般情况下，不仅仅用一种心理治疗方法，而是多种方法结合使用。一些OCD需要应用更强的方法，但是都是关于错误归因、错误的信息处理和环境因素产生的目标思维、行为和情感。不管使用什么干预方法，所有探索都是为了更好地理解、解决、识别促发因素、确定重新归因、重新聚焦问题行为的方法。

特别关注个体的社会心理干预必须解决元认知、情绪管理、生理反应和与 OCD 有关的相应行为。这些干预措施可以包括多种治疗方法（例如个人、团体、家庭和通过技术），旨在提高认知、行为和心理功能。以上列出的社会心理干预措施已经被认为是治疗 OCD 最有效的方法。OCD 患者常常不会寻求治疗，因为他们反对心理治疗，或者对单一药物或药物合并其他治疗均不感兴趣（Layard，Clark，Knapp 和 Mayraz，2007）。针对 OCD 的行为和问题，大多数专家都认为社会心理干预措施是最佳的实践方法（有或没有药物）。

治疗 OCD 谱系障碍的一个流行的方法仍然是认知 - 行为疗法（cognitive-behavior therapy，CBT），因为它具有明显的疗效和成本效益。重点是扩大治疗中就诊者的自我效能感、独立感、参与感、自我监督与控制。它可以在各种治疗方法中使用（个人、团体、夫妻、家庭、网络）。所有社会心理干预措施都须考虑医疗机构的收费和保险机构付费的限制。CBT 以一个整合的方法对其他治疗方法进行了补充，在解决 OCD 及相关障碍中同样有效。CBT 中使用的技术非常适合于解决强迫问题，因为它允许精神卫生执业医生相对公平地对抗并尊重就诊者。"具体来说，CBT 的目标是针对安全、信任、力量和控制、自尊和亲密关系方面的困难"（Keane，Marshall 和 Taft，2006，p. 180）。这种关系在促进患者的独立和积极的自尊感方面是至关重要的。

特别是对于 OCD 患者，关注他们的思维和思维对于情绪调节的影响和反应适合信息处理受损的患者（Fruzzetti，Crook，Erikson，Lee 和 Worrall，2008）。认知模型的应用有助于识别思维、生理反应和认知反应。如果无法识别，它创造了一个加剧焦虑的永动循环（McEvoy 和 Perini，2009；Siev 和 Chambless，2007）。CBT 的一个有用的成分是它解决了对于威胁和危险的评估（真实的或想象的）和害怕、恐惧、愤怒的激活，以及 OCD 中常见担忧的误解。CBT 模型利用其组成解决强迫思维、冲动、图像和行为（自我监控、包括对认知的解释和预测的评估和重新考虑的认知重构、放松训练、演练和应对技能）（Siev 和 Chambless，2007）。它是一个基于当前的治疗，促进就诊者集中于现在，并加强了就诊者对于现实检验的能力，同时增加应对能力和重构思维和行为的能力。

除了认知行为疗法，第二个个性化的方法是当代行为疗法。它可以用主动进行的行为来消灭影响个体的情绪、思维和行为。通常是在访谈中进行演练，和通过意象、建模和计算机模型来创建一个响应，是在一个安全的环境中个体将自己暴露于感知到的威胁或痛苦来源的实际应用。暴露疗法［如系统脱敏疗法，也被称为体内暴露疗法，和（或）眼动脱敏和再加工］对于患有 OCD 的个体特别有用，这些干预措施可以是治疗师导向的或自我导向的。暴露疗法是利用逐渐或较长的暴露于产生恐惧和焦虑反应的受刺激环境来治疗的（Zoellner，Abramowitz，Moore 和 Slagle，2008）。放松训练也是一种行为治疗，它通过学习减少强迫思维、冲动、图像和强迫行为相应的放松技巧来控制肌肉紧张。

自助干预有较高的成本效益，目标人群为不愿意或不确定进行治疗的人，或寻求归属（如书籍、自助小组）的人。CBT 的干预越来越多地应用于新疗法，基于网络利用生成自动决策的服务（Andersson，2009）。这些干预评估个人的决策，提供教育协议，提高意识和动机。利用互联网访问的自助材料和以计算机为基础的生活小组暴露进程，有一个指定的治疗师提供支持、鼓励，并偶尔通过电子邮件指导治疗活动（Andersson，2009）。基于计算机的疗法靶向治疗那些不积极寻求治疗或对治疗有所保留的 OCD 患者。这些干预措施可用在惊恐障碍、社交焦虑障碍、创伤后应激障碍、心境障碍、物质使用障碍和其他与健康有关的问题上（Andersson，2009；Walker，Roffman，Picciano 和 Stephens，2007）。

在大多数情况下，无论何种干预，总是推荐有支持系统和夫妻或家庭的参与。它允许家庭成员用言语表达思维、情感和关于任何精神障碍的担忧。家庭成员可以体验继发于仪式、恐惧、无法执行功能、忽视和暴力方面的困难。最终困难相互依附，让家人感到生活管理无望。家庭需要教育和支持来学习应对技能，并接受帮助来理解所爱之人的行为。家庭治疗可以为情感发泄和问题解决提供支持、教育和座谈会。总的来说，家庭需要帮助来加强自己的支持系统的功能。

总之，任何治疗策略要想成功，需要一个侧重于循证实践的综合方法。基于市场的原则它被应用到提供服务，使得医疗保健转移为强调质量保证和成本效益的专业化服务。这个医疗实践模型在治疗的各个方面和类型中占主要位置，强调证据和最佳实践、计费和报销之间有反馈回路。综合方法的利用，通过快速识别、提供者间的安全控制措施和减少伤害的干预技术提高了治疗的方便性。综合方法强调有效性的证明，同时鼓励就诊者参与。作为质量控制措施，指定服务的分配机制不仅专业化而且一体化。因为它的多方面，OCD 需要专业人士的专业化整合。这在药理干预服务、咨询、筛查药物副作用及不良影响方面已经效果显著。综合方法促进家庭和支持系统的整合，来实现更好的结果，减少伤害和增加可持续性。基于互联网的 OCD 干预也可能有利于那些不愿从事当面治疗或希望它提供便利的患者。这些方法提供措施来帮助识别焦虑障碍的存在，可以评估侵入性的强迫思维，有助于症状确认和重新归因。

自我调节执行功能模型

自我调节执行功能模型（self-regulatory executive function，S-REF）在解决与 OCD 有关的元认知信念时特别有用。此模型表明，注意力控制和缺乏灵活性是主要问题，例如注意力的无法转变，是导致情绪障碍的影响因素（McEvoy 和 Perini，2009）。它解决了增加选择应对促进自我关注的注意力（威胁监视、思维抑制、担忧和沉思）和维持情感障碍策略的可能性的信念（McEvoy 和 Perini，2009）。"模型区分了 3 个处理水平：自动、低水平地处理内部和外部刺激，控制加工指向行动和思维的控制，永久保存的自我信念"（Matthews 和 Wells，2000，p. 83）。模型的治疗目标是增加转移注意力到外部，增强灵活性和控制力，采用认知行为疗法和注意力训练。检测自我认知驱动的适应不良的反应，因为元认知信念影响维持功能障碍的思维、修改运作的图式，来提供不良刺激的替代处理（Matthews 和 Wells，2000）。干预主要集中在注意力训练的 3 个阶段：选择性注意、注意力转换和注意力分散。这些技术要求个人专注于一个特定的声音，排斥掉别人的干扰，持续 30 s。一旦完整的注意力转移到另一个声音，每 5 s 转移到另一处——同时分散注意力——然后在大约 15 s 内注意尽可能多的声音（Matthews 和 Wells，2000；McEvoy 和 Perini，2009）。CBT 模型和注意力训练作为补充成分，已经证明可以提高注意力、自我控制，并摆脱强迫思维、冲动和图像。

药物治疗方法

药理学的进步可以解决与 OCD 有关的大脑方面的功能异常。这种模式的干预是有效的，但也并非毫无争议。过度使用和规则不完善增加了通过处方、街头的非法摊贩和互联网的精神疾病治疗药物的消耗。苯二氮䓬类和其他抗焦虑药的使用增加导致了 15%～44% 的慢性苯二氮䓬使用者的成瘾和戒断问题。中止服药后，这些患者经历严重的戒断症状，包括急性焦虑和抑郁症状（Hood，O'Neil 和 Hulse，2009）。苯二氮䓬类药物，例如氯硝西泮（Klonopin）、替马西泮（Restoril）和阿普唑仑（Xanax）——对 OCD 症状的作用很小（Spoormaker 和 Montgomery，2008）。苯二氮䓬类药物、治疗焦虑的处方药，不包括非苯二氮䓬类的抗焦虑的药物（如安眠药、镇静剂和抗焦虑药），可以被误用于 OCD 患者，这造成了更多的撤药和依赖问题（WHO，2009）。

某些类型的 OCD，当使用传统的选择性 5 - 羟色胺再摄取抑制剂（selective serotonin reuptake inhibitors，SSRIs）时，药物治疗可能不太有效（Pietrefesa 和 Coles，2009）。由 FDA 批准的治疗 OCD 的 SSRIs 包括舍曲林（左洛复）、氟西汀（百忧解）和帕罗西汀（赛乐特），这些药物在治疗 OCD 时可能有中等的效果（Keane 等，2006；Spoormaker 和 Montgomery，2008）。应尽量少用三环类抗抑郁药，因为它有副作用和潜在毒性，特别是丙咪嗪（Tofranil）和阿米替林（Elavil）。单胺氧化酶抑制剂，如苯乙肼（Nardil）和溴法罗明（Consonar）不适用某些类型的 OCD，因为有副作用问题和饮食限制，应作为最后的方法使用（Keane 等，2006）。其他精神治疗药物包括抗精神病药物，奈法唑酮（Serzone）、曲唑酮（Desyrel）和米氮平（瑞美隆），用于治疗失眠，罕见用于治疗幻觉。其他睡眠药物，如赛庚啶（Periactin），在 OCD 的某些病例中有轻微的加重噩梦和恶化症状的作用（Spoormaker 和 Montgomery，2008）。

抗肾上腺素能药正在改变药物治疗 OCD 的未来方向，因为这些药物靶向于特定的临床表现的神经生物学成分。去甲肾上腺素能活动过度和靶向特殊的肾上腺素能受体的药物（与觉醒过度和高度警觉相关）的联系可能比传统的精神类药物更适用、更有效，能提供更好的临床治疗结果，如哌唑嗪（Minipress）（Keane 等，2006；Strawn 和 Geracioti，2007）。靶向与治疗和 OCD 的临床症状有关的神经生物学和器官机制的药理干预可能比当前的药物治疗更安全、更合适。

总结与展望

强迫及相关障碍的共同特征有强迫行为、重复行为，以及焦虑相关行为。这些疾病也造成神经系统紊乱、认知改变和行为中断。注意力和信息处理能力的破坏，导致的生理反应和过度有威胁意义的行为仍是临床现象学的核心。这类疾病包括强迫障碍、躯体变形障碍、囤积障碍、拔毛癖（拔毛障碍）、抓痕（皮肤搔抓）障碍、物质 / 药物所致的强迫及相关障碍、由于其他躯体疾病所致的强迫及相关障碍、其他特定的强迫及相关障碍和未特定的强迫及相关障碍。尽管它们有共同的特征，但是它们在认知特异性和行为反应方面的临床表现不同，症状强度、过度的和不适当的反应各异。

须综合分析这些疾病的多方面形成原因，并利用这些信息制定聚焦特定问题行为的干预措施。治疗和干预实践有助于处理这些障碍的病理结构，特别是OCD。通过认知重建、对处理信息的新方法的执行能力的培训来学习生理反应、脱敏、消除强迫行为。这些方法集中在对神经缺陷的认知，强调减少伴随这些障碍的情绪反应，如害怕、恐惧、焦虑、痛苦和担心。治疗须考虑相关的风险因素和诊断。未来的发展方向应包括关于情感和行为反应的信息处理和归因研究、诊断性评估框架的精确性、技术模型及应用。关键是要采取预防措施来减少发病，重视应激反应和疾病进程。

（骆艳丽　孙秀丽）

参考文献

Abramowitz, J. S., Whiteside, S., Lynam, D., & Kalsy, S. (2003). Is thought–action fusion specific to obsessive-compulsive disorder?: A mediating role of negative affect. *Behaviour Research and Therapy*, *41*(9), 1069–1079.

Adler, G. (2007). Intervention approaches to driving with dementia. *Health and Social Work*, *32*(1), 75–79.

American Psychiatric Association. (2000). *Diagnostic and statistical manual of mental disorders* (4th ed., text rev.). Washington, DC: American Psychiatric Press.

American Psychiatric Association. (2013). *Diagnostic and statistical manual of mental disorder* (5th ed.). Arlington, VA: American Psychiatric Publishing.

Amin, S., Kuhle, C., & Fitzpatrick, L. (2003). Comprehensive evaluation of the older woman. *Mayo Clinic Proceedings*, *78*(9), 1157–1185.

Andersson, G. (2009). Using the Internet to provide cognitive behavior therapy. *Behaviour Research and Therapy*, *47*, 175–180.

Barnhill, J. W. (2014). Obsessive-compulsive and related disorders: Introduction. In J. W. Barnhill (Ed.), *DSM-5^{TM} clinical cases* (pp. 125–129). Washington, DC: American Psychiatric Publishing.

Center for Psychological Studies. (2008). *Beck Depression Inventory Scale*. Retrieved from Nova Southeastern University: http://www.cps.nova.edu/~cpphelp/BDI.html

Cooper, M. (1999). Treatment of persons and families with obsessive compulsive disorder: A review article. *Crisis Intervention*, *5*, 25–36.

Cromer, K. R., Schmidt, N. B., & Murphy, D. L. (2007). An investigation of traumatic life events and obsessive-compulsive disorder. *Behavior Research and Therapy*, *45*(7), 1683–1691.

Deacon, B., & Maack, D. J. (2008). The effects of safety behaviors on the fear of contamination: An experimental investigation. *Behaviour Research and Therapy*, *46*(4), 537–547.

Do Rosario-Campos, M. C., Leckman, J. F., Curi, M., Quatrano, S., Katsovitch, L., Miguel, E. C., & Pauls, D. L. (2005). A family study of early onset obsessive compulsive disorder. *American Journal of Medical Genetics (Neuropsychiatric Genetics Part B)*, *136B*(1), 92–97. doi: 10.1002/ajmg.b.30149

Dziegielewski, S. F. (2010). *Psychopharmacology and social work practice: A person in environment approach* (2nd ed.). New York, NY: Springer.

Fischer, J., & Corcoran, K. (2007). *Measures for clinical practice: A source book. Volume 2: Adults* (4th ed.). New York, NY: Oxford University Press.

Fruzzetti, A. E., Crook, W., Erikson, K. M., Lee, J. E., & Worrall, J. M. (2008). Emotion regulation. In W. T. O'Donohue & J. E. Fisher (Eds.), *Cognitive behavior therapy: Applying empirically supported techniques in your practice* (pp. 174–186). Hoboken, NJ: Wiley.

Goodman, W. K., Price, L. H., Rasmussen, S. A., Mazure, C., Fleischmann, R. L., Hill, C. L., . . . Charney, D. S. (1989). Yale–Brown obsessive compulsive scale. 1. Development, use, and reliability. *Archives of General Psychiatry*, *46*(11), 1006–1011.

Hofmeijer-Sevink, M. K., van Oppen, P., van Megen, H. J., Batelaan, N. M., Cath, D. C., van der Wee, N. J., . . . van Balkom, A. J. (2013). Clinical relevance of comorbidity in obsessive compulsive disorder: The Netherlands OCD Association study. *Journal of Affective Disorders*, *150*(3), 847–854. doi:10.1016/j.jad.2013.03.014.

Hood, S., O'Neil, G., & Hulse, G. (2009). The role of

flumazeil in the treatment of benzodiazepine dependence: Physiological and psychological profiles. *Journal of Psychopharmacology, 23*(4), 401–409.

Hudson, W. W. (1992). *The WALMYR Assessment Scale scoring manual.* Tempe, AZ: WALMYR.

Hudson, W. W., & Proctor, E. K. (1977). Assessment of depressive affect in clinical practice. *Journal of Consulting and Clinical Practice, 45*(6), 1206–1207.

Huff, N. C., Hernandez, J. A., Blanding, N. Q., & LaBar, K. S. (2009). Delayed extinction attenuates conditioned fear renewal and spontaneous recovery in humans. *Behavioral Neuroscience, 123*(4), 834–843.

Insel, K., & Badger, T. (2002). Deciphering the 4 D's: Cognitive decline, delirium, depression, and dementia—a review. *Journal of Advanced Nursing, 38*(4), 360–368.

Keane, T. M., Marshall, A. D., & Taft, C. T. (2006). Posttraumatic stress disorders: Etiology, epidemiology, and treatment outcome. *Annual Review of Clinical Psychology, 2*, 161–197.

Layard, R., Clark, D., Knapp, M., & Mayraz, G. (2007). Cost–benefit analysis of psychological therapy. *National Institute Economic Review, 202*, 90–98.

Locke, D. C. & Bailey, D. F. (2014). *Increasing cultural understanding* (3rd ed.). Los Angeles, CA: Sage.

Lum, D. (Ed.). (2011). *Culturally competent practice: A framework for understanding diverse groups and justice issues* (4th ed.). Pacific Grove, CA: Brooks/Cole, Thomson Learning.

Mathew, S. J., Coplan, J. D., & Gorman, J. M. (2001). Neurobiological mechanisms of social anxiety disorder. *American Journal of Psychiatry, 158*(10), 1558–1567.

Matthews, G., & Wells, A. (2000). Attention, automaticity, and affective disorder. *Behavior Modification, 24*(1), 69–93.

Mayo Clinic. (2013). *Obsessive compulsive disorders: Risk factors.* Retrieved from http://www.mayoclinic.org/diseases-conditions/ocd/basics/risk factors/con-2002 7827

McEvoy, P. M., & Perini, S. J. (2009). Cognitive behavioral group therapy for social phobia with or without attention training: A controlled trial. *Journal of Anxiety Disorders, 23*, 519–528.

McGoldrick, M., Giordano, J., & Garcia-Preto, N. (Eds.). (2005). *Ethnicity and family therapy.* New York, NY: Guilford Press.

Mell, L. K., Davis, R. L., & Owens, D. (2005). Association between streptococcal infection and obsessive compulsive disorder, Tourette's syndrome, and tic disorder. *Pediatrics, 116*(1), 56–60.

Moretz, M., & McKay, D. (2008). Disgust sensitivity as a predictor of obsessive-compulsive contamination symptoms and associated cognitions. *Journal of Anxiety Disorders, 22*(4), 707–715.

National Institute of Mental Health. (2008). *The numbers count: Mental disorders in America.* Retrieved from http://www.nimh.nih.gov/health/publications/the -numbers-count-mental-disorders-in-america/index .shtml

Nestadt, G., Samuels, J., Riddle, M., Bienvenue, O. J. 3rd., Liang, K. Y., LaBuda, M., . . . Hoehn-Saric, R. (2000). A family study of obsessive compulsive disorder. *Archives of General Psychiatry, 57*(4), 358–363.

Paniagua, F. A. (2014). *Assessing and treating culturally diverse clients: A practical guide* (4th ed.). Los Angeles, CA: Sage.

Pietrefesa, A. S., & Coles, M. E. (2009). Moving beyond an exclusive focus on harm avoidance in obsessive-compulsive disorder: Behavioral validation for the separability of harm avoidance and incompleteness. *Behavior Therapy, 40*(3), 251–259.

Rizq, R. (2012) The perversion of care: Psychological therapies in a time of IAPT. *Psychodynamic Practice: Individuals, Groups and Organisations, 18*(1), 7–24. doi: 10.1080/14753634.2012.640161

Saint-Cyr, J. A. (2003). Frontal-striatal circuit functions: Context, sequence, and consequence. *Journal of the International Neuropsychological Society, 9*(1), 103–127.

Schmidt, N. B., Norr, A. M., & Korte, K. J. (2014). Panic disorder and agoraphobia: Considerations for *DSM-V. Research on Social Work Practice, 24*(1), 57–66.

Schore, A. N. (2014). Introduction. In J. J. Magnavita & J. C. Anchin (Eds.), *Unifying psychotherapy: Principles, methods, evidence from clinical science* (pp. xxi–xliv). New York, NY: Springer.

Schwartz, G. E., Davidson, R. J., & Goleman, D. J. (1978). Patterning of cognitive and somatic processes in self-regulation of anxiety: Effects of meditation versus exercise. *Psychosomatic Medicine, 40*(1), 321–328.

Siev, J., & Chambless, D. L. (2007). Specificity of treatment effects: Cognitive therapy and relaxation for generalized anxiety and panic disorder. *Journal of Consulting and Clinical Psychology, 75*(4), 513–522.

Simpson, H. B., Rosen, W., Huppert, J. D., Lin, S., Foa, E. B., & Liebowitz, M. R. (2006). Are there reliable neuropsychological deficits in obsessive-compulsive disorder? *Journal of Psychiatric Research, 40*(3), 247–257.

Spoormaker, V. I., & Montgomery, P. (2008). Disturbed sleep in post-traumatic stress disorder: Secondary symptom of core feature? *Sleep Medicine Reviews, 12*(3), 169–184.

Steinhausen, H., Bisgaard, C., Munk-Jørgensen, P., & Helenius, D. (2013). Family aggregation and risk factors of obsessive–compulsive disorders in a nationwide three-generation study. *Depression and Anxiety, 30*(12), 1177–1184. doi: 10.1002/da.22163

Strawn, J. R., & Geracioti, T. D., Jr. (2007). The treatment of generalized anxiety disorder with pregabalin, an atypical anxiolytic. *Neuropsychiatric Disease and Treatment, 3*(2), 237–243.

Tandon, R. (2012). Getting ready for DSM-5: Psychotic disorders. *Current Psychiatry, 11*(4), E1–E4. Retrieved from http://www.currentpsychiatry.com/articles/evidence-based-reviews/article/getting-ready-for-dsm-5-psychotic-disorders/a92f94271661c41feb5a4-c5e9e56c659.html

Van den Heuvel, O. A., Veltman, D. J., Groenewegen, H. J., Cath, D. C., van Balkom, A. J., van Hartskamp, J., . . . van Dyck, R. (2005). Frontal-striatal dysfunction during planning in obsessive-compulsive disorder. *Archives of General Psychiatry, 62*(3), 301–309.

Walker, D., Roffman, R., Picciano, J., & Stephens, R. (2007). The check-up: In-person, computerized, and telephone adaptations of motivational enhancement treatment to elicit voluntary participation by the contemplator. *Substance Abuse Treatment, Prevention, and Policy, 2*, 1–10.

White, R. M. B., Roosa, M. W., Weaver, S. R., & Nair, R. L. (2009). Cultural and contextual influences on parenting in Mexican American families. *Journal of Marriage and Family, 71*(1), 61–79.

Wise, V., McFarlane, A. C., Clark, C. R., & Battersby, M. (2009). Event-related potential and autonomic signs of maladaptive information processing during an auditory oddball task in panic disorder. *International Journal of Psychophysiology, 74*(1), 34–44. doi: 10.1016/j.ijpsycho.2009.07.001

Woo, S. M., & Keatinge, C. (Eds.). (2008). *Diagnosis and treatment of mental disorders across the lifetime.* Hoboken, NJ: Wiley.

World Health Organization. (2009). *Organization for Economic Co-operation and Development health working papers No. 42—Policies for healthy aging: An overview.* Paris: Organization for Economic Co-operation and Development.

Zoellner, L. A., Abramowitz, J. S., Moore, S. A., & Slagle, D. M. (2008). Flooding. In W. T. O'Donohue & J. E. Fisher (Eds.), *Cognitive behavior therapy: Applying empirically supported techniques in your practice* (pp. 202–210). Hoboken, NJ: Wiley.

第九章 创伤及应激相关障碍

前言

　　应激和应激情境让一个人的主观情绪状态变成每日生活中的正常部分。创伤性或应激事件会导致应激和焦虑的产生，通常伴随着不舒适的感觉，这些感觉会让人对情境、事件或环境产生一定的反应。当个体对于创伤性事件或应激事件的反应过度时，个体认知、行为、心理、生理以及社会等各个方面都会受到影响。DSM-5 将这些极端的反应归类于创伤及应激相关障碍。这些障碍包括反应性依恋障碍（reactive attachment disorder，RAD）、脱抑制性社会参与障碍（disinhibited social engagement disorder，DSED）、创伤后应激障碍（posttraumatic stress disorder，PTSD）、急性应激障碍（acute stress disorder，ASD）、适应障碍、其他特定的创伤及应激相关障碍，以及未特定的创伤及应激相关障碍。

　　本章将介绍 DSM-5 中创伤和应激相关障碍的分类，讨论出现创伤后重建复原力的重要性（Back，2014）。详细讨论创伤及应激相关障碍的诊断以及针对每种障碍相对应的治疗选择超出了本章范围、虽然本章会介绍所有列出的主要障碍，但着重介绍创伤后应激障碍，探讨症状和问题行为的延伸、重要性和早期预测指标。本章将通过病例的形式呈现疾病的各个方面，重点介绍诊断性评估、治疗计划、最佳治疗策略。另外，还将重点介绍创伤及应激相关障碍的最新的治疗方法及最近的研究和发现。

对创伤及应激相关障碍的基本理解

　　创伤可以被定义为发生了可以使一个人遭受打击的情感性创伤性事件。本章所提及的所有障碍都要求识别促发事件（Barnhil，2014）。这些促发事件不一定是单独的，它们可以是重复的和持续的多个事件。尽管目前的大多数研究都集中于一些重大灾难以及人们对其的反应，但是不同的个体对创伤的反应不同。对于某些人来说，创伤性事件可以产生复原力，并且促使个人成长。在标准的应激反应中，创伤会持续 2～3 天（Eriodman，2014）。但是，当反应过于严重时，个人的功能受限或功能不能整合，就会产生一定的障碍。这章中所提及的 DSM 的所有障碍患者都曾经暴露于创伤性事件。对于反应性依恋障碍和脱抑制性社会参与障碍，这些早期创伤包括社会忽视。

　　创伤及应激相关障碍的相关理论可以揭示一些潜在的机制，这些机制也是治疗及预防创伤及应激相关障碍的基础。个体对于创伤的反应差异很大（APA，2013），这些障碍的理论基础同焦虑有关。可是，在创伤及应激相关障碍中，焦虑症状可以出现也可以不出现。理论上对于创伤及应激相关障碍的理解通常基于生物科学、神经心理学、认知心理学，以及社会心理学。应激相关反应很复杂，可以涉及影响人际间的、个体内心的，以及周围环境关系的复杂相互作用。在学习和保存重要的信息方面，内侧前额皮质受损会导致元认知受损，而元认知对于形成人和事的印象是至关重要的（Sripada 等，2009）。元认知包括提供信任和安全评估的精神过程。由于基本情绪是人和动物天生的固有的部分，而情绪是通过对社会环境的适应所展示出来，认识和解释情绪，诸如幸福、悲伤、愤怒、恐惧、快乐、暴怒、爱、绝望和厌恶，都可以帮助个体识别威胁并做出反应（战斗或逃跑）。这些情感反应通常发生于应激事件之后，并且被认为是正常的应激反应。另外，还可能出现认知反应和解释能力的问题。这些问题包括分离性障碍、定向障碍、注意力集中困难（Friedman，2014）。认知和社会理论帮助我们更好地理解精神状态和其导致的相互作用，建立沟通的基础，以及建立情感模式来提供一个记忆蓝图。受这些预编程记忆模式的影响，当一个刺激产生时，其结果是一个习得性反应或预先行动。当被暴露在创伤性事件下而产生焦虑情绪时，个体通常的反应是避免伤害、寻求安全。当事件的意义被错误地归因于一个特别状况时，即使是安全得以保证，也会引发另一种反应。另外，记忆和执行功能的缺陷会损害信息加工。因此，判断力和决策能力也会受损。此外，这种破坏会影响到个人的归因、动机以及寻找线索的能力。当这些发生时，个人对感受到的威胁产生不恰当的反应，进而导致焦虑和适应不良。

了解创伤及应激相关障碍的患者

创伤和应激对个体的影响是不同的。当大多数人感到焦虑时，他们有足够的背景去理解焦虑的含义、动机和意图。在极端的情况下，例如当个体处于个性形成时期，经历反复的社会和情感忽视、背叛、恶意和欺骗行为（如战争折磨），个体则会很难处理和度过。个体对这些不良生活情境和事件的理解，可以形成一个问题性的蓝图，也许对某一次事件的解释会是有用的，但是在不同时间或不同情况下，则没用。例如，在特定的成长阶段，反复地受虐待、曲解或背叛会使个体感到严重的威胁和恐惧。这种威胁或躯体上的伤害会引起对社会准则的颠覆，就好比作为社区遵规蹈矩的一员感到安全感的破坏一样（Charuvastra 和 Cloitre，2008，p.305）。这种认知过程的受损会改变一个人的行为模式和脑功能，会使个体出现焦虑或解体的感觉。这样会惊恐发作和产生社会退缩症状，既往经验和元认知受损会导致个体理解功能受损。帮助这些就诊者时，关键在于如何重建元认知，然后正确处理信息来减少焦虑，或用一种富有成效的应对方法，而不是逃跑或是一种临时的防御反应。

注意力、回忆、识别、解决问题、制定策略、观察、定势转换、繁殖是人类最基本的能力。对害怕、恐惧、厌恶、生气或爱等情感的反应，个人由于反应的行为是由这些能力决定的。在创伤和应激相关障碍中，对这些预先应答能力的识别是执业医生提供最佳治疗和干预的关键，而且能让医生理解人际互动最好的和最糟的情形，了解如何阻止与焦虑或解体相关的障碍的发生。个人对同样的创伤性事件有不同的反应，对于个人来说，理清其对症状体验的解释，对于诊断性评估，是重要的组成部分（Friedman，2014）。

创伤及应激相关障碍的重要特征

当准备进行诊断性评估和做出恰当诊断时，执业医生一定要熟悉构成创伤及应激相关障碍诊断的重要特征。在做出诊断印象、确定治疗计划时，医生都要平衡有意义的研究和自己的经验判断之间的关系（Schore，2014）。在评估和做出创伤及应激相关障碍的诊断时，一定要熟悉应激事件的强度，这样就能了解何时对应激情况和事件的反应是过度的。一个人对于恐惧的过度反应可以导致过度的焦虑或惊恐。个体寻求逃离是因为事件本身带来太多的恐惧和恐慌，以至于逃跑是唯一有意义的应对。如果不能逃走，个体就要适应来生存下来。无论威胁是否是真实的，只要能够被感知，身体都会启动对威胁的情感或身体的应答反应。当焦虑反应突出强调情境和认知因素的相互作用，而且逃跑是不可能的时候，朋友或同伴能帮助这个个体。如果洞察力未受损，个体会担心他对事件的反应从而回避，变得麻木，或是本能地限制与创伤性的情景相互作用，来避免威胁的发生或再发生，以此来保护自己。

当人们对应激源的反应感觉到焦虑时，一种恐慌样的感觉会袭来，而且这种不能逃跑的恐惧会使人感到被击溃和迷惑。由于不确定是什么带来的问题，一些人寻求医疗照护来寻找答案。就诊者和医生一开始可能会关注这些是否与躯体症状相关（见快速参考9.1）。当做完身体检查后，没有发现能够解释症状的躯体症状，之后才会被转诊到精神科。

症状的自我报告问题

一个缺少对症状恰当评估的原因是，个体对症状的自我报告的问题太多。在治疗过程中，就诊者遭受的创伤性事件或精神状况，都来自于就诊者的自我报告。例如，有几项针对 PTSD 的研究，研究者调查了退伍老兵对于创伤体验的自我报告的差异性（Mott，Hundt，Sansgirg，Mrgnogna 和 Cully，2014；Rosen dal，Mortensen，Andersen 和 Heir，2014；Watts 等，2014）。经历创伤性事件的个体，对创伤性事件的感受会有不同，这种感受会随着时间的改变而发生变化，也有可能被夸大。因此，就诊者对症状的解释和报告会引起误解。此外，就诊者在报告主观体验的时候，由于就诊者独特的社会、文化背景，以及独特的成长环境，这些解释会反映正常的定义和标准（Paniagna，2014）。生活在没有安全感的高创伤环境下，会导致对文化期望完全不同于对此环境不熟悉的人。当经历过同样事件的人在报告中有不同的解释时，你就会发现如何解释和制定危机处理的标准是非常困难的。

由于这些原因，在收集清晰、简洁、有心理学标准方面的诊断标准时，附加的信息和其他重要的人、家庭成员、同事、朋友的看法也是须考虑的（Woo 和 Keatinge，2008）。焦虑的患者在填写评估问卷时很可能会感觉不舒服。所以，要慢慢来，多关注此问题（Rizq，2012）。当一个人正处于危机当中时，不要立即做任何事情，通常要慢慢关注敏感的就诊者的病情进展。

快速参考 9.1

焦虑的表现

- 焦虑的就诊者，在看精神科医生之前，通常会寻求初级医疗机构的内科医生的帮助。
- 紧张、疲劳、脉搏增快、呼吸急促等躯体反应，很容易被误解为躯体疾病的症状。
- 恐惧、悲痛、愤怒、回避之类的情绪反应通常被认为是躯体疾病所引起的。不同于典型的既往社会关系，诸如易激惹、退缩、孤立并伴随被抛弃感的人际关系反应会形成一个不适的社会情境。同人际问题相比，个体会从躯体疾病方面寻求原因，因为这样会"更容易接受"。

由于就诊者会呈现出躯体的和精神两方面的症状（如震颤、呼吸困难、头晕、出汗、易激惹、坐立不安、换气过度、疼痛、胃灼热，以及分离性症状或麻木等之前体验过的躯体感觉），在寻求干预之前，就诊者习惯将这些困惑归因于躯体疾病方面的原因。

创伤及应激相关障碍的概述

DSM-5 是美国标准的精神障碍诊断分类系统。使用 DSM-5 精神障碍诊断标准可以使所有障碍诊断规范化，以及对个体精神病理学状况快速、标准化决策（Schmidt，Norr 和 Korte，2014）。

本节精神障碍包括直接或间接经历的创伤（APA，2013）。应激性生活事件包括重要的生活变化（无论是积极的还是消极的），如怀孕（重大生活变化）或意外死亡，尤其死亡一直是很复杂的。关注非临床人群的一般压力，发现人们面对压力和厌恶的刺激的侵入性的想法持续增长。DSM-5 创伤和应激相关障碍分类里面还包括与它有共同特征和共同的元认知和生理反应标准的障碍（APA，2013）。元认知包括情感和情境状态的处理，为个体提供了信任感和安全感评估的基础。不恰当的过分注意力分配和混乱的信息处理（如适应性信噪辨识力下降），伴有不恰当、夸张的躯体感觉（无害的），对于理解临床应激和焦虑反应至关重要（Wise，McFarlane，Clark 和 Battersby，2009）。

处理应激事件需要执行功能，如解释、注意力和记忆力，当威胁和危险评估及反应性行为（如战斗或逃跑）形成时，这些功能就会启动。兴奋时，个体会尝试调节这些情绪，唤起代偿情绪，如害怕、担心、痛苦、恐惧和绝望。个体对其处境的反应是焦虑症状出现的基础。如果任何环节的功能受到损害，那么判断和决策会变得不准确。当对处境的判断和解释能力受损时，个体可能自己相信、评估、感觉他自己的看法是准确的。应对压力和焦虑，尤其是严重的压力和焦虑，身体可以产生包括生理反应，刺激交感和副交感神经系统，导致心率增加、震颤、出汗、恶心、气短、头晕、头痛、腹泻。

反应性依恋障碍

DSM-5 每章节的障碍是按发育顺序列出的，那些最有可能发生在儿童期的会首先列出来。本章第一个障碍是 RAD。在 DSM- Ⅳ 和 DSM- Ⅳ -TR 中，RAD 是一个有 2 个明确亚型的诊断：情感冷漠 / 抑制和社交随意 / 抑制。DSM-5 中，这种区别不那么明显了。研究表明 RAD 实际上是 2 个独立的障碍。这一修改引入第二种名为脱抑制性社会参与障碍的诊断，以及 RAD 名称不变但是标准的改变。对那些熟悉之前 DSM 分类的人来说，保留原来的名称，但是改变标准可能会感觉有点困惑。

DSM-5 中，目前的 RAD 定义是婴儿期或童年早期对照料者的安抚或关注缺乏情感反应的一种障碍（APA，2013）。这种早期的很多纽带被认为对发展以后生活中重要的社会技能、形成依恋都很有必要。必须符合 7 项具体标准才能诊断 RAD（从 A 到 G）。标准 A，概述了对照料者依恋的重要性、发生抑制和情感退缩的一致模式。通常儿童会回避照料者的安抚，即使回应，儿童也是最低限度回应，并可能在接受安抚之后表现痛苦（APA，2013）。标准 B 是反应儿童对其他人的社会性反应。在这个社会性反应中，儿童表现出最低限度反应、极其有限的积极反应，如情感平淡或者迟钝。当情况不能保证其安全性时儿童可能一次次出现不可预测的焦虑、悲伤或易激惹。出于诊断目的，列出来的 3 种情形，儿童必须符合至少 2 种才能诊断。

标准 C，儿童过去明显没有得到足够的家庭照料和需求响应。这种注意力的缺乏可能包括持续社会关注缺乏、对儿童缺少关爱或不能满足儿童对情感或支持的需求；也可能跟经常的环境变化有关，如照料者反复更换或者个体与主要照料者的纽带中断。这种情况可能见于儿童被辗转于多个寄养家庭或者不停更换不同的照料者，在不停辗转间没有建立亲密关系。标准 C 还包括养育在机构或者大型照顾之家里面的儿童，他们难以得到个体的关注（APA，2013）。要明确诊断，这 3 种情形至少满足 1 种。标准 D，关系缺失导致儿童与照料者或者其他重要的人建立关系和相处困难。标准 E，这个疾病与自闭症谱系障碍（autistic spectrum disorder，ASD）有一些相似的特征。标准 F，要求执业医生明确症状是否存在，是否影响儿童在早期养育环境的功能（发病年龄在 5 岁前），尤其是当它涉及社会交往和交流困难时。最后，标准 G，为了避免与正常发育过程混淆，9 个月以内的婴儿不应做此诊断（APA，2013，p. 266）。这种疾病的主要症状是儿童与（重要的）他人互动模式受影响，与年龄不相符。即使他人为儿童提供舒适的情感环境，儿童似乎无法回应。这些会使照料者感到沮丧而忽视这种疾病。

脱抑制性社会参与障碍

这种疾病与 RAD 相似，发病年龄至少在 9 个月以上，是个儿童期疾病，包括一些极端的或者缺少关爱导致的行为异常，这与 RAD 不相似。DSED 必须满足 5 项诊断标准（A 到 E）。标准 A，与 RAD 完全相反，儿童积极地与很多成年人接触互动，包括很多他不熟悉的人。一定程度的不愿意接触或害怕陌生人是正常发育过程，而这种疾病的儿童当接近陌生成年人的时候，害怕和判断力减少或缺失。儿童没有害怕，可能表现得过分友好，以至于陌生成年人感到不舒服。这种极度的友好可能已经超出了正常社会的或者文化的理解范畴，容易使儿童置身险境。如果陌生人唆使他，他可能会跟着陌生人走掉，或者让陌生人带他回家。如果一个儿童满足标准 A，至少存在下列行为之一。这种疾病必须与注意缺陷 / 多动障碍（attention deficit/hyperactivity disorder，ADHD）相区别，ADHD 的行为是与注意缺陷和冲动相关的。对于这些儿童，须满足标准 B，行为与照料和发展相关，是一种社会脱抑制行为。跟 RAD 相似，标准 C 是关心或照料不足，须满足至少下列社会忽视中的一种：主要照料者的反复更换；不正常的儿童照料机构，机构中照料者和儿童比例严重不足，对于儿童的关心和情感投入都是很有限的。这些过度互动的行为模式可能是持久的社会关注缺乏导致的结果，儿童没有得到照料者足够的关注以满足他自身的需求。这也可能跟持续更换照料者有关，如反复更换寄养家庭。标准 C 还包括儿童被寄养在机构或者大型照料之家，难以得到个体的照料。标准 D，儿童这种纽带关系的缺失导致他很难区分适当与不适当的人际关系和社会反应。最后，标准 E，为了避免与正常发育过程混淆，9 个月以内的婴儿不应做出此诊断（标准 E；APA，2013，p. 269）。这种儿童期疾病的主要特点是表现出超出社会和文化规范的、与陌生人过分的亲近和熟悉。

创伤后应激障碍

创伤后应激障碍是患者曾暴露于创伤性应激源，创伤性应激源包含直接的个人经历、目击或了解到涉及实际或可能的死亡、严重伤害，或对人身安全的威胁的事件和情况（APA，2013；Charuvastra 和 Cloitre，2008）。在美国，18 岁及以上的人群中有 770 万患有 PTSD。PTSD 可以在任何年龄组的人群中发病，平均发病年龄为 23 岁（NIMH，2008）。在强奸、战争、囚禁、种族或政治动机的拘留和种族灭绝的幸存者中，PTSD 的患病率最高（APA，2013）。DSM 内定义的创伤性事件都会与 PTSD 相关。人为造成的创伤（如人为灾害、犯罪、酷刑、强奸）最有可能增加 PTSD 的发生率，并与应激源的强度和物理上的接近性有关（APA，2000；Charuvastra 和 Cloitre，2008）。

DSM-5 中，PTSD 被划分成 2 个群体：年龄超过 6 岁的和小于 6 岁的。个体年龄为 6 岁或超过 6 岁时，特定的诊断标准有 8 方面问题（标准 A 至 H）。暴露于创伤的 4 个因素中必须至少存在 1 个。第一个与第二个因素是患者直接经历创伤性事件或目睹它发生在一个家庭成员或亲近的朋友身上。如果创始暴露是不直接的，它可能是从创伤性事件中习得，这一事件发生在某些亲近的人身上，且必定是特别暴力的或意外的或偶然的。与事件相关的最后一个方面是创伤被第一反应者和那些工作在应急状态下，以及反复在创伤、可怕事件中暴露的人和遭受创伤或应激相关的继发反应者目击。

标准 B 需要 5 项与事件相关的症状之一。第一个症状是不必要的记忆反复出现。这些令人痛心的非自愿记忆突出了一个或多个与事件相关的元素。第二个是反复出现的与事件相关的或围绕事件内容的令人痛苦的梦。第三个是当遇到那些能唤醒他的与事件相关的人或情景时，个人可能经历伴有片段闪回的分离阶段。由于分离性体验可能连续地发生，个体可能意识到或意识不到分离性发作。对 6 岁及以上的儿童来说，一种分离性发作可能在玩耍过程中被再次经历。第四个症状是当暴露于能够重新唤醒个体创伤性事件的情景、人或事物时，将重新触发经历创伤时的强烈的心理痛苦。对标准 B 来说，第五个症状是当暴露于类似创伤性事件的线索时，显著的心理反应（内部或外部）可能会发展。

创伤性事件后，个体可能回避与事件相关的人、地方、情景（标准C）。与标准C的相关的症状是回避与创伤性事件相关的任何事情，包括努力控制与事件相关的想法、感情、人、地方、记忆和事物。创伤性事件后，个体可能会忘记与创伤性事件相关的关键方面（标准D）。个体可能经历了分离性失忆，从而忘记了参与事件的个体和该事件的其他关键因素。这种关于事件的扭曲的记忆不是由于使用物质或躯体疾病导致的。通过整理所发生的事情，个体对自己的认识可能会变得扭曲。个体对事件的扭曲的想法可能会改变对自我和他人的感情，导致恐惧、愤怒、内疚和羞愧的感觉。因为事件，个体对其他人和事件的兴趣可能会减少，他也可能感觉到脱离所爱的人。标准D的最后一个症状是无法体验到喜悦、爱、幸福和其他积极的情绪。标准E是参与社会活动的无力感。症状使患者易激惹和愤怒爆发。这些烦躁和愤怒爆发可能没有什么明确的诱发因素。个人也可以做了鲁莽的和（或）自我毁灭的行为。这个标准的另一个症状是过度警觉。当受到惊吓时，个人的反应可能被夸大了。当个人试图集中注意力时，也可能会有问题。

对于反映在标准B至E的紊乱，症状持续时间超过1个月（标准F）。此外，紊乱会导致个体在学校、家庭、工作和其他地方感到明显痛苦（标准G）。执业医生必须保证用来诊断PTSD的症状不能用被物质使用或躯体疾病更好地解释（标准H）。

对6岁及以上患者诊断PTSD时，执业医生必须明确何时人格解体或现实解体出现。人格解体是当患者感受到创伤在他们的身体之外的体验状态。现实解体是患者感觉到周围世界变得不真实或他们感觉正在经历一个梦幻般的状态，而他们是清醒的。在使用这些亚型之前，执业医生必须明确患者的经验不是由于使用物质或躯体疾病而产生的。如果直到事件发生6个月后，所有PTSD的标准才满足，执业医生必须标注。

对6岁及以下儿童诊断PTSD，诊断的特定标准包括7个问题方面（标准A到G）。标准A通过概述3个因素开始，3个因素与实际暴露于创伤或受到暴露于创伤的威胁相关（APA，2013）。儿童可能直接经历了创伤性事件或目睹了事件发生在一个家庭成员或亲密的朋友身上。目击创伤性事件不包括通过电视、视频游戏或电影看到有人被伤害。标准A中，如果儿童从发生在父母或照料者身上的创伤性事件中习得经验，第二个途径能得到满足。

在标准B中，事件至少会有以下5个相关症状之一。第一个症状是不必要的记忆反复出现。孩子可能会通过游戏表达这些自发的、痛苦的、不自主的记忆。第二，儿童可能反复经受事件相关的痛苦梦境，这些梦可能不是与事件直接相关，或事件相关的特征性内容，或者他也无法描述梦是什么。第三，当遇到那些与事件相关的人时，儿童可能经历伴有片段闪回的解体阶段（APA，2013）。儿童可能无法记住分离性体验过程中发生了什么。若儿童在6岁及以下，一种分离性发作可能在玩耍过程中被再次经历。第四，当儿童想起该事件时，可能会有强烈的心理痛苦。标准B中的第五种症状，当儿童接触与创伤性事件相关的刺激时，会产生生物反应（内部或外部）。其一就是当儿童看到和事件相关的人和事时，会尿裤子。

儿童可能试图避开与事件相关的人、地方、情景（标准C），儿童努力控制与事件相关的感情、人、地方、记忆和事物（APA，2013）。儿童甚至可能回避能够唤醒关于事件的事物。自事件发生起，儿童享受游戏和与他人互动的能力降低了。儿童表现出悲伤、恐惧以及困扰。当有人提出一个与事件间接相关的积极记忆，儿童可能会避开说话的人，以避免讨论与事件有关的任何事情。事件发生后，儿童的整体活动和对其他活动的兴趣可能减少。儿童表现出积极情绪的能力也受到事件影响。

事件发生后，儿童可能变得在以前喜欢的活动、事件、人群中体会不到愉快（标准 D）。儿童可能容易变得烦躁易怒、容易愤怒爆发、对有生命的和无生命的物体有攻击性。儿童的情绪爆发可能表现为发脾气，努力用语言表达情感。儿童可能变得高度警觉，关注事件发生或再次发生的线索。当受到惊吓，儿童的反应可能过度。儿童也可能有注意力和睡眠的问题。

儿童经历的这些症状必须持续超过 1 个月（标准 E；APA，2013）。此外，紊乱会导致儿童在学校、家庭和其他地方感到明显痛苦（标准 F）。执业医生必须保证用来诊断 PTSD 的症状不能被物质使用或躯体疾病更好地解释（标准 G）。

PTSD 的特征包括与创伤性事件相关的刺激的持续的再体验、回避和过度反应。当对小于 6 个月的儿童进行 PTSD 诊断时，必须有标注是否有人格解体和现实解体（APA，2013）。当在 6 岁及以下儿童诊断 PTSD 的时候，执业医生要特别标注是否存在人格解体或现实解体（APA，2013。人格解体即儿童感觉到他们在自己身体之处；现实解体则是儿童觉察到他们周围的世界不真实或就像醒着做梦一样。在这些亚型被使用之前，执业医生必须明确儿童的体验不是由物质使用或躯体状况导致的。执业医生也必须标注 PTSD 的标准是否在事件发生 6 个月之后，才完全满足。重复经历的事件在 DSM-5 中被指定，如重新唤醒事件的回忆或噩梦。在某些情况下，解体发生时，人的行为好像是重新经历（闪回）。当这些闪回发生时，患者可能企图避免再体验这些经历。这些尝试包括回避想法、感情、交流、活动、情境、人和关于创伤性事件的唤醒。这些情况和强烈的心理反应与心理痛苦有关。患者之后将努力回避和这个创伤有关的任何刺激（APA，2013；Spoormaker 和 Montgomery，2008）。相关的反应有强烈的恐惧、无助、害怕、痛苦、焦虑、易怒和愤怒（APA，2013）。相关的心理痛苦包括但不局限于记忆力受损、执行能力受损、情感调节受损、自毁和冲动行为，无效率、羞耻、绝望和无助的感觉，失眠，噩梦，之前持有信念的丢失，社交退缩，其他人际关系受损。

DSM-5 指出创伤前的因素可能和 PTSD 的发展有关，如童年时期的情感问题。在经历创伤性事件前有情感问题的儿童更可能发展为 PTSD。来自贫穷环境的人因为周围出现的暴力，更有出现 PTSD 的倾向。属于少数种群的人由于面对更多的障碍可能具有 PTSD 的倾向。其他因素包括抑郁障碍史和（或）一级亲属有 PTSD、童年时期的逆境、教育水平和认知能力（APA，2013；Keane，Marshall 和 Taft，2006；Mayo Clinic，2009）。创伤幸存者群体和家族性遗传中低的皮质醇水平表明下丘脑 - 垂体 - 肾上腺轴已经对皮质醇的效果产生了抵抗。在 PTSD 的幸存者中发现，这个系统与增加的反应及显性和隐性的创伤因素的反应过度相一致（Keane 等，2006；Yehuda 等，2000）。这些症状的出现增加了 PTSD 的风险，而且应该被评估。

创伤环境的因素，如来自社会动荡和居民冲突地区的军事人员和移民，也应该被考虑。执业医生应该指出事情的严重性、威胁等级、伤害的严重程度和类型及人际间的暴力。在非西方和发展中国家，PTSD 被发现有更高的发病率（APA，2013；Keane 等，2006）。地理位置在评价 PTSD 中应该被考虑。

发展 PTSD 的创伤后因素包括性格和环境。患有 ACD 的人群中至少有 50% 发展为 PTSD（APA，2013，p.284）。发展 PTSD 的其他性格因素包括不足够的应对策略和消极的自我评价。环境因素包括与事件有关的信息、人或者物品的重复出现。其实，有一个强大的支持体系在避免这些创伤后因素中发挥着很大的作用。

PTSD 与年龄没有关系。PTSD 可以发生在任何年龄，但发病年龄中位数是 23（NIMH，2008）。然而，按照所经历的创伤的类型，PTSD 发展和性别之间有联系。男性继发于寿命问题和进入竞争性社会的年龄问题，有较高的 PTSD 的发生率；性侵犯相关的女性有较高的创伤发生率（APA，2013；keane 等，2006）。当控制性别和创伤类型后，男女 PTSD 的患病率没有差别。

增加创伤后应激障碍风险的应激源包括在事件发生后处理额外的压力（失去所爱之人、疼痛和受伤、失去工作或居所）（NIMH，2009）。在事件之后部分或完全失去情感支持会增加发展为 PTSD 的风险。婚姻状况与 PTSD 没有很重要的联系，但是可以成为面对创伤性事件的一个保护因素（Keane 等，2006）。不健康的人际关系和家庭暴力是 PTSD 发展的危险因素。

创伤性事件的类型、强度、持续时间可以增加 PTSD 发展的相关风险（APA，2013；Mayo 诊所，2009）。创伤性事件的类型包括经历战争，恐怖袭击，目睹人受伤、被杀害或被虐待，和其他威胁生命的事件，例如绑架、抢劫和盗窃、自然灾害、空难、交通事故、强奸、童年时期被忽视和受虐待，以及威胁生命的医疗诊断（APA，2013；Mayo Clinic，2009；NIMH，2009）。在 PTSD 的发展中，创伤的类型作为一个风险因素应该始终被清晰地定义和评估。

10 种诊断和 PTSD 有重合而且应该被考虑做鉴别诊断：适应障碍、其他外伤后的疾病和状况、急性应激障碍、焦虑和强迫障碍、重性抑郁障碍、人格障碍、分离性障碍、转换障碍（功能性神经症状障碍）、精神病性障碍和创伤性脑损伤（traumatic brain injury，TBI）。当患者的症状不完全符合 PTSD 的标准或者上述障碍中的某个障碍能够更好地解释患者的症状，应该诊断为上述某个障碍。举个例子，当创伤性事件不符合 PTSD 的标准时可以使用适应障碍的诊断。当标准提示需要单独诊断时，其他创伤后障碍和情况的诊断被使用。ASD 和 PTSD 的主要区别是症状持续的时间。在 ASD 中，如果症状持续时间超过 1 个月，那么执业医生须重新评估这个诊断。如果患者的侵入性想法不是关于真实的事件，那么执业医生应该考虑焦虑障碍和 OCD。重性抑郁障碍患者不会满足 PTSD 的全部诊断标准，他们的症状不符合标准 B 或标准 C 或标准 D 和 E 的全部症状。当患者人际交往困难发生在创伤性事件之前，患者更应该被诊断为人格障碍，PTSD 作为一个标注。当患者出现分离性症状而且符合 PTSD 的所有标准，执业医生应该诊断为伴有分离性症状的 PTSD（APA，2013，p.279）。

有神经障碍的患者可能经历创伤性事件。当有创伤性事件时，执业医生应该考虑诊断和治疗 PTSD 而不是神经障碍。当患者报告有闪回时，执业医生必须核实患者是否患有精神病性障碍。在决定专注于 PTSD 之前，治疗必须基于最紧迫的症状。执业医生必须意识到创伤性事件如交通事故可能造成 TBI。当症状能从经历这个事件和与损伤相关联的症状分开时，执业医生必须决定伴有 TBI 相关的神经认知症状的 PTSD 诊断是否是合适的。诊断应该帮助决定和指导治疗。

关于 PTSD 的伴随疾病，"患有 PTSD 的个体中，80% 者可能符合至少一种其他精神疾病的标准"（APA，2013，p.280）。尤其是，战争中的军事人员具有更大的风险在患有 PTSD 的同时伴有严重的抑郁障碍和焦虑障碍（Mott 等，2014）。

急性应激障碍

ASD 发作的特征是经历了极端强烈的创伤性事件，出现反复发作的焦虑、分离性或其他症状。随之出现反应过度的体验，导致回避接触与应激源有关的提示物（APA，2013）。创伤性事件发生后的 3 天至 1 个月可以出现这些症状。个体可以表现出 14 个症状中的 9 个症状，如 4 个侵入性症状，1 个负性心境症状，2 个分离性症状，2 个回避症状和 5 个唤起症状（APA，2013，pp. 280-281）。ASD 的这些症状也可以出现在创伤性应激障碍中，包括睡眠困难、易激惹、注意力集中困难、高度警觉和坐立不安。DSM-5 关于 ASD 的诊断标准包括经历创伤性的事件，个体至少表现出 3 个分离性症状，这些分离性症状在创伤性事件后可持续 3 天至 1 个月。例如个体体验到主观的麻木感觉、分离性感觉（情感和身体方面的）、对周围环境的意识丧失、人格解体、现实解体或分离性遗忘。

本障碍发生在经历创伤性事件的人群中。罹患 ASD 的风险因素包括性格因素、环境因素、遗传因素和生理因素。性格因素是指个体具有高水平的负性情感、对创伤性事件严重性的高度感知和回避性的应对方式。具有这类个性特征的个体在遭遇创伤性事件后出现 ASD 的风险更高（APA，2013，p.284）。环境因素包括既往有过创伤的历史，例如既往经历过、目击或者习得创伤性事件。与 ASD 发生有关的遗传因素包括性别，例如女性。生理因素包括对应激事件的反应模式，临床诊断的时候必须考虑与个体反应模式相关的文化背景。临床诊断须排除适应障碍、惊恐障碍、分离性障碍、PTSD、OCD、精神病性障碍和 TBI。ASD 可以和其他疾病共病，例如损伤导致的躯体问题（例如头部损伤）（APA，2013，Bryant，Moulds，Guthrie 和 Nixon，2003）。诊断 ASD 后不是就自动诊断为 PTSD，但是如果这些症状持续时间超过 1 个月的话，DSM 建议还是应该诊断 PTSD。

ASD 和 PTSD 具有共同的特征，就是都接触了创伤性应激源。这些应激源的类型可以不同，例如洪水、飓风、战争、强奸和其他类型严重的创伤性体验。个体可以直接经历这些应激源或者亲眼目睹发生在他人身上的创伤性事件。在 DSM-5 中，与这些障碍有关的症状和应激源都比较类似，但症状持续的时间不同。ASD 是在接触应激源的 3 天到 1 个月内出现症状，而 PTSD 必须是接触应激源 1 个月以上才出现症状。不是所有的个体都会以同样的方式体会到创伤性应激事件，必须仔细评估其身体状况和支持性信息。ASD 和 PTSD 另一个不同点是 ASD 与应激源有关的症状和体征可能不会立即表现出来，而是要经历一段时间才能出现。总之，如果临床诊断为 ASD，必须满足 5 个特定的诊断标准（从 A 到 E）。尽管 ASD 表现的症状与 PTSD 的症状类似，但 ASD 的特征是接触一个或创伤性事件之后的 3 天至 1 个月之间发展出症状（APA，2013，p.281）。

适应障碍

适应障碍的发生与可以确认的应激源有关。适应障碍的紊乱在应激源出现后的 3 个月内发生。当个体对应激源的反应程度与应激源的强度不一致时可以诊断本病。如果反应程度不一致，还须考虑应激源所处的文化背景。当个体的症状不能达到另一种疾病的诊断标准，可诊断本病。如果个体的反应表现为正常的居丧，诊断本病就要慎重。临床诊断的另一个标准是，当应激源终止后，个体症状的持续时间不超过 6 个月。本病可以用 6 个特征来标注说明。如果个体表现为"心境低落、流泪和无望感"，就可以标注为伴抑郁心境（APA，2013，p.287）。如果个体表现为"紧张、担心、神经过敏或分离焦虑"，就可以标注为伴焦虑（APA，2013，p.287）。如果个体出现抑郁和焦虑的混合症状，就可以标注为伴混合性焦虑和抑郁。如果其中的症状表现为品行问题，可标注为伴品行紊乱（APA，2013，p.287）。如果主要症状是混合的，可标注为伴混合性情绪和品行紊乱（APA，2013，p.287）。如果个体表现为适应不良的症状，可标注为未特定的。本障碍在应激源出现后的 3 个月内开始，如果 6 个月后出现症状，诊断本病就要慎重。诊断本病时，执业医生必须要考虑个体的环境和文化因素。鉴别诊断须排除重性抑郁障碍、PTSD 和 ASD、人格障碍、其他影响身体状况的心理因素和正常的应激反应。

其他特定的以及未特定的创伤及应激相关障碍

这些疾病被应用于个体的症状不能完全满足其他的创伤及应激相关障碍的诊断标准。在特定的疾病中，执业医生要说明它不满足诊断标准的原因，但在未特定的疾病中原因无法列出。虽然个体的症状在生活中的重要领域造成了很强的应激表现，但其症状仍不完全符合其他任何一个与应激相关的障碍的诊断标准。执业医生可以使用这个障碍名称来诊断一个延迟发作或有更长时段的适应相关障碍。其他特定的创伤及应激源相关障碍可用于诊断文化特定的应激障碍。另一个例子是当一个人的悲伤被认为是持久的、复杂性居丧时也可下该诊断（APA，2013，p.289）。未特定的情况可能发生在急诊室或一些原因不能公开声明的情况下。

开始诊断性评估

在诊断性评估创伤及应激相关障碍时，文化因素应该被仔细地考量和理解。种族认同、宗教和精神能够帮助去建立文化认可的行为，这似乎与占主导文化的行为不同。在不同文化期望和习俗的基础上，所经历的创伤与应激导致的结果可能会截然不同。例如，最近的文献已经开始接受和尊重历史性创伤的发生率，即少数人群通过重温我们祖先的经验如殖民主义、奴隶制、自然灾害和战争得到的（Derezotes，2014）。

当文化因素可以影响创伤时，CFI 或许可以提供帮助。关于个人如何处理和应对自已的问题，这一工具提供了一个清楚的评估方式，并考虑到潜在的文化影响。在 DSM-5 的附录上，执业医生也可能找到有用的关于文化相关的悲伤习语的描述。意识到这些关于悲伤的习语能够帮助执业医生构建文化的包容性、识别有问题的行为、为更多的文化敏感的问题提供沟通策略。这些测量可能对患者报告的有关神经、神魂颠倒、多个关于身体的抱怨，或无法说明不幸的感觉特别有用。在这些情况下，毫无根据的病理学标签是可以避免的，行为经验可以探索与患者有一致行为规范的文化参照群体。

随着时间的变化和文化融合，种族差异可能被消除。标准的定义将继续被质疑，Paniagua（2014）的行为就是证明，他建议完全消除"少数民族"这个术语。然而，文化因素是重要的诊断性评估和干预计划，必须始终被识别并考虑。CFI 可能在制定具体的措施去探索问题的定义，以及制定过去和当前的帮助策略时特别有用。文化因素可以影响或导致问题行为的方式不应被低估。Grigorenko（2009）提供了一个优秀的资源进行文化敏感性的评估。

支持维度评估

DSM-5 中的一个重要组成部分是从分类诊断性评估到维度评估的转换。在创伤及应激相关障碍中，横断面症状可以用来区分有重叠症状的障碍。此外，在评估过程中，可以使用各种类型的量表，包括自评测量可以明确时间、强度和发作症状的频率。精神状态检查的测量工具包括 Folstein 迷你精神状态检查（Mini Mental State Examination, MMSE），它包含了时间、地点、注意力和记忆力等问题的评估。这个测量取决于年龄和教育背景，并且对测试上问题不熟悉的个体较敏感，例如总统的名字、地理位置，以及重要的日期和事件。同时应该考虑到人的背景不同，地方和位置的概念不同（Adler，2007；Amin，Kuhle 和 Fitzpatrick，2003；Insel 和 Badger，2002）。它发现任务的完成与注意力和记忆力相关，这可以通过写作、模仿和观察上的努力达到。

其他的测量方法能够帮助评估元认知、属性、危害降低、耐受力水平和创伤后与焦虑水平相关的行为反应。由于很多个体经历共同的现象，即焦虑、抑郁，因此，评估临床特征的量表可以用来评估焦虑的程度。如 Schwartz、Davidson 和 Goleman（1978）制作的认知躯体焦虑问卷（Co-Somatic Anxiety Questionnaire, CSAQ）量表，或许在开始这项评估时会有用。CSAQ 量表有 14 条，主要集中在思维和躯体上的特质性焦虑，并且被用于评估广泛性焦虑。该量表的评分在 7 ～ 35 分，分数越高，提示认知和躯体不适较明显。当特别关注抑郁症状时，贝克抑郁量表或许会有帮助，它有 21 条，包括自我报告和多选择问卷。它通过特别测量焦虑的项目测量了抑郁（Center for Psychological Studies，2008）。它通过 4 个自评报告、顺序的测量，去评估症状的严重程度描述抑郁的具体行为表现。

另外一个量表专注于非精神病性抑郁障碍，它是 Hudson 1992 制作的广义满意度量表（Generalized Contentment Scale, GCS），这个 25 条的量表评估了非精神病性抑郁障碍的严重性。它的分值是 0 ～ 100 分，分值越高提示抑郁越重。GCS 量表有 3 个节点，即 30 分、50 分、70 分。30 分以下提示无明显抑郁，50 分以上暗示有自杀意念，70 分以上提示始终有严重的应激和自杀倾向（见 Fischer 和 Cocoran，2007 量表和相关信息的副本）。

Penn 创伤后应激障碍量表（Penn Inventory for Posttraumatic Stress Disorder, PI-PTSD）是一个 26 条、3 部分的类似李克特量表的自评，用来评估多重创伤经历后的 PTSD 的症状（U. S. Department of Veteran Affairs，2009a）。所涉及的条目与焦虑相关，如自我认识（Matthews 和 Wells，2000）。它的分值为 0 ～ 78 分，反映了 PTSD 的严重程度，分数越高则程度越重。因为它不是针对特定的某一类型的创伤，PI-PTSD 量表可以评估多重创伤经历的存在以及它们的后果。

Los Angeles 症状自评量表（Loc Angeles Symptom Checklist，LASC）是一个 43 条、5 部分的类似李克特量表的自我报告，它与 17 个症状相关，用来评估广泛性痛苦（U. S. Department of Veteran Affairs，2009b）。每个题目的分值是固定的，计入诊断的症状每条 2 分或 2 分以上。43 条加在一起提供了一个关于痛苦和适应问题的全球指数（分值越高，则预示着痛苦与适应问题越严重）。建立一个诊断时，该量表可以帮助识别疾病是否存在，以及 PTSD 的标准。

创伤后压力症状检查（Screen for Posttraumatic Stress Symptoms，SPTSS）是一个 17 条、11 部分的类似李克特量表的自我评估，用于评估 PTSD 的症状（U.S. Department of Veteran Affairs，2009c）。条目分数可以决定 PTSD 诊断的症状和标准。该量表尤其对有多个创伤性事件，但不知道创伤史的人特别有用。如 LASC，该量表在确定疾病的存在和诊断标准上非常有用。事件影响量表测量了间接地与创伤性事件相关的入侵和回避（如想法和影像、痛苦的梦、情绪波动、重复和抑制行为）（Sundin 和 Horowitz，2002）。这个量表可以被用于其他疾病测量，并且可以评估与创伤性影响相关的症状的出现。

总之，这种类型的快速评估工具可用来评估痛苦的水平以及它对日常功能的影响。这些简明的测评提供了较好的诊断和评估。它们能够帮助对情况的程度、不同的诊断提供一个更全面的分析，建立 PTSD 的诊断标准（如恶化的持续时间、情况的发生）。病例和这个章节的剩余部分特别关注 PTSD 的情况。基于这些信息，一个治疗计划和实践策略由此产生，并且能够有效地识别和治疗那些患有这种类型的创伤及应激相关障碍的个体。

完成诊断性评估：Marmarie

诊断性评估应考虑到所有的危险因素以及 DSM-5 中指定的诊断标准。为了全面，它包括所有可用的人口统计学信息、体格检查、目前及过去的用药及精神史、地理位置、移居情况、经历的创伤类型以及具体的背景特征。对于 Marmarie，经历的创伤类型直接与 9 个月前的袭击和强奸有关。自那以后，偶尔她会想她之前过得更好，但这并不会持续很长时间。她最近做了一个体格检查，并没有发现什么问题。她并没有吃任何药物去控制她的焦虑。刺伤留下了永久的瘢痕，但幸运的是没有任何重要器官的损伤。然而她说，有时候当她摸到这些刺伤的瘢痕时，她会有烧灼感并且疼痛。当检查时，医生并没有发现与这些症状相关的躯体问题。

诊断性评估开始于一个全面的精神状态检查，收集了与她的表现、精神功能、高阶能力、思维形式及内容相关的基本信息（见快速参考 9.2）。

—— 病例分析 -Marmarie 的病例 ——

　　Marmarie 是一个 32 岁西班牙裔女性，平均身高和体重，年貌相符。她被她的家庭医生推荐来做一个心理健康评估。Marmarie 穿着整洁，并且适合她的年龄、身高和体重。尽管她显示出一些焦虑，她还是能与执业医生公开地讨论她的观点。Marmarie 最近出现无法控制的焦虑，并且严重到使她无法完成工作及已经开始的项目。她正体验病态观念、强烈的应激和担心、侵入性思维，同时伴有明显的失眠。当她睡觉时，容易做紧张的梦，经常醒来一身冷汗，但记不住梦境的内容。大约 9 个月前，Marmarie 的家被破门而入，入侵者在刺伤了她的胳膊和胸部后强奸了她。她的伤口已经恢复，并且觉得自己好多了。最开始的时候，她害怕一个人待在家里。这些症状看起来似乎平息了，但现在又再次发生。

　　Marmarie 描述了一件事，当她走回公寓的时候灯是暗的，她能够看到袭击者走向她。因为知道他在服刑，她立马怀疑这是否是真的。当他继续靠近，她能够感觉到自己的心跳。她定住了并且没有跑，因为当时她被吓懵了。在她的印象中她一直与自己说话，告诉自己赶紧离开，但她的腿无法移动。当歹徒走得更近时，看起来他的脸似乎转向了其他人。最终，她能动了，并且以最快的速度上楼梯奔向公寓。她锁上门，并倒在地板上哭了。

　　自从这次事件，她感觉一直会看见或遇见那个对她残酷袭击并刺伤她的人。她说她希望可以抛掉这些想法。仅仅是想这个事件会导致她呼吸加快，她能感受到自己的心跳。在受到袭击前，她记得那天晚上很美好，并且公寓很安全。现在她不断地觉得离开公寓很困难，她经常觉得自己过度警觉，并且东张西望。她说偶尔当她想到创伤的时候，感觉这个事件已经消退，并且觉得并不真实，好像她自己在保护罩内或其他人在另一个空间或被扭曲。

　　她的症状出现已经超过 6 个月，近 1 个月症状逐渐加重。近 1 个月她的体重减轻超过 10 磅（4.53 kg），个人与家庭生活也出现了问题，之前她就有就业问题和日常生活中难以完成任务的问题。她否认目前有任何躯体疾病并且否认服用任何药物。否认过敏史。她说她是一个"社交饮酒者"，否认有任何非法药物的使用史。她否认治疗物质滥用史，否认在这次访谈之前既往接受过精神卫生咨询。

快速参考 9.2

精神状态描述

表现	心理功能	高阶能力	思维形式 / 内容
外貌：适当	简单计算：准确	判断力：精确，解释以前和现在的事情有些混乱	思维过程：有序但难以集中，有多余的记忆

快速参考 9.2（续表）			
表现	心理功能	高阶能力	思维形式/内容
心境：当讨论创伤性事件时焦虑和害怕，感觉无助、绝望	连续减7的计算：精确	洞察力：完整，对于不需要的记忆自责	妄想：无 幻觉：无
态度：公开，表达混乱，对事件冷淡，有时为不受控制的情感	瞬时记忆：完好	智力水平：平均	
情感：迟钝/平淡，害怕的表情	长期记忆：完整	成语解释：准确	
语言：谨慎			
身体活动：不安的	一般常识：基本准确	阐述异同：准确	
定向力：准确，惊吓反应夸大			

一旦精神状态检查完成，下一阶段是识别存在的问题和它们如何与报告的问题的内容相关（见快速参考9.3）。

快速参考 9.3
识别 Marmarie 主要和存在的问题

主要问题：	与之前创伤相关的侵入性想法
存在的问题：	抱怨不能控制与入室行窃和性侵犯有关的想法

在描述 Marmarie 所经历的症状时，她说创伤性事件发生在9个月前，当时她被暴打、强奸、刺伤（诊断标准 A）。她说她被要求到法庭上面对她的袭击者作证。她指出对她来说那是最艰难的事情，因为那个男人非常邪恶地看着她。她指出她能够感受到当她在法庭作证的时候，他的眼睛一直注视着她。当他被判了20年监禁时，她说她并没有感到宽慰，并且认为这个决定并不令她满意，同时也没有为她带来如同律师认为的和她所希望的噩梦的结束。与诊断标准 B 相关，自从那次袭击后，她感受到许多有问题的反应。她说她不能阻止自己去想那个创伤性事件，并且希望能从脑子里去除这些杂念。她没有叙述任何噩梦，但有入睡困难以及难以达到宁静的睡眠。她指出她会反复出现有问题的想法，有时会误解别人是她的袭击者，跑向她的公寓，恐惧地锁上门。她表示她计划着要从原来的公寓搬走，因为有时她能感觉到事件仍在她的周围，某些事情会让她回忆起事件。例如，不久前的某一天，她泡茶的时候听到卧室有噪音。她立马表现出无

比恐惧，她所能做的事情就是冲出公寓。当这种事情发生时，她会叫朋友来安慰她，但她不在朋友的家里过夜。她说她不会去建议的支持小组，她只是不想去诉说或想创伤性事件（标准 C）。她说她只想把它放在一个架子上，锁在一个盒子里，然后再也不会面对它。

标准 D，在事件后她遭受着 2 个或以上的有问题的认知症状。例如，她说有时她会责备自己，然后会反复出现假设问题：如果当时我把窗户锁上，并且没有把屏风放下会怎么样？如果我经常去教堂会怎么样？神或许会保护我。如果我成为一个更好的人会怎么样，这样的事情就不会发生在我身上，等等。诊断标准 E 需要 2 个症状，她已经有睡眠紊乱和高度警觉，同时有夸大的惊吓反应。她的这些症状已超过 1 个月，并且她没有服用任何药物。这个经历导致她如此痛苦，她觉得她不能跟任何人约会，并且一想到性行为她就会产生很多回忆，让她感到恐惧和焦虑（诊断标准 F 至 H）。

看起来 Marmarie 满足 PTSD 的主要诊断，这也是就诊的原因。

创伤后应激障碍（就诊的原因）
398.81（ICD-9-CM）和 F43.10（ICD-10-CM）

在使用 DSM-5 时鼓励使用亚型和过程标准。与 PTSD 相关的亚型可以帮助去阐明一些互相排斥的和详尽的现象学标准（APA，2013）。Marmarie 的分组和她的症状属于现实解体。因为她说她想到创伤性事件后觉得这些事件很平淡，并且不像真的。有时她觉得自己在一个梦境的泡沫中行走，发生在身边的事情和谈话仿佛在另一个空间或者是扭曲的。

创伤后应激障碍（这次访谈的原因）
398.81（ICD-9-CM）和 F43.10（ICD-10-CM）
如果有此特征，则标注：有分离性症状 - 现实解体

延迟发作的标准是指在创伤性事件后将近 6 个月后才满足全部的诊断标准。对于 Marmarie 来说，用这种分类似乎不适合，因为在事件发生后不久她就满足了所有的诊断标准。创伤性事件后，这些症状就出现了，并且当她暴露在特定的环境或情境的触发因素下，症状会变得更明显。

随着多轴诊断（之前通常用于 DSM-Ⅳ 和 DSM-Ⅳ-TR）的去除，提供的用于轴Ⅳ和轴Ⅴ的信息不再是一个要求。因此，除了主要的诊断，任何与患者情况相关、能够影响诊断的支持性信息都应该被记录。医生感兴趣的信息，DSM-5 中的第 21 章和第 22 章可能提供帮助。第 21 章为药物所致的运动障碍及其他不良反应，第 22 章是可能成为临床关注焦点的其他状况。在 Marmarie 的病例中，第 22 章可能非常有用。许多支持性因素须被考虑到，因为它们能够支持诊断性评估。首先是生物 - 心理 - 社会应激源，尤其与家庭情况和主要关系相关的应激源。

目前各种社会的应激源影响 Marmarie，而且这些应激源也可间接地应用于建立治疗。尽管她的症状影响了工作质量，她目前依然有工作。她的症状给她施加了更多的压力，她

害怕失去工作。她说她与家庭和朋友关系相处得没有问题。她的社会心理应激源主要有：

- 症状对就业的影响
- 自己独自在家，尤其是晚上
- 偶遇行凶者
- 不敢在阴暗的灯光下独自在街区行走

这个章节中列出的情况没有任何一条能够解释 Marmarie 所经历的情形，最接近的这些情况在下面列出。能最好解释 Marmarie 的支持性信息的其他情况是成年人被非配偶或非伴侣虐待。强奸和后续的攻击可以被记录下来：

成年人被非配偶或非伴侣的身体虐待，确认
995.81（T74.11XA）
成年人被非配偶或非伴侣的性虐待，确认
995.83（T76.21XD）

总体来说，Marmarie 在不知道她有功能受损的他人看起来功能正常，实际上她有明显的社会功能和日常功能受损。她没有自杀观念却表现出病态观念。她没有强迫仪式，也可以坚持工作。然而她坚持担忧增加的症状对她的工作有一定的影响。尽管在个人和职业功能上有损伤，但她的精神状态在正常范围。应用分类学可以帮助她建立一个症状频率、持续时间和强度的基线。

治疗计划和干预策略：Marmarie

对有问题的行为积极和持久的反应归因于患者情绪和思想的敏感性降低。在 PTSD 的病例中，尤其是 Marmarie 的病例，这种脱敏治疗需要重复的过程，如让她选择一个时间段独自在家中。她需要从短时间开始，然后逐渐增加时间。通过掌握这个任务，Marmarie 就可以逐渐觉得在家待着很舒服。这种脱敏训练可以延伸至家里的其他部分，使它们同样变得舒服。治疗计划必须要包括解决 Marmarie 所经历的思想和睡眠问题，这就是使她最痛苦的症状。治疗计划应该包括一个长期的目标，着重于发展增加功能和减少痛苦的信念与模式。短期的目标应该着眼于教育、认知链、训练和系统脱敏的应用。

深呼吸和放松可以缓和与思想和行动相关的情绪。患有 PTSD 的人在管理情绪时有困难，并易受肌肉紧张的影响。学会调整 PTSD 的生理反应可以帮助患者提高认知和自我调节。调节生理反应的方式包括呼吸锻炼、按摩、紧张和放松训练，以及一般体育锻炼。它们应该被纳入治疗计划中，并用于改善患者生活中的其他问题。

准确地评估压力和应激对于一个成功的预后是至关重要的。通常这些应激源包括对 PTSD 的忽视、家庭动力学功能不良、沟通困难，以及这些应激源所导致的社会问题。家庭教育在个人应对 PTSD 时至关重要。关注的部分包括增加交流、提供一个平台去发泄不满、考虑和解决问题、参加支持小组并改善家庭成员之间的关系。关于教育和最大化健康的沟通模式的目标应该被纳入治疗计划。长期目标是提高患者参加日常生活活动的能力（见治疗计划 9.1）。

　　PTSD 的记录格式是以问题为导向和直接记录问题到相关区域，并提供可衡量的结果。在 PTSD 中，记录与可观察到的行为相关的具体信息是必要的。提出的问题越具体，治疗成功的可能性越大。建立思想和作为结果的行为之间的联系是以问题为导向记录的关键。通过行为观察的想法可以被纳入治疗计划。记录症状的具体例子，如活动时紧张（坐立不安、疲劳、震颤或肌肉紧张）、自主神经过度活动（心悸、气短、口干、吞咽困难、恶心或腹泻），以及高度警觉应该被包括在内。一旦行为被明确地列出，则可以建立一个可衡量的治疗计划。

治疗计划 9.1

创伤后应激障碍（PTSD）

对一个事件害怕、无助、恐惧反应的发展，包括实际威胁生活或威胁自己和他人生命的事件，亲眼目睹一个别人死亡或安全受到威胁的事件，或习得家庭成员或朋友死亡或安全受到威胁。

值得记录的症状和体征

- 持续性回避与创伤性事件有关的人、地方、事情、情感和感觉
- 当暴露于与事件相关的刺激时所产生的生理反应
- 入睡困难和有可能做噩梦
- 难以集中注意力
- 事件的应激反应
- 令人痛苦的梦
- 令人痛苦的事件
- 与悲剧事件有关的经验
- 持续的创伤性事件再体验 - 闪回
- 对事件的高度警觉
- 逃避行为
- 不计后果的自我毁灭的行为
- 躯体的症状：活动时紧张（坐立不安、疲劳、震颤或肌肉紧张），自主神经过度活动（心悸、气短、口干、吞咽困难、恶心或腹泻），以及高度警觉。

目标

1. 减少与创伤性事件相关的难以控制的想法，以便于恢复正常的活动水平和完成日常任务。
2. 减少病态意念和在日常活动时的强大应激和忧虑。
3. 学会识别闪回的触发因素，并且开始放松去平静即将到来的强烈的受害的感觉。
4. 当面对痛苦的记忆时，增加控制行为。

治疗计划 9.1（续）

5. 发展认知信念和行为模式去控制、减轻和减少焦虑症状和逃避行为的频率、强度和持续时间。

远期目标

1. 回到先前的创伤性事件之前的功能水平。
2. 学习使用应对技能，协助开展和维持密切的关系。
3. 在没有生理反应的前提下，在认知上重新经历创伤性事件。
4. 接受创伤性事件。

目标	干预
1. 识别和面对威胁的情况和想法。	提供 PTSD 的教育，但是不局限于心理和生理症状。 解决痛苦的回忆，并且讨论如何以一种轻松的状态现实地面对。 帮助患者用行为训练和个体心理治疗解决问题和加强更现实的自我评价。 鼓励患者去识别焦虑产生的认知、感觉、情绪和与它们相关的痛苦水平。
2. 检查事件的意义以及它如何影响目前的关系。	心理治疗识别与侵入性想法和行为有关的促发因素和后果
3. 心理咨询和可能的药物评估。	提供与药物评估相关的支持性讨论。 评估抗焦虑药物的需求，如有必要安排处方评估
4. 更现实地表达自己的愿望。	加强就诊者控制她的精力的能力，帮助就诊者建立可实现的目标和解决恐惧。 现实测试认知来帮助区分功能性的和不正常的想法。
5. 经历与创伤性事件相关的感觉，识别自责和逃避的类型。	心理治疗帮助就诊者识别 2 个与事件相关的害怕的原因和其他解决问题的方法来解决她的问题。
6. 实现自我放松。	教育患者进行自我放松锻炼来缓解恐惧、担忧、恐怖和（或）压力。
7. 参与支持系统。	如需要，对家庭提供创伤后应激障碍教育。 如果要求，提供家庭会议来解决交流模式，从而促进动态的健康。

治疗计划和实践策略的广泛性思考

治疗创伤及应激相关障碍和治疗计划方法是复杂多样的，可以使用众多的干预和治疗。Marinchak 和 Morgan 在 2012 年建议当进行任何类型的行为治疗时均应考虑这 6 个因素（p.138）。

1. 不管使用何种类型的治疗，必须包含执业医生与患者之间的合作关系。如果没有是相互协商的目的和目标，成功的概率是有限的。
2. 患者须致力于参与和积极解决识别的行为问题，无论是否在疗程中。
3. 完成一个功能分析去清楚地识别患者体验的问题，以及哪些问题需要及时关注。
4. 与患者合作去制定治疗目标和实施策略，对不同的治疗策略有充分的知识，可以为执业医生制定个体化的干预方案提供基础。
5. 有一个明确的计划和指标来评估治疗进展、是否成功和随访。
6. 特别是在处理物质障碍和 PTSD 时，复发一直是一个重要的问题。为长期恢复策略和具体的与复发相关的实践策略提供信息是推荐的。

以下是一些流行的方法的简单总结。

认知 - 行为治疗

认知 - 行为治疗（cognitive-behavioral therapy，CBT）已经被证实在焦虑障碍和其他 DSM-5 中所列出的疾病中是有效的、经济的。它重点在于扩展患者自我价值的感觉、独立性、参与、自我督导和在治疗中的控制。它能够被运用于许多治疗模式，如个人、群体、夫妻、家庭、网络。所有心理社会干预措施都须考虑协调照料机构和计费与报销的保险计划的限制。CBT 是其他治疗模式的补充，它用一种综合方法同样有效地解决焦虑障碍。CBT 中使用的技术非常适合处理焦虑问题，因为它们允许精神医生与患者相对对立并尊重患者。具体来说，安全性的困难、信任、权力和控制、自尊和亲密行为是认知行为疗法有针对性的认知组成部分（Keane 等，2006，p.180）。这种关系对推动患者独立和积极的自我关注是重要的。

当信息处理受损时着眼于想法和它们在情绪调节以及反应上的影响是重要的，尤其是解决与创伤及应激相关的焦虑时（Fruzzetti，Crook，Erikson，Lee 和 Worrall，2008）。认知模式可以帮助识别生理和认知反应；如果没有识别，它会产生一种永不停止的循环来加重焦虑（McEvoy 和 Perini，2009；Siev 和 Chambless，2007）。CBT 的一个有用之处是它能够真实或想象地处理威胁的误认及进行危险评估，并且可以激活在焦虑障碍中常见的害怕、恐惧、愤怒、担忧。CBT 模式可以解决焦虑，包括自我督导、认知重建（包括评估和反思解释的和预测的认知）、放松训练、演练和应对技能（Siev 和 Chambless，2007）。它是一个以当下为基础的治疗，加强了患者对现在的关注，并且增加了维持功能时现实检验，同时提高了应对能力、重组思想和行为的功能。

一个以认知行为为基础的干预是 Albert Ellis 的理性情绪行为疗法（rational emotive behavior therapy，REBT）（Ellis，2008；Ellis 和 Grieger，1977）。它尤其对患者的夸大、个性化或想象最坏情况有用，它们负责识别灾难性的结果。它着眼于患者非理性的和不切实际的想法。内部的规则被识别，取而代之的是功能性和适应性更好的可选方案（Ellis 和 Grieger，1977）。以下 A-B-C-D-E 提供了认知分析的结构。

A. 引发真实的或想象的事件。

B. 患者有关 A 的信念（理性或非理性的、有功能或功能不正常的信念）。

C. 结果（情感的、行为的或二者兼备）。

D. 关于扭曲信念的争论（为信念提供证据）。

E. 新的效果或哲学思想，发展理性信念替代错误的信念（Ellis，2008；Ellis 和 Grieger，1977）。

告知患者一个关于 A 的荒谬的、错误的信念可以导致 C。他们知道每个人包括他们自己是一个易犯错误、不完美的个体。因此 REBT 教会患者去无条件地接受自我并无条件地接受别人。它用了积极引导技术，如角色演练、自信心训练、调节和反调节程序（Ellis，1971）。

自我调节执行功能模型

自我调节执行功能模型（self-regulatory executive function，S-REF）用于解决与沉思、重性抑郁障碍、惊恐发作，社交恐惧症、疑病症、强迫思维和强迫行为的症状和担心有关的认知信念。根据这个模型注意力控制和不灵活性，如一个不可能的转变以及情感障碍的影响因素（McEvoy 和 Perini，2009）。它增加选择应对策略的可能性，促进自我关注（威胁监测、思维抑制、担心和沉思）和维持情感障碍（McEvoy 和 Perini，2009）。"该模型划分为 3 个层次的处理：自动的、低水平的外部和内部刺激处理，控制行为和想法的直接控制处理，一个永久的自我信念的保存"（Matthews 和 Wells，2000，p.83）。这个模型的治疗目标是增加注意力外部转移、增加灵活性和控制，同时采用认知行为治疗和注意力训练。自我知识驱动着不适应的反应，因为元认知信念影响维持功能障碍的思维，修改运作的图式来提供不良刺激的替代处理（Matthews 和 Wells，2000）。干预主要集中在 3 个阶段的注意力训练：选择性注意、注意力转换和注意力分散。这些需要个体排除他人的干扰，专注于一个特定的声音持续 30 s。一旦注意力转移到另外的声音，它将大约每 5 s 转移到另一个地方，同时转移注意力，在 15 s 内关注尽可能多的声音（Matthews 和 Wells，2000；McEvoy 和 Perini，2009）。CBT 模式和注意力训练作为一个附加部分，被证明能提高注意力、自控能力，帮助脱离惊恐发作和社交恐惧症的威胁。

以计算机为基础的治疗

自助干预是经济的，目标群体是不愿意接受治疗或寻求归属的个体（如书、自助群体）。CBT 干预应用于新型治疗方式，以计算机为基础的服务能自动生成决策（Andersson，2009）。这些干预评估个人的决策制定和提供教育协议与支持来增加意识和动机。使用网络可获得的自助材料和以计算机为基础的在线群体课程，一个确定的治疗师提供支持、鼓励，偶尔通过电子邮件开展治疗性活动（Andersson，2009）。特别是，以计算机为基础的治疗用于患有惊恐发作、社交焦虑障碍、PTSD 的不积极寻求治疗并对治疗有所保留的群体。包含在这些干预措施里的有心境障碍、物质使用障碍以及其他和健康有关的问题（Andersson，2009；Walker，Roffman，Picciano 和 Stephens，2007）。

行为疗法

当代行为疗法用于消除负面情绪、思想和行为。它们经常演练，通过意象、建模和计算机模型去创建一个反应，在一个安全的指导与实际的应用中，患者把自己暴露在感知到的威胁或痛苦的来源中。暴露疗法［如系统脱敏疗法，也被称为体内暴露疗法和（或）眼动脱敏和再加工］，特别适用于患有恐惧症、分离焦虑障碍、创伤后应激障碍和OCD的人群，这些干预措施可以由治疗师引导或自动导向。暴露治疗是一个逐渐或长期的暴露过程，暴露于可以引起害怕或焦虑反应的刺激中（Zoellner, Abramowitz, Moore和Slagle, 2008）。当执行功能受损，患者难以想象事件或情况并由此引发恐惧时，行为疗法尤其有效。"通常体内暴露涉及回到创伤性事件中去减少逃避，并掌控与创伤相关的线索"（Keane等，2006）。放松训练也是一个以行为为基础的治疗。通过学会放松技巧来控制肌肉紧张度，可以减少焦虑及生理反应。

家庭治疗

家庭治疗允许家庭成员用言语表达涉及精神障碍的思想、情感和担忧。家庭成员可以经历继发于仪式、恐惧、无法执行功能、忽视和暴力的困难。互相依赖是动态的，这使得家庭成员感觉无法管理生活。家庭需要教育和支持，学习应对技能和理解他们所爱之人的行为。家庭治疗也可以提供一个座谈会来发泄感情和解决问题。家庭作为一个整体接受援助是重要的，可以加强自己的支持系统。

组合在一起：一个整合的方法

当前医疗服务的提供方法是整合的方法，并且重点是基于证据的实践（Youngner, Gerardi和Rothbaum, 2013）。基于市场的原则和程序服务的应用，已将医疗转向专业化的强调质量保证和成本效益的服务。这个模型的医疗实践主导所有方面和类型的治疗可用性，强调证据和最佳实践、计费和报销之间的反馈回路。整合的方法通过快速识别、安全控制措施，以及干预技术减少伤害，来提供便捷的治疗。此方法在强调有效性的证明同时鼓励患者参与。分配指定服务的机制不仅表现了专业化，还有作为质量控制措施的一体化。报销时所有治疗都需要审查，尽管2008年Wellstone-Domenrei的精神健康与成瘾平价法案中强调整合化的有效性、效率、需求、持续的服务和可论证的结果（More, 2008）。

因为他们的多方面的因素，创伤相关的和其他焦虑障碍须将专业人士的专业化整合。在药理干预服务、咨询、筛查药物副作用和危险的影响中，它的作用已经很明显。整合方法促进家庭和支持系统护理的整合，以实现更成功的结果、减少伤害，并提高可持续性。

互联网焦虑障碍干预有利于针对个人不愿参与治疗和（或）不希望治疗带来限制的人群。这些方法提供一些潜在的进步，通过干预措施的创新应用使得最佳实践应用于解决障碍相关的诊断，去识别未满足的需求和集成服务。帮助识别焦虑障碍存在的措施应该融入护理，以促进获取治疗、证明证据，促进跨学科的提供者之间的沟通。

治疗焦虑障碍的模型应用多种方法的一个组成部分去针对疾病中的不同部分（Youngner 等，2013）。总的来说，不止一个心理治疗方法可以与其他干预措施结合使用。

药物治疗

药理进步可以解决与创伤及应激相关障碍有关的大脑方面的功能障碍。这种模式的干预是有效的，但不是没有争议。过度的应用和不恰当的监管增加了精神病治疗药物的消耗（通过处方，非法街头摊贩和互联网）。苯二氮䓬类和其他抗焦虑药的使用增加导致了估计 15% ~ 44% 的慢性苯二氮䓬类药物使用者出现成瘾和无法停药的问题。在停药时，这些个体经历严重的戒断症状，包括急性焦虑和抑郁症状（Hood，O'Neil 和 Hulse，2009）。苯二氮䓬类药物，如氯硝西泮（克洛平）、替马西泮（Restoril）、阿普唑仑（Xanax），对 PTSD 症状有轻微作用（Spoormaker 和 Montgomery，2008）。苯二氮䓬类药物、抗焦虑的处方药物，不包括非苯二氮䓬类抗焦虑药物（如安眠药、镇静剂和抗焦虑药），可以被焦虑障碍就诊者误用和滥用，这造成了进一步的戒断和依赖问题（World Health Organization，2009）。

在某些类型的焦虑障碍中，使用传统性的选择性 5 - 羟色胺再摄取抑制剂（selective serotonin reuptake inhibitors，SSRIs）可能无效（Pietrefesa 和 Coles，2009）。食品和药品监督管理局批准的 SSRIs 类的治疗焦虑的药物包括舍曲林（左洛复）、氟西汀（百忧解）和帕罗西汀（赛乐特），它们可能在治疗 PTSD 中有一定作用（Keane 等，2006；Spoormaker 和 Montgomery，2008）。三环类抗抑郁药，特别是丙咪嗪（Tofranil）和阿米替林（Elavil）使用较少，因为其副作用和潜在毒性。单胺氧化酶抑制剂（monoamine oxidase inhibitors，MAOIs），如苯乙肼（Nardil）和溴法罗明（Consonar），基于其副作用问题和饮食限制，不支持用于某些类型的焦虑障碍，并要作为最后的药物（Keane 等，2006）。其他治疗药物包括抗精神病药物，如利培酮（Serzone）、曲唑酮（Desyrel）和米氮平（Remeron），用于治疗失眠，在少数情况下用于幻觉。其他睡眠药物，如赛庚啶（Perractir），会轻微加重焦虑障碍患者（如 PTSD）的噩梦和焦虑症状严重程度（Spoormaker 和 Montgomery，2008）。

抗肾上腺素能药物正在改变药物治疗焦虑障碍的未来方向，因为它们针对与临床表现相关的特定神经生物学的内容。去甲肾上腺素能过度活跃和特定的肾上腺素能受体（与反应过度和高度警觉有关）之间的联系可能更有用和有效，并提供比传统治疗药物更好的临床和治疗结果，如哌唑嗪（Keane 等，2006；Strawn 和 Geracioti，2007）。药理干预目标为与焦虑障碍的临床表现相关的神经生物学和器官机制，可能比现行的药理治疗更安全、更相关、更合适。

总结与展望

DSM-5 的创伤及应激相关障碍的共同特性和诊断标准着眼于无认知和生理反应。本章的疾病分享了一个导致生理器官功能改变、神经障碍、认知改变和行为破坏的基础。注意力和信息处理的损伤会在不合适的情况下导致严重的功能和反应问题。尽管他们有共同的特征，他们的临床表现、认知和行为反应也各不相同。

解决这些应激相关的障碍问题的治疗和干预实践，着眼于认知重建、训练用新方法去处理信息的执行功能、学习生理反应、脱敏、消灭不正常行为。这些方法集中在神经心理缺陷的认知并强调减少伴随这些障碍的情绪反应，如害怕、恐惧、焦虑和担忧。治疗必须考虑相关的风险因素和诊断性评估。未来的发展方向应该包括情感和行为反应相关的研究信息、诊断性评估的精确度和减少发病和应激反应的影响的预防措施。

（谢守付　邹韶红）

参考文献

Adler, G. (2007). Intervention approaches to driving with dementia. *Health and Social Work*, 32(1), 75–79.

American Psychiatric Association. (2000). *Diagnostic and statistical manual of mental disorders* (4th ed., text rev.). Washington, DC: Author.

American Psychiatric Association. (2013). *Diagnostic and statistical manual of mental disorders* (5th ed.). Arlington, VA: American Psychiatric Publishing.

Amin, S., Kuhle, C. & Fitzpatrick, L. (2003). Comprehensive evaluation of the older woman. *Mayo Clinic Proceedings*, 78(9), 1157–1185.

Andersson, G. (2009). Using the Internet to provide cognitive behavior therapy. *Behaviour Research and Therapy*, 47, 175–180.

Barnhill, J. W. (2014). Trauma-and stressor-related disorders: Introduction. In J. W. Barnhill (Ed.), *DSM-5^{TM} clinical cases* (pp. 141–142). Washington, DC: American Psychiatric Publishing.

Bryant, R. A., Moulds, M., Guthrie, R., & Nixon, R. D. (2003). Treating acute stress disorder following mild traumatic brain injury. *American Journal of Psychiatry*, 160, 585–587.

Center for Psychological Studies. (2008). *Beck Depression Inventory Scale*. Retrieved from Nova Southeastern University: http://www.cps.nova.edu/~cpphelp/BDI.html

Charuvastra, A., & Cloitre, M. (2008). Social bonds and posttraumatic stress disorder. *Annual Review of Psychology*, 59, 301–328.

Derezotes, D. S. (2014). *Transforming historical trauma through dialogue*. Los Angeles: CA: Sage.

Ellis, A. (1971). *Growth through reason*. Palo Alto, CA: Science and Behavior Books.

Ellis, A. (2008). Cognitive restructuring of the disputing of irrational beliefs. In W. T. O'Donohue & J. E. Fisher (Eds.), *Cognitive behavior therapy: Applying empirically supported techniques in your practice* (pp. 91–95). Hoboken, NJ: Wiley.

Ellis, A., & Grieger, R. (Eds.). (1977). *Handbook of rational-emotive therapy*. New York, NY: Springer.

Fischer, J., & Corcoran, K. (2007). *Measures for clinical practice: A source book. Volume 2: Adults* (4th ed.). New York, NY: Oxford University Press.

Friedman, M. J. (2014). Two reactions to trauma. In J. W. Barnhill (Ed.), *DSM-5^{TM} clinical cases* (pp. 146–148). Washington, DC: American Psychiatric Publishing.

Fruzzetti, A. E., Crook, W., Erikson, K. M., Lee, J. E., & Worrall, J. M. (2008). Emotion regulation. In W. T. O'Donohue & J. E. Fisher (Eds.), *Cognitive behavior therapy: Applying empirically supported techniques in your practice* (pp. 174–186). Hoboken, NJ: Wiley.

Grigorenko, E. L. (2009). *Multicultural psychoeducational assessment*. New York, NY: Springer.

Hood, S., O'Neil, G., & Hulse, G. (2009). The role of flumazeil in the treatment of benzodiazepine dependence: Physiological and psychological profiles. *Journal of Psychopharmacology*, 23(4), 401–409.

Hudson, W. W., & Proctor, E. K. (1977). Assessment of depressive affect in clinical practice. *Journal of Consulting and Clinical Practice*, 45(6), 1206–1207.

Hudson, W. W. (1990). *The WALMYR Assessment Scale scoring manual*. Tempe, AZ: WALMYR.

Insel, K., & Badger, T. (2002). Deciphering the 4 D's: Cognitive decline, delirium, depression, and dementia—a review. *Journal of Advanced Nursing, 38*(4), 360–368.

Keane, T. M., Marshall, A. D., & Taft, C. T. (2006). Posttraumatic stress disorders: Etiology, epidemiology, and treatment outcome. *Annual Review of Clinical Psychology, 2*, 161–197.

Marinchak, J. S., & Morgan, T. J. (2012). Behavioral treatment techniques for psychoactive substance disorders. In S. W. Walters & F. Rotgers (Eds.), *Treating substance abuse: Theory and techniques* (3rd ed., pp. 138–166). New York, NY: Guilford Press.

Matthews, G., & Wells, A. (2000). Attention, automaticity, and affective disorder. *Behavior Modification, 24*(1), 69–93.

Mayo Clinic. (2009). *Post-traumatic stress disorder (PTSD): Risk factors*. Retrieved from http://www.mayoclinic.com/health/post-traumatic-stress-disorder/DS00246/DSECTION=risk-factors

McEvoy, P. M., & Perini, S. J. (2009). Cognitive behavioral group therapy for social phobia with or without attention training: A controlled trial. *Journal of Anxiety Disorders, 23*, 519–528.

More, J. (2008). *Wellstone–Pete Domenici Mental Health Parity and Addiction Equity Act of 2008: Explained in brief*. Retrieved from http://www.treatmentsolutionsnetwork.com/blog/index.php/2008/12/16/wellstone-pete-domenici-mental-health-parity-and-addiction-equity-act-of-2008-explained-in-brief/

Mott, J. M., Hundt, N. E., Sansgiry, S., Mignogna, J., & Cully, J. A. (2014). Changes in psychotherapy utilization among veterans with depression, anxiety, and PTSD. *Psychiatric Services in Advance, 11*(3), 106–112.

National Institute of Mental Health. (2008). *The numbers count: Mental disorders in America*. Retrieved from http://www.nimh.nih.gov/health/publications/the-numbers-count-mental-disorders-in-america/index.shtml

National Institute of Mental Health. (2009). *Post-traumatic stress disorder (PTSD)*. Retrieved from http://www.nimh.nih.gov/health/topics/post-traumatic-stress-disorder-ptsd/index.shtml

Pack, M. (2014). Vicarious resilience: A multilayered model of stress and trauma. *Affilia, 29*(1), 18–29. doi: 10.1177/0886109913510088

Paniagua, F. A. (2014). *Assessing and treating culturally diverse clients: A practical guide* (4th ed.). Los Angeles, CA: Sage.

Pietrefesa, A. S., & Coles, M. E. (2009). Moving beyond an exclusive focus on harm avoidance in obsessive-compulsive disorder: Behavioral validation for the separability of harm avoidance and incompleteness. *Behavior Therapy, 40*(3), 251–259.

Rosendal, S., Mortensen, E. L., Andersen, H. S., & Heir, T. (2014). Use of health care services before and after a natural disaster among survivors with and without PTSD. *Psychiatric Services in Advance, 11*(3), 91–97.

Rizq, R. (2012) The perversion of care: Psychological therapies in a time of IAPT. *Psychodynamic Practice:*

Individuals, Groups and Organisations, 18(1), 7–24. doi: 10.1080/14753634.2012.640161

Schmidt, N. B., Norr, A. M. & Korte, K. J. (2014). Panic disorder and agoraphobia: Considerations for DSM-V. *Research on Social Work Practice, 24*(1), 57–66.

Schore, A. N. (2014). Introduction. In J. J. Magnavita & J. C. Anchin, *Unifying psychotherapy: Principles, methods, evidence from clinical science* (pp. xxi–xliv). New York, NY: Springer.

Schwartz, G. E., Davidson, R. J., & Goleman, D. J. (1978). Patterning of cognitive and somatic processes in self-regulation of anxiety: Effects of meditation versus exercise. *Psychosomatic Medicine, 40*(1), 321–328.

Siev, J., & Chambless, D. L. (2007). Specificity of treatment effects: Cognitive therapy and relaxation for generalized anxiety and panic disorder. *Journal of Consulting and Clinical Psychology, 75*(4), 513–522.

Spoormaker, V. I., & Montgomery, P. (2008). Disturbed sleep in post-traumatic stress disorder: Secondary symptom or core feature? *Sleep Medicine Reviews, 12*(3), 169–184.

Sripada, C. S., Angstadt, M., Banks, S., Nathan, P. J., Liberzon, I., & Phan, K. L. (2009). Functional neuroimaging of mentalizing during the trust game in social anxiety. *NeuroReport, 20*(11), 984–989. doi: 10.1097/WNR.0b013e32832d0a67

Strawn, J. R., & Geracioti, T. D., Jr. (2007). The treatment of generalized anxiety disorder with pregabalin, an atypical anxiolytic. *Neuropsychiatric Disease and Treatment, 3*(2), 237–243.

Sundin, E. C., & Horowitz, M. J. (2002). Impact of event scale: Psychometric properties. *British Journal of Psychiatry, 180*, 205–209.

U.S. Department of Veterans Affairs. (2009a). *Penn Inventory for Posttraumatic Stress Disorder*. Retrieved from U.S. Department of Veterans Affairs: National Center for PTSD: http://www.ptsd.va.gov/professional/assessment/adult-sr/penn-inventory-ptsd.asp

U.S. Department of Veteran Affairs. (2009b). *Los Angeles Symptom Checklist (LASC)*. Retrieved from U.S. Department of Veterans Affairs: National Center for PTSD: http://www.ptsd.va.gov/professional/assessment/adult-sr/lasc.asp

U.S. Department of Veteran Affairs. (2009c). *Screen for Posttraumatic Stress Symptoms (SPTSS)*. Retrieved from US Department of Veteran Affairs: National Center for PTSD: http://www.ptsd.va.gov/professional/assessment/adult-sr/sptss.asp

Walker, D., Roffman, R., Picciano, J., & Stephens, R. (2007). The check-up: In-person, computerized, and telephone adaptations of motivational enhancement treatment to elicit voluntary participation by the contemplator. *Substance Abuse Treatment, Prevention, and Policy, 2*, 1–10.

Watts, B. V., Shiner, B., Zubkoff, L., Carpenter-Song, E., Ronconi, J. M., & Coldwell, C. M. (2014). Implementation of evidence-based psychotherapies for post-traumatic stress disorder in VA specialty clinics.

Psychiatric Services in Advance, 11(3), 1–6. doi: 10.1176/appi.ps.201300176

Wise, V., McFarlane, A. C., Clark, C. R., & Battersby, M. (2009). Event-related potential and autonomic signs of maladaptive information processing during an auditory oddball task in panic disorder. *International Journal of Psychophysiology, 74*(1), 34–44.

Woo, S. M., & Keatinge, C. (Eds.). (2008). *Diagnosis and treatment of mental disorders across the lifetime.* Hoboken, NJ: Wiley.

World Health Organization. (2009). *Organization for Economic Co-operation and Development health working papers no. 42—Policies for healthy aging: An overview.* Paris, France: Organisation for Economic Co-operation and Development.

Yehuda, R., Bierer, L. M., Schmeidler, J., Aferiat, D. H., Breslau, I., & Dolan, S. (2000). Low cortisol and risk for PTSD in adult offspring of holocaust survivors. *American Journal of Psychiatry, 157,* 1252–1259.

Youngner, C. G., Gerardi, M., & Rothbaum, B. O. (2013). PTSD: Evidence-based psychotherapy and emerging treatment approaches *FOCUS, 11*(3), 307–314. doi: 10.1176/appi.focus.11.3.307

Zoellner, L. A., Abramowitz, J. S., Moore, S. A., & Slagle, D. M. (2008). Flooding. In W. T. O'Donohue & J. E. Fisher (Eds.), *Cognitive behavior therapy: Applying empirically supported techniques in your practice* (pp. 202–210). Hoboken, NJ: Wiley.

第十章　性功能障碍

前言

当个体进入生命周期，并开始寻找性伴侣时，问题就可能会出现，而这些问题是我们要承认并探讨的。被性问题所困扰的很多人都很不开心，但他们从未接受过这样的教育——到底什么样的表现才是正常的（Buehler，2014）。以往的性经验，包括性虐待、性行为、父母对性的态度，以及其他可能明显影响个体的环境因素，使得性健康变得尤为复杂。如果这一系列的因素被忽视，个体将会发展出性功能失调，他就不能拥有一段自己所期望的性关系（Meston 和 Rellini，2008）。因为性的发展常常被误解、忽视，或者在社会中被滥用，被性问题所困扰的人往往不知道如何去处理这些问题。在讨论关键细节、表达与性生活和性表现相关的问题时，他们也常感到不适，参与这方面的谈话常被认为是一种禁忌。

这一章探讨最常见的性功能障碍：射精延迟（delayed ejaculation，DE）、勃起障碍（erectile disorder，ED）、女性性高潮障碍（female orgasmic disorder，FOD）、女性性趣/性唤起障碍、生殖器-盆腔疼痛/插入障碍、男性性欲减退障碍、早泄（premature ejaculation，PE）、物质/药物所致的性功能障碍、其他特定的性功能障碍和未特定的性功能障碍。本书会列出基本标准以完成诊断性评估以及治疗计划。这一章的目的不仅仅是探讨性功能障碍的各方面，本章节也涵盖了《精神疾病诊断与统计手册》（第5版）（DSM-5；APA，2013）中概述的 疾病。本章节的应用部分提供了性功能障碍的病例，与完成诊断性评估和随后治疗计划的具体推荐。这一疾病的很多方面都被呈现出来，重点强调了诊断性评估、治疗计划、有循证依据的治疗策略。此外，最后给出了操作性的方法和最新的研究发现，以便加深我们对这些充满压力的、情感上具有毁灭性的疾病的了解。

对性功能障碍的基本理解

在人的生命周期，每个人都会带着一定的需求、欲望和期望发育为性的一个个体。发育过程中发生的相似性和差异性都会非常显著。生理、行为、社会心理、政治和文化等因素间复杂的相互作用会影响人类的性行为这一复杂的交流。这一事实让我们理解和接纳这样的观念：在繁荣、正常的人类成长和发展过程中，性欲是主要的组成部分（Dziegielewski，Jacinto，Dick 和 Resnick-Cortes，2007）。

因为性欲的发育和表达被认为是一种独特而私密的事件，所以它的发展过程从不简单。通常人们很难向他们的亲密伴侣讨论性方面的问题，向陌生的专业人士分享自己的问题更为困难。反过来执业医生可能也没有接受过这方面正规的训练和教育，当他们需要识别或者讨论就诊者正在经历的这些问题时，他们也会感到不适（Buehler，2014）。

根据社会学习理论，在很大程度上个体是根据社会对性表达模式（如意外事件）的接受（如强化）或不接受（如惩罚），来发展自己的性行为方式。例如，我们几乎无法去模仿如何表达亲密的性关系，因为这件事情实在太私密。此外，传统的教育模式也无法派上用场。对于提供这方面的教育和观点，学校持怀疑态度，认为这应该更多的是父母的责任。但父母们触及这个话题时会感到毫无准备和不适（Burgess，Dziegielewski 和 Green，2015）。不仅是因为缺乏父母的模范作用或社会影响，而且作为性行为隐私性的结果，儿童们可能会接收到不准确的、不合适的或具有探索性的信息。对于有性行为的青少年来说，在没有接受过正确的教育和缺乏正确认识的情况下，会做出一些无知的决定而导致少女怀孕、健康问题、性别混乱以及长期的后果（Kirven，2014）。这些一时的决定会进一步导致更多的错误如意外怀孕（Kirven，2104；Patel 和 Sen，2012）。从这一层面出发，有必要给予准确而可信的信息。因为，以此为基础，所有可能发生的事情都有了模板。

人类发展到这一阶段，如果试图避免分享与性相关的信息或仅仅忽略了这些信息，那在学习过程中就产生了差距。这些被认为是未知的、尴尬的或被禁止的信息很少有合适的获取方式。对人类性活动的发展缺乏关注，会给成年人带来严重的、深远的影响，使他们在生活中处理性行为时困惑于不现实的期望，或缺乏正确的应对技巧（Horton，1995）。对性需求、欲望和期望的接受程度有差异，从而使得正常性行为、性相关问题的定义非常复杂（Nicolson 和 Burr，2003）。

男性和女性都有可能出现性功能障碍。在整个生命周期中，随着时间的推移，男性和女性的性反应也会随之变化。性欲减退或性欲缺乏以及性唤起问题的诊断须考虑到多重因素，包括和性伴侣的关系、既往的性虐待和既往负面的性经历、不良的躯体性征（女性的小乳房和男性的小阴茎）、内化的和性活动有关的负面情绪、生活压力、疲劳、精神卫生问题如焦虑和抑郁、药物作用或躯体疾病。此外，因为很多人，不管男女，都没有受过高质量的性教育，以分辨什么是正常的和什么是不正常的性行为。所以，执业医生须去询问年龄增长对性欲和性唤起的影响。

如果要被考虑为一种性功能障碍，性欲缺乏必须是一个持久的、反复出现的问题。根据 DSM-5 的标准，除了物质/药物所致的所有性功能障碍，病程最少需要 6 个月才能确诊（Barnhill，2014）。它不能仅和另一个主要的临床诊断相关联（如重性抑郁或适应障碍），不能因药物滥用所致，不能和一般躯体疾病有关，它还必须导致了明显的痛苦或人际问题（APA，2013）。

一旦达到了性功能障碍的定义和诊断标准，就必须要探讨这一定义对每个个体的应用以及相关性。特别须考虑的是什么原因导致性欲或性唤起问题。因此，在评估性行为是否正常这个问题上一直比较复杂。根据 Knopf 和 Seiler 的调查（1990），普通的夫妻平均每周有 2 ~ 3 次的性交行为；然而，这个频率很大程度上取决于不同夫妇的偏好和需求。简单地说，性交频率的次数不能被认为是一个问题，除非当事夫妇认为出问题了（Dziegielewski，Jacinto，等，2007）。在性功能障碍的判断中，性行为的频率是唯一一个需要探讨的因素。一个人对性欲和性唤起的看法受很多因素影响，如个人的信念和期望、社会大众的态度和风俗、文化压力、父母的影响、精神需求和宗教教育、社会经济状况和受教育水平（Stuntz，Falk，Hiken 和 Carson，1996）。

性功能障碍的个体

性反应是一个人自己对性刺激如何感受的结果，也体现了他在性方面如何回应他人。男性和女性具有相同的胚胎组织，当谈到性高潮反应的困难，差距并不特别大（Redelman，2006）。描述性功能障碍的术语和相应的诊断是不同的。例如，在 DSM-5，男性和女性都可能经历性高潮困难，但却有不同的诊断。在男性，诊断可以是射精延迟或早泄，而在女性，DSM-5 里有一个新的诊断叫做生殖器 - 盆腔疼痛 / 插入障碍（Barnhill，2014）。因为人们性行为的表达受到既往的性经验、内在需求和欲望、社会化和原始欲望的冲突、与伴侣的关系的影响，因此，性行为的表达具有认知、情感、生理因素等成分（Rowland，Tai 和 Slob，2003）。在评估一个人是否存在和性反应相关的性功能障碍时，须特别关注和人类性反应相关的诸多因素。这些多维度的因素可能会影响生理、认知、情感、社会、宗教、情境和环境等因素（Rowland 等，2003）。情境和环境因素，例如与性角色、性期望、家庭态度、性教育或性教育缺乏、宗教信仰有关的社会风俗，都会影响到一个人获得性高潮的能力（Dziegielewski，Jacinto 等，2007）。

性功能障碍患者可能有减弱的性生理反应。例如，一些研究提示与性功能正常的人相比，性功能障碍患者实际上可能体验到更少的性唤起或更少关注他们自己的生理需求（Borello-France 等，2004；Hofman 等，2004）。反之，这些患者也难以发现与他们自己的性唤起有关的生理的、生殖方面的线索。然而，这个领域的研究结论也会相互矛盾，为了更好地理解性反应是否是预测因子，还须开展更多的研究。

性功能障碍会影响生活质量和自尊，并引发抑郁和焦虑。人们普遍缺乏获取性问题的起源和治疗的信息的渠道以及不太愿意同专业人士去探讨性方面的事情，那将进一步导致性功能以及性困扰相关的问题变得更加私密（Dziegielewski，Turnage，Dick 和 Resnick-Cotes，2007）。还可能包括这样的原因：医生、夫妇或个人都可能因为感到难堪或（和）害羞而不愿意讨论这些问题。同样，某些时候夫妇们在彼此面前谈论这些问题时可能会感到不舒服，从而更可能在个人的私密范围内表达（Graham，2014）。对于性功能障碍的诊断来说，一个人必须有持续了一段时间的痛苦感，并且存在有临床意义的性趣反应能力受损。不论后续的治疗方案如何，承认和触及这类问题始终是第一步（Meston 和 Rellini，2008）。

性功能障碍相关的重要特征和术语

要完成性功能障碍患者的诊断性评估，确定什么是正常的性行为和合理的性期望是至关重要的，但可能是很困难的。人们缺乏对正常反应的认知使这一定义更为复杂。这种不够充分的感受可能被夸大或低估，因此这些感受会受到个人所在的社会和环境所定义的"正常标准"的影响。要了解性功能障碍须先回顾一些基本而重要的术语。

性反应周期的不同阶段

理解性反应周期可以帮助执业医生在诊治性功能障碍的患者时获得有价值的信息。从这一观点出发，性反应周期分为 4 个阶段：欲望阶段（性欲和性幻想）、兴奋阶段（主观的诠释和实际的生理变化）、高潮阶段（全身性器官肌肉的紧张和收缩）、释放阶段（全身放松的感觉和之前肌肉紧张的缓解）（WebMD，2012）。如果此障碍要特指为性功能障碍，那是否达到性高潮是识别是否存在该类障碍及制订下一步治疗方案的重要因素。某些性功能障碍的患者，无论男女，会在正常的兴奋阶段之后出现高潮延迟或无高潮，或者也有相反的反应，比如男性因高潮出现过快而早泄（Maxmen，Ward 和 Kilgus，2009）。

亚型：发生形式，广泛性 vs. 情境化

诊断性功能障碍时有几种亚型应该要考虑。根据 DSM-5（APA，2013），一个亚型应该即独特又详尽，被如下编码：

如果有此特征，标注：

广泛性：不局限于特定的环境、伴侣或特定的刺激类型

情境化：只在特定的环境、伴侣或刺激类型下发生

当问题呈现出来时，判断是否存在这些亚型有助于量化性功能障碍的病程以及它发生时的情景类型。在第一种亚型里，问题可能被泛化，涉及个人的所有性经历，或者是情境性的，需要特定的刺激形式、性伴侣或者环境。这种类型也须区别是否是终身或获得性的。以往，使用的术语是原发或继发。一般来讲，原发，当前多指终身性的，主要用于使用任何方式都从来没有达到过性满足的个体；继发，当前多指情境化的，用于曾经获得过性满足，但出于某些原因，目前无性高潮。情境化的性功能障碍在程度、类型、环境上有所不同。问题只会发生在某一个或某些特定的伴侣，或过去仅仅在某些特定的刺激类型下可以获得性满足，例如手淫，或者在特定的情景或特殊的氛围下。在DSM-5，性功能障碍涉及了性高潮，例如女性性高潮障碍（FOD），则允许通过使用标注来呈现。在这些病例里，执业医生可以选择概述患者是否曾体验过性高潮，并应用于下一步诊疗方案。

亚型：患病率，终生性 vs. 获得性

诊断性功能障碍时，执业医生也有能力判定一个和此疾病患病率相关的附加的亚型，此疾病是终生性还是获得性。

根据 DSM-5（APA，2013），诊断性功能障碍时，这些亚型可记录为：

如果有此特征，标注：

终生性：在所有的性活动中始终存在着性问题和性忧虑。

获得性：在获得满足的性活动之后的一段时间内出现了性问题和性忧虑。

在很多性功能障碍患者，亚型有助于定义起病时间以及判断病因和决定干预方式。终生性指的是性问题从就诊者第一次性经验就开始出现，获得性指的是相对正常的性功能时期之后出现的性功能失调。广泛性指的是性问题不止局限于特定的刺激类型、情景或伴侣；而情境化指的是性问题只出现在特定的性唤醒类型、特定的刺激和条件、特定的伴侣情况下。当特定性地探究情境性因素时，要核实性功能障碍所造成的主观痛苦感和人际困难的程度。通常情境化因素有多种病因学，很多发病因素在男女的发病中具有重要的意义（Dziegielewski，Jacinto 等，2007）。例如，一个人可能承受着一些药物副作用，如抗抑郁药物或者其他类型的治疗慢性疾病的药物。其他病因还包括情境性因素，如人际关系冲突、创伤性的经历（如被强奸）、性虐待和躯体虐待、更年期、手术、子宫切除、卵巢切除和失禁手术。无论男女，了解一段详细的，涵盖了心理因素、人际关系因素、社会因素和用药情况的病史是至关重要的（McCabe，2009）。

评估性功能障碍是终生性还是情境化时，性功能障碍诊断的临床判断须考虑文化因素。文化因素会影响期望，或者反映出由于性别差异而带来的对性快感的禁忌。此外，年龄的自然增长会相应地削弱性反应。在临床上须判断性问题是否是性刺激不够充足。这些病例始终需要我们加以关注，但又无须受限于不知道什么是有效的性刺激，从而导致无法被性唤起或获得性高潮。这些亚型能有助于标明问题的发作时间，并且关系到评估和其后的治疗目标。

严重程度标注

在 DSM-5 中，几种失调可以进一步地根据严重程度分为轻度、中度、重度。整个DSM-5 中，每一个诊断都被分解成一个个能够支持诊断的疾病特征。一般来讲，诊断标准 A 是与诊断最相关的特定特征。因此，这类标准几乎总是用来标注疾病目前的严重程度。当用到轻度这个术语，意味着有证据显示，A 类标准中（特定要求的标准）的症状导致了轻度的痛苦。在中度的情况下，临床症状符合疾病诊断的标准，影响疾病的发展，并且导致了几乎所有潜在的诊断特征的表现。重度的标注提示了这类失调几乎有 A 类标准所列出的所有症状，而且引起了显著的痛苦。

不足的是，DSM-5 不能量化什么是轻度、中度、重度，所以这将取决于执业医生的判断。判断的关键在于使用评估工具和对失调的严重程度的患者的自我陈述、伴侣的评价来协助量化性行为。无论如何使用标注，都要始终谨记不管严重程度如何，都要达到诊断疾病的最低标准。例如，我们将这些量化标准用于 FOD 的诊断，轻度症状就须达到疾病的最低标准，即至少在 75% 的性生活里出现了显著的高潮频率减少或缺乏高潮和（或）显著的高潮强度降低。

性功能障碍的概述

当一个人感到在性关系里遇到困难、导致明显的困扰时，此种情况被称为性功能障碍。在尝试去理解性反应周期中发展出来的问题时，DSM-5列出了性功能障碍核心的特点：存在显著的性反应困难或体验性快感困难的临床表现。在DSM-5中，性功能障碍的特征包括射精延迟、勃起障碍、女性性高潮障碍、女性性趣/性唤起障碍、生殖器-盆腔疼痛/插入障碍、男性性欲减退障碍、早泄、物质/药物所致的性功能障碍、其他特定的性功能障碍和未特定的性功能障碍。

此类障碍的类型复杂而多样化。当要考虑性功能障碍时，症状的典型特征是个人明显的性反应能力受损或体验性满足的能力受损，并导致了临床上明显的困扰。实际上也有更复杂的情况，如一个人在同一时期存在多种性功能障碍。当这种情况发生时，障碍的类型须被记录下来。当症状足够严重到符合一个独立的诊断标准时，也应当记录下来。为了改善病程和严重程度标准的精确性，并降低过度诊断的可能性，现在DSM-5中所有的性功能障碍（除了物质/药物所致的性功能障碍）需要一个最低病程时限，大约为6个月，同时需要更精确的严重程度标准。这些改变提供了有用的诊断标准界限，并有助于我们对短暂性的性功能问题和持续性的性功能障碍加以区分（见快速参考10.1）。

快速参考 10.1

DSM-5 性功能障碍分类简述

射精延迟：尽管有足够的性刺激和射精意愿，在伴侣间性交时存在明显的射精延迟或者无法射精。

勃起障碍：伴侣间性活动中难以获得或维持勃起。

女性性高潮障碍：难以体验到性高潮和（或）性高潮的快感程度明显减少。

女性性趣/性唤起障碍：和性伴侣相比性欲低下，6个指标中至少有3个指标出现了性欲频率或程度的缺乏或减少，至少持续了大约6个月。

生殖器-盆腔疼痛/插入障碍：4个常见的并存症状维度：①性交困难；②生殖器-盆腔疼痛；③害怕疼痛或害怕阴道被插入；④盆腔底肌肉紧张。

男性性欲减退障碍：既有性欲减退或缺乏，又有性想法或性幻想的减退或缺乏才能确诊。

早泄：插入阴道前或插入阴道后不久就射精，或者虽然个体估计了射精潜伏期（射精前的时间），但在插入阴道后很快就射精了。

物质/药物所致的性功能障碍：酒精或药物导致的明显而持久的性问题，如勃起或阴道润滑问题、难以体验性快感、难以到达性高潮或射精困难。

其他特定的性功能障碍：性功能障碍的症状导致临床上明显的痛苦，但又未能充分满足性功能障碍诊断分类中任一障碍的诊断标准。病因为特定的。

未特定的性功能障碍：这一分类应用于性功能障碍的症状导致临床上明显的痛苦，但又未能充分满足性功能障碍诊断分类中任一障碍的诊断标准。诊断标准不满足的原因未被记录。

射精延迟

射精延迟突出的特点是显著的射精延迟或无法射精（APA，2013）。根据DSM-5，确定诊断须符合A到D的标准。诊断的核心是A标准，概括了明显的高潮延迟或无法获得高潮的重要性。与伴侣的性行为被认为是有问题的，并发作频繁（75%～100%的时间里出现）。在这条标准里，尽管有足够的性刺激，男性都会出现射精困难或者无法射精。他有射精意愿但又不能达到合适的足以射精的刺激。诊断该病一般需要有伴侣的性行为而非自慰。标准A也要求有明确的射精延迟。因为没有一个明确的定义和精确的界限，从而使得其临床症状的具体构成也难以定义。在大多数病例里，患者的自我陈述和解释决定了是否符合诊断标准。诊断标准B要求这些问题要造成困扰并且持续至少6个月。这种困扰必须导致具有临床意义的痛苦（标准C）。在标准D中，这种性功能障碍不能被另一种心理因素、药物、物质相关或者情境因素更好地解释。

在评估是否满足射精延迟A到D的标准时，注意要对达到性高潮的合适时间达成共识。因为这是伴侣间的性活动，所以来自双方的定义都非常重要。双方共同的关注是为了达到性高潮而长时间的抽插，导致越来越受挫，甚至是疲惫或生殖器的不适。这种无法获益的行为常常使得双方不愿意继续努力尝试。有一些男性提到他们会因为反复的射精困难而逃避性行为；另一些则说因为他们无法轻松地射精，以至于自己对伴侣的性吸引力减少。

建议使用亚型和病程标注做进一步区分。当现象学标准相互排斥和令人困惑时，亚型可以使诊断分类更加清晰（APA，2013）。亚型在记录中很容易被识别，因为编码是从标注是否有此特征开始。DE的亚型与时间跨度有关。相似的一组可以使用终生性/获得性和广泛性/情境化的亚型区分。诊断分类的第二组标准是病程标注。与诊断亚型相反，病程标注并不需要详尽而相互独立，仅是提供一个诊断分类中相似的症状该如何来分组。在DSM-5中增加了很多有标注的病例，但也不是所有的诊断都有标注。而且，编码为"如果有此特征，标注"的标注不应该和"标注当前的严重程度"相混淆，后者将诊断分类为轻度、中度、重度。轻度的基本标准是有明确的射精延迟或者射精不频繁，症状导致了一定程度的痛苦，但并未影响到所有的性关系。中度的症状更重，更为频繁，但并非影响到所有有射精意愿或期望的性行为。当标注为重度时，症状符合诊断的标准，并且在所有性行为中都感到痛苦，也导致了回避所有类似的性行为。

在评估DE时，有3个与患者和他的处境相关的因素要考虑在内：①个人的易感因素（如不良的体象、性虐待史或情感虐待史）；②精神疾病共病（如抑郁、焦虑）；③和预后、病程、治疗相关的医疗因素。另有2个附加的环境情况也须评估：①压力（如失业、丧亲）；②文化/宗教因素（如与禁止性行为有关的抑制、对性的态度）。因为DE的定义和伴侣间的性行为有关，为了能尽可能全面地了解情况，和伴侣有关的2个方面应该考虑：①伴侣因素（如伴侣的性问题、伴侣的健康状况）；②关系因素（如沟通不良、彼此对性活动欲望的差异）。每个因素都需要独立评估，每个因素都可能从不同层面反映了患者当前出现的症状。

在识别这些多重因素和它们如何与复杂诊断相关上，DSM有所欠缺。除了要满足疾病的特征和严重程度外，伴侣间对性活动的投入是诊断要求中的重要因素。在所有完成了全面的诊断性评估后的性功能障碍里，DE 是最复杂的疾病之一。

在临床实践中，终生性的 DE 相对少见。在分析男性性功能障碍分布情况的研究里，DE 看起来总是最少表达的主诉。一般男性人群中的患病率是 1.5‰。这一疾病的病因可能有很多，而且不能单一地直接由物质的生理效应或一般健康状况造成。之前，Waldinger 和 Schweitzer（2005）曾批判这个定义，因为它没有能够把 DE 和射精失败（无法射精）区分开来（McMahon 等，2004）。但后来 Waldinger 和 Schweitzer（2005）引入了一个 DE 的很好的操作性定义。尽管有足够的性刺激、勃起、想要获得高潮的主观欲望，当一个男性发现射精困难或无法射精时，就可以诊断为 DE。他们也支持当前的定义，即 DE 的病因学是多维度的，理由是男性射精潜伏期的调控点受多器官和心理精神因素的影响，并在此后的一生中被不断整合（Perelman，2004；Richardson，Nalabanda 和 Goldmeier，2006）。

终生性 DE 的循证证据的研究并不多，目前也没有获得批准的终生性 DE 的治疗药物。研究者们探索了一些药物对男性射精功能的疗效，如育亨宾、赛庚啶、安非他酮。然而，这项研究局限在动物实验（Carro-Juareza 和 Rodriguez-Manzo，2003；Menendez，Moran，Velasco 和 Marin，1988）或抗抑郁剂导致的 DE（Clayton 等，2004）。安非他酮是氨基酮类化学药物中的非典型抗抑郁剂。根据一项来自于精神科医生的调查，安非他酮不仅是性方面副作用最少的抗抑郁剂（Gartlehner 等，2008；Serretti 和 Chiesa，2009），也是抗抑郁剂导致性功能障碍的治疗选择药物之一（Balon 和 Segraves，2008；Dording 等，2002）。

勃起障碍

正常环境下，当一个男性受到性刺激后，他的大脑会发送一个信号下传至脊髓，然后传入阴茎的神经。阴茎的神经末梢释放被称为神经递质的化学信号，让动脉向阴茎海绵体（2 个可以使阴茎伸长的海绵棒组织）供血，从而使它们放松并充血。当它们膨胀时，阴茎海绵体关闭了平时将血液从阴茎排出的其他静脉。当阴茎充血时，它会变大变硬，从而勃起。血管、神经、阴茎组织的问题都会妨碍勃起。

ED 的主要特征是在有伴侣的性活动中，反复出现勃起失败或勃起维持的失败。在 DSM-5 的定义中，ED 的诊断须满足 A 至 D 类标准。在标准 A 中，至少 3 个症状中有 1 个症状反复出现在 75% ～ 100% 的时间内。第一个症状是在性活动中无法勃起。第二个症状是在有伴侣的性活动中，在双方获得满足之前无法维持勃起状态。第三个症状是勃起后的硬度明显下降。在标准 B 里，为了明确诊断，要在详细的性史中确定问题持续时间超过 6 个月，并且在每一次性经历中导致了明显的痛苦感（标准 C）。标准 D 要求评估症状是否和其他精神状况、健康状况、物质障碍或其他特定的关系环境有关。如果存在以上情况，那么该性功能障碍的诊断便不能成立。因为症状可能只发生在特定的情景，涉及特定形式的性刺激或性伴侣，或在各种类型的情景、刺激、性伴侣中以普通的方式发生。所以，在 ED 中同样也可以使用亚型和标注。

估计有高达 3 000 万以上的美国男性常受到 ED 的困扰，而其中一半以上的男性年龄在 40 ~ 70 岁。医生们曾经认为绝大部分的 ED 病例最初是心理性的，但现在他们认识到，在 60% 或更多的病例中，生理原因起到了主要的作用。60 岁以上的男性患者中，ED 的首要原因是动脉粥样硬化或动脉狭窄，导致阴茎的血流受限。受伤或结缔组织疾病，如阴茎纤维性海绵体炎，会阻碍阴茎海绵体充分的膨大。某些手术或神经疾病，如帕金森病或多发性硬化等对阴茎神经的损伤也可能导致 ED。糖尿病男性患者尤其是 ED 的风险人群，因为他们有动脉粥样硬化和糖尿病神经病变的高风险。

一些药物，包括特定类型的降压药物，抗组胺药、镇静剂（尤其在性交前）和抗抑郁剂，如 SSRIs，会干扰勃起。吸烟、过度饮酒或非法成瘾物质使用也会影响勃起功能。在一些病例里，男性睾酮水平低下可能导致勃起失败。心理因素如压力、内疚或焦虑也有一定影响，尽管 ED 主要是由于器质性的原因所导致。潜在的身体情况、物质，药物相关的病因也使得标准 D 成为了诊断中一个重要的因素，如果还未能明确诊断，则须考虑进行一个完整的医疗检查。

对勃起障碍的潜在病因进行诊断，从询问问题开始：什么时候开始出现问题、是否仅在特定的性伴侣面前发生，以及他是否曾经出现过醒来时的勃起（仅在特定伴侣面前出现或曾经出现过醒来时勃起过的男性 ED 患者更可能有心理方面的病因。）有些时候男性患者的性伴侣也需要询问。在某些病例中，家庭不和谐可能也是一个因素。未经过医学训练的执业医生总是会提供一个完整的病史作为参考，来查明既往有无盆腔手术、糖尿病、心血管疾病、肾疾病，以及有无服用任何药物的情况。体格检查应该包括生殖器检查、激素检测、针对糖尿病患者的葡萄糖检测，有时也可测定阴茎的血流情况。

女性性高潮障碍

正如 DSM-5 的概述（APA，2013），FOD 以 A 到 D 4 个特定的标准为特征。在标准 A，该病特定的核心标准被列出。女性患者必须具备标准 A 的 2 个症状中的至少一个症状。当提到高潮时，她必须体验到性高潮的明显的延迟、频率少或缺失，或程度明显的下降（APA，2013）。和其他性功能障碍相似，FOD 的诊断可随引发高潮的性刺激强度的不同而多变。同样，性高潮的主观描述也差别很大，提示所有女性体验高潮的方式都不一样，而同一女性在不同情景也会有完全不同的性高潮体验。诊断 FOD 的标准 B 要求症状持续至少 6 个月，并引起了几乎所有性活动（75% ~ 100%）的明显的痛苦感（标准 C）。在标准 D，可能与其他心理、躯体、物质相关的障碍，或者其他具体的关系场景须作为一个潜在病因被排除。

另外，FOD 有几个标注来巩固诊断印象。亚型包括是否属于终生性或获得性，以及广泛性或情境化的。这个特别的诊断给了一个单独的标注来表明，不论环境或情景，自我报告的患者是否曾经经历过性高潮。最后，该诊断还根据痛苦程度分为轻度、中度、重度。

女性性唤起障碍

女性性唤起障碍（female sexual arousal disorder，FSAD），常被称作 Candace 综合征，是一种在性活动中，可以归类为经常性的难以获得和维持性刺激的障碍。这一障碍同 DSM-5 中列出的其他性功能障碍类似，须满足 4 个标准（A-D）。标准 A 有 6 个子标准，须至少满足其中的 3 个。所有 6 个子标准要求，当与性趣或性唤起反应直接相关时，那两者都必须缺乏或降低。还须存在以下几个方面的缺乏或降低：对性活动的兴趣，性想法或幻想，对伴侣刚开始尝试性活动时的渴望、勉强或拒绝，在几乎所有（75% ~ 100%）性接触、无性接触、源自于视觉或文字或语言方面的感觉中的性快感或性兴奋程度，以及在几乎所有（75% ~ 100%）的性接触过程中，无论情境、状态或者伴侣（APA，2013）。

诊断 FSAD 的标准 B 要求症状必须持续至少 6 个月，标准 C 要求必须在几乎所有（75% ~ 100%）性接触中引起显著的痛苦。该障碍中的标准 D 与 FOD 类似，要求症状与其他心理、躯体、物质相关的障碍，或者其他具体的关系场景无关。

对 FSAD 的标注包括：亚型的划分可以根据情况是终身性的或获得性的，以及是广泛性的或者情境化的来区分，也可以根据痛苦程度的轻度、中度、重度来分型。

评估 FSAD 时，人际背景必须加以考虑。因为性欲的差异，如一个女性的性欲望比她的伴侣低，那是不足以诊断 FSAD 的。要满足该障碍的诊断标准，必须在持续最少 6 个月的时间里，6 个指标中至少 3 个要出现频率或强度的缺乏或降低。不同女性之间的症状可能不同，性趣和性唤起表达的方式也不同。因为性欲和性唤起经常共存，并且被充分的性暗示所引发，所以 FSAD 的诊断须考虑到性欲和性唤起的差异，两者经常同时出现，成为此类障碍患者的特征。性趣或性唤起的短期变化是常见的，有可能是女性对生活事件的适应性反应，并不代表患有性功能障碍。

当定义是什么形成了充分的润滑膨胀反应时，困难会出现。性唤起的时间长短或要达到的性唤起程度没有金标准。这些反应在不同的女性之间可能不同，并取决于很多因素，包括她们在性刺激开始时的一般心境以及伴侣实施性刺激的技巧。生理层面的兴奋和主观感受到的性唤起之间也可能存在差异，有的女性自诉在性唤起的过程中没有感觉，但是有阴道血管充血的表现，而有的女性则报告说体验到了性唤起的兴奋，但是却没有阴道血管充血的反应。对于同样的症状，执业医生和就诊者的预期和过去的经历可能导致有的女性会被诊断为女性性唤起障碍，而有的则没有被诊断。

生殖器 - 盆腔疼痛 / 插入障碍

生殖器 - 盆腔疼痛障碍 / 插入障碍（genito-pelvic pain/penetration disorder，GPPD）是新引入 DSM-5 中的诊断名称，其目的是为了巩固之前的阴道痉挛的诊断（伴有阴道肌肉疼痛痉挛的性交疼痛障碍），以及性交困难（在男性和女性中的性交疼痛障碍）。GPPD 有 4 项诊断标准（标准 A-D）。标准 A 包括 4 种常见的引起阴道插入困难的并存症状维度：①直接阴道插入困难；②尝试或进行性交过程中生殖器 - 盆腔疼痛；③与阴道插入有关的焦虑或恐惧；④由于盆底肌肉紧张导致以上任一症状，并足以引起临床显著的痛苦。然而，只要 1 个症状维度表现出明显的问题，亦可据此诊断此病。尽管有时通过单一症状维度即可做出诊断，但所有 4 个症状维度均须评估。GPPD 经常与其他性功能障碍相关联，尤其是性欲和性趣降低。因此，满足 A 标准，一个个体至少要出现以上 4 个中的 1 个或多个症状维度。与本章节中的其他障碍类似，该病的病程至少为 6

个月（标准 B），对就诊者造成显著的痛苦（标准 C）。但是，该病与其他性功能障碍不同，因为该病并不明确要求必须出现于几乎所有（75% ～ 100%）的性接触中。标准 D 要求症状与其他心理、躯体、物质相关的障碍或者其他具体的关系场景无关，如与性伴侣的暴力无关。

GPPD 的标注包括：终身性或获得性亚型，也可以根据痛苦程度轻、中或重度来分型。

关于 GPPD（即以往所谓的阴道痉挛）的病因学假说有很多，但是没有一个假说得到病因学方面的实证数据支持。Weijimar Schultz 等 2005 年总结指出，他们不能得出该病的一个特定的生物学或心理学病因。

研究显示，GPPD 是一种对伴疼痛的性活动相关的恐惧和条件反射，而反之，恐惧和条件反射可引起性活动相关的焦虑（Butcher，1999；Leiblum，2000）。正如 LoPiccolo 和 Stock 的综述（1986），其他的研究提示，对疼痛的恐惧可能也与某些躯体疼痛有关，这些躯体疼痛与其他疾病同时出现，如"处女膜异常、阴道萎缩、诱发的阴道前庭痛、子宫内膜异位、感染、阴道损伤和性传播疾病"（Goldstein，Pukall 和 Goldstein，2009）。

尽管有假说认为 GPPD 和性虐待发生率有关联，但二者之间的因果关系的实证证据有限。一项研究发现，患有 GPPD 的女性在儿童时期比一般人群有更高比例的性虐待（Reissing，Binik，Khalifé，Cohen 和 Amsel，2003）。另一个要素可能是缺乏性和性行为方面的教育（Buehler，2014）。

以下为几个特别有助于识别该障碍症状的评估工具：

- 女性性功能指数（Rosen 等，2000）
- 性互动系统量表（Woody，D'Souza 和 Crain，1994）
- 女性性欲冲突量表（Kaplan 和 Harder，1991）
- Golombok-Rust 性满意度问卷（Kuileter，Vroege 和 van Lankveld，1993）

男性性欲减退障碍

根据 DSM-5，男性性欲减退障碍（male hypoactive sexual desire disorder，MHSDD）的诊断要求满足 4 个特定的标准（A 至 D）。对该病进行评估时，必须要考虑年龄、人际和社会文化的因素。性欲的差异，即男性比其伴侣的性欲低并不足以诊断 MHSDD。性欲低 / 缺乏和性想法减退 / 缺乏同时出现才能满足该病的诊断标准 A。临床医生在判断是否为此障碍时，还须考虑到影响性功能以外的其他复杂因素。与本章节的其他障碍类似，该病的病程至少需 6 个月（标准 B），并给就诊者造成明显的痛苦（标准 C）。与 GPPD 类似，该病诊断并不要求具有临床意义的症状出现于几乎所有的（75% ～ 100%）性接触中。标准 D 要求症状与其他心理、躯体、物质相关的障碍或者其他具体的关系场景，如严重的痛苦无关。

该病的特定说明包括：亚型的划分可以根据病情是终身性的或者获得性的，以及是广泛性的或者情境化的来区分，也可以根据痛苦程度轻、中或重度来分型。

一般来说，MHSDD 出现于性反应周期的初始阶段（性欲望）。与过去类似，该病仍然被认为是"一种性幻想和性活动欲望的缺陷或缺乏"（APA，1994，p. 496）。Leif（1977）称这种情况为性欲不振，指对性活动仅有最少的兴趣或没有兴趣。因为该病的发生有差异，性欲减退应该细分为情境化（发生于特定情境下）或广泛性（在各种情境及不同的伴侣间都会发生），以及是终身性的或获得性的。以下几个评估工具有助于迅速评估该病症状：

- 性互动系统量表（Woody 等，1994）
- Golombok-Rust 性满意度问卷（Kuileter 等，1993）
- 性抑制和性兴奋量表 I（Janssen，Vorst，Finn 和 Bancroft，2002）
- 性欲问卷

早泄

PE 主要指男性在插入阴道或未插入阴道时就出现的过早或过快射精。根据 DSM-5，诊断该病必须满足 4 个特定标准（A-D）。根据标准 A，早泄表现为在插入阴道前或插入阴道后短时间内（大约 1 min）出现射精。个体认为这种释放来得太快，先于其主观意愿。尽管早泄的标准要求发生于有性伴侣的性活动，但是并不仅限于阴道插入过程。其他类型的插入亦可诊断该病，然而，可能无法使用上述时间框架，因为关于此类性活动的研究有限（APA，2013）。

在大部分病例中，满足标准 A 需要通过个体解释和自我报告。标准 B 要求上述问题持续存在至少 6 个月，且出现于几乎所有时间（75% ~ 100%）。另外，满足标准 C 要求上述问题对个体造成临床上显著的痛苦。标准 D 要求，性功能障碍不能用其他心理、躯体、物质相关的障碍或情境性遭遇如引起严重的关系问题更好地解释。

在评估是否符合该障碍的 A 至 D 标准时，需要注意插入阴道后的射精期的描述及随之产生的感觉。要划分亚型来更好地评估症状，并鼓励进行病程标注。两个可能的亚型有助于识别互相排斥和详尽的现象学标准（APA，2013）。性质相同的一组可细分为这些亚型：终身性 / 获得性，普遍性 / 情境化。根据开始插入阴道至射精少于 1 min 的时间，该诊断分类也可以有严重程度的标注。根据时间分为轻度、中度和重度。轻度即阴道插入后 30 s 至 1 min 内射精，中度即阴道插入后 15 ~ 30 s 内射精，重度即阴道插入后 15 s 内射精。如前所述，在性活动中除了阴茎 - 阴道插入外，还有其他类型的插入，那按照时间来细分轻、中及重度分型就不太适合了。

要进行诊断性评估，须通过患者自我报告来量化射精时间，同时须个体估计阴道插入后射精潜伏期（射精前的时间）。不用管精确的时间，对射精潜伏期估计的自我报告足以达到诊断目的。一般认为，60 s 的阴道内射精潜伏期可作为评估男性异性恋者早泄的合适临界点。对于非阴道内性活动尚无这样的时间限定。须强调的是，尽管早泄被认为存在于非阴道的性活动中，持续时间标准尚需深入研究，而且不应该应用于严重程度分型。相应地，持续时间的定义可应用于不同性取向的男性，因为射精潜伏期在不同性取向和不同性活动的男性中看起来是相似的，但是特定的时间标准需要更多的灵活性。

早泄（快速、早期类型）被认为是男性最普遍的性抱怨（Waldinger，2005），同时也被认为是男性最常见的性功能障碍（Ralph 和 Wylie，2005）。在一项包括 815 例男性的调查中（年龄 50 ～ 80 岁），46% 的受访者报告有射精障碍。其中，有 59% 的个体高度担忧这个问题（Rosen 等，2003）。Hawton、Catalan 和 Fagg（1992 年）发现性功能障碍门诊患者中最多见的是不同类型的勃起功能障碍（p.161）。生育是男性主要关注的问题，当合并射精过程的担忧时，那不论年龄如何，这都将会成为所有男性显著担心的问题（Ralph 和 Wylie，2005）。在当今社会，男性通常因为有能力、获得成就而受到表扬，而当他们经历困难时则常常会受到责骂。据估计，75% 的男性在一生中某个时间点都会经历早泄（Symonds，Roblin，Hart 和 Althof，2003）。在 Masters 和 Johnson 所开展的一项研究中（1970），到性功能障碍门诊治疗的患者中有 46% 报告了早泄的主诉。早泄对男性的生活造成了不良影响，特别是会影响他们的自信和人际关系，而难以维持对射精的控制会导致焦虑、羞耻感和难堪（Symonds 等，2003）。

Master 和 Johnson（1970）指出，如果一个男性不能在 50% 的性交活动中控制射精时间到充分的长度内以满足其性伴侣，则可定义他存在早泄。按照此观点，当一些女性可能需要更长的时间才能达到性高潮时，则早泄的诊断与男性无关，而是取决于女性伴侣的性能力（Waldinger，2005）。然而，这种定义已经受到批评，因为它无意中注入了错误的观点：即性接触时间越长，满足感越好。

以下为有助于评估的工具：

- 简明男性性功能量表（O'Leary 等，2003）
- 勃起质量量表（Wincze 等，2004）

物质／药物所致的性功能障碍

物质／药物所致的性功能障碍是专用于酒精或者药物诱发的性问题的诊断名称。这类问题包含了性欲极度的减退；性唤起问题，如勃起、润滑问题；体验性快感困难；难以达到性高潮或射精。这与每个人都经历过的性趣及性能力的正常波动不一样，物质或药物所致的性功能障碍程度更加明显、持续时间更长。根据 DSM-5，诊断这类障碍须满足 5 个特定的诊断标准（A-E）。诊断标准 A 要求在性能力、感觉、性欲方面出现严重临床损伤，并且明显地影响个体的性功能。诊断标准 B 要求体验到的症状要明确与物质有关，并且是在接触到某物质后立即出现，或在对物质耐受、戒断后出现。此外，该物质必须能够产生性困难的结果。诊断标准 C 要求执业医生要明确症状是否与物质使用相关。例如，症状是在物质／药物使用之前出现？停用该物质后症状是否还持续存在，或在耐受或戒断期间过后，症状是否减轻消退（大约 1 个月）？是否存在使临床表现复杂化的另一种非药物的物质所致的性功能障碍？诊断标准 D 中，这种障碍不能出现于谵妄时。诊断标准 E 为在每个个体的自我报告中，这种障碍引起了临床上显著的痛苦。这种障碍的标注可以概括分为 3 个时期：中毒期开始、戒断期开始、开始使用药物。根据这些物质如何影响性活动，标注又可以分为轻度（影响 25% ～ 50% 的性活动）、中度（影响 50% ～ 75% 的性活动）、重度（影响 75% 或以上的性活动）（APA，2013，p. 447）。

使用这类诊断要求获取相应的信息，即不同的药物依据其作用机制，怎样以不同的作用方式影响性功能。性功能的正常的生物学知识有利于预测一种药物是否会引起性功能问题。影响性欲的药物通常有中枢作用，并可以通过引起镇静或激素紊乱而降低性欲。干扰自主神经系统的药物对于勃起功能、射精、性高潮会产生负面影响。干扰激素的药物（如他莫昔芬）也会影响阴道的反应。

其他特定的和未特定的性功能障碍

这个分类适用于那些性功能障碍的症状特征导致了个体具有临床意义的明显的痛苦，但又不能完全满足性功能障碍诊断分类中任一障碍的诊断标准。临床表现不符合任何一种特定的性功能障碍的诊断标准，而临床医生选择来交流这种特定的原因时，"其他特定的性功能障碍"分类就可以使用。通过记录"其他特定的性功能障碍"，紧接着记录特定的原因（如"性厌恶"）。

未特定的性功能障碍适用于性功能障碍的症状特征导致了个体具有临床意义的明显的痛苦，但又不能完全满足性功能障碍诊断分类中任一障碍的诊断标准。就诊者的症状不符合特定性的性功能障碍的诊断标准，包括其临床表现缺乏充分的信息，难以做出更特定性的诊断。此时，如果医生选择不去陈述这样的原因，那么就可以使用"未特定的性功能障碍"。

性功能障碍和诊断性评估

性功能障碍的临床现象可能是很复杂的。性功能障碍不管是终身性或获得性的，一个清晰、简明的诊断都要考虑症状的严重程度。为了获得完整的临床表现，须从患者的家属处收集信息。有必要仔细评估就诊者对自己性问题的感受以及性问题与他目前的性关系如何有关。人们在描述这类问题的时候往往非常不舒服，他们认为所发生的事情是个人的、隐私的、代表着失败，而且他们可能不太愿意与别人分享这些事（Buehler，2014）。与几乎所有其他精神障碍的诊断一样，性功能障碍是否与身体状况、物质使用障碍或者其他精神障碍相关是必须要澄清的。其他支持性的社会和环境因素以及虐待史，都有助于识别众多能够影响性交困难临床表现的严重程度的因素，足够严重时还应考虑诊断精神障碍。

不管呈现的性功能障碍是哪种类型，所有的性功能障碍都是心理、生理和社会的多因素的结果。正因为这样，一个综合性的评估要求一套全面、整体的方法能够很好地解决问题。性功能障碍有时是多种类型药物治疗中常见的不希望见到的效果。临床医生须意识到，患者通常很难启齿来谈论性的问题，特别是最初的问题与性功能无关时。很多患者会默默地忍受，除非开始就和他们讨论过性的问题。

完成诊断性评估

　　合适的评估须对可能影响性反应的数据资料进行认真收集、积累：年龄、婚姻状态、宗教信仰、是否与配偶一同居住、社会经济状态、夫妻双方的教育水平、夫妻双方的治疗动机、婚姻关系的本质、男性伴侣的性功能能力、焦虑水平、性快感缺失的类型（原发或继发）、精神病性或抑郁症状的出现、药物和酒精的使用情况、妇科状况、生理功能和躯体状况（Dziegielewski，Turnage 等，2007）。

　　完成性功能障碍的诊断性评估时，要注意：①是终身性的或者获得性的（既往功能是否正常）；②是广泛性的或者情境化的（指和特定的性伴侣）；③是性交（有或没有伴侣）或自慰（如手淫）；④是否因为心理、药物、物质或混合因素所致。在临床评估工作中，执业医生应该获取每个就诊者症状的频率、强度、持续时间、环境，以及性功能受损程度、主观痛苦水平、对其他方面功能的影响（例如社交或职业）等方面的信息。

　　因为许多医学问题会抑制性高潮反应，所以确定就诊者近期是否有躯体疾病是必要的。未能处理好这些躯体疾病是性治疗失败最常见的原因之一。妨碍对性功能障碍进行评估和治疗的疾病包括神经疾病如多发性硬化、脊髓和周围神经损伤、内分泌及代谢性障碍、糖尿病，以及甲状腺功能减退。Simon 等（2005）强调，特别在性功能减退的女性患者中，有 50% 的卵巢切除术后患者会出现慢性的性欲缺失。而且，应该经常评估与正常生活经历，如怀孕和更年期相关的激素影响和激素失衡（Barna，Patel 和 Patel，2008）。对男性来说，躯体疾病如糖尿病和甲状腺功能障碍特别容易引起性功能方面的问题。

　　整个评估过程中，须注意可能影响性行为的物质使用情况：处方和非处方药物、毒品（某些毒品可能干扰阴道的润滑）、酒精（酒精可导致勃起困难）（Johnson，Phelps 和 Cottler，2004）。患有躯体疾病的个体要识别某些处方药对性功能的影响。

　　影响性反应的心理因素亦应注意。例如，心理方面的"颠覆"会明显地抑制性欲（Saionia 等，2004）。在这些情况下，个体会主动聚焦于愤怒的、恐惧的或者分散注意力的联想，这些联想可导致性欲的生理抑制（Kaplan，1979）。焦虑、权力和控制的争斗、个体体象、自尊问题，以及虐待史可能也会造成抑制性反应。结肠造口术后和乳房切除术后的患者有更多的体象问题并发症（Jensen，Klee，Thranov 和 Groenvold，2004）。害怕亲密、难以建立承诺、依赖问题、内疚感，以及性偏好和性认同的冲突也会影响性反应周期（Hofman 等，2004；Zippe 等，2004）。

　　评估性功能障碍时，个体因素、环境和情境问题，以及伴侣间的关系是全面评估的核心。评估性功能所考虑的环境和情境因素包括生活应激（Johnson 等，2004），经常导致性趣降低和性唤起能力降低。这些因素尽管难以清晰地区分和识别，但是非常容易改变，且在干预是否成功方面起到决定性作用。

　　评估中所要考虑的伴侣间的关系包括称呼方式和表达亲昵的方式、对对方的吸引力、交流问题和解决问题的方式、婚姻冲突及不和谐的源头、家庭问题和压力、孩子的存在、居住安排，以及伴侣关系中的安全感。很显然，婚姻关系的质量和本质与性功能障碍最相关，尤其是性欲。要确定伴侣喜欢的性接触的频率——可定义为希望的性生活的频率。这是一个关键的评估因素，因为不存在正常性欲的标准。当双方性欲的水平相当时，性功能障碍可能就不能被识别出来。当一个伴侣的性欲与另一个明显不同时，性的差异就会被认为是性功能障碍。正如 Stuart、Hammond 和 Pett（1987）所述，"如果双方有类似水平的性欲，那就没有性功能的问题"。然而，夫妻之间性欲水平的差异可能给他们带来性相关的问题。

一个关键的要素是患者对性活动的欲望，以及性活动的频率。欲望和频率有巨大差异。一个人可能希望有比目前环境所允许的更多的性活动，正如年轻孩子的父母完全理解孩子一样。在这种情况下，较低频率的性活动并不能说明存在性欲方面的障碍。

总之，执业医生对性功能障碍的评估应该总是包括人口统计学信息；对问题的普遍性本质或情境性本质的识别；对性功能问题的终身性或获得性的描述；所出现问题的特殊性、强度以及持续时间；问题出现时先前的场景和共同因素；完整的性爱史，包括想要得到的性活动的频率和实际的频率；寻求治疗的动机；相关的环境和情境因素。最后还要推荐进行体格检查。

病例分析 -Justin 的病例

Justin（45岁）和妻子 Tricia（38岁）前来进行夫妻咨询，讲述他们有婚姻的问题。最初是 Tricia 同医生约定了时间。在首次访谈时 Tricia 的主诉是夫妻双方常出现争吵、经济压力，以及言语和情感虐待。当双方第一次来咨询时，Justin 是超重的和蓬头垢面的，还很愤怒和忧郁。医生询问 Justin 出现抑郁有多久了，他回答"我的整个一生"。那时他没有接受药物治疗，因为他强调自己负担不起，也不相信药物能帮助他。他同时陈述，自己没有意识到患有任何精神或躯体问题。为了他的工作，3个月前他参加常规体检，没有发现异常的躯体问题。

这时医生问 Justin 和他的妻子性生活怎么样，他回答："不好，我很高兴你问到这个问题"。在这次访谈的剩余时间里，当讨论性生活的话题时，Justin 显得十分不自在，总是期望着妻子的回答。在访谈最初的几分钟，有4个因素提示 Justin 存在勃起障碍的风险：抑郁、超重、对婚姻不满意、很多的生活应激源。Tricia 述丈夫既往有抑郁，当他们有性生活而且 Justin 达到性高潮的时候他的心境能有所改善。Tricia 非常担忧，因为当他们尝试进行性交时，Justin 不能维持长时间的勃起，也不能达到性高潮。她说："他就是不能让它处于直硬的状态"。当问及这种情况多久出现一次时，Tricia 说几乎每次尝试性交时都会出现。她说他们有时会回避性生活，因为害怕失败以及失败后给双方带来的挫折。Justin 说他也同意。当问及他们想多久有一次性生活时，他们同时说"每天"。当问其多久尝试一次性生活时，他们说通常是一周一次，现在他们虽然每周尝试一次，但是已经有一年多至少其中一方没有成功达到过性高潮。当问及一般谁开始提出性活动时，Tricia 说在过去的一年里总是她提出来的。Justin 也同意她所说的。

当问及他们以上情况持续有多长时间时，他们都一致认为开始于第二个孩子出生后，那个孩子现在已经 10 岁。妻子表示她对丈夫的自尊心下降及抑郁的出现负有责任，同时也担心丈夫性能力的缺乏可能是她的错。她说她已经不再漂亮，而且她的妊娠纹也很明显。Justin 立刻强调说这不是原因，他认为她很美丽，那完全是他的错。Tricia 说如果他们能够有像以前一样的性生活，她相信丈夫就会少些抑郁和暴躁。Justin 承认过去他们有性生活的时候，他自我感觉更好，尤其是达到性高潮后。他们目前的性生活状态正在使他感到自己生病了。

另外一个呈现出的问题是，Justin 对妻子感到不安，因为她没有完全按照她所答应的去做。当医生要求他们进一步解释这个问题时，Tricia 说在他们过去的性爱过程中，她会把自己的性幻想语言化。根据夫妻所述，她在性爱中可能会经常呻吟"在餐桌上做！"Justin 经常对妻子感到烦乱，因为她对于完全跟随自己的性幻想去做比较犹豫，他们从来没有在餐桌上有过性爱。现在他感到沮丧并将他当前的表现归咎于妻子不切实际的性幻想。妻子说，在一个有两个孩子（一个 10 岁，一个 12 岁）的房子里，这完全只能是幻想、不可行的。明显地，期望和实现的困难发出了复杂的信息，尽管有时是无心的，但显然还是造成很长时间关系紧张的源头。

评估性唤起障碍时，医生询问了勃起障碍。Justin 透露说他有维持勃起的困难，正在服药治疗，万艾可（枸橼酸西地那非），能够增强性能力。结婚早期，他从来没有勃起功能障碍的问题，所以他的情况属于获得性的。夫妻之间的关系有明显的紧张，对双方人际冲突及性唤起障碍都有影响。Tricia 在工作方面有问题，难以安排工作和家庭规划，尤其在 2 个儿子参加的体育活动方面。夫妻两人都承认性方面的问题是造成双方言语暴力和心理虐待的主要原因。夫妻两人还陈述了家庭经济困难，两人都必须工作以维持目前的生活模式。

当 Justin 接受单独访谈时，他陈述自己在没有妻子参与的性活动中能够勃起，且偶尔能达到性高潮。他也说他对妻子提出了他知道不能满足的要求。他说没有刻意去做，但是他感到自己对生活的其他方面仅有很少的控制能力，对妻子提出要求能够使他自我感觉较好。Justin 还诉说了许多工作上的应激源。他不喜欢自己的上司，这个上司不停地吹嘘自己的婚姻有多棒、自己有多幸福。有一次他无意中听到上司谈论他的工作表现。他听到上司说自己工作不出色，总是在出现问题时选择自保。Justin 没有质问上司他所听到的内容，也不想让妻子知道自己有不能继续被聘用的风险。他说自己工作做得不错，但是不喜欢与人交往。当被问到问题时，他大多只是以一两个字简短回答，他认为这样会被别人理解为漠不关心。他强调工作只会给自己带来压力，他担心因为自己已经在单位 10 年，公司会以低于他的薪水聘请一个新人来代替他。Justin 诉说他害怕他的主管，讨厌受到批评指责。医生意识到，让 Justin 参与进来，倾听他的担忧，不做评判是关键，因为他感到自己无能并害怕拒绝。医生同时表扬了 Tricia 对丈夫照顾很多，带他来治疗，开诚布公地谈了更多关于他们关系的事情。

完成 Justin 的诊断性评估

对性功能障碍进行评估，精神卫生工作者须考虑性问题的终身性或获得性的本质，同时须考虑心理社会因素，包括童年性虐待史、和伴侣的关系本质、配偶充分的性能力、任何生理或躯体因素，以及物质或药物的使用。在同 Justin 的访谈中，他否认了任何的躯体疾病或性虐待史。他陈述希望自己的婚姻能够继续，但是发现情况变得越来越难以处理。

为了做出合适的与性功能障碍相关的诊断，所有的诊断标准都必须评估。对于勃起障碍，根据标准 A，至少存在 3 项症状中的 1 项。访谈中，Justin 和 Tricia 描述他反复在有伴侣的性活动中未能获得或者维持勃起状态。Tricia 说丈夫不能维持勃起除非性活动能满足彼此，他在射精前就丧失了勃起状态。基于这些问题，他们的表现满足了全部 3 个标准。为了进一步确认诊断，他们仔细收集了性爱史，同时评估了标准 B 至 D。标准 B 中提出 6 个月的病史，很明显他们的问题已经超过了 6 个月。夫妻双方都对他们在性活动中的性关系和表现不满意（标准 C）。最后，没有发现其他精神障碍、躯体疾病或者物质使用障碍。因为病程被证实超过 1 年，且上述问题出现于他们几乎所有的性接触中，满足了诊断该障碍所要求的所有标准。早泄没有被考虑，因为除了通过自己一个人手淫，他不能在其他方式下射精。根据 Justin 呈现出来的行为，他的主要诊断是：

勃起障碍（就诊的原因）
编码为 302.72（ICD-9-CM）或 F52.21（*ICD-10-CM*）。
标注：获得性
标注：广泛性
标注目前的严重程度：严重

随着 DSM-IV 和 DSM-IV-TR 中用到的多轴诊断的淘汰，以前须在轴IV和轴V提供的信息不再要求。然而，这些诊断轴的消失不应该导致这一重要的支持性信息被排除。为了涵盖这一信息，就要特别注意 DSM-5 的第 21 和 22 章。第 21 章为药物所致的运动障碍及其他不良反应，第 22 章为可能成为临床关注焦点的其他状况，并非精神障碍。它们有助于概述和进一步证明支持性信息是达成诊断的重要条件。

Justin 报告现在或者过去的几个月内，没有服用任何药物，就可以排除药物所致性功能问题的可能性。然而，第 22 章的信息有助于记录治疗所要求的支持性信息，特别是与家庭状况及重要的伴侣关系有关时。在支持性信息中有 2 个主要的方面：①与主要的支持性群体有关的问题，Justin 和 Tricia 之间因为性关系紧张和压力而导致一般关系恶化。②职业问题，Justin 和 Tricia 都体验到了工作相关的压力。

Justin 明显地承受着一段紧张的伴侣关系。引起他们困境的这种情形看起来延伸到了性活动困难之外，并延伸到了两人关系中的其他方面，结果是指向对方的愤怒和言语虐待。困境也表现在伴侣之间的忽视和潜在的言语虐待上。尽管看起来伴侣关系窘迫的情况在访谈中有所表达，但是它们并没有足够显著，来满足另外的诊断分类。

与主要的支持群体相关的其他问题：V61.01（Z63.0），与配偶的关系紧张
另外，Justin 的家庭问题看起来导致了工作中的问题。不恰当的情感导致 Justin 害

羞、回避其他人和他的上司。他和他的上司意见不一致，最终可能影响到他的职位。

V62.29（Z56.9）其他与工作职位相关的问题

Justin 的治疗计划和干预策略

须制订一个突出 Justin 能够完成的目标的治疗计划。在诊断性评估时，就诊者及其伴侣提供的信息与其他资源一起补充证实了他的病史，并且查找出其他可能的矛盾信息和共病的情况。Justin 最近做了一次体格检查，但它只是一个就业体检，推荐他做一个更加完整的检查，包含血细胞计数、一般生化检查、甲状腺功能测试、激素问题检测，并且如果怀疑物质滥用史，还要做尿毒理检测。就诊者没有服用任何的药物，但是咨询一个受过医药方面训练的专业人士，可以明确是否有药物能够帮助他解决激越型抑郁障碍。

作为干预过程的一部分，须识别问题行为并且直接点明它与所陈述过的治疗目标相关（见快速参考 10.2）。

基于一个紧密的治疗计划，应该提供连续的治疗，并能够允许多种形式的灵活运用。一旦治疗计划完成，就要概括出咨询策略的选择，并要考虑这些可以识别的因素（见治疗计划 10.1）。

性功能障碍治疗的概述

在性功能障碍的治疗中，任何性技巧训练方法都应当包含让就诊者可以建立性知识的信息。最基本的性知识应当包括对自身及性伴侣的性器官的解剖学和生理的认识。就诊者的性知识通常是在非友善的环境下零星获得的。各种性技能的发展，如性的需求及欲望的表达、亲密行为、爱抚、性需求的相互满足，以及一般的性功能，都要良好的性教育作为基础（O'Donohue，Letourneau 和 Geer，1993）。

性教育不应仅限于对自身性器官的简单认知。性功能失调的治疗必须考虑影响性功能的生理问题及影响性欲的个人感受，性欲改变多有情绪上的原因，如应激、潜藏的愤怒情绪、怨恨、亲密关系的问题，以及原生家庭问题。大多数治疗范式强调性功能障碍涉及多方面因素，其相应的治疗方法也变化多样。一些治疗主要关注于识别和理解生理因素的影响（Chambless，Sultan 和 Stern，1984），另一些治疗范式将性功能失调看做早期性发育问题，必须予以识别并修正（Ravart 和 Côté，1992），还有一些治疗范式强调认知和行为的影响（Palace，1995），许多治疗综合了生理、发育和情感因素，因为这些因素都和性唤起有关。

总体来说，在任何一种性功能障碍的治疗中，认知 - 行为疗法有最强的证据证明有效。至于是团体还是个体形式更有效，还需要更多的研究来探究。由于专业人士数量有限，加之团体治疗具有良好的成本效益，其成为了一种更好的治疗选择，但是一些患者也许不愿接受或参与团体这种治疗形式。根据目前的研究结果以及对团体治疗的关注，建议最好在启动治疗前考虑这一问题。为有助于问题解决以及达到目标，应当保证用一次会谈来和那些对在团体中或伴侣间讨论性问题不适的患者进行讨论（Graham，2014）。

快速参考 10.2

治疗策略

1. 伴侣双方共同参加咨询以处理因性功能失调引起的关系问题。
2. 实验室检测评估睾酮水平。
3. 精神检查以评估是否存在须使用药物进行治疗的抑郁障碍。
4. 个体咨询，讨论个人所关注的问题、抑郁情绪以及低自尊的问题。

治疗计划 10.1

勃起障碍，获得性，广泛性

此障碍的核心症状是过去有过一段性功能正常的时期，后来持久性地出现了在性生活中不能达到或保持充分的勃起，这种障碍的发生不是由任何一种特别类型的刺激、情境或伴侣所引起的，也不是继发于其他的精神障碍、躯体疾病或情境。

应关注的记录的症状和体征

- 反复出现对性亲密行为缺少生理反应。
- 在性生活的初始阶段就不能保持勃起状态。
- 性交时阴茎硬度丧失。
- 回避亲昵接触。
- 自信降低。
- 自尊降低。

治疗目标

1. 在性活动中能够勃起。
2. 在整个性交过程中保持勃起。
3. 在和伴侣进行亲密的性活动时能够乐在其中。
4. 自信提高。

目标	干预
1. 会见家庭医生。	常规体格检查，排除继发于器质性疾病的性功能障碍。 使用自评量表评估性功能障碍及性行为困难的严重程度。 如果使用了标准化的自评量表，应当鼓励就诊者与其初级护理医生和精神科医生讨论评估结果，共同协商治疗方案。 预约精神科医生进行抑郁症状的评估，抑郁症状可能在一般的体格检查中被忽略。应特别注意避免服用可能加重高潮延迟或 ED 发生的药物。

治疗计划 10.1（续表）	
目标	**干预**
2. ED 患者分享内心感受。	通过一般性的交谈和（或）委婉的提问来尽量减少就诊者的尴尬感。 鼓励就诊者分享/讨论自己的羞耻感、抑郁情绪以及无能感。 帮助就诊者认识上述情感和导致伴侣关系问题及社交隔离问题的行为之间的联系。 利用一次治疗性会谈的时间，向就诊者提供有哪些公开渠道可以利用，去交流性、冲突解决及对伴侣的情感问题。
3. 确定患者对伴侣的需求的感知以及在满足伴侣这些需求方面存在困难。	帮助就诊者确定这些感受是如何加重无能感和 ED 的。 鼓励就诊者说出无能感和低自尊是如何导致对亲昵行为的回避的。 鼓励就诊者说出因为性功能障碍所经历的一些困难。
4. 鼓励伴侣寻求专业建议并积极解决问题。	鼓励就诊者及其伴侣说出那些因 ED 产生的影响双方关系的情感、想法、情绪。 鼓励就诊者及其伴侣说出各自的需求、困难和欲望。 鼓励就诊者说出在和伴侣一起参加咨询过程中所经历的困难。
5. 记录激发勃起的性幻想。	让就诊者注意把性幻想和成功的勃起相整合。 鼓励就诊者把性幻想融合到和当前性伴侣的性行为中。
6. 在性关系中尝试不同的新鲜的刺激方式。	鼓励就诊者及其性伴侣尝试不同的体位、前戏方式及地点，以提高和保持性唤起反应。
7. 在性行为时用语言表达性欲和快感。	帮助就诊者向其性伴侣表达对亲密关系的享受从而强化正面性关系。 在个体治疗中让患者了解与语言表达相伴的感受与反应。
8. 推荐专业的婚姻治疗和（或）伴侣关系咨询。	由于对伴侣关系的关注，需要对伴侣在交流沟通上经历的所有问题以及这是如何影响他们的关系的所有方面上投入更多时间和注意力。

性功能障碍评估量表和治疗方式

自评技术包括快速评估工具、问卷以及行为记录。可获得的问卷包括 Thorne 200 项性调查量表（Thorne's 200-Item Sex Inventory Scale）、性取向方法（the Sexual Orientation Method）、性行为自评量表和满意度问卷（the Self-Evaluation of Sexual Behavior and

Gratification Questionnaire）、性趣问卷（the Sexual Interest Questionnaire）、性互动量表（the Sexual Interaction Inventory）、Derogatis 性功能量表（the Derogatis Sexual Functioning Inventory）（Conte，1986）。此外，执业医生可以自行设计自评问卷，让就诊者报告其关心的性唤起方面的任何忧虑。这种问卷通常很有用，如果能把时间以及导致性活动发生或不发生的情境记录下来则更佳。性活动时的情境和患者对问题严重程度的主观感受是非常重要的。确实，就诊者报告的性活动系统化的追踪记录是非常关键的，可以用来确定就诊者是否存在问题以及是否从治疗中获益。

在一项以童年期受过性虐待的妇女为调查对象的性功能障碍研究中，Kinzl、Traweger 和 Biebl（1995）设计了一个 7 个项目的量表以测量性功能障碍。此量表的项目包括在成年期持续地或反复地缺少或没有性幻想及性活动欲望，反感或回避与伴侣进行性器官接触，在正常的性兴奋后缺乏性高潮或性高潮延迟，在性交之前、期间或之后有生殖器疼痛，缺乏主观的性兴奋感受。

在对有性生活困难的伴侣双方进行全面深入的评估中，理解双方关系的动态变化是很重要的一个方面。必须要评估的方面包括：对这一关系的投入程度、满意度、紧张度、交流（一般的和性方面的需求）、对性活动的享受程度、性活动频率、性想法的频率、个人对性活动频率的预期，以及猜测性伴侣对性活动频率的预期（Hawton，Catalan 和 Fagg，1991）。

随着性功能障碍的诊断和治疗的研究不断增多，用于诊断和监测疗效的评估工具也得到了发展（Meston 和 Derogatis，2002）。这些评估工具可以测量人类性功能障碍的不同方面，包括性驱动力、勃起的质量、射精、性满足感、性抑制、性兴奋、勃起障碍所致的心理和人际关系问题、勃起障碍和生活质量和性高潮。这些评估工具为从多维度评价性功能障碍提供了有效的测量。除了利用这些评估工具外，熟练、全面的临床访谈也是评估的关键。因为许多性欲障碍总是伴有性唤起和性高潮障碍（Nicolson 和 Burr，2003），了解详尽的病史是实施最佳治疗的前提。事实上，Segraves 和 Segraves（1991）报道称他们研究的 475 名女性性欲减退障碍患者中，41% 的患者存在至少一种其他的性功能障碍，18% 的患者在性反应周期的 3 个阶段都有性功能障碍（欲望、唤起、高潮）。收集全面的病史要求执业医生注意到可能引起，或可能相关的，以及可能导致性功能障碍持续存在的所有因素。

因为性功能障碍的病因可能是生理性的、心理性的、环境相关的或情境相关的，所以体格检查是至关重要的（Borello-France 等，2004；Salonia 等，2004；Zippe 等，2004）。由于很多疾病或躯体异常可以导致或恶化性功能障碍（年龄、躯体健康、抑郁、应激、躯体状态，如激素缺乏，以及内科疾病，如糖尿病、肾衰竭、内分泌疾病、神经系统疾病以及精神疾病），应当首先进行评估。多项研究发现性唤起与激素存在关联（Rosen 和 Leiblum，1987）。Alexander（1993）指出在绝经后妇女中使用雌 - 雄激素替代疗法似乎可以提高性欲、性唤起，以及性驱动力。研究也显示诊断为心因性阳痿的男性患者中，50% ~ 60% 的患者的阳痿可能是器质性疾病所致（Conte，1986）。Alexander（1993）详尽报道了能够导致性欲减退的器质性原因。在此综述中，她描述了可逆的及不可逆的器质性原因，包括垂体、内分泌、神经、肾、精神疾病和药物原因。

性互动系统评估量表

性互动系统评估量表（Sexual Interaction System Scale，SISS；Woody 等，1994）用于测量性伴侣双方的性功能。该工具探究性关系及性互动的性质、性满意度及婚姻状况。该研究发现这些因素之间存在强的相互关联。该问卷的心理测量学属性已经得到检验，用于测量性功能障碍的多个维度。

女性性欲冲突量表

女性性欲冲突量表（Sexual Desire Conflict Scale for Women，SDCSW；Kaplan 和 Harder，1991）是一个包含有 33 项条目的量表，用于测量女性因自身的性唤起和性欲而感到的主观不适及内心冲突。该量表是检测女性对自己情感状态的主观评价，而非对行为因子（如性高潮）的评价。Kaplan 和 Harder（1991）的研究发现有性虐待经历的女性得分最高。作者建议应当研发用于测量男性性欲内心冲突的类似量表，这样有助于发现性别间的重要差异。这些量表不仅是十分重要的性功能评估工具，也有助于发展合适的治疗干预方法。

性生活质量问卷

性生活质量问卷（Quality of Sexual Life Questionnaire，QVS；Costa 等，2003）是一个包含 27 项条目的问卷，用于评价勃起障碍患者的生活质量。分为 3 个亚表：性生活、技巧和社会心理健康。QVS 可用于筛查 ED 患者以及测量 ED 的严重程度。该问卷的一个优势是要求被调查者回答他们对每个被调查项目所感到的完成度、满足感及重要性。例如，有一个条目问被调查者对于射精质量的关注，问题是这样表述的：①你认为这件事进行的：非常差、比较差、不好也不差、比较好、非常好。②你感到：非常不满意、比较满意、一般、比较满意、非常不满意。③你认为在你的生活中这件事是：不重要、不太重要、重要、非常重要。

简明男性性功能量表

简明男性性功能量表（Brief Male Sexual Inventory，BMSI；O'Leary 等，2003）是一项包含 11 项条目的问卷，用于评估勃起功能、射精功能、性驱动力，以及整体满意度。在性功能方面，包括的问题有：在过去的 30 天内，当你有勃起时，有多少次硬度达到可以性交的程度？（一次都没有、几次、比较多次、很多次、所有次数）；在过去的 30 天内，你认为缺乏性驱动力是一个多严重的问题？（严重问题、一般问题、小问题、很小的问题、不是问题）。为确保 BMSI 的有效性，要考虑到随着年龄的增长，勃起功能和性功能在评估的各个方面都会有所下降。通常 40～50 岁的男性报告 97% 的时间里勃起硬度可以达到能进行性交的程度，而 80～90 岁的男性只有 51% 的时间能达到。

勃起质量量表

勃起质量量表（Erectile Quality Scale，EQS；Wincze 等，2004）是一项包含 15 项

条目的自测问卷，用于测量勃起质量中最重要的方面。量表中的定义是通过对 93 名患有和不患有 ED 的调查对象进行定量的访谈后发展而来的。勃起质量的定义使用被调查者自己的语言以及他们最看重的关于勃起质量的确切方面的观点。该表同样适用于同性恋和异性恋男性，测量指标包括硬度、持续时间、可控性 / 自信度、勃起的速度 / 达到勃起的难易度、敏感度 / 感觉、恢复速度和阴茎的外观。该量表适用于评价 ED 的治疗效果。

女性性功能指数

女性性功能指数（Female Sexual Function Index，FSFI；Rosen 等，2000）是一项包含 19 项自评条目的量表，用于测量女性性功能的 6 个方面：性欲、性唤起、润滑度、高潮、满意度以及疼痛（Meston 和 Derogatis，2002）。

Golombok-Rust 性满意度问卷

Golombok-Rust 性满意度问卷（Golombok-Rust Inventory of Sexual Satisfaction，GRISS；Kuileter 等，1993）是一个包含 56 项自评条目（男性 28 项，女性 28 项）的问卷，用于测量异性恋性关系的质量以及在此关系中双方的性功能（Meston 和 Derogatis，2002）。GRISS 测量性功能的 12 个方面的情况：男性 5 个方面，女性 5 个方面，以及 2 个共同方面。测量女性性功能的方面包括性快感缺失、生殖器 - 盆腔疼痛 / 插入障碍、回避、性冷淡，以及对性生活不满意。

性抑制和性兴奋量表 Ⅰ

性抑制与性兴奋评估量表 Ⅰ（Sexual Inhibition and Sexual Excitation Scales Ⅰ，Janssen 等，2002）是一项含有 45 项条目的评估工具，用于测量男性的性抑制及性兴奋。SES 部分有 20 项条目、4 个亚表，测量内容包括：与具有性吸引力的人的社交、因视觉刺激导致的兴奋、在有性想法或性幻想时性唤起的难易度，以及非特异刺激导致的兴奋。SIS 包括 25 项条目，6 个亚表，测量内容包括：很容易消退的性唤起和勃起、因为担心与性伴侣的性交而导致的抑制、对性交表现的关注、担忧及外部干扰、害怕在性活动中被抓到、性的负面影响、生理上的疼痛、规范、价值观。

专题

勃起障碍的治疗选择

尽管有万艾可、艾力达、希爱力等商品化药物可供选择且对多数男性有效，由心理因素导致的 ED 以及前列腺癌患者通常需要其他的治疗方法。一种常用的方法是使用前列地尔、罂粟碱，甲磺酸酚妥拉明三药联合注射。该配方通常被称作诺克斯维尔配方（Knoxville formula），这是根据其发源地命名的，一些稍作修改的配方也已经在美国使用。三药联合注射液经阴茎海绵体注射从而诱导勃起。

另外一些传统的治疗 ED 的方法包括真空泵、向阴茎注射药物以增加血流、阴茎植入物设备。在一些罕见病例中，如果 ED 由静脉狭窄或病变导致，手术治疗可改变进入阴茎海绵体的血流路径或移除渗漏的血管。

真空泵疗法中，将男性患者阴茎插入一个清洁的圆筒中，然后用泵将筒中的空气抽出。这样在阴茎周围造成一个部分的真空状态，可以帮助将血液抽吸到阴茎海绵体内。然后再在阴茎根部放一个特制的环从而将血液阻拦在阴茎海绵体内。该法的唯一副作用是如果真空时间过长会偶尔导致血肿。

注射疗法指注射一种药物到阴茎内从而增强血流引起勃起。1995 年 FDA 批准药物前列地尔（凯威捷）可以用于此用途。前列地尔舒张平滑肌组织从而增强流入阴茎的血流。它必须在性交前短期内注射。另一个有时会使用的类似的药物是罂粟碱。这两种药都可能引起勃起时的疼痛或者痉挛，此时须注射肾上腺素治疗。前列地尔也可以通过尿道口给药。利用 MUSE（勃起用医疗尿路系统），患者可将一根细管子（意大利面宽度）插入尿道口，然后通过按压装置将含有前列地尔的微小药片送入到阴茎内。药物约在 10 min 内起效，勃起持续约 1 h。主要的副作用是疼痛感及尿道灼烧感，约持续 5 ~ 15 min。插入过程本身通常是疼痛的。

植入阴茎假体是治疗勃起障碍的最后选择。假体被植入到阴茎海绵体内使得阴茎变硬而不须有充血反应。半硬型假体由一对可弯曲的硅胶棒组成，可以上下弯曲。这类装置通常失败率很低，但不幸的是会导致阴茎一直处于勃起状态，衣物也无法有效地遮挡。

可膨胀型装置由筒状物组成，可以植入到阴茎海绵体内，同时将一个液体储存装置植入到腹部，并将一个泵植入阴囊。患者挤压泵就可以将液体移送到筒内，从而使之变硬（再次挤压则可以逆转此过程）。虽然这些装置可以产生间断性的勃起，但他们的故障率通常比硅胶棒高。患者在植入手术 6 ~ 8 周后可以行房事。因为植入物影响阴茎海绵体，会导致患者永久性地丧失自然勃起的能力。

早泄的评估与治疗

最佳的评估应首先从就诊者角度来确定疾病的负担（Sotomayor，2005）。在知晓了疾病带来的病耻感和尴尬程度之后，明确高潮提早发生的时间范围是十分必要的。如果暴露于性环境中 1 min 之内性高潮就发生，则大多数男性会主诉自己有早泄（Waldinger，2005）。基于此，插入后保持的时间有较大变异，从持续数秒到 10 min 不等。正常的性高潮潜伏期的时间范围也是相当宽的，这进一步使早泄定义不明确（O'Donohue 等，1993）。在评估就诊时，理解伴侣双方想要什么，并要确定是什么因素影响了兴奋期的时长是最重要的，这样才能知道导致过快的或计划外的高潮的因素。

另一个要考虑的重要因素是是否早泄发生在躯体接触之前，或是插入时，或是刚插入后不久，或是在性交中。治疗这类性功能障碍的医生应当判断射精是否是违背意愿的，发生在男性预期之前的（Waldinger，2005）。还要考虑的因素包括男性的年龄、性伴侣的新奇度、性交时的情境，以及性行为的频率。然而，仅关注 3 条标准中的 1 条，如从插入到高潮的时间，可能导致诊断不准确，致使治疗不完全及失败（Dziegielewski，Jacinto 等，2007）。

综合治疗方案包括放松训练、性唤起强化、耻尾肌训练，认知和行为渐进式策略被认为是最有效的心理社会治疗方法。更好的治疗方式是同时对性伴侣双方使用这些方法，而不是仅对患者一个人使用（Ralph 和 Wylie，2005）。在 Metz 和 Pryor（2000）的综述中有对这些方法更为详细的解释和概括。随着对早泄的深入理解，以及对如 SSRI 类药物治疗疗效的进一步了解，人们对药物治疗此类障碍的兴趣日渐提高（Waldinger 和 Schweitzer，2005；Waldinger，Zwinderman，Schweitzer 和 Olivier，2004）。

一般来说，用于治疗早泄最常用的方法是感觉聚焦练习，该法整合了由 Masters 和 Johnson（1970）提出的挤压术。该治疗首先进行感觉聚焦练习，即性伴侣双方互相抚摸对方但不要期待达到性高潮。这种非性需求的抚摸应当进行几天的时间，此时不鼓励直接的阴道插入行为。一旦女方帮助男方达到了勃起而男方感到快要射精了，这时开始行挤压术。

在射精反应的这一阶段，男方感到他不能控制要发生性高潮了，感到精液开始流动了。此时，女方停止按摩阴茎，开始挤压龟头（在阴茎头的下面），也就是将她的大拇指放到阴茎的后面（朝向伴侣身体），在包皮系带对侧（包皮系带在阴茎头下部）。用 2 个手指在龟头顶部加压 3 ~ 4 s，或者直到男方感觉不适而失去射精的急迫感。这样的训练程序应当持续 15 ~ 20 min，在性刺激和挤压间交替进行，保持不射精。

一旦对这种人为刺激的勃起有了良好的控制能力（大约 2 ~ 3 天后），则可以尝试阴道插入了。一般来说，女方采用上位以便她能控制阴茎从阴道内退出。女方将阴茎插入她的阴道，并尽量减少移动。这样可以给男方一定时间去想其他的事情，从而将其注意力从射精的急迫感中分散开来。如果男方感到有射精的急迫感，女方应将阴茎退出并行之前描述的挤压术。最后，可以增加推挤和往复运动来刺激或保持阴茎勃起。射精控制应当持续 15 ~ 20 min。Masters 和 Johnson（1970）提醒说，应由女方来给阴茎加压，而非男方。同样，该技术不应作为性游戏。如果过度使用，男方将变得太熟练以及不敏感，以至于在不需要的时候也会不自觉地避免刺激了。

LoPiccolo 和 Stock（1986）认为没有证据表明挤压术在单独使用时有效。进一步，Kinder 和 Curtiss（1988）也质疑单独使用该技术的有效性，并敦促在该治疗方法证明有效前，需要更多的研究去比较接受该方法治疗的患者和未接受该法治疗的对照患者。

通常，3 种行为疗法可用于勃起障碍的治疗：①沟通技能训练（处理社会和人际关系问题）；②性交技术训练（性交技术的教授及实践）；③联合治疗。Kilman 等（1987）在含有 20 对伴侣的样本的研究中检验了几种治疗对于继发性勃起障碍的疗效。共设计了 3 个治疗组（治疗 8 次，每次 2 h）来加强男性性功能：沟通技能教育组，强调运用正性的沟通技能；性交技术训练组，加强正性的性交技术；联合治疗组，同时强调沟通和性交技术训练。第 4 组是对照组，他们得到有限程度的治疗，其治疗程序较其他 3 组弱。研究提供了高度结构化的方案，没有分配给个体解决问题的时间和适用性计划。未接受治疗的对照组进行了初始评估，5 周治疗结束后，该组进行了再次评估，然后向其提供了联合治疗。

使用量表评估和问卷调查用于疗效评定，包括性互动量表（Sexual Interaction Inventory，SII；LoPiccolo 和 Steger，1974）、婚姻适应度测试（Marital Adjustment Test，

MAT；Locke 和 Wallace，1959）、性焦虑量表（Sex Anxiety Inventory，SAI；Janda 和 O'Grady，1980），以及性行为和态度问卷（Sexual Behavior and Attitudes Questionnaire，Sotile 和 Kilmann，1978），结果进行统计分析。总的来看，研究表明各个治疗方法对于继发性勃起障碍的治疗都较没有治疗的对照组有效，差异具有统计学意义。该研究支持 Eastman（1993）的建议，即教育、沟通和支持的重要性不应当被低估，即使是在治疗器质性疾病的情况下。

Goldman 和 Carroll（1990）强调了教育在老年继发性勃起障碍治疗中的重要性。在他们的研究中，20 对伴侣随机分为 2 组，10 对参加教育工作室的课程并完成培训，10 对作为对照。工作室使用结构化的教学模式，主要关注随着年龄的增长，人在性反应周期中的生理和心理的变化。研究使用了 3 个标准化的量表测量了性行为的 3 个维度：①性行为频率；②性满意度；③对于性的知识和态度。初始评估和后期评估的得分进行比较分析。

研究结果显示参加工作室的伴侣在完成学习后知识水平显著提高。试验组有轻度的性行为提高的表现，而对照组有轻度的性行为下降的表现。总的来说，教育工作室是成功的，表现在性知识的提高、积极性的改变，以及当关于性行为满意和勃起功能的原因得到解释后，受教育者表现出更加现实的态度。

虽然研究文献强调教育对勃起困难的治疗效果，但还应当考虑合并运用游戏治疗。Shaw（1990）关注男性射精抑制的治疗，认为治疗主旨是要认识到性应当是有趣的和愉悦的，而非性能力上的表现。然而，现实情况是，对于许多男性而言，他们希望去表现自己的性能力，却导致了极度的焦虑（Barlow，1986）。在游戏治疗中，首先要指出由于在意性能力的表现而引发的焦虑症状是存在的，然后通过教育来减少这种关注。这项干预可以帮助就诊者认识并无意识地提高其个性的某些方面。在 Shaw（1990）的研究中，要求受试者进行性幻想并按照幻想内容练习，参加感觉聚焦练习，并参加性表达游戏。15 名男性（追踪 3 年以上）能够成功进行自慰射精，但尚不能在与性伴侣的性行为中达到射精。其中 12 个人完成该项目，所有人在干预后 3 ～ 22 个月报告感到症状减轻。

应用文化胜任力观点进行诊断

随着美国人口多样性的提高，要求治疗师能提供文化相关的评估、治疗，以及预防服务的需求在不断增长。执业医生须认识到文化在预期和行动中的作用。在评估和治疗性功能障碍过程中，这是非常重要的，因为它可能不仅影响认知和个体经验，也影响随后的行为。而且，媒体的报道和教育的缺乏会导致对性能力的表现有不现实的期待，这不仅可能显著地影响伴侣关系，也影响就诊者分享的意愿。

对于少数族群，精神卫生治疗通常是利用不足，表现为患者对寻求医疗服务态度较犹豫，保险公司也不愿意为其支付。研究显示不足一半的严重精神疾病患者接受到治疗（CDC，2011）。贫穷也是影响精神健康的重要因素。2010 年，生活在贫困线以下的成年人有严重心理痛苦的人数是生活在贫困线水平 2 倍以上的成年人的 3 倍（CDC，

2012）。一般来说，少数族群接触以及获得精神卫生服务的机会更少（US Surgeon General，2001）。这些族群教育及收入水平也更低，而得不到任何精神卫生服务和治疗不充分的可能性更大。现在，病耻感和文化感知使情况更加复杂，这些可以与性功能障碍伴随存在。

而且，对于某些疾病，尤其是 PE 和 ED，由于诊断依据涉及伴侣间的性行为，因此性伴侣须提供相关信息来明确诊断，而不能仅根据患者提供的病史内容。如第 3 章所述，这使得使用文化模式访谈（Cultural Formulation Interview，CFI）显得非常重要。这个访谈量表能够清楚地评价就诊者如何接触一种文化或对一种文化如何反应。除此之外，DSM-5 的附录三提供了一些可能会在临床实践中遇到的已经经过充分研究的文化相关的症状和描述了某种痛苦的习语。知晓这些习语可以帮助治疗师包容这种文化，确定什么样的行为可以定义为有问题的行为，能够用更易理解的文化特有的术语进行交流（见快速参考 10.3）。在 DSM-5 中，已经确定了 9 种可能影响精神疾病诊断的与文化观念相关的痛苦。例如，Dhat 综合征，该习语主要指东南亚男性中出现的多种焦虑、痛苦的症状，表现为体重下降和其他躯体不适。这些症状通常与 Dhat 有关，即在粪便或尿液中发现的一种白色分泌物，被认为与男性精子丧失有关。在这种症状的基础上，就诊者发展为阳痿以及对性交的恐惧。这些症状很容易被误以为与性功能障碍有关，而忽略了其文化基础，然而只有了解了这种文化才可以更准确地描述这种症状。

CFI 量表和了解痛苦的文化观念是有用处的，尤其是就诊者在主诉自己症状时带有紧张情绪及多种躯体不适时，并且这些症状背后似乎暗藏着一种无法说明的不幸。在这些病例中，应当避免给患者贴上某些尚不能确定的病理改变的标签，所有的行为须与就诊者的文化参考组的标准来比较。CFI 量表给出的测量结果也许有助于探索问题行为的定义，以及探究既往的和当下的处理策略。

与文化背景和经历有关的综合评估信息可能影响或改变后续的行为（Locke 和 Bailey，2014）。对于自我报告的性行为，根据患者的种族、宗教、信仰来明确什么是文化禁止的行为。如果行为和主流文化违背，将其纳入治疗计划中可能限制患者对治疗的接受度以及治疗的成功可能。Grigorenko（2009）和 Paniagua（2014）提供了非常好的资源帮助医生了解文化敏感性的评估。

快速参考 10.3

几个与文化相关的症状的术语

Ataque de nervios［常与精神创伤相关的焦虑（拉丁美洲）］
Nervios［常与创伤相关的慢性焦虑（拉丁美洲）］
Dhat syndrome［勃起不能（东南亚）］
Khyai cap［像风一样来去无踪、瞬息变化的发作（柬埔寨）］
Shenjing shuairuo［压力相关的，失衡（中国）］

总结与展望

本章的主题是性功能障碍的评估，强调这类疾病通常在诊断性评估中以及个体和伴侣的治疗中被忽视。性功能障碍的发病、情境以及病因是需要关注的。发病的特征包括确定是否是终生性的（即首次进行性生活时就出现了问题），还是获得性的（意味着是在一段正常的性功能之后才发生的）。评估则须确定性功能障碍发生的情境，是仅仅和某些伴侣进行性生活时才发生，或者是在特定的情境下发生，或者与某种特定类型的刺激有关？当专家对定义、共享的认同以及后续的危险因素可以提高治疗的可能性达成一致时（Lewis 等，2004）。这些信息能帮助确定病因是心因性的，还是心理和生物共同作用的，或是物质滥用导致的（Dziegielewski，Turnage，等，2007）。

为提高评估和干预策略，精神卫生执业医生必须开发一套综合评估方法（包括详细的性生活史），运用快速评估工具来确定性功能状态，能够自然地将性治疗作为补充治疗手段整合到个体及伴侣的治疗中，也能制订有的定期随访治疗计划。它们都采用渐进式的坦诚的沟通方式。与认知、教育和行为技术一样，药物治疗是性功能障碍整体治疗的一个关键的环节，不应被忘记或低估。在性功能障碍领域除需要更多的行为学研究外，也需要更多的研究来重复验证既往的发现。许多认知和行为治疗研究以个体或团体为基础，然而，这些研究结果随着时间的推移是否仍然适用于未来的患者还需要进一步的探讨。

每年，用以提高治疗成功率的新的评估量表和方式得以研发。追踪这些进展对于提供经循证医学证明的治疗方法是必要的。就诊者通常对谈论性健康和性能力表现的相关问题感到不自然。创造一个自然舒适、容易接受的环境，易于引导患者暴露内心体验并进行讨论，这可能是确保治疗成功的最重要一环。现在许多社会工作和行为研究都认为须在特定的评估中纳入心理社会成分，以处理患者的婚姻问题、社会状况及个人困难（Birnbaum，2003；Goldman 和 Carroll，1990；Heiman，2002；Kaplan，1990；Shaw，1990）。认知、教育和行为技术仍然是任何类型的性功能障碍完整治疗中非常重要的环节，而不仅限于性高潮障碍。

以循证为基础的治疗方法是成功治疗性功能障碍的关键。目前需要更多的研究来确定哪种认知 - 行为治疗最有效，并且证明它随着时间的推移是否依然有效。今天，缺少以循证为基础的治疗方法仍然是临床实践中的主要问题，尤其在性功能障碍治疗领域。Szasa 宣称"所谓的性功能障碍（本质是心因的）并非是一种躯体疾病或问题，不需要性治疗"（p.13），与其相反，我们认为这种观点是过时的、危险的。虽然在理解性功能障碍上，心理社会和性心理方面的重要性已经得到充分论述，然而这一点仍常常被忽视。

我们支持学术争论，但坚持我们的观点，即治疗的成功要求通过认知 - 行为模型来考虑伴侣关系问题。如果伴侣关系问题是关键，则在启动生物学和生理治疗前，须进行一次完整的社会、文化敏感性评估。性治疗中的行为治疗策略和认知治疗策略在性功能障碍治疗中是至关重要的。因此，社会工作者和行为科学家的作用也变得非常重要。

在帮助性功能有问题的患者时，在一个带有教育氛围的、有文化敏感性的环境中提供治疗服务是非常重要的。通过给特殊人群提供服务而获得的经验可以帮助执业医生成为被认可的专家。许多执业医生也发现能从这项工作中获得满足感，因为除了诊疗数量的增长外，他们能够感到自己正提供着一项有价值的服务，满足了社区对精神卫生和卫生服务的需求。当应对私密问题时，采用与文化有关的治疗的最重要的一步是考虑那些支持性信息，例如与确诊有关的文化方面的信息，以及将这些信息应用到治疗中。

（杨建中　张瀚迪　周　芳　徐　莉）

参考文献

Alexander, B. (1993). Disorders of sexual desire: Diagnosis and treatment of decreased libido. *American Family Physician*, *47*, 832–838; discussion *49*, 758.

American Psychiatric Association. (1994). *Diagnostic and statistical manual of mental disorders* (4th ed.). Washington, DC: Author.

American Psychiatric Association. (2013). *Diagnostic and statistical manual of mental disorders* (5th ed.). Arlington, VA: American Psychiatric Publishing.

Balon, R., & Segraves, R. T. (2008). Survey of treatment practices for sexual dysfunction(s) associated with antidepressants. *Journal of Sex & Marital Therapy*, *34*, 353–365.

Barlow, D. H. (1986). Causes of sexual dysfunction: The role of anxiety and cognitive interference. *Journal of Consulting and Clinical Psychology*, *54*, 140–148.

Barna, M. M., Patel, R., & Patel, M. (2008). Female sexual dysfunction: From causality to cure. *U.S. Pharmacist*, *33*(11). Retrieved from http://www.uspharmacist.com/content/d/feature/c/11464

Barnhill, J. W. (2014). Sexual dysfunctions: Introduction. In J. W. Barnhill (Ed.), *DSM-5^{TM} clinical cases* (pp. 229–230). Washington, DC: American Psychiatric Publishing.

Birnbaum, G. E. (2003). The meaning of heterosexual intercourse among women with female orgasmic disorder. *Archives of Sexual Behavior*, *32*(1), 61–71.

Borello-France, D., Leng, W., O'Leary, M., Xavier, M., Erickson, J., Chancellor, M. B., & Cannon, T. W. (2004). Bladder and sexual function among women with multiple sclerosis. *Multiple Sclerosis*, *10*(4), 455–461.

Buehler, S. (2014). *What every mental health professional needs to know about sex*. New York, NY: Springer.

Burgess, V., Dziegielewski, S. F., & Green, C. E. (2005). Improving comfort about sex communication between parents and their adolescents: Practice-based research within a teen sexuality group. *Brief Treatment and Crisis Intervention*, *5*(4), 379–390.

Butcher, J. (1999). ABC of sexual health: Female sexual problems II: Sexual pain and sexual fears. *BMJ*, *318*(7176), 110–112.

Carro-Juareza, M., & Rodriguez-Manzo, G. (2003). Yohimbine reverses the exhaustion of the coital reflex in spinal male rats. *Behavioural Brain Research*, *141*, 43–50.

CDC. (2011). *Health United States, 2010*, p. 19. Retrieved from http://www.cdc.gov/nchs/data/hus/hus09.pdf

CDC. (2012). *Health United States, 2011*, p. 38. Retrieved from http://www.cdc.gov/nchs/data/hus/hus11.pdf

Chambless, D. L., Sultan, F. E., & Stern, T. E. (1984). Effect of pubococcygeal exercise on coital orgasm in women. *Journal of Consulting and Clinical Psychology*, *52*, 114–118.

Clayton, A. H., Warnock, J. K., Kornstein, S. G., Pinkerton, R., Sheldon-Keller, A., & McGarvey, E. L. (2004). A placebo-controlled trial of bupropion SR as an antidote for selective serotonin reuptake inhibitor-induced sexual dysfunction. *Journal of Clinical Psychiatry*, *65*(1), 62–67.

Conte, H. R. (1986). Multivariate assessment of sexual dysfunction. *Journal of Consulting and Clinical Psychology*, *54*, 149–157.

Costa, P., Arnould, B., Cour, F., Boyer, P., Marrel, A., Jaudinot, E. O., & Solesse de Gendre, A. (2003). Quality of Sexual Life Questionnaire (QVS): A reliable, sensitive and reproducible instrument to assess quality of life in subjects with erectile dysfunction. *International Journal of Impotence Research*, *15*, 173–184. doi: 10.1038/sj.ijir.3900995

Dording, C. M., Mischoulon, D., Petersen, T. J., Kornbluh, R., Gordon, J., Nierenberg, A. A. . . . Fava, M. (2002). The pharmacologic management of SSRI-induced side effects: A survey of psychiatrists. *Annals of Clinical Psychiatry*, *14*(3), 143–147.

Dziegielewski, S. F., Jacinto, G., Dick, G., & Resnick-Cortes, C. (2007). Orgasmic disorders. In B. Thyer & J. Wodarski (Eds.), *Social work in mental health: An evidence-based approach* (pp. 427–456). Hoboken, NJ: Wiley.

Dziegielewski, S. F., Turnage, B. F., Dick, G., & Resnick-Cortes, C. (2007). Sexual desire and arousal disorders. In: B. Thyer & J. Wodarski (Eds.), *Social work in mental health: An evidence-based approach* (pp. 403–426). Hoboken, NJ: Wiley.

Eastman, P. (1993, May–June). Washington report: Treating erectile dysfunction. *Geriatric Consultant*, 10–13.

Gartlehner, G., Thieda, P., Hansen, R. A., Gaynes, B. N., DeVeaugh-Geiss, A., Krebs, E. E., & Lohr, K. N. (2008). Comparative risk for harms of second-generation antidepressants: A systematic review and meta-analysis. *Drug Safety*, *31*(10), 851–865.

Goldman, A., & Carroll, J. (1990). Educational intervention as an adjunct to treatment of erectile dysfunction in older couples. *Journal of Sex & Marital Therapy*, *16*, 127–141.

Goldstein, A., Pukall, C., & Goldstein, I. (2009). *Female sexual pain disorders: Evaluation and management*. Sussex, United Kingdom: Wiley-Blackwell.

Graham, C. A. (2014). Case 13.1: Sexual dysfunction. In J. W. Barnhill (Ed.), *DSM-5*[TM] *clinical cases* (pp. 230–233). Washington, DC: American Psychiatric Publishing.

Grigorenko, E. L. (2009). *Multicultural psychoeducational assessment*. New York, NY: Springer.

Hawton, K., Catalan, J., & Fagg, J. (1991). Low sexual desire: Sex therapy results and prognostic factors. *Behaviour Research and Therapy*, *29*(3), 217–224.

Hawton, K., Catalan, J., & Fagg, J. (1992). Sex therapy for erectile dysfunction: Characteristics of couples, treatment outcome, and prognostic factors. *Archives of Sexual Behavior*, *21*(2), 161–175.

Heiman, J. R. (2002). Psychologic treatments for female sexual dysfunction: Are they effective and do we need them? *Archives of Sexual Behavior*, *31*(5), 445–450.

Hofman, M., Morrow, G. R., Roscoe, J. A., Hickok, J. T., Mustian, K. M., Moore, D. F., . . . Fitch, T. R. (2004). Cancer patients' expectations of experiencing treatment-related side effects. *Cancer*, *100*(4), 851–857.

Horton, A. L. (1995). Sex related hot-line calls: Types, interventions and guidelines. In A. Justins (Ed.), *Crisis intervention and time limited cognitive treatment* (pp. 290–312). Thousand Oaks, CA: Sage.

Janda, L. H., & O'Grady, K. E. (1980). Development of a sex anxiety inventory. *Journal of Consulting and Clinical Psychology*, *48*, 169–175.

Janssen, E., Vorst, H., Finn, P., & Bancroft, J. (2002). The Sexual Inhibition (SIS) and Sexual Excitation (SES) Scales: I. Measuring sexual inhibition and excitation proneness in men. *Journal of Sex Research*, *39*(2), 114–126.

Jensen, P. T., Klee, M. C., Thranov, I., & Groenvold, M. (2004). Validation of a questionnaire for self-assessment of sexual function and vaginal changes after gynaecological cancer. *Psycho-Oncology*, *13*(8), 577–592.

Johnson, S. D., Phelps, D. L., & Cottler, L. B. (2004). The association of sexual dysfunction and substance use among a community epidemiological sample. *Archives of Sexual Behavior*, *33*(1), 55–63.

Kaplan, H. S. (1979). *Disorders of sexual desire*. New York, NY: Simon & Schuster.

Kaplan, H. S. (1990). The combined use of sex therapy and intra-penile injections in the treatment of impotence. *Journal of Sex & Marital Therapy*, *16*, 195–207.

Kaplan, L., & Harder, D. W. (1991). The sexual desire conflict scale for women: Construction, internal consistency, and two initial validity tests. *Psychological Reports*, *68*, 1275–1282.

Kilman, P. R., Milan, R. J., Boland, J. P., Nankin, H. R., Davidson, E., West, M. O., Devine, J. M. (1987). Group treatment for secondary erectile dysfunction. *Journal of Sex and Marital Therapy*, *13*(3), 168–182.

Kinder, B. N., & Curtiss, G. (1988). Specific components in the etiology, assessment, and treatment of male sexual dysfunctions: Controlled outcome studies. *Journal of Sex & Marital Therapy*, *14*, 40–48.

Kinzl, J. F., Traweger, C., & Biebl, W. (1995). Sexual dysfunctions: Relationship to childhood sexual abuse and early family experiences in a nonclinical sample. *Child Abuse and Neglect*, *19*, 785–792.

Kirven, J. (2014). Maintaining their future after teen pregnancy: Strategies for staying physically and mentally fit. *International Journal of Childbirth Education*, *29*(1), 57–61.

Knopf, J., & Seiler, M. (1990). *ISD: Inhibited sexual desire*. New York, NY: Morrow.

Kuileter, M. M., Vroege, J. A., & van Lankveld, J. J. D. M. (1993). *The Golombok-Rust Inventory of Sexual Satisfaction. Nederlandse vertalilhg enaapassignnen*. Leiden: Netherlands University Medical Center [Dutch translation and adaption].

Leiblum, S. (2000). Vaginismus: A most perplexing problem. In S. R. Leiblum & R. C. Rosen (Eds.), *Principles and practice of sex therapy* (pp. 181–202). (3rd ed.). New York, NY: Guilford Press.

Leif, H. (1977). What's new in sex research. *Medical Aspects of Human Sexuality*, 7, 94–95.

Lewis, R. W., Fugl-Meyer, K. S., Bosh, R., Fugl-Meyer, A. R., Laumann, E. O., Lizz, E., & Martin-Morales, A. (2004). Epidemiology/risk factors of sexual dysfunction. *Journal of Sexual Medicine*, *1*(1), 35–39. doi: 10.1111/j.1743-6109.2004.10106.x

Lipsith, J., McCann, D., & Goldmeier, D. (2003). Male psychogenic sexual dysfunction: The role of masturbation. *Sexual and Relationship Therapy*, *18*(4), 447–471.

Locke, D. C., & Bailey, D. F. (2014). *Increasing multicultural understanding* (3rd ed.). Thousand Oaks, CA: Sage.

Locke, H. J., & Wallace, K. M. (1959). Short marital and prediction tests: Their reliability and validity. *Journal of*

Marriage and Family Living, 21, 251–255.

LoPiccolo, J., & Steger, J. C. (1974). The Sexual Interaction Inventory: A new instrument for assessment of sexual dysfunction. *Archives of Sexual Behavior, 3*, 585–595.

LoPiccolo, J., & Stock, W. E. (1986). Treatment of sexual dysfunction. *Journal of Consulting and Clinical Psychology, 54*(2), 158–167.

Masters, W. H., & Johnson, V. D. (1970). *Human sexual inadequacy*. Boston, MA: Little, Brown.

Maxmen, J. S., Ward, N. G., & Kilgus, M. (2009). *Essential psychopathology and its treatment* (3rd ed.). New York, NY: Norton.

McCabe, M. P. (2006, May 29). *Female sexual arousal disorder and female orgasmic disorder*. American Medical Network. http://www.health.am/sex/more/female_sexual_dysfunction/

McCabe, M. P. (2009). Anorgasmia in women. *Journal of Family Psychotherapy, 20*(2/3), 177–197. doi: 10.1080/08975350902970055

McMahon, C. G. Abdo, C., Hull, E., Incrocci, L., Levin, L., & Cheng Xin, Z. (2004). Disorders of orgasm and ejaculation in men. In T. F. Lue, R. Basson, R. C. Rosen, F. Guiliano, S. Khoury, & F. Montsori (Eds.), *Sexual medicine: Sexual dysfunction in men and women* (pp. 409–468). Paris, France: Health Publications.

Menendez, A. E., Moran, V. P., Velasco, P. A., & Marin, B. (1988). Modifications of the sexual activity in male rats following administration of antiserotoninergic drugs. *Behavioural Brain Research, 30*(3), 251–258.

Meston, C. M., & Derogatis, L. R. (2002). Validated instruments for assessing female sexual function. *Journal of Sex and Marital Therapy, 28*, 155–164.

Meston, C. M., & Rellini, A. (2008). Sexual dysfunction. In W. E. Craighead, D. J. Miklowitz, & L. W. Craighead (Eds.), *Psychopathology: History, diagnosis, and empirical foundations* (pp. 1–33). Hoboken, NJ: Wiley.

Metz, M. E., & Pryor, J. L. (2000). Premature ejaculation: A psychophysiological approach for assessment and management. *Journal of Sex and Marital Therapy, 26*, 293–320.

Nicolson, P., & Burr, J. (2003). What is "normal" about women's (hetero) sexual desire and orgasm? A report of an in-depth interview study. *Social Science & Medicine, 57*(9), 1735–1745.

O'Donohue, W., Letourneau, E., & Geer, J. H. (1993). Premature ejaculation. In W. O'Donohue & J. H. Geer (Eds.), *Handbook of sexual dysfunctions: Assessment and treatment* (pp. 303–334). Boston, MA: Allyn & Bacon.

O'Leary, M. P., Rhodes, T., Girman, G. J., Jacobson, D. J., Roberts, R. O., Lieber, M. M., & Jacobsen, S. J. (2003). Distribution of the Brief Male Sexual Inventory in community men. *International Journal of Impotence Research, 15*, 185–191. doi: 10.1038/sj.ijir.3900996

Palace, E. M. (1995). Modification of dysfunctional patterns of sexual response through autonomic arousal and false physiological feedback. *Journal of Consulting and Clinical Psychology, 63*, 604–615.

Paniagua, F. A. (2014). *Assessing and treating culturally diverse clients: A practical guide* (4th ed.). Los Angeles, CA: Sage.

Patel, P., & Sen, B. (2012). Teen motherhood and long-term health consequences. *Maternal & Child Health Journal, 16*(5), 1063–1071.

Perelman, M. A. (2004). Retarded ejaculation. *Current Sexual Health Reports, 1*(3), 95–101.

Ralph, D. J., & Wylie, K. R. (2005). Ejaculatory disorders and sexual fuction. *BJU International, 95*, 1181–1186.

Ravart, M., & Côté, H. (1992). Sexoanalysis: A new insight-oriented treatment approach for sexual disorders. *Journal of Sex and Marital Therapy, 18*, 128–140.

Redelman, M. (2007). A general look at female orgasm and anorgasmia. *Sex Health, 3*(3), 143–153.

Reissing, E. D., Binik, Y. M., Khalifé, S., Cohen, D., & Amsel, R. (2003). Etiological correlates of genito-pelvic pain/penetration disorder: Sexual and physical abuse, sexual knowledge, sexual self-schema, and relationship adjustment. *Journal of Sex & Marital Therapy, 29*(1), 47–59.

Richardson, D., Nalabanda, A., & Goldmeier, D. (2006). Retarded ejaculation—A review. *International Journal of STD & AIDS, 17*, 143–150.

Rosen, R., Altwein, J., Boyle, P., Kirby, R. S., Lukacs, B., Meuleman, E., Giuliano, F. (2003). Lower urinary tract symptoms and male sexual dysfunction: The multinational survey of the aging male (MSAM-7). *European Urology, 44*(6), 637–649.

Rosen, R., Brown, C., Heiman, J., Leiblum, S., Meston, C., Shabsigh, R., . . . D'Agostino, R. (2000). The Female Sexual Function Index (FSFI): A multi-dimensional self-report instrument for the assessment of female sexual function. *Journal of Sex and Marital Therapy, 26*(2), 191–208.

Rosen, R. C., & Leiblum, S. R. (1987). Current approaches to the evaluation of sexual desire disorders. *Journal of Sex Research, 23*, 141–162.

Rowland, D. L., Tai, W. L., & Slob, A. K. (2003). An exploration of emotional response to erotic stimulation in men with premature ejaculation: Effects of treatment with clomipramine. *Journal of Sexual Behavior, 32*(2), 145–153.

Salonia, A., Munarriz, R. M., Naspro, R., Nappi, R. E., Briganti, A., Chionna, R., . . . Montorsi, F. (2004). Women's sexual dysfunction: A pathophysiological review. *BJU International, 93*(8), 1156–1164.

Segraves, R. T., & Segraves, K. B. (1991). Hypoactive sexual desire disorder: Prevalence and comorbidity in 906 subjects. *Journal of Sex and Marital Therapy, 17*, 55–58.

Serretti, A., & Chiesa, A. (2009). Treatment-emergent sexual dysfunction related to antidepressants: A meta-analysis. *Journal of Clinical Psychopharmacology,*

29(3), 259–266.

Shaw, J. (1990). Play therapy with the sexual workhorse: Successful treatment with 12 cases of inhibited ejaculation. *Journal of Sex & Marital Therapy*, *16*, 159–164.

Simon, J., Braunstein, G., Nachtigall, L., Utian, W., Katz, M., Miller, S., . . . Davis, S. (2005). Testosterone patch increases sexual activity and desire in surgically menopausal women with hypoactive sexual desire disorder. *Journal of Endocrinology and Metabolism*, *90*(9), 5226–5233.

Sotile, W. M., & Kilmann, P. R. (1978). The effects of group systematic desensitization on orgasmic dysfunction. *Archives of Sexual Behavior*, 7, 477–491.

Sotomayor, M. (2005). The burden of premature ejaculation: The patient's perspective. *Journal of Sex Medicine* (Suppl. 2), 110–114.

Spector, I. P., Carey, M. P. & Steinberg, L. (1996). The sexual desire inventory: Development, factor structure, and evidence of reliability. *Journal of Sex and Marital Therapy*, *22*, 175–190.

Stuart, F. M., Hammond, D. C., & Pett, M. A. (1987). Inhibited sexual desire in women. *Archives of Sexual Behavior*, *16*(2), 91–106.

Stuntz, S. S., Falk, A., Hiken, M., & Carson, V. B. (1996). The journey undermined by psychosexual disorders. In V. B. Carson & E. N. Arnold (Eds.), *Mental health nursing: The nurse patient journey* (pp. 879–895). Philadelphia, PA: W. B. Saunders.

Symonds, T., Roblin, D., Hart, K., & Althof, S. (2003). How does premature ejaculation impact a man's life. *Journal of Sex & Marital Therapy*, *29*, 361–370.

Szasz, T. (1980). *Sex by prescription*. New York, NY: Doubleday.

U.S. Surgeon General. (2001). *Mental health care for African Americans*. Retrieved from http://www.ncbi.nlm.nih .gov/books/NBK44251/

Waldinger, M. (2005). Lifelong premature ejaculation: Current debate on definition and treatment. *Journal of Men's Health & Gender*, *2*(3), 333–338.

Waldinger, M. D., & Schweitzer, D. H. (2005). Retarded ejaculation in men: An overview of psychological and neurobiological insights. *World Journal of Urology*, *23*, 76–81.

Waldinger, M. D., Zwinderman, A. H., Schweitzer, D. H., & Olivier, B. (2004). Relevance of methodological design for the interpretation of efficacy of drug treatment of premature ejaculation: A systematic review and meta-analysis. *International Journal of Impotence Research*, *16*, 369–381.

WebMD. (2012). *Sex & relationships*. Retrieved from http://www.webmd.com/sex-relationships/guide/ sexual-health-your-guide-to-sexual-response-cycle

Weijmar Schultz, W., Basson, R., Binik, Y., Eschenbach, D., Wesselmann, U., & Van Lankveld, J. (2005). Women's sexual pain and its management. *Journal of Sexual Medicine*, *2*(3), 301–316. doi: 10.1111/j.1743-6109.2005.20347.x

Wincze, J., Rosen, R., Carson, C., Koreman, S., Niederberger, C., Sadovsky, R., . . . Merchant, S. (2004). Erection Quality Scale: Initial scale development and validation. *Adult Urology*, *64*(2), 351–356.

Woody, J. D., D'Souza, H. J., & Crain, D. D. (1994). Sexual functioning in clinical couples: Discriminant validity of the sexual interaction scale. *American Journal of Family Therapy*, *22*, 291–303.

Zippe, C. D., Raina, R., Shah, A. D., Massanyi, E. Z., Agarwal, A., Ulchaker, J., . . . Klein, E. (2004). Female sexual dysfunction after radical cystectomy: A new outcome measure. *Adult Urology*, *63*(6), 1153–1157.

第十一章　破坏性行为障碍、冲动控制及品行障碍

前言

近年来，人们对于儿童青少年精神卫生问题的病因、相关和影响因素的兴趣日益增加。持续增加的关注并不奇怪，因为精神卫生问题会影响儿童、青少年的功能的各个方面，同时也会影响其家庭。当儿童或青少年在学校及个人或同伴活动中表现出破坏性，其家庭模式和日常生活的变化可能会随之而来（Hinshaw，2008）。如果破坏性行为先在家庭内发生，它将会很快涌入学校，产生足以引起人们关注的社交、学业等多领域的功能损害。当破坏性行为变得严重时，它们可以产生影响个体心理、社会、家庭和学习功能各个方面的严重问题，需要多维度的评估来详细地检查破坏性行为障碍的各方面（Landy 和 Bradley，2014）。

为患有精神疾病的儿童、青少年提供服务时，完成恰当的多维度的诊断和评估是最基本的要求，如要考虑儿童的易感性，要从学校、家庭、社区以及其他社会环境等多种渠道获得重要的信息。同样重要的是，我们要认识到任何种类的儿童、青少年精神障碍均须有与其发展水平相适应的临床治疗和干预措施（Spetie 和 Arnold，2007）。绝大多数精神卫生专业人士承认，我们需要有更多的对儿童、青少年精神状况的检查和更多的精神卫生服务。幸运的是，从事儿童青少年精神卫生工作的研究人员及临床工作者一直在不懈努力，努力提供更多的、全面有效的精神卫生策略（Beauchaine 和 Hinshaw，2008）。

探索常用于儿童的诊断已经超出了本章的目的。本章的目的是介绍 DSM-5 中所列的破坏性行为障碍、冲动控制及品行障碍。除了反社会型人格障碍，本章所有的疾病都有着相同的症状，都涉及情绪和行为的自我控制问题，都通常在儿童和青少年中被诊断。在本章中概括地讨论了如何制订治疗计划和提供干预策略。应用部分重点讨论了最严重的和更常见的破坏性行为障碍——品行障碍。本章中也探讨了问题行为和症状的程度、重要性以及早期预测指标。病例应用强调在治疗儿童青少年品行障碍儿童时要考虑诊断性评估、治疗计划和使用基于证据的治疗策略。

与自我行为和情绪控制问题共处

当与可能患有精神障碍的儿童、青少年一起工作时，这些儿童、青少年不应该被简单地当做小大人。很多精神卫生执业医生都意识到儿童、青少年生理、认知、智力、情感、社会互动和发展都不同于成年人，如果直接将成年人的评估策略和理论应用到儿

童、青少年身上将会遇到困难（Prout，2007）。儿童的依赖性以及家庭和同伴关系对儿童的影响也与成年人不同。正是这种差异，才须专业人士运用全面的、发展的和创造性的方法对孩子及其家庭进行诊断性评估以及后续的治疗（Hudson，2014）。因此，DSM的每一修订版本关于儿童、青少年的心理问题的诊断都提出了要考虑儿童、青少年精神卫生发展水平的额外诊断标准（Grills-Taquechel 和 Ollendick，2008）。此外，DSM-5 强调临床医生要避免对可用儿童、青少年的发展适应性来解释的、与诊断相关的行为和症状给予关注（美国儿科协会［APA］，2013）。在确定诊断时，要始终特别注意儿童的年龄、性别、家庭状况、文化，以及这些是如何影响儿童随后的诊断的。

临床医生在具体评估某个儿童青少年的行为和症状时，应该超越先天和后天的争论，看到两者是同时作用的，并且都影响了儿童的行为，这样才能更好地理解儿童的发展和精神卫生（Beauchaine，Hinshaw 和 Gatzke-Kopp，2008）。全面的诊断和评估应考虑到遗传和环境因素的相互依存，及其对儿童、青少年行为和心理健康的影响。诊断破坏性行为障碍通常都包含一些显著的特征，如缺乏自我控制，更加突出的状态是对立违抗性和攻击性行为。这些难以控制的情绪和行为以及产生的破坏性行为是儿童、青少年需要精神卫生服务的最常见原因（Woo 和 Keatinge，2008）。

Kearney、Cook、Wechsler、Haight 和 Stowman（2008）认为行为评估是评估中至关重要的一个方面。行为评估始于认定行为的类型，这样可以清楚地界定并随着时间而监测行为。典型的破坏性行为障碍、冲动控制及品行障碍会与其他疾病的症状重叠，使得行为的评估以及诊断印象更为复杂。此外，社会和家庭因素也会持续地影响儿童、青少年的发展，甚至会混淆诊断。例如童年期的虐待，可能是创伤重现的一个因素（Wekerle，MacMillan，Leung 和 Jamieson，2008）。慢性、严重的童年期虐待会增加DSM 中列出的所有障碍发生的风险，尤其是与心境、注意力及压力相关的障碍（Perry，2008）。完整的行为评估，还应包括家长对儿童行为问题的主观陈述以及后续的执业医生对这些行为的解释。通常在评估过程中，父母可能不会提供有关童年虐待或者家庭暴力这些会直接影响或者导致儿童现在的行为问题的信息。执业医生的反移情对于解释儿童的症状及行为具有很大的影响（Rasic，2010）。执业医生应当始终注意到自身反移情和对儿童问题的诊断过度或者不足的倾向。此外，年龄是否会使行为的解释复杂化？例如，一个低年级的学龄期儿童的认知和理解程度如何？根据年龄，发展的水平是否会干扰孩子明确描述其行为问题或者情绪紊乱的能力？因此，评估中执业医生有责任了解孩子的发展阶段，并且认定与发展水平相适应的治疗策略，以有效地识别、理解和解决儿童的精神卫生问题（Henderson 和 Thompson，2011）。

社会因素会影响一个儿童、青少年的行为，包括同伴关系和同龄人群对他的看法，这些又会进一步影响儿童对自己的认知，以及他应对内部和外部环境应激源的行为反应。例如，一个已经有无能感并且有过低自尊经历的儿童，当同龄人对他的脆弱进行回应并欺负他时，情绪问题会增加。在这种情况下，已经脆弱的内在自我感觉由于同龄人的反应而变得更加糟糕，从而使儿童变得更加低自尊（Patchin 和 Hinduja，2010）。其他的环境因素，例如虐待或由于忽视而造成的意外伤害，会影响儿童的自我认知和社会功能（Faust 和 Stewart，2008；Schwebel 和 Gaines，2007；Zielinski 和 Bradshaw，2006）。

攻击、羞怯、低自尊和注意力不集中是一些常见的行为。对于执业医生来说另一个挑战是没有意识到，面对压力情景儿童可能已经发展了调整和适应的能力。执业医生往往将焦点对准了儿童的病理性行为以及家长和学校对于孩子的抱怨，并没有意识到像冲突、缺乏控制和对立模式这些行为，可能是儿童在发展的特定阶段所使用的正常反应。然而，这些有时被家长、学校和精神卫生专业人士误认为是病理性的（Maxmen，Ward和Kilgus，2009）。青少年努力地完成其发展、分化并且寻求自我认同，如将自己头发染成不寻常的颜色，穿一些与家人期望不一致的衣服。当青少年表达个性和遵循其发展轨迹，以寻求独立时，家长和学校系统可能认为其不符合预期。

破坏性行为障碍、冲动控制和品行障碍

DSM-5是心理卫生执业医生使用的重要评估工具。这个新修订的章节中儿童、青少年期可诊断的疾病包括品行障碍、对立违抗性障碍、间歇性爆发性障碍、纵火狂、盗窃癖，以及其他特定的或未特定的破坏性行为障碍、冲动控制和品行障碍。年龄大一点的青少年有时被诊断为反社会型人格障碍。DSM-5中把它在本章中列出，但在人格障碍的章节中详细介绍。这些疾病被放在同一个章节，是因为它们有共同的特质，都与自我控制问题相关，并且都具备这样的事实，其破坏性行为逐渐变得与社会、家庭、学校和社区他人的期望冲突。这些疾病绝大部分在儿童期起病，很少在成年期发病。发病年龄，特别是发病年龄越早对随后的治疗越有意义（Barry，Golmaryami，Rivera-Hudson和Frick，2013）。

DSM-5中体现了很多从DSM-Ⅳ到DSM-Ⅳ-TR以来关于这类疾病诊断上的修改。一个显著的变化就是章节的标题改变了。一些障碍的名称被移除了，保留下来的疾病都具有与直接的自我控制相关的症状标准，而且这一章中所有疾病的主要特征都包括对他人权利的明显侵犯，如攻击性行为和破坏财产。患此类疾病的儿童、青少年和成年人常会与社会规范发生冲突，并导致与权威人物的摩擦，如执法者。正如DSM-5中其他疾病的诊断，只有当行为/症状模式符合诊断标准并且同时存在功能损害时，才应当考虑本章节的诊断。

在讨论儿童、青少年发病原因时，先天和后天的因素，以及两者是如何影响儿童、青少年的行为，以及随后的精神卫生问题都须考虑到（Beauchaine等，2008）。DSM-5中特别强调了如何恰当地归类注意缺陷/多动障碍（attention deficit hyperactivity disorder，ADHD），以及把它放在DSM-5的哪个位置合适等问题。虽然大多数诊断标准与以往的版本保持一致，但DSM-5中将ADHD归属于神经发育障碍章节。修订后的章节标题强调了疾病与发育水平的相关性，以及儿童期障碍章节删除后需要重新归类。在诊断标准中增加了一些特定的例子，以强调要跨越整个生命周期来诊断病情和关注问题，如较差的职业表现、较高的失业可能性，以及可以清楚地在成年期体现出来的人际冲突的增加。

在DSM-5的第三部分，概括地提出五大人格特质是需要进一步研究的领域。这些特质将在本书的第13章予以解释。本章中的破坏性行为障碍、冲动控制及品行障碍涉及五大人格特质中的 3 个：脱抑制、过度约束和负性情绪。

脱抑制是指儿童或青少年不能延迟满足。个人对于想要东西的立即满足的欲望是如此强烈，以致其除了眼前不能考虑任何其他事情，也不能考虑自己行为的后果。在这个过程中，个体不能运用之前的经验或考虑到社会准则或者什么是社会所能接受的。重要的是他此时此刻的渴望。第二个共享特质正好与脱抑制相反，并被称为过度约束和严格的完美主义。从这个角度看，儿童和青少年展现出超出当时情景下社会所期望的严格的规范化行为。而这种严格的完美主义足以严重损害其社会功能，导致个体主动回避他可能缺乏控制的情景。如果无法调节自己的情绪，个体因为缺乏对自我情绪的管理而变得非常沮丧，会有不可控制的攻击性行为产生，并且对此后果毫无考虑。

第三个共享特征在这一类疾病中表现得不是特别强烈，但可能会出现问题，并导致负面情绪。一般来说，就诊者可能重复经历高水平的负面情绪，如焦虑、抑郁、内疚、羞耻或担心。这类障碍的患者在日常生活中常常伴随着强烈的担忧，注意力和焦点均倾向于关注消极影响，无法摆脱重复的强迫思维。当负面情绪出现的时候，这种情绪的强烈程度过于激烈，往往与事实不相称。

对立违抗性障碍

根据 DSM-5，对立违抗性障碍（oppositional defiant disorder，ODD）患者主要表现为易怒、易激惹、好争辩及挑衅行为和（或）怨恨。DSM-5 概述了 ODD 的 3 个主要诊断标准，按字母顺序（A 至 C）排列。标准 A 要求临床症状应分别评估。标准 A 分为 3 个类别，达到诊断标准须满足这 3 类症状中至少任意 4 组症状。此外，标准 A 要求特定的行为至少持续 6 个月，且有证据表明特定行为至少在一个非同胞的交往间发生。选择标准可根据儿童的年龄酌情修订。如果儿童年龄在 5 岁以下，这些行为应该在一天当中的大多数时间发生，持续时间也应达 6 个月。然而，执业医生做诊断时，应结合儿童的发育信息考虑。例如，5 岁以下的儿童常具有逆反性，这是他们在寻求自我区分和分化过程中正常的发展趋势。上述例子表明，逆反行为是孩子正常发育的一个阶段，而非病理性的。5 岁及以上的儿童，对立违抗性行为应该至少一周发生 1 次，并持续达 6 个月。任何年龄的患者，6 个月之内（除非有特别的怨恨），至少要有 2 次明显恶意的或报复性的行为。

诊断标准 A 要求呈现的行为必须在 3 个维度展现：愤怒 / 易激惹的情绪、好争辩 / 挑衅行为及怨恨（见快速参考 11.1）。识别一个儿童或青少年是否有愤怒 / 易激惹的情绪、好争辩 / 挑衅行为或怨恨应由临床医生完成。临床医生须分辨和记录儿童的具体行为，这些行为具有特殊的编码。此障碍的 3 个诊断分类 [愤怒 / 易激惹的情绪、好争辩 / 挑衅行为和（或）怨恨] 均列出了 8 个潜在行为。要达到 ODD 的标准，无论严重程度，必须表现出 3 个类别的 8 个行为中的任意 4 个行为，这 4 个行为可以来源于 3 个类别的任意组合。ODD 中，关于愤怒 / 易激惹的情绪的 3 个可能行为（1-3）是：就诊者发脾气、敏感或容易生气、表现出愤怒和愤恨的行为。

关于好争辩 / 挑衅行为的行为，举例为以下 4 个（4-7）。前两者为争辩和叛逆行为，不服从权威。后两者包括在同龄人或在社交场合中患者经常故意惹恼其他人，或因为他自己的劣行而指责别人，并拒绝承认错误或为自己的行为承担责任。怨恨（8），指恶意或报复性的心理导致的问题行为，6个月中至少发生2次。

快速参考 11.1

对立违抗性障碍的选择标准：

- 持久的愤怒、易激惹的心境持续至少6个月。
- 在愤怒/易激惹的情绪、好争辩/挑衅行为及怨恨的类别中满足4个症状
- 他的行为必须给个人或其他人造成了社交困难。
- 常见的与此疾病相关并且使疾病复杂化的因素包括物质滥用、抑郁障碍，如破坏性心境失调障碍或双相障碍。
- 具体严重程度标准（不存在、阈下、轻度、中度、重度），例如，重度显示在3个或更多不同的场景至少有4个症状。

Source：Summarized criteria from the Diagnostic and Statistical Manual of Mental Disorders, Fifth Edition, by the American Psychiatric Association，2013，Arlington, VA：American Psychiatric Publishing. Copyright 2013 by the American Psychiatric Association.

无论何种诊断，行为都须达到足以引起个人痛苦的严重程度。ODD通常会在儿童青少年患者的同伴交往、家庭互动和在学校环境中的师生交往的场景中诊断。标准B记录了会产生紊乱的背景的具体信息。标准C澄清了患者可能存在的共病诊断，如物质滥用、抑郁障碍或精神障碍。这些共患病可能掩盖了ODD的存在。DSM-5新增加的一个诊断，破坏性心境失调障碍（第7章），其激越型抑郁的表现可能特别难以和ODD鉴别。

完整的诊断应该评估当前症状的严重程度，评估标准不是基于症状的数量，而是基于症状发生场合的数量。例如，假设症状只发生在1个场合，如家庭、学校或者与同伴的交往中，使用轻度标准。如果发生在2个场合，则症状严重程度为中度。如果发生在3个或以上场合，说明已经达到重度。一些ODD患者的症状主要发生在家里，与父母、兄弟姐妹或者是其他家庭成员的关系非常糟糕。使用症状严重程度的标准，执业医生能够找出行为发生的场合，并在完成评估和运用治疗策略时，把具体场合考虑在内。例如，如果一个ODD儿童其行为表现只是发生在家里，就无疑只须运用以家庭为中心的治疗策略。

ODD在多数情况下是儿童或青少年在一个或多个场合表现出有问题的交往模式，如在家庭、学校、社区和其他社交场所。这种交往模式使得儿童和青少年在他们生活的方方面面都会遇到困难，包括和同伴及成年人的关系、学校功能、处理家庭冲突和在社区中的问题。Pardini、Frick和Moffitt（2010）研究了DSM-5中新增加的诊断标准，并为进一步的评价提供了丰富的思路。他们质疑了这些标准在女性患者中的适用性，因为这类标准一贯用来迅速地诊断男性患者。早年关于患有ODD的儿童、青少年最终会发展成品行障碍的假设在DSM-5中已经受到质疑，虽然ODD还是可能发展为其他的成年期问题，如焦虑、抑郁障碍（APA，2013）。

间歇性爆发性障碍

间歇性爆发性障碍（intermittent explosive disorder，ID）的患者通常会对自己关系比较亲密的人爆发极端的愤怒，且这种反应与情境导致的正常反应不相符。DSM-5 中关于 ID 的诊断标准被分为：描述行为表现类型的诊断标准、病程标准、起病年龄标准和鉴别它与其他精神障碍的标准。诊断标准 A 中提供了关于 ID 具体症状的描述。标准中定义了对他人财产、动物造成损失或对他人或财产没有造成损失的行为爆发（包括言语或身体攻击），同时也包括了对他人或其财产造成损失的标准。诊断标准 A 与未损害他人、动物和无生命物体（如财产）的攻击的主要区别是造成对方的人身、财产损失。时间要求是明确的：症状出现至少每周 2 次，并且持续 3 个月。如果符合第二个标准，至少有 3 次对于财产或者对人和动物的攻击性行为发生，时间上要求在 12 个月内有 3 次被记录的行为。如果攻击性行为为言语攻击，则要求每周都有。言语攻击性行为的时间要求为每周都被记录，且持续 3 个月，第二个类型的 3 次行为爆发的焦点就在于有没有对他人、财产、动物造成损害。

标准 B 中，愤怒反应的严重程度超越了一般触发事件所能预期的反应结果。过度反应的结果不是有预谋的，通常是突然发生的。反应本身，与其他任何精神障碍一样，不论人身伤害发生与否，必须造成他人严重的痛苦或损害。

发病年龄标准定为 6 岁以后，并且攻击性事件不能被其他疾病解释。一般在 ID 的病程中，这些行为在童年晚期出现最为常见，很少有成人期发病的。因此诊断 ID 时，第一行为出现在 40 岁之后是极为罕见的。

品行障碍

根据 DSM-5（APA，2013），品行障碍（conduct disorder，CD）是一个包含一连串多样化的、与年龄相关并且表现为预期的行为被忽视的问题行为。正如在 DSM-Ⅳ-TR（APA，2000）中所描述的，品行障碍包含了持续侵犯他人的权利和违反主要的社会规则的行为（Petitclerc，Boivin，Dionne，Zoccolillo 和 Tremblay，2009）。从多维的观点来看，必须满足 3 个按字母顺序排列（A- C）的标准。标准 A 包含了 15 个不同的指定的行为，患者必须在过去 12 个月里符合其中的至少 3 个行为，至少有 1 个发生在过去 6 个月中。15 个标准划分成 4 个不同的领域，基于这些标准，症状的严重程度也被注明。这 4 个独特的问题领域是：对人及动物的攻击、破坏财产、欺骗和盗窃，以及严重违反规则。CD 的诊断标准 A 的关键是 15 个症状中必须有 3 个症状，不管它们来自 4 个领域的哪一个领域。

在对人及动物的攻击的领域中，前 7 个行为包括了从欺凌到威胁他人并挑起了使用武器的肢体冲突、对人或动物造成危害的行为，以及强迫他人进行性行为。在破坏财产方面，很容易看到纵火癖有时与这种疾病有关。然而，这种对财产的破坏也可能与纵火无关，而是通过其他方式蓄意破坏他人财产。在欺诈或盗窃方面，我们考虑 3 个行为，盗窃包括闯入他人的主要财产，如房子、其他的一些建筑，以及汽车；通过撒谎的模式，不顾对他人造成的后果来获得个人想要的东西；通过撒谎的模式，没有当着受害者的面，盗窃重要物品（例如，非破门而入地进入当地商店，盗窃化妆品）。在最后一个方面，也就是严重违反规则（13-15），聚焦于在学校以及家里的行为，因为在这两处儿童都很容易不守规则、夜不归宿，以及离家出走。这些行为都表明了对来自父母、学校以及社交方面对其与年龄相符的表现的期待的无视，并且经常导致更具有破坏性的、一些可能引起执法者注意的行为和举动。下面举一个关于严重违反规则导致更加复杂问题的例子，一个青少年一而再、再而三地夜晚外出，去见一些饮酒或是滥用药物的朋友，在药物的作用下在市区开车，偷车并把车扔到一个偏僻的地方，在此之后车被执法人员发现，并且与她关联上，目前指控罪名还未定。这种自发性的事件，毁了她的人生，她必须面临一项重罪指控。在这个例子中，青少年被期望不要离家出走以及滥用药物。没有遵守规则使得她的生活变得更加复杂，她现在是违法者，并且这个事件会明显地影响她日后成功的机会。

除了标准 A，标准 B 中的补充信息是非常必要的，要足以引起临床上的痛苦。同时，在标准 C 中明确了品行障碍和反社会型人格障碍的关系。一般来说，CD 的诊断不会持续到 18 岁后，除非 18 岁后并不符合反社会型人格障碍的相似诊断标准时，也可诊断为 CD（见快速参考 11.2）。

一旦主要的诊断以及障碍的指示性特征出现，必须关注诊断的编码、亚型、标注，以及严重程度的识别。

快速参考 11.2

品行障碍

患有品行障碍（CD）的患者往往有一组侵犯他人权利的行为症状群。

症状被分为 4 个类别：

1. 对于人和动物的攻击。
2. 破坏财产。
3. 欺炸和盗窃。
4. 严重违反规则。

■ 基于发病年龄不同的亚型分类：包括童年起病型、青少年起病型，以及起病年龄未特定型（没有可靠的信息证明在 10 岁以前发病）

■ 如果一个青少年到了 18 岁，并且符合反社会型人格障碍的标准，那么就对诊断进行相应的修改。

Source：Summarized criteria from the Diagnostic and Statistical Manual of Mental Disorders, Fifth Edition, by the American Psychiatric Association, 2013, Arlington, VA: American Psychiatric Publishing. Copyright 2013 by the American Psychiatric Association.

CD 中按发病的年龄分为 3 个亚型，分别是童年起病型、青少年起病型，以及起病

年龄未特定型。关于亚型和病程标准的详细介绍，如何运用以及记录，见本文的第3章。使用亚型诊断如CD有助于澄清现象学的诊断标准是相互排除的和详尽的（APA，2013）。在CD中，亚型的限定基于年龄，将同质的障碍患者，明确分为3种类型。童年起病型是指个体至少在10岁之前至少表现出15种症状中的1种CD的特征性症状。青少年起病型是指个体在10岁之前，没有表现出CD的特征性症状。起病年龄未特定型是指符合CD的诊断，没有明确的信息，执业医生不能确定症状出现是否是在10岁之前。CD的诊断性亚型标注包括在主要的诊断说明之中，并且很容易辨认，因为是从短语"如果有此特征，标注"开始的。

在CD中第二个分组的诊断分类是病程标注。和诊断亚型相反，CD的病程标注并不是相互排斥的和详尽的。在CD中，当有受限的亲社会情感存在时，它必须通过儿童期以及青少年期的人际关系和情感功能模式的标注记录下来。为符合此标注，个体必须表现出下列15个特定症状的至少2个，且在多种关系和场合持续至少12个月。因此，这些症状的显示可表现为多种形式，通过各种相互作用，如人际关系和社会关系来证明。确定这些症状需要间接接触人的信息，如家庭成员、教师和其他与儿童接触的人。这些间接接触，可以提供这些行为发生场景的证据，以及这些问题行为的实际表现。在CD中，这种检验人际关系和情感功能模式的标注被分成了4个特征项。第一个为缺乏悔意和内疚感。在此标注中，儿童或青少年对行为并没有内疚或懊恼，只有其面临惩罚或其行为后果时才可能表现出悔意。在CD中，这个标注很普遍，来源于家庭成员、教师，以及一些其他的社会接触者的信息可以从不同的情境证实这一特征。第二个标注类型包括无情-缺乏同情心的类型。在这种类型中，儿童或者是青少年表现为不顾及自己的行为对他人的幸福造成的影响。不论对他人伤害的程度，个体不认为自己的行为是有问题的，可能有时还会把这种问题归咎于他人。这一标注与之前提到的缺乏懊悔及内疚是很相似的，只有一个微小的区别：后者表现出个体缺乏真诚的对受害者的同情。被自己的欲望和需求驱使，这种对共情的缺乏导致个体缺乏对他人经历以及需求的理解。这种驱动力就使得品行障碍的患者只关注于自己的需求以及欲望的满足，并且他们的需求替代了别人的需求。

第三个标注的类型为不关心自己的行为表现，儿童以及青少年不关心在学校及学术活动中的成就。当患有CD的儿童在学校中表现不良时，他们经常把这种不良表现归咎于他人，成绩对他们来说没有那么重要。第四个也是最后一个标注为情感表浅或缺陷，就诊者会控制其消极情感以获得认可，但是一旦获得认可，他们就会用这种新获得的信任威胁他人或为所欲为。通常这种情感看起来表浅或不真诚，尽管最初他们看起来是真诚的，但是随着接触的深入，其他人就会开始质疑这个儿童或青少年交往的真诚性。这些标注检验了来自DSM-5中亚型诊断标准的人际交往与情感功能，这很容易识别，且被编码为"如果有此症状，标注"。它不应与下面提到的标注相混淆，"当前情况的严重程度的标注"，这需要执业医生弄清楚诊断的严重程度。

CD中目前把严重程度分成轻度、中度，以及重度。在轻度品行障碍中，CD的诊断须符合15条特定症状中的3条，但是在可能的行为范围内，品行被认为是次要的。总体来说，大多数的问题行为与纪律相关，且对他人造成的伤害较轻。在中度CD中，问题行为主要表现为超出轻度 CD 的行为的数量和程度，但是一般来说，严重的伤害性行为并不是多数的。在重度 CD 中，存在许多超出诊断最低标准的行为问题，并且他人会经历与个体行为相关的严重的后果。对他人造成的危害通常被提到，如涉及对抗性的犯罪行为、使用武器或者强迫性行为。

如果一个儿童、青少年符合 CD 的标准，且明确了亚型及标注，执业医生还应该记录社交以及学业功能等方面的问题。CD 的儿童相对正常同龄儿童而言学业成就低，且学校适应能力也相对较差（APA，2013）。CD 儿童中阅读方面的障碍问题往往很突出，且一些情感的、行为的失调也会使 CD 和 ADHD 症状上有较大的重叠。具有多种诊断的 CD 儿童相对于仅有单一诊断的儿童来说会表现出更严重、更顽固的反社会行为。被诊断为 CD 的儿童比其他儿童更有可能拥有一位严重的反社会型人格障碍的父亲。品行障碍的儿童中很大一部分会同时有抑郁障碍的诊断，特别是在青少年期。对于接近青春期的儿童来说，家中有亲属罹患抑郁障碍比没有的儿童患 CD 的概率更高（Wickramaratne，Greenwald 和 Weissman，2000）。

总体来说，认知和学术行为问题会开始于生命早期，并且呈慢性病程，贯穿于个体的学校生涯中。患有 CD 的儿童在社交适应中同样存在广泛的问题。根据之前的描述，品行问题的危险因素与各种家庭、社会－生态应激源有一定的重叠，包括不良的儿童管理技能、父母的精神病理情况、儿童虐待、家庭暴力、婚姻不幸及不和、贫困，以及社交孤立（Kim-Cohen 等，2005）。

当 CD 的儿童表现出攻击和令人讨厌的行为时，他们很容易遭到同伴的拒绝。随着时间的推移，同伴们会反击和挑衅这类儿童，从而造成攻击性行为和同伴拒绝的恶性循环。CD 儿童往往与老师及生活中的其他重要的人（包括父母、亲戚和大家族及学校工作人员）的关系较差，缺少支持关系。老师及其生活中的其他重要的人会发现 CD 儿童在教室、家庭及社区会不断地表现出攻击性行为，并且令成年人对他们难以控制。家长和学校领导会经常对如何更好地处理儿童的行为问题持不同意见也不足为奇（Frances 和 Ross，1996）。

总之，经常对他人和动物有攻击性行为的 CD 儿童、青少年会带来灾难性的后果。例如，该类患者可能会频繁地打架、欺负、恐吓、威胁他人或虐待动物。甚至在某些情况下，攻击性行为包括强奸、用致命武器伤人或杀人。CD 儿童和青少年往往倾向于参与破坏性行为，损害他人财产，他们会肆意损坏公共建筑、放火或者破坏家具。他们也可能不诚实，如习惯性撒谎、不遵守承诺或盗窃。

CD 儿童往往也违反家长和学校制定的重要规则。他们可能会在外面待到很晚，甚至在外过夜或者经常逃学。总体上，大部分 CD 儿童对他人往往缺乏同情心，对挫折的容忍度差，且情绪易激惹程度高（APA，2013）。DSM-5 有标注可以检验有限的亲社会行为，如他们不会对于自己所做的事情以及他们在发生的事情中所起的作用感到悔恨或内疚，也难以产生同情心。鉴于做出这一诊断的严重性和潜在的复杂性，对 CD 儿童进行诊断性评估的过程需要通过病例来说明，参见应用和治疗计划建议中的病例分析。

反社会型人格障碍

与以往 DSM 的版本不同，DSM-5 在第 13 章中描述了反社会型人格障碍（antisocial personality disorder，APD），同时也将这个诊断名称在本章中列出。DSM-5 工作组决定再次列出这个诊断是因为症状的重叠，反社会型人格障碍与 CD 关系密切及其与外化性行为之间的联系等表明反社会型人格障碍与本部分有关。工作组也觉得把反社会型人格障碍与其共患病一同列在这里，靠近物质使用障碍的下一章节会更自然。

纵火癖

纵火癖的主要特征是有多次的深思熟虑的、有针对性的纵火行为。然而，计划纵火的原因并不是因为社会或政治目的，而是为了满足强烈的个人欲望。体验着火，无论是设置纵火场景还是只是目击燃烧，都有助于个人避免或减少通常在这之前的紧张感。纵火狂通常非常迷恋目击燃烧和其后果，并感到愉快、满足或解脱。纵火狂并没有具体发病年龄相关的信息。其特征性行为往往是偶发性的，经历增长和衰退过程。因为纵火与个人应激源之间的关系不清楚，使得下此诊断是很困难的。与纵火相关的症状往往是冲动的、冷酷无情的，因此很容易将他们与相关的品行障碍和反社会型人格障碍相混淆。而且在躁狂发作期，可能有纵火行为，其判断力和意图是模糊的，就像是在精神分裂症中常见的对幻听命令所作出的反应。当纵火癖症状与其他障碍的症状与诊断标准明显相关时，那么就不再对纵火癖做独立诊断。

盗窃癖

在 DSM-5 中这一章新增的另一个障碍是盗窃癖。在 DSM-Ⅳ中，它和纵火癖被列在未分类的冲动控制障碍下。这一障碍的基本特征是并不是因为现实需要而盗窃。与纵火癖相似，个体在盗窃之前感到紧张焦虑，而为了平复这些感受，他们通过盗窃得以释放。这些物品可能在没有现实需要的情况下或未考虑的情况下被偷走。个体盗窃的欲望之强令其难以抵抗，而盗窃物品的价值与欲望相比也黯然失色。在这种障碍中，偷窃东西是为了控制焦虑，而且很多时候他们坦言自己并不知道为什么偷窃这些东西。一般而言，这种障碍在青少年中出现，但是对于发病年龄、发生的频率，以及事件除了紧张、焦虑感还包含什么并不明确。即使被抓到或者承担此事的后果，个体还会继续这一行为，从而导致对入店行窃的众多的指控和其他与盗窃有关的法律后果。这一障碍与入店行窃不同，入店行窃是为了物品的价值和拥有物品的重要性而去行窃。此外，入店行窃非常常见，而盗窃癖很罕见。

像纵火癖一样，盗窃癖必须与其他障碍如品行障碍中的行为相鉴别。在品行障碍中，经常出现的严重的违反规定的行为中也包括盗窃和入店行窃。执业医生也要评估其他精神疾病的症状，如在发作期可能会导致冲动行为或强迫性购物的命令性幻听。对盗窃癖的诊断很罕见，所以当出现类似于这一障碍的症状体征时，入店行窃应该考虑到可能存在的其他障碍，如诈病，其症状是就诊者为获取其他利益而有意为之。

其他特定的破坏性行为障碍、冲动控制及品行障碍，以及未特定的破坏性行为障碍、冲动控制及品行障碍

根据美国精神病学会（2013），未特定的分类经常被列在每一章的最后。当概括的标准与障碍的分类一致，但因一些原因而不满足特定的诊断标准时，应当使用未特定的分类。当不满足特定诊断标准的原因明确时，也应诊断为其他特定的破坏性行为障碍、冲动控制及品行障碍。应用这一诊断的原因有时是因为执业医生记录的症状不能达到诊断的程度。例如，一个就诊者在连续 12 个月期间只满足列出的 15 个潜在指标中的 2 个，不符合 3 个的标准，并不满足诊断品行障碍的所有症状。这种情况下，执业医生怀疑另一种症状也已经发生但是未能验证，或者时间框架标准还未满足。当使用其他特定的诊断时，执业医生要指出不能作出特定诊断的具体原因。如在上述情况中，专业人士明确指出症状未完全满足或所需的时间标准还未达到，来证明自己使用其他特定的诊断是正确的。

与其他特定的障碍相似，未特定的破坏性行为障碍、冲动控制及品行障碍的症状也会引起临床上巨大的痛苦。在这些情况下，执业医生决定陈述不符合标准的理由。执业医生可能会怀疑与特定障碍类似的某种标准，但是难以将它记录。使用这一诊断会有很多原因，多数是因为患者处在危机之中或者处于紧急情况，而特定的诊断可能过早或不明确。在我们完成进一步的评估和（或）测试之前，也可以使用未特定的破坏性行为障碍、冲动控制及品行障碍的诊断。

诊断性评估：应用基础

当完成个体的破坏性行为障碍、冲动控制及品行障碍必须考虑以下几点。首先必须要考虑到儿童和青少年正处在特殊的发育成长阶段。在诊断中，要考虑正常人群成长、发育的影响。执业医生须评估患者表现出来的行为是否是持续的，是否超出了个体年龄的正常的行为范围。举例来说，青少年受同伴影响的现象并非罕见，为了寻求认同，他们可能参与到入店行窃或者欺凌的行为中。执业医生须鉴别这些行为只是受正常发育的试验性认同形成阶段而部分出现的，还是患者在融入家庭、社会、学校、社区中产生困难的一种连续的行为模式。做这些鉴别对于评估和干预策略都是很有必要的，因为干预策略需要儿童生命中重要的人的参与。给儿童做出诊断时需要十分慎重，评估过程中须收集成长经历的相关信息。执业医生需要精通发展阶段和发展理论，来解释儿童和青少年精神疾病的动力学。

其次，如果没有充分考虑潜在的因素，仅按照 DSM-5 诊断标准所列的条目进行诊断分类是不符合标准的。这就说明了解儿童所处的环境对于理解疾病是如何发生是必要的。Goldman（1998）就曾提出了一个快速且实用的诊断模式，来帮助执业医生运用 DSM 诊断儿童。他建议临床医生首先要明确 DSM 的全部标准，在使用标准的时候，应考虑以下几个问题：

- 问题从何产生？区分问题是儿童本身所共患的精神疾病如精神分裂症的命令性幻听所引起，还是与起源于儿童的环境的问题有关。环境因素包括亲子关系、同胞关系、同伴关系，以及与其他对其有掌控权的成年人的关系，与虐待和忽视有关的问题，以及其他情况，如反社会行为、学习问题、身份认同、文化适应问题、人生阶段问题、与学校相关的困难。

- 儿童的问题是否是特定的、可确认的应激源导致的反应？一旦环境因素明确，就要确定是什么应激源导致了问题的产生。如果应激源是明确的，有些特异的精神障碍就能明确诊断，如适应障碍和创伤后应激障碍。

- 问题影响和损害了哪些方面？它如何影响了孩子的学校、家庭以及社会功能？Goldman（1998）建议执业医生在回答这些问题时能分辨是行为障碍、心境障碍还是分离性障碍。

- 症状是否影响了正常功能，它们是否反映了长期存在的困难？尽管许多时候判断问题行为是否会持续终身为时尚早，但是执业医生须意识到观察到这些行为有无可能会持续到成年期。例如品行障碍，如果异常行为从儿童期持续到青少年期以后，今后可能会发展为反社会型人格障碍，通常在18岁成人时就可诊断。儿童的诊断会随成长阶段的变化而重新评估和修改，但有些诊断是终生的。执业医生应定期评估儿童精神疾病的诊断并做出相应的修改，要知道有些诊断，儿童和成年人是一样的。在最终诊断中，DSM-5诊断系统的优势就是帮助执业医生选择基于证据的最有效的治疗策略，用于儿童、青少年。

评估最大化

如今精神健康研究资金常集中在开发有效的、有循证依据的方法。为使循证评估取得成功，执业医生须结合最新的研究成果、因果理论、患者的独特的家庭环境、价值观和信仰（Barry 等，2013）。尤其对品行障碍来说，包含的问题范围很广泛，以至于难以做出诊断。麦克阿瑟基金会儿童部和治疗促进部联合在儿童精神卫生服务机构资助了一项研究，题目叫"循证医学的关键点、面临的困难、实用性及实施过程（Schoenwald，Kelleher 和 Weisz，2008，p.66）"。尽管引起了更多的关注，但是关于精神疾病、有效的咨询策略、儿童和青少年药物治疗模式等多方面仍须学习（Dziegielewski，2010）。例如儿童抑郁的表现和成年人不一样：成年人抑郁会表现悲伤、流泪，而青少年则会表现易激惹、愤怒和攻击性（Noggle 和 Dean，2009）。当症状难以被识别和治疗时，医生会变得沮丧，这会让他们倾向于使用药物来帮助这些愤怒的儿童。过去的十年里，我们强调既要知晓儿童精神障碍，又要去发展那些已经成为精神科优先使用的基于循证医学的一些药物及心理治疗方法。

在儿童和青少年的诊断中考虑到家庭、社会、文化因素的影响十分重要。儿童并不是在与世隔绝的环境中生长，而是在与父母的关系和家庭系统中生长。因此，父母的精神状态和家庭所面临的挑战会引起或加重儿童的精神问题。对精神问题的治疗应该取得父母和（或）家庭成员的积极参与，以便让孩子的功能恢复到最佳水平。就儿童而言，治疗策略应包含家庭的参与（Gopalan 等，2010）。在全面评估中，执业医生须询问父母及家庭的精神健康状态。同样地，评估须了解儿童受何种形式的虐待、不同的暴力形式，以及家庭暴力情况等信息（Sare，Ellis 和 Kaplow，2007）。了解儿童及所在家庭的文化价值观有助于临床发现哪些心理因素可能影响孩子的发育以及产生的症状。某些情况下，文化价值观会对儿童有特殊的行为规范，而没有考虑到儿童的发展需要（他们也要发展新的能力、精细新的技能）。除非执业医生对决定预期的这些文化价值有一定了解，否则，不容易看出父母描述的看似有问题、实际上是正常的发展行为，这和特定的文化范式冲突（Leon，2010）。

LeCroy 和 Okamoto 认为完成任意一个儿童评估的最关键部分是直接从儿童那里获取信息，这和从儿童的环境那里获取附加信息一样。执业医生可以记录和解释儿童呈现出来的症状，并且注意周围环境以及环境因素对治疗有怎样的影响。明确高风险行为模式时，最好是从多方面去测试、多维度去分析（Cicchetti，2008）。为了能够全面评价，医生需要了解多种类型的工具都能够帮助我们对儿童的症状和行为做出解释。

增加的时间上的压力和对快速评估和治疗的强调，使精神科执业医生缩短生物 - 心理 - 社会评估，而只评估过去和目前最突出的临床症状。这使得评估变得草率，医生只是集中精力判断目前所呈现的问题的最显著的方面、最特殊的异常行为和功能受损情况。为了促进诊断性评估过程，各式各样的自我报告、快速评估工具（rapid assessment instruments，RAI），以及其他诊断工具经常被应用。儿童焦点评估和诊断工具不断增加，从而有助于出现一些更好的具有循证依据的方法。Shapiro、Friedberg 和 Bardenstein 对这些方法进行了比较，针对每个不同的患者，选择独一无二的治疗方案。

快速评估工具对所有的治疗背景都有所帮助，尤其是为减少问题行为联合使用游戏治疗时（Baggerly，2009）。为了配合 DSM-5 的应用，已经有很多关于儿童的多维评估方法。Achenbach（2011）的儿童行为量表（Child Behavior Checklist，CBCL）和 Shear、Belnap Mazumdar、Houck 和 Rollman（2006）的广泛性焦虑障碍严重度量表（Generalized Anxiety Disorder Severity Scale，GADSS）就是 2 个常用的工具。执业医生也要用到家庭评估工具（Leon 和 Armantrout，2007）。对儿童的具体的评估工具使用的标准超出了本章的内容，一些文本提供了此领域的更多信息。关于这一领域的更多信息详见 Grigorenko（2009）的《多元文化心理教育评估策略》和 Shapiro（2006）的《儿童和青少年精神健康大体评估》。

为了对儿童或青少年行为进行精确完整的评估，必须记录一些具体的行为聚焦的信息。完整的评估应该包括以下信息：

- 问题来自儿童还是青少年。
- 反应这一问题的行为。
- 问题的严重程度、出现频率、持续时间、具体的环境 / 有关的场景。
- 受问题影响的功能领域。
- 之前的应对技能和应用的解决问题的方法。
- 既往以及目前使用的药物，为现有问题和之前经历的问题进行的心理咨询干预。

- 既往生长发育阶段的重要事件，如重要的转折点、分离、重要的家庭变化、躯体问题的评估。
- 儿童的家庭系统的评估，包括父母及其他直系亲属既往和目前经历的问题。
- 影响治疗依从性的文化因素（Dziegielewski，2010）。

性别考虑

Gardner、Pajer、Kelleher、Scholle 和 Wasserman（2002）报道了大量的关于初级医疗专业人士在诊断和治疗儿童、青少年精神疾病时的性别差异。例如，因为小男孩更容易表现出外在的症状，他们更容易被诊断为 CD 或者 ODD。小女孩经常因为缺乏明显的功能缺陷而有基于性别的转诊偏倚，尽管他们都须接受治疗。这种认识上的不足不可避免地会让此疾病的小女孩诊断不足，得不到足够的治疗。执业医生不能认为只有男孩会被诊断为 CD 或者 ODD，当评估小女孩时，也要注意询问是否有 CD 或者 ODD 的症状和行为（Hipwell 等，2011）。

有的时候，执业医生要根据女孩其所在家庭的文化价值观，考虑对小女孩的角色定位和期待，从而为其制订最佳治疗方案。例如，拉丁美洲的文化通常要求女孩保持她们的特定的性别角色。鉴于此，执业医生在制定治疗策略时须充分整合这些信息。然而，执业医生也须知道，文化互相渗透、父母遗传、社会经济因素，都会对家庭遵从传统的文化价值观的程度产生影响，因此，我们不可能假设一个特定文化、种族或民族的群体里面所有人都会有相同的价值观。

对儿童的评估，医生要十分谨慎，不能按照成年人的标准去做出一般性假设。儿童、青少年在医疗场所的表现要考虑性别因素的作用。许多因素会让儿童、青少年、成年人在处理精神和情绪问题时表现出不同的症状和问题。每一个儿童及儿童所在的家庭都有自己独特的情况、价值观、信仰、环境，以及应对问题的技巧。一个完整的评估，应包括所有关于儿童呈现出来的具体的行为、情绪、心理问题的有意义的信息（Landy 和 Bradley，2014）。获取足够多的准确信息能够帮助医疗保健团队（包括处方医生）来决定儿童的精神疾病性质、需要何种类型的治疗，以及是否需要药物治疗。

间接接触的内容

对儿童、青少年的评估治疗中的另一个重要的要素，就是来自间接接触人的信息，包括父母、学校及社区反馈的重要的、与儿童的困难相关的，且对治疗有影响的重要信息（Landy 和 Bradley，2014）。在儿童目前所处的环境中，须引出和结合患者的反馈来完成综合评估。同时，考虑到儿童目前的特定年龄、能力和发展阶段，执业医生须评估父母对自己孩子行为的期待以及他们的知识水平。很多父母缺乏对孩子独特发展阶段的了解，因而对孩子的行为和情绪有不恰当的期望。最终，父母对正常的发展没有正确的认识，也就不能正确地认识治疗过程，甚至有时会对治疗产生负面影响（Wodarski 和 Dziegielewski）。

考虑到家庭系统

除了学校、家庭系统对儿童的精神健康及随后的治疗有着很大的影响，因此家庭系统在评估和治疗的阶段都是要重点关注的（Ingoldsby，2010）。一般，父母有责任也有权利决定儿童的治疗事项，如治疗持续时间、是否药物干预等。他们也是选择、安排儿童治疗，给治疗付费的（Bromfield，2017）人。因此让父母和主要照顾者参与接下来的治疗是很有必要的。此外，父母是治疗团队中的重要一员，没有参与进来的父母在家庭中不能提供足够的机会，让儿童练习在治疗期间学到的技能。父母须在儿童回到家后，继续开展医生已经开展的工作。他们也须直接和儿童的学校环境保持联系、和老师保持较好的关系，确保儿童所处的所有环境都能够和谐一致。父母的影响，从评估阶段开始持续到治疗结束。父母如果不能很好地理解和接受咨询的意义，看不到儿童行为上的改变，可能会改变或终止儿童的治疗。因此，执业医生必须让父母或者儿童的照顾者能够参与到儿童的诊断性评估以及治疗阶段，确保父母能够理解评估阶段我们做了什么工作，这些工作将会怎样被应用到治疗中。举例来说，如果儿童的家里对精神卫生治疗不支持，而儿童比较顺从父母，则儿童也会对治疗持消极态度。通常，治疗依从性暴露出父母对诊断的认知，以及对孩子贴上精神疾病标签的担心。此外，父母对疾病的认知，也会受到文化其他家庭成员的影响，从而影响父母对孩子的支持力度。Gau 等（2006）曾报道，当考虑药物治疗作为治疗的一部分时，紧张的亲子关系和父母双方没有恰当处理的冲突会导致医生处方药物治疗的依从性很差。

使用文化透镜

文化是一面透镜，从中我们可以观察儿童、青少年，"文化给我们提供了一个框架，从而我们可以标注、分类、理解儿童的童年发展以及他们的行为"（Johnson 和 Tucker，2008，p.789）"。缺乏文化服务会使那些因家庭、文化信仰、社区等问题而向我们寻求精神卫生支持的就诊者的治疗变得复杂（Pumariega，Rogers 和 Rothe，2005）。Biham（2013）警告说，不考虑文化因素会导致不安全的文化行为。他认为文化、种族因素能够影响儿童症状的表现形式，就像文化对成年人的影响一样。它使得认同感在了解儿童在家庭中的角色、他们如何适应所处的环境和主流社会中很重要。对文化适应和种族敏感环境的评估，以及他们如何与症状表现相联系的，在附录"痛苦的文化概念"中有更好的解释。DSM-5 中 CFI 对此有更进一步介绍。见第 2 章中 CFI 的描述和应用来确定文化相关实践。

总之，正如文化因素一样，父母对医疗的认知和投入会影响到治疗，当混杂其他的家庭事件和一般生活应激源时，它还会放大。父母离异及家庭调整会对治疗策略产生影响，也会对儿童的短期和长期发展都造成影响（Johnston，Roseby 和 Kuehnle，2009）。家庭的变故和应激源会增加儿童、青少年的体验，特别是他们已经处在这个丰富的、复杂的涉及生物 - 心理 - 社会发展的环境里。所有的专业人士须认识到这些就诊者在不断地成长和改变，同时要理解这些更新的发展和生活事件是如何改变情况的。儿童在不断地发展和认识他们的思想、身体、情感以及社会模式（Landy 和 Bradley，2014）。通常，儿童、青少年会觉得不能控制自己的生活。在评估、治疗过程中，赋予儿童做出合理的选择的权力，能够让精神卫生执业医生更好地与儿童联合在一起，并开始他们的治疗（Shapiro 等，2016）。当开始一个治疗访谈时，简单的一个问题，如问他们想坐在哪里、他们是否理解这次访谈的目的，都会让儿童觉得自己是治疗过程的一部分。

实际病例应用：完成诊断性评估

诊断性评估开始于生物学和社会心理学信息的收集。Charlie 是一个 11 岁的男孩，老师说他在 5 岁以后有 ADHD 样的行为。他是 3 个兄弟和 1 个姐妹中年龄最小的。存在反社会型人格障碍和酒精依赖的家族史，提示 ADHD 的生物学基础可能会使得他和他的同胞存在发展为 CD 的高位风险。Charlie 否认使用任何违禁药品或物质。他在被逐出家之后住在一个少管所，事情起因于他在哥哥睡觉的时候用 1 个满满的苏打罐头打了哥哥的头部。

病例分析：Charlie 的病例

一个名叫 Charlie 的 11 岁白人男孩，总是处在麻烦中。自 7 岁开始，因为旷课、打架、盗窃，他引起了校方的注意。他趁哥哥睡觉时，用装满饮料的瓶子击打了哥哥的头部，目前暂时住在少管所中。他有 3 个哥哥，1 个姐姐，他是最小的孩子。他的父母说，当 Charlie 上一年级时，他们就接到过很多次紧急电话，并且多次因为 Charlie 的破坏性和攻击性行为、学校问题、糟糕的同伴关系而参与协商。父母说他们控制不了他。他们说 Charlie 很爱撒谎，当父母质问他说的话的真实性的时候，Charlie 通常会很生气地反抗并且走开。其父母曾试图控制 Charlie 的行为，但 Charlie 都用离家出走来反抗。他的母亲说，Charlie 曾经因为和自己或父亲争吵后离家出走 2 次。他故意无视家里的宵禁规矩，至少有 2 次和朋友们待在外面不回家，也不告诉父母自己在什么地方、什么时候会回家。他有几次彻夜不归，第二天回来后仅仅说自己和朋友在一起。她甚至怀疑 Charlie 多次未经自己允许从她的手提袋以及他父亲的钱包里拿钱。

据 Charlie 的一位老师反应，他在一年级的时候就因为在学校和社会上的破坏性行为而被诊断有 ADHD。他在家里有同样的症状，表现为注意力不集中、过度活跃、行为冲动。在学校，言语争吵，肢体冲突、教室里的破坏行为都司空见惯。Charlie 的父母经常接到电话说 Charlie 在学校注意力不集中，有喊叫、跑动、跳跃行为。有一次，因为同学挡住了他的路，Charlie 用铅笔刺伤了同学的手。最近，Charlie 因为和 2 个朋友纵火烧坏学校财产后，在学校走廊打架，被学校停学。二年级时，老师反应，Charlie 经常从同学桌子里拿东西，面对质问时，Charlie 总是不承认或污蔑别的同学。由于在学习和社交上的这些问题，Charlie 在小学留级两年，目前他在四年级的表现也很糟糕。

他的父母报告说，Charlie 在家里完成学校的家庭作业时遇到很大的困难。他拒绝做作业，声称作业无趣，公然玩那些充满血腥、暴力内容的电子游戏。放学后，有几次他追赶那些惹他生气的同学，有一个同学反应，Charlie 抓住他，用衬衫的带子紧紧勒住他的脖子。Charlie 说他总想着杀死某个人，当他这样做时，他希望警察能够把他从家里带走。他说他从不关心别人的感受，并且解释说他的行为都不是他的错，而是那些人惹自己生气了，他那样对他们是应该的，因为他们没有满足自己的需求。

因为对邻近商店以及同学的多次盗窃，以及在学校走廊打架、和同伴在学校的纵火行为，Charlie 将面临刑事起诉。法官强制让 Charlie 去少管所，并且进行精神评估。起初 Charlie 在少管所里对其他少年及工作人员表现友好，但很快工作人员反映他要求多、控制欲强且情绪不稳定。他经常从支持性的治疗小组及关怀会议中夺门而出，仅仅因为小组决定不符合他的想法。他努力确保所有的活动都是围绕他的，起初他也表现得很热情，但很快他就因为他不能独享团体活动而变得愤怒。工作人员认为 Charlie 是个控制欲强、易怒、低自尊的个体，他似乎总是想方设法去恐吓别的青少年。工作人员提供了 Charlie 低自尊表现的一个例子，Charlie 因为有效率地完成了一项工作而受到表扬，但是 Charlie 似乎不相信有人会认为他做得不错。当他受到称赞时，他变得很安静，低头看着地板。和其他的信息来源一样，这里的工作人员没有提供显示 Charlie 有抑郁或者其他心境障碍的明显证据。

Charlie 2 个月前试图割腕自杀，而被送进了医院精神科病房。在医院里 Charlie 声称"没有人理解我，我的问题都是其他人导致的"。在医院的初始评估过程中，Charlie 承认他是故意用这种自残的方法来让父母为惩罚他而感到愧疚。当医院的工作人员告诉他，他的自杀行为让他的父母很担心，尤其是他的父亲，Charlie 回应说："我才不关心他怎么样——事实上他承受的痛苦越多越好"。医院的评估显示 Charlie 其实并不想死，且据 Charlie 所说他的自杀行为实际上是一种控制行为。Charlie 还表示，他想让父母对他表示同情，他想让他的父亲遭受痛苦。环境压力从 6 年前开始，当时 Charlie 的父母不得不做些额外的工作才能支撑这个家庭。在 Charlie 5 岁的时候，他的父亲因为酒精滥用问题而不能维持稳定的工作，直到 8 岁时，Charlie 的父亲才接受戒酒治疗，他现在在康复中，已能够保持清醒。尽管 Charlie 想和父亲相处好，但是 Charlie 的父亲发现自己不能处理好 Charlie 的任性和生气。当口头的管教不能奏效时，Charlie 的父亲会使用严厉的体罚，经常使用鞭子。这个家庭深受经济困难的折磨，6 个月前，他们为了得到更高薪的工作而选择了搬家。

Charlie 被法院强制要求在精神卫生机构进行诊断性评估和干预。在评估程序完成以及干预方案制订后，法官同意 Charlie 在剩余的监禁期，在少管所里参与和完成咨询。Charlie 的父母和兄弟姐妹们都害怕他，不再相信他的不可预知的行为。他们打算在 Charlie 释放后，将他安置在别的地方而不是家里。

在评估过程中，主要诊断或访谈的原因都是诊断标准中所要求的。诊断标准中要求访谈的原因是为了符合诊断，从而更好地解释住院和治疗服务的原因。应用主要诊断时必须考虑就诊的理由。在这个病例中，一个暴力的儿童因为趁哥哥睡觉时用饮料瓶砸在哥哥头上的暴力事件而开始接受治疗。就诊的理由就是反映 Charlie 对其他人有无攻击性，诊断时执业医生必须考虑与 CD 相关的症状，哪些是诊断 CD 必须满足的标准。仔细回顾 CD 的所有诊断标准，从而确定对 Charlie 的诊断是否是正确的主要诊断。

主要诊断和就诊理由

Charlie 的主要诊断是品行障碍 / 童年起病型，重度（312.82 ICD-9-CM 或 F91.1 ICD-W-CM）。正如之前所列品行障碍的诊断标准包括 4 个行为分类。4 个不同的领域共 15 条诊断标准。如果 Charlie 满足 15 条中的任何 3 条症状，都符合这个诊断。一旦符合诊断，就须进一步区分障碍的亚型、标注，以及严重程度。

例如诊断标准 A，4 个分类中的第一类，为对人及动物的攻击。表现为可能出现的以下 7 条行为：从欺凌到威胁他人并挑起了使用武器的肢体冲突、对人或者动物造成伤害，以及强迫他人发生性行为。在 Charlie 过去的事件表现中，虐待动物似乎没有那么明显，但是，与人相关的事件是明确的。为了明确这个问题，执业医生需要获取 Charlie 和动物的关系的相关信息。当询问 Charlie 父母时，他们表示目前家里没有宠物，而且因为频繁搬迁，养宠物基本没有可能。对于对人的攻击性而言，Charlie 有很多事例，包括在学校再三地和同学打架，在家里对哥哥的严重的伤害。对于对人的攻击性而言，Charlie 符合 7 条行为中的至少 3 条，且每一条都有多个事件被记录。不用考虑标准 A 的其他的 3 类症状，Charlie 已经符合 CD 的诊断。

进一步的细分类型，有助于明确疾病的亚型、疾病的严重程度，同时有助于明确治疗计划的关键靶行为。下一类症状是破坏财产。Charlie 最近因纵火烧坏学校财产而被学校停课的行为符合这一标准。就此情况，Charlie 表现出纵火和破坏财产，其重点是故意破坏学校财产，还有导致其被捕的和同伴打架行为。对他的所有行为，Charlie 拒绝承担任何责任。没有证据显示 Charlie 符合纵火癖诊断标准，它不能作为第二诊断，因为纵火行为似乎是 CD 的症状，而不是纵火癖。Charlie 目前符合 5 条特征性的行为，而仅仅只要 3 条就能诊断为 CD。

在第三类症状中，主要包括欺诈和盗窃，Charlie 显然符合盗窃、说服他人参与或掩护他其中的一项，当 Charlie 因为纵火的事情和朋友打架时，因为朋友不肯替他撒谎，Charlie 因此极其生气。在严重违反规则这一领域中，Charlie 在学校及家里的表现尤为突出。有信息显示，Charlie 经常违背父母，对父母的权威缺乏应有的尊重。Charlie 多次的离家出走，并且违背父母的命令，彻夜不归。Charlie 无视了家庭、学校、社会对于他的期望，至少满足这一部分中 4 条标准中的 3 条。综合来讲，Charlie 符合 CD 诊断标准中的 8 条。同样 Charlie 的症状也符合标准 B，因为 Charlie 的表现已经严重到足够引起临床痛苦。至于标准 C，因为 Charlie 年龄小，不足以诊断为反社会型人格障碍，然而，如果 Charlie 的症状在其发育过程中一直持续，当他达到 18 岁时，就须对其诊断考虑重新评估并更改为反社会型人格障碍（见快速参考 11.3）。

为了完善诊断，还必须确定此障碍的相关亚型。亚型分类主要从下表的发病年龄来区分，有 3 种可能性分类：童年起病型（在 10 岁之前表现出 CD 的 1 种特征性症状）、青少年起病型（10 岁之前没有表现出 CD 的特征性症状），以及起病年龄未特定型（就诊者符合症状标准，但起病年龄不确定）。Charlie 这个病例，他在 10 岁之前就表现出了疾病的症状，明确亚型为童年起病型。根据 DSM-5，按照年龄来区分亚型应该是灵活的，因为有时要 2 年时间，症状才能明显到足以支持这个诊断。在 Charlie 这个病例中，在其发育史和诊断史中，症状都是有明确记录的。

快速参考 11.3

确定主要诊断 / 就诊的原因和提出的问题

主要诊断 / 就诊原因：	品行障碍
	标注是否有此特征：童年起病型
	如果有此特征，标注：伴有限的亲社会情感
	无情—缺乏同情心
提出的问题：	标注目前的严重程度：重度
	因为盗窃和纵火被法院强制进行精神评估

如果有此特征，标注：312.81（F91.1）童年起病型

诊断 CD 还须标注是否伴有限的亲社会情感。Charlie 父母提供的信息以及 Charlie 过去在学校和触犯法律的表现显示 Charlie 的人际关系和情感情况存在困难。有限的亲社会情感的行为包括 4 个亚组：缺乏悔意或内疚感、无情—缺乏同情心、对表现不关心、情感表浅或缺陷。尽管 Charlie 符合所有 4 种行为的部分标准，但是最显著的还是无情—缺乏同情心。他经常因为自身的问题而指责他人，每当解释自己的所作所为时，Charlie 表现得无所谓，仅仅只是关注自己受到了什么影响。每当他描述自己做的事情以及自己应当承担的责任时，他对其他人的冷酷就表现得很明显。在医院里他对自己自杀行为的反应表明 Charlie 对自己的行为对别人造成了什么样的影响没有能力感同身受，尤其是对父亲造成的影响。记录这个标注：

标注是否有此特征：伴有限的亲社会情感：无情 - 缺乏同情心。

为了标注目前的严重程度，医生首先须明确最低标准是否满足，15 条标准中的至少 4 条是否明确。这步明确后，可以进一步考虑那些超出诊断所必需的品行行为。如果症状符合诊断标准，但是程度很轻，对别人造成的伤害很小，可以标注为轻度。但如果行为不断增加，可以标注为中度至重度。就 Charlie 来说，他的行为符合重度的标准，他的行为显然超过诊断所需，并且造成了严重的后果，对他人有着潜在的伤害。为了记录严重程度的现有标准，它被记录为：

标注：重度

综上，对 Charlie 的主要诊断是根据他过去 12 个月期间的表现，Charlie 符合诊断标准中 4 个亚群中的 3 条以上标准。这期间，Charlie 违反了一系列的规矩：彻夜不归，旷课，破坏兄弟姐妹及家庭财产，残酷地对待他人的身体，欺凌、威胁、欺骗、恐吓他人，盗窃朋友和家里财物，闯入家中。Charlie 还在过去的 6 个月期间里，有不止 1 个标准的表现，反应对他人的攻击。Charlie 自称经常通过威胁和恐吓别人得到自己想要的东西，包括言语威胁和肢体冲突。他还声称自己从不关心甚至无视那些承受自己行为的人的感受。他因为破坏财产如故意纵火毁坏学校财产而被逮捕。其他的问题行为还包括欺诈闯入家中和学校盗窃、偷拿父母的钱。

可能成为临床关注焦点的其他状况

随着 DSM- Ⅳ 和 DSM- Ⅳ -TR 多轴诊断系统的弃用，以前的轴Ⅳ和轴Ⅴ提供的信息不再需要。但是，除了主要和临时诊断外，之前所列出来的那些支持性信息还是需要的。DSM-5 中的第 21 章和第 22 章有特别作用。特别地，其中第 21 章写了药物引起的运动障碍及其他不良反应，第 22 章讨论了可能成为临床关注焦点的其他状况。在 Charlie 的病例中，第 22 章中提供的信息特别有用，许多支持性的因素在诊断性评估过程中必须要考虑到，首先要考虑的就是，生物 - 心理 - 社会方面的应激源（尤其是关于家庭情况和重要的人际关系）。

Charlie 的家庭环境是有问题的，而且目前他的父母已经表明了，不希望他回到家中，因为他们对 Charlie 持续的暴力行为感到害怕。尽管他们这样认为是可以理解的，但他们仍然是 Charlie 的父母，应该为 Charlie 提供一个安全的环境。这个病例中，Charlie 所在的家庭有着冲突的家庭关系，使用充满训诫的家庭模式，这个模式在过去和现在都被认为是失败的。他的父亲承认自己使用严厉的惩罚，而不是其他的方式来处理家庭问题。这个可能成为临床关注焦点的相关的其他状况可以编码为：

V61.20（Z62.820）亲子关系问题

Charlie 的教育问题的原因是更换学校以及旷课，他的成绩很差，他的考试连续不及格，并且拒绝做笔记。另一个可能成为临床关注焦点的适用状况可以编码为：

V62.3（Z55.9）学业或教育问题

最后一个需要临床额外关注的地方，就是他的违法犯罪行为。因为他的攻击性和令人讨厌的行为和被同伴排斥，他不断地有人际关系冲突，并且因为他对哥哥的残忍行为被法官和父母赶出家门。Charlie 还被指控纵火破坏学校财产以及与其他严重触犯法律的暴力行为有关。

V62.5（Z65.1）监禁或其他形式的拘押

V62.5（Z65.3）与其他法律情节相关的问题

诊断总结

品行障碍，童年起病型，重度，这个诊断完全符合对 Charlie 的诊断性评估。在访谈过程中，能够很明显地发现，Charlie 有着充满控制欲的、看似迷人的人格，并且从很小的年龄开始，他就不能遵守家里、学校及社会的规矩。他屡教不改、行为恶劣，在学校的问题如旷课充斥着他的童年。Charlie 的行为问题影响了他的正常功能的方方面面。Charlie 仍然能够认识到自己的冲动，但是 Charlie 错误地将它们作为对别人的合理反应。Charlie 的做法，以及一贯的潜意识显露的行为，使得判断是否真的是别人惹怒了他或导致了他的问题很困难。有大量来自父母、学校对 Charlie 的投诉，这些投诉是关于打架、撒谎、盗窃、纵火、欺骗，它们是有虐待和破坏倾向的。Charlie 偶尔声称自己感到内疚，但他从没有对他的行为真正地表现出忏悔。他通常冷酷地描述自己做了什么，以及怎样影响到别人，此时，他的缺乏同情心表现得非常明显。Charlie 的很多躯体不适主诉以及采取自杀的行为，也被医护工作人员认为是一种操纵的行为。他与他人互动的操纵本质，让人难以判断他的不适主诉是否是真实的。Charlie 有许多超出 CD 诊断所需要的品行问题，并且品行问题对他的哥哥产生了严重的伤害，也使得亲子关系变得紧张。

像 Charlie 的病例，通常有太多的棘手的问题要整理，以及有太多的应激源，除非患者真的采取自杀的行为或有自杀的想法，家庭医生及精神卫生工作者才会考虑共病抑郁障碍的诊断。最近关于自杀死亡的青少年的研究表明有自杀行为的青少年患 CD 的概率是普通青少年的 3 倍，患物质滥用的概率是普通青少年的 15 倍。因此，对诊断 CD 的儿童要关注其自杀行为，而且也应列入治疗计划中。在 Charlie 的病例中，他尝试过自杀，但考虑到他的自杀尝试的操纵本质以及他声称自己并不想死，因此 Charlie 的自杀行为应该看成是 CD 的表现之一，而不是抑郁障碍的表现。在 Charlie 的病例中，他的自杀尝试是在他联系父母以寻求帮助之后。在与我们的讨论中，Charlie 很清楚自己不会有下一次的自杀行为，因为此行为并没有收到他所希望的效果。他想让父母，尤其是父亲承受痛苦，他也希望自己能得到父母的关注和同情。他自述希望这个行为能够让自己得到压力上的释放，但是没有实现。他对自己和他人目前及将来可能造成的风险，将会在今后的治疗计划阶段中重新评估，以及在治疗过程中不断被监测。

影响因素

反社会人格、躯体虐待及酗酒家族史提示就诊者可能有 CD 的生物学基础。同时，就诊者在 5 岁时有 ADHD 的既往史。Charlie 的家庭和周围环境很差。家庭中过多的惩罚，以及我们试图帮助他时，再三的失败，造成了他目前缺少支持的处境，而且来自父母、老师、法律系统的帮助使 Charlie 的问题更加复杂化。Charlie 对挫折的承受能力差、易激惹、爱发脾气，并经常有鲁莽行为。

进一步需要的信息

为了能够进一步证实诊断以及对治疗计划提供帮助，还需要学校和青少年记录。为了明确他以前是否有过抑郁的症状，以及是否真的被明确诊断为 ADHD，Charlie 既往的精神卫生记录也是必需的。就诊者因为自杀而入住精神机构的住院记录也是必需的。医生还需要教育测试以及智力测验来排除学习上的普遍问题，还要询问他的父母 Charlie 进行体格检查和采血的历史。一些标准化的测试工具可以用来帮助我们，如 DSM-5 第三部分中的父母 / 监护人规定的 DSM-5 水平 1 症状交叉评估量表。关于使用这个量表的更多信息，详见第 3 章内容。其他的快速评估工具也可以用来量化那些显著的行为。

为了在治疗中建立患者的亲社会行为，执业医生须获取就诊者更多的信息，并且评估以下内容：①依恋、信任、同情能力；②对冲动的忍耐和放弃能力；③自我约束、对自己行为负责、体验内疚、合理地发怒，以及识别消极情绪的能力；④认知功能；⑤心境、情感、自尊水平和自杀倾向；⑥同伴关系（孤独的、受欢迎的、药物成瘾的朋友、犯罪的朋友、一起打架的朋友）；⑦思维能力的干扰（对环境的不适宜的反应、偏执、分离性障碍发作、容易接受暗示）；⑧早期成长史中持续使用烟、酒精等其他成瘾性物质；⑨心理测量自我报告仪器。

　　Charlie 的学校记录会提供很多的信息，如他的学业水平（智商、考试成绩、学术表现、行为）。其他信息可能须亲自从相关工作人员处、通过电话或完整的书面来获取，如校长、心理学家、少管所工作人员、老师及学校的护士。任何标准的父母及老师对就诊者行为的评定量表都是有用的。如果需要，执业医生也须参考就诊者的智商水平、演讲及语言水平、学习障碍，以及精神神经测试。查看医疗评估报告也是很有必要的，尤其是过去 12 个月的所有体格检查（如基础脉搏）。治疗计划的很重要的一部分就是与家庭医生、儿科医生，以及其他卫生服务提供者合作，从而确保有一个适当的健康筛查，包括视力和听力筛查。由于记录的可获得性，还须评估躯体及神经系统状况（例如有无头部受伤、癫痫，以及慢性疾病）。执业医生须检查所有的尿样、进行血液标本药物筛查，尤其是临床证据提示物质滥用而就诊者否认时（Dziegielewski，2005）。

启动治疗过程

　　接下来的治疗才是问题的关键所在。这个病例中，一旦明确了主要诊断和提出的问题，尤其这样一个对自己和他人都有着暴力倾向的患者，精神卫生执业医生的首要任务就是完成风险评估。执业医生须明确患者自杀的潜在可能、对别人施加暴力的可能，以及 Charlie 是否受到过躯体或性虐待。如果有，不论这对目前的行为和随后的治疗有无影响，这些问题都需要直截了当地进行询问。一旦明确，相关信息须仔细记录（见快速参考 11.4）。

快速参考 11.4	
风险评估	
记录并评估自杀风险：	目前无证据，有既往史
记录并评估暴力风险：	在直接的监督下有可能，但程度轻微
记录并评估童年时受虐待风险：	目前风险小，既往受虐待情况不确定

　　精神卫生执业医生第二步是确定导致日常功能受损的行为。除了评估行为问题外，执业医生还须记录就诊者及其所在家庭系统展现出来的优势。评估儿童时，捕捉风险因素和保护性因素很重要，并且这些有利的因素应该被整合到治疗计划以及后续的治疗过程中（Polier，Vloet，Herpertz Dahlmann，Laurens 和 Hodgins，2012）。为了进行这些评估，执业医生须了解就诊者的精神状态，观察就诊者的外貌、心境、态度、情感、语言、行为活动、定向力等。一般的主观评估须同时有正式的程序，例如，精神功能评估须从以下方面对就诊者的能力评定：简单计算的能力、连续减 7、瞬时记忆、长期记忆、一般常识、成语解释及对阐述异同的概括能力等。关于高阶能力以及思维形式和内容的问题都须涉及（见快速参考 11.5）。

	快速参考 11.5		
	精神状态描述		
表现	精神检查	高阶能力	思维形式/内容
外貌：不修边幅	定向力：完整 简单计算：基本正确	判断：易冲动的	思维过程：有逻辑、有序
	连续减7：正确	洞察力：缺损 不现实 对自己的行为给予解释	
心境：焦虑			妄想：无
	瞬时记忆：完好	智力：均值	
态度：谨慎	长期记忆：完好	释解成语：基本正确	幻觉：无
情感：适切		阐述异同：基本正确	
语言：正常			
身体：多动			

在 Charlie 的行为中，他从 7 岁开始就有着重复和持续的异常行为模式，包括与同伴关系不良、对权威的违抗和对立、撒谎、入店行窃、打架、威胁、纵火、盗窃、毁坏财物、违反学校纪律。这些品行问题损害了他正常的社会交往和学习功能，从他几乎没有朋友、糟糕的成绩、停学、参与多次的打架就能明显看出来。为了明确他是否满足第二或者第三诊断的条件，那些有着相似表现的其他诊断必须要鉴别。

就 Charlie 来说，检查他的共病情况和鉴别诊断，可能须从评估他是否有抑郁症状开始，因为他尝试过自杀。当他受到挫折或者因为做错事被逮住，面对权威人士时，他的异常行为会快速升级。尽管他给大家一种强硬的表现，他的自尊水平很低。事实上 Charlie 的抑郁情绪也可能通过暴怒发作、并发的品行和冲动控制问题表现出来。但这与破坏性心境失调障碍（disruptive mood dysregulation disorder，DMDD）表现不同，他的激动不是持续的，仅仅是围绕那些不能满足自己需求的事情上。其他的一些抑郁症状发生在家庭搬迁之后，而且情绪失调仅发生在家里，他自己声称只是对学校和作业感到厌烦。目前，Charlie 没有严重的症状，满足 DMDD 或抑郁障碍的诊断标准。虽然 Charlie 既往曾被诊断为 ADHD，但是这个诊断和 Charlie 目前的行为没有绝对的联系，而且我们也不能确定这个诊断是通过诊断性评估从官方得出的，或者仅仅是 Charlie 的老师们的诊断性评估。所以，额外的 ADHD 的诊断是不成立的。虽然没有医疗情况的记录，但是 Charlie 左手腕的割伤提示了他 2 个月前的自杀企图和自杀的原因，惩罚他的父母。

个人的优势包括 Charlie 的智力水平为中等水平。他应该有能力评估自己的情况并做出明智的决定。尽管他能够认识到他做了什么出格的事情，也有一定解决问题的能力，但他对自己行为后果的判断和洞察力是有限的。当对他有利时，他也能够取得好的成绩，能够与别人相处好。他拥有重要的亲社会所需的技能，也能理解和运用他在社会上学到的技能。所有的这些对于推动和完成治疗计划都是很重要的，因为就诊者从认知和行为上都有能力完成。

治疗计划和干预内容

确定何时制订治疗计划的最关键因素在于准确的定位目前存在的问题。这需要执业医生的技术、经验，并且将它们与最新的研究成果整合在一起，从而找到最好的治疗策略（Schore，2014）。Charlie 的病例中，提出的问题开始于法院强制 Charlie 转诊到精神机构接受评估，并且因为 Charlie 参与了盗窃和纵火而被法院强制进行治疗。为了制订治疗计划，Charlie 和他的父母一起接受过访谈，也分别单独访谈过，来仔细完善 Charlie 的病史、寻找所有的可能的矛盾信息以及共病的情况。学校记录有助于证实 Charlie 的旷课、行为问题及学习情况。执业医生须收集一个全面的病史，包括儿童和父母双方的观点和学校作业。如之前所述，实验室检查以及 X 线片可以用来排除神经系统和（或）生物学问题。血液检查能够发现药物及激素类物质的使用或者滥用。问题行为必须被清晰地识别出来，这些行为可以进行干预以解决。执业医生应该首先处理主要症状和行为问题。

CD 患者的治疗时间长短有个体差异，但是治疗绝不会会很简短，因为建立新的态度及行为模式需要时间。虽然早期干预 Charlie 可以让他有更好的机会得到较大的改善和更好的预后。但是一个折中的办法对 Charlie 来说或许更好，因为这样可以让执业医生根据 Charlie 的具体需求和问题进行回应（Fischer，2009）。Charlie 的治疗方式须将个体治疗、团体治疗、行为治疗、社会技能训练、家庭支持、家庭治疗和可能的矫正教育结合在一起。药物治疗也可以作为治疗计划的一部分。尽管在治疗 Charlie 的行为障碍时，药物是很重要的一部分，特别是在治疗的早期，但最好还是作为心理治疗的辅助治疗。个体治疗能够帮助 Charlie 获得更好的自我控制，对自己的社会品行问题有更好的洞察力，培养自己更加深思熟虑的能力以及得到有效解决问题的策略。考虑到 Charlie 经历的一系列行为问题的复杂性和交互性，每个问题都应分别检查，来帮助医生制定最佳的治疗过程（见快速参考 11.6）。

在个体或者团体治疗中，Charlie 会被给予机会用文字来理解和表达自己的感受，而不是用行为。Charlie 的治疗中包括行为矫正技术，如社会技能训练，从中可以让 Charlie 学习评估不同的社会情景，从而对自己的行为做出相应的调整。Charlie 或许须接受一些矫正教育或特殊的辅导，来弥补他的学习困难，或者来纠正他的阅读障碍、学习障碍、语言发育迟缓等（这些在下面的测试中有所体现）。尽管在评估过程中，这是不须考虑的，他的某些逆反的行为也许和他没有能力完成分配的任务有关。如果他同意并且能够配合，一系列的人格和教育测试有助于揭示这一点。虽然，有时我们总是容易关注就诊者的负面的东西，但是就诊者的优势必须被我们认识到，而且应该被应用到治疗过程中。Charlie 的优势包括思路清晰、接受能力强、富有表现力、有很强的问题解决能力、有想要改变的动机、身体健康。

快速参考 11.6

行为问题识别

持续地无法遵从家庭、学校及社区的规则和期望。

过度的打架、恐吓他人、对他人残忍和使用暴力、故意纵火造成学校财产破坏。

有盗窃家里、同学、邻居物品的历史。

以在学校里多次旷课、不尊重他人，以及因行为不当被停学为特征的学校适应问题。

多次在家里、学校以及社区顶撞长辈及领导，并发生冲突。

不考虑行为的后果、采取不合适的、有风险的行为、参与寻求刺激的行为。

数次尝试通过撒谎、控制他人来欺骗别人。

不能够为不当行为承担责任，以及惯于责备他人。

对过去的不当行为很少或没有悔意。

对他人的想法、需要和感受缺乏敏感性。

开始治疗之后，执业医生应该保持开放的心态，不能认为任何治疗总比不治疗要好。所有的治疗都必须仔细斟酌，确保治疗对患者有益，有效，与患者的能力、技能和理解水平相适应。治疗应该推动改善就诊者的社会功能。

一般干预策略：模板和治疗模式

有很多治疗方法都可以用来帮助 Charlie。在个体治疗层面上，最常用的方法包括认知重建和洞察力导向疗法。从团体治疗来讲，家庭以及同伴的团体治疗同样有益。为了提高亲社会行为，可以采用代金券法进行行为干预。其他行为治疗技术例如愤怒管理和放松训练，也可以作为补充选项。为了提高社会和家庭动力，进一步建立亲社会反应，支持性策略包括父母教育、家庭治疗、社会技能训练和建立。同时也需要药物治疗和药物管理。

在所有可行的治疗方法中，因紧张的家庭关系使得家庭治疗成为治疗 CD 的一个重要组成部分。家庭治疗及行为治疗中，如父母培训计划，要让父母学会处理与一个患有 CD 的儿童或青少年生活在一起所产生的家庭压力。这些治疗方法为 Charlie 管理自己的行为提供了策略，同时也有助于父母去鼓励家里的其他孩子采取适当的行为方式。这有助于父母发展合适、有效的奖惩措施。因为涉及家庭所有成员，这种治疗有助于培养家庭成员的相互支持，相互之间的正性强化、直接交流，以及帮助家庭内部更有效地去解决问题。从系统的角度来看，改变家庭的一个方面必然会导致其他方面的变化（Rivett

和 Street，2009）。很多的目标症状在与就诊者访谈的过程中不是很明显、未被发现，但是在与父母、少管所工作人员、老师的访谈中会被发现。照顾者、监护人甚至父母可能会认为这些症状为正常的，这些症状被冠以自主主张和不成熟的自我管理技能。最重要的是，因为孩子在家里表现出冲突，所以在家庭治疗时执业医生有机会帮助家庭成员认识到家庭面临的挑战，以及找到它引起 Charlie 出现问题的原因，帮助将焦点从 Charlie 身上移走（Sydow，Retzlaff，Beher，Haun 和 Schweitzer，2013）。

治疗需要通过一个紧密的治疗方案来灵活运用治疗模式，从而为治疗提供一个连续的照护。我们为 Charlie 选择了门诊治疗，包括家庭、学校以及同伴之间的干预。Charlie 在多个功能的领域表现出显著外化的症状，因此他更需要人际关系和心理教育的治疗模式，而不是过多强调心理治疗。此外，治疗还须提供精神药物治疗。因为 Charlie 的 CD 比较严重，所以治疗的范围可能较广，可能需要长期随访。在制订治疗计划时，要考虑家庭干预，包括父母的引导和家庭治疗来确定和利用父母的优势；对父母的培训来帮助他们建立一致的是非观以及界限清楚的家庭规则。治疗 Charlie 以及所有患有 CD 的儿童最核心的就是处理他们的不服从。处理好这个问题就可以改善所有方面的行为问题（Mcmahon，Wells 和 Kotler，2006）。

在这个病例中，执业医生决定消除 Charlie 的严重的、极其放纵的、前后矛盾的行为模式。给他的父亲安排了个体的物质滥用戒断咨询，给 Charlie 安排了个体、同伴支持以及家庭集体心理治疗。考虑到 Charlie 的年龄、处理问题的方式、参与到治疗中的能力，Charlie 的治疗聚焦于支持性的、探索性的、改善认知的，以及其他的行为治疗技术。社会心理学重建技能训练以及其他的社会心理干预作为补充治疗。同伴干预治疗的应用是为了阻止不正常的同伴交往，发展适宜的同伴关系。

适当地使用学校干预，能够促进父母和学校建立联盟，以及促进亲社会的同伴团体关系。须协调和协助青少年法律系统的干预，可能需要法院监督、限制环境，以及可获得的特殊方案。社会服务也是需要的，可以帮助家庭获得一些社会福利和社会服务。当拘禁结束时，或许须考虑其他的社会资源，如"老大哥"（一档电视真人秀节目）"大姐姐计划"以及"在外靠朋友"。有时候可能在外面待一段时间更合适（如紧急避难所、团体之家或住院治疗）。等 Charlie 再大一些，可能还需要独立生活技能训练。

精神药物治疗或许不能解决真正的问题，但是可以减少 Charlie 的攻击性。为了改善破坏性攻击行为，可以考虑最低推荐剂量的非典型抗精神病药物（Findling 等，2000，Schur 等，2003）。目前没有针对 CD 的特效药物，所以要认真咨询那些有经验的专业医生，且注意可能出现的副作用。

讨论所有能够用于治疗 CD 的药物超出了这一章的范围，对于这些药物的重要信息描述可以帮助那些没有受过医学培训的执业医生，见 Dziegielewski 的著作（2010）。这种情况下向受过医学培训的处方医生咨询和参考其意见十分必要，因为这些药物的风险和副作用所带来的坏处，可能会超出它治疗品行障碍所带来的益处。

确定最好的治疗等级以及判断这种就诊者的住院的标准比较复杂，尽管医生一般会选择最小的约束性的干预措施，来满足患者长程和短程的需要。但是如果患者有对自己和他人发生危险行为的风险，如自杀、自伤、杀人行为、攻击行为或者是刚从青少年拘留所出来且病情恶化者，都是明确的住院治疗的适应证。住院患者以及部分住院和住院治疗都要考虑：①治疗环境，包括社区流程和结构（如设备、行为改变）；②按照就诊者需求量身打造的家庭成员参与（需要或不需要患者在场），包括父母培训和家庭治疗。因为 Charlie 是一个年龄小的患者，所有家庭成员参与治疗计划中更加重要（Lewinsohn，Striegel-Moore 和 Seeley，2000；Maxuen 等，2009；Rivett 和 Street，2009，见治疗计划）。

治疗计划

品行障碍（CD）

简单来说，CD 主要表现为重复的、持续的侵犯他人权利的行为模式。异常行为通常分为 4 个主要领域：对人及动物的攻击、破坏财产、欺诈或盗窃、严重违反规则。

需要注意的症状和体征

对人及动物的攻击：欺负、威胁、恐吓他人、挑起争端、对他人使用可导致严重躯体伤害的武器、虐待他人或者动物、抢劫、强迫他人发生性行为。

破坏财产：故意纵火造成损失及故意伤害及损坏财产。

欺诈或盗窃：夜不归宿、多次离家出走、盗窃有价值的物品或参与犯罪。

严重违反规则：违反父母规则及夜不归宿、反复离家出走及长时间不回家、逃学。

远期目标

1. 表现出诚实、遵守纪律、考虑他人的感受和权利、控制自己的冲动并为自己的行为负责。
2. 同样遵守家庭、学校和社区的规章制度。
3. 消除问题行为，尤其是那些非法的，或者对自己和他人有危险的行为。
4. 终止所有对他人残忍的和暴力的行为，以及对财产的破坏
5. 同样通过恰当的语言及健康的身体发泄方式来表达愤怒。
6. 在冲动控制上有显著改善。
7. 解决那些导致出现品行问题的核心冲突。
8. 习惯性地对他人表现同情、关心，考虑他人的想法、感受和需要。
9. 父母建立和维持恰当的父母与孩子间的界限。当儿童出现攻击性、反抗的行为时，建立稳定、一致性的限制。

短期目标

1. 完成心理测验。
2. 完成心理教育评估。
3. 完成物质滥用评估，并遵守评估结果提供的建议。
4. 药物治疗期的剩余时间待在少年拘留所里。
5. 识别和描述与行为不当相关联的情绪。
6. 增加能够反映出其对行为不当负责任的语句次数。
7. 减少责备他人的言语频率。

治疗计划（续表）

8. 用恰当的言语和健康的身体发泄方式来表达愤怒。

9. 减少攻击性、破坏性、反社会行为的频率和严重程度。

10. 增加遵守家庭和特殊学校纪律的表现。

11. 增加与父母一起参加娱乐和学校活动的时间。

12. 言语上理解自己目前的不当及攻击行为与过去遭受忽视和严厉的身体处罚之间的联系。

13. 识别和描述出与严厉的躯体虐待相关的感受。

14. 增加参与课外活动和同伴集体活动。

15. 识别和描述不当行为如何消极影响了他人。

16. 增加对他人表示同情和关心的语言表达。

17. 与父母说话时增加交流、亲密性及包容性。

18. 按医嘱服药。

19. 当 Charlie 在家时，只有当家庭作业及家务完成时，父母才能允许其参加娱乐活动（如和朋友一起打篮球）。

20. 当 Charlie 回到家中后，对那些不当的行为，父母应该建立适当的界限、制定明确的规则并贯彻始终。

21. 父母应当增加对孩子的赞美之词和对其积极方面的强化。

22. 父母要把规则的恰当界限说清楚，防止再次发生虐待，确保患者及同胞的安全。

23. 患者和父母应当配合刑事司法系统的建议或者要求。

24. 患者和父母应当遵守奖赏系统或合同约定。

治疗干预

- 执业医生应指导父母多花时间陪孩子参加娱乐、学校及其他活动。
- 执业医生要研究那些可能导致问题行为出现的家庭对患者的躯体、性虐待或患者的物质滥用史。
- 执业医生要召开家庭治疗会议，治疗中所有家庭成员得到一个任务或者一起解决一个问题（如做手工），过程中观察家庭成员的相互交流，结束后与他们一起探讨这个过程。
- 执业医生将协助患者的父母制订更多的恰当的纪律，立即终止所有现在及将来可能采取的躯体虐待和过度惩罚性的纪律条目。
- 为了确保 Charlie 的同胞们免受更多的攻击，Charlie 须继续待在拘留所里，直到医生认为已经没有必要了。
- 执业医生应该支持和鼓励患者表达被忽视和遭受严厉惩罚的感受。
- 执业医生将利用家庭雕刻技术，让患者在自己选择的场景中来定义每个家庭成员的角色和行为，从而评估和重建患者的家庭动力。
- 执业医生将召开家庭治疗会议，探索患者出现异常行为的动力学原因。
- 执业医生将分配给父母一些关于如何管理行为异常的儿童方面的阅读材料和相关书籍，并在治疗期间讨论。

治疗计划（续表）

- 执业医生将鼓励父母经常对就诊者积极的社会行为和良好的冲动控制表示赞扬和积极的强化。
- 执业医生将设计和实施象征性的奖赏系统来让就诊者的进行积极的社会行为，减少冲动行为。
- 执业医生应当利用治疗技术和游戏来强调"交谈、感受、行动"来增加就诊者对自己想法和感受的认识。
- 执业医生应当安排就诊者参加团体治疗，来改善他的社交判断能力和人际交往能力。
- 执业医生在就诊者离开拘留所后将会给他布置任务，让他表现出同情、友好和对他人需求的敏感性（如给同胞读一段睡前故事，为祖母割草坪）。
- 执业医生应当建议就诊者参加课外活动和积极的同伴集体活动，从而提供一个发泄愤怒的健康的出口、提高社会交往能力、提高自尊水平。
- 执业医生应当探索那些容易导致就诊者出现淫乱行为的感受、不合理的信仰和未满足的欲望。
- 执业医生应当给就诊者安排药物治疗性评估，来改善冲动控制和稳定情绪。
- 执业医生应当为就诊者安排一个心理教育评估，排除有无学习障碍的可能性，这些障碍可以导致其在学校出现冲动想法和行为。
- 执业医生应当直面就诊者的反社会行为和态度，指出其对自己和他人造成的后果。
- 执业医生应当安排心理测试来评估情感因素及 ADHD 是否加重了患者的冲动想法和行为。
- 在患者父母的允许下执业医生向就诊者本人、父母、学校老师、刑事司法人员反馈心理和（或）心理教育测试的结果。
- 执业医生将为就诊者安排物质滥用测试。
- 执业医生将向刑事司法人员询问就诊者反社会行为的可能的后果（如支付赔偿、社区服务、拘留）
- 医生将鼓励父母不要去保护就诊者，让其免于承担他的反社会行为带来的司法后果。
- 医生将协助就诊者的父母建立清晰的规章制度、相互之间的界限，以及不良行为后应当承担的后果。
- 执业医生将在治疗期间与就诊者建立积极的信任感，通过持续的眼神交流、积极的倾听、无条件的积极关怀、温暖的包容，以加强当事人识别和表达感受的能力。
- 执业医生将为就诊者设计一个奖赏系统和（或）变更原则来巩固患者被认同的积极行为，减少冲动行为。
- 执业医生将协助就诊者在情感和行为反应之间建立联系。
- 执业医生应当向就诊者当面指出将其行为不良责怪于他人以及拒绝为不当行为承担责任的行为不正确。
- 执业医生将探索并处理导致就诊者责怪他人的行为模式的原因。
- 执业医生将教就诊者学会冥想放松训练和自我控制策略（放松、停下、倾听、思考），来帮助就诊者通过言语和健康的身体发泄方式来表达自己的愤怒。

治疗计划（续表）

- 执业医生将鼓励就诊者在家里和特殊学校使用自我监控清单来培养更加有效的愤怒和冲动控制能力。
- 执业医生将教就诊者更加有效的交流，用克制的方式来表达自己的感受、建设性的方式，来满足自己的需要的更加有益的技能。
- 执业医生将协助就诊者父母加强架构来帮助就诊者为了远期目标要学会延迟满足（例如，打篮球之前必须完成家庭作业或者家务）
- 执业医生将为就诊者建立明确的家规和在学校必须遵守的规章制度，并让其复述这些规矩，显示他已理解。

　　总之，在为儿童和青少年制订治疗计划时，鼓励执业医生锁定特异性的行为和可测量的指标，从而让儿童、父母、执业医生能够测量治疗的进展。对 Charlie 来说，成功达到治疗目标的可能性是存在挑战的。这种可能性推测的依据是 Charlie 的家庭经济贫穷和有限的家庭支持。当父母一心想着找工作、经济困窘时，可能就不会首选精神科治疗。如果父母本身也有严重的精神障碍，那么问题可能会更加复杂，如 Charlie 父亲的酒精滥用问题。想要治疗成功，来自父母的支持是必需的。Charlie 获释后参与非法的物质滥用的可能性很高。Charlie 参加治疗的动力看起来是个优势，因为他曾说为了成为一个更好的孩子，他愿意做任何事情。他也明白，他须连续参与课外活动和支持性团体活动，必要时可能需要药物治疗，即使在他获释之后他也愿意这样做。

　　Charlie 的父母声称他们不愿意 Charlie 回家，然而，如果他们看到 Charlie 持续的进步，他们或许会考虑。他们说他们爱自己的儿子，假如 Charlie 已经改变了，他们愿意给他一个机会。父母双方都说他会尽自己最大的努力来协助 Charlie 进行治疗，并且在 Charlie 取得进步后，会带 Charlie 回家。因为 Charlie 的父母一开始声称他们不会带 Charlie 回家，所以须打电话给儿童保护机构，确保 Charlie 获释后有充分的评估和后续的治疗。作为获释过程的一部分，应当确保 Charlie 的父母会带 Charlie 回家，并提供给他基本的照顾和安全保障。

　　治疗计划接近完成的时候，一个明确的结束以及后续的照顾计划对于保持患者目前的治疗收获是很有必要的。为了解决他的亲社会技能的缺乏，他将会参加同伴支持小组，继续参加已经建立的课外活动。跟踪随访很重要，紧急情况下的住院和门诊治疗须讨论并制订计划。在学校里，安排参加计划好的课后活动，将会帮助 Charlie 继续实现自己的目标，建立建设性的社会关系，避免被孤立（见快速参考 11.7）。

快速参考 11.7

治疗结束的标准：

■ 就诊者必须能够连续不抗拒上学。

■ 就诊者能遵守权威人士制定的规矩。

■ 就诊者能持续拒绝使用引起情绪改变的非法的药物或酒精。

■ 就诊者能够表现出与年龄相适应的社会技能。

■ 就诊者能够表现得负责任，坚持服药。

■ 就诊者能够以恰当的眼神交流和自信来参加社会交往。

■ 就诊者能够完成家访，并且没有严重的适应不良。

■ 就诊者的心境、行为和想法将足够稳定，生活能够自理。

■ 就诊者没有出现不恰当的性行为。

■ 就诊者没有流露出自杀的念头。

■ 就诊者没有表现出想要攻击自己或者他人的威胁。

■ 就诊者没有情绪的爆发。

■ 就诊者能够和平地化解矛盾，没有显示出攻击性。

■ 就诊者能够知道支持机构的名称，并且在自己感觉有自杀倾向时与机构取得联系。

■ 就诊者能够说出在结束治疗后寻求持续的情感支持计划。

■ 就诊者能够表达出对未来积极的计划。

对于 CD 的早期预测目前的循证学研究还很有限。有一个项目，叫 Webster-Stratton 神奇年度项目：父母、教师和儿童培训系列。这是个帮助 3 ～ 7 岁的儿童的综合性的循证干预计划。设计这个项目是为了加强父母和老师之间的交流。4 个研究的结果显示增加父母的积极参与和减少反社会行为可以有效降低发生 CD 的风险（Angust，Realmuto，Hekner 和 Bloomquist，2001；Barnera 等，2002；Hutchings 等，2007）。纽约大学儿童研究中心成立了父母儿童联谊会，并正在研究它的作用，这是一个为低收入的学龄前儿童提供长期父母和儿童社交实践需求的项目。证据支持，对于发生儿童品行问题和学习障碍风险较高的贫穷城市社区，这是一个很有前景的外延项目。在美国的所有州，对于那些经济困难儿童来说，极需要这样一个能够解决所有这些方面问题的项目。

关于这项计划对于教学、父母教育、父母和学校的参与等方面的长期作用还需要进一步的研究。对于那些具有攻击性和品行问题的儿童来说，行为父母训练是目前被广泛证实有效的一种干预措施。这些支持性的干预措施或许可以防止异常行为进一步恶化，从而足以形成双重诊断，例如 ADHD 和 CD。比较悲观的是，目前大部分的干预计划都是针对学龄儿童，而不是更早的年龄段。设想一下，如果那些有着慢性行为破坏性障碍风险的儿童从很早的儿童早期阶段就很好的矫正，那么他们的发展机遇可能会更好。早期的干预能够比 5 岁、10 岁，甚至更晚阶段（这时异常行为已经成为了他们的生活方式）有更好的干预效果。

全国性的共病调查结果提示一些年龄段的 CD 的发病率和亚型和 DSM- Ⅳ中的分型是对应的（Nock，kazdin，Hiripi 和 Kessler，2007）。尽管有这样的相关性，临床医生必须留意去寻找那些最新的研究成果以及循证医学的干预和治疗措施（如生物学/心理学/社会学的影响以及药理学研究），因为对于CD的理解、治疗和预防方面不断有新的进展，我们须进行更多的探索和研究。另外，教学应该重点集中于传授那些已经被实践证明过的治疗和干预措施，这样能够更好地提高我们的服务，以及对于类似CD的这些精神疾病的鉴别能力。

结束语：药物的使用

这么多年来，把药物治疗作为儿童、青少年精神疾病治疗的重要组成部分已得到了很好的加强（Cooper等，2006；Woggle和Dean，2009；Thomas，Conrad，Casler和Gooclman，2006）。药物治疗被认为越来越重要，尤其是那些从事儿童专业的人员认识到药物所能够带来的行为、认知、生理方面的积极作用后。尤其是当你在学校环境中工作，须帮助那些正在服用药物的儿童时，这种现象并非罕见。一旦使用了药物，也就意味着希望精神卫生专家能够和其他的专业人士一起决定药物治疗的使用，或目前基于药物治疗方案的修改（Dziegielewski，2010）。

Roemmelt和Woolston提出警告，仅仅用药物来治疗儿童和青少年精神疾病会掩盖掉他们真正经历了什么，而且会给父母和医生一种错误的控制感，从而限制儿童的正常发展。而且药物治疗忽视了儿童和青少年的主观体验，他们或许并不知道他们的疾病是什么，也不清楚药物是干什么用的（Floersch等，2009）。当药物作为治疗的一部分时，在评估和治疗儿童和青少年的问题时，请谨慎地踏出这一步。尽量尝试利用儿童或青少年所涉及的所有资源来制订整体方案，包括学校、家庭，以及其他可提供的系统。

总结与展望

品行障碍是一个有着多种临床表现的疾病。没有一种治疗干预措施能够适用于所有的病例，性行为基于循证的临床诊断、治疗、干预及研究都非常关键。这一章节讨论了儿童选择破坏障碍，着重讨论了CD。这一章节的内容首先确定了行为障碍疾病可以从很小的年龄发病。所以，早期的预防、识别、治疗都是很有必要的，从而让那些有破坏性行为障碍的儿童能够克服自己的问题，达到各个领域的发展的最优水平。行为障碍的定义、病因学、分型等方面的争论还需要进一步的研究和讨论，执业医生会从这些持续揭示这一系列疾病的最新知识中获益。

执业医生必须仔细认清儿童身上的风险因素，并且将它们和明显的保护性因素联合起来。执业医生必须看到，在诊断性评估过程中，这些因素的识别是治疗过程的很重要的一部分。和其他精神疾病一样，在处理有破坏性行为障碍的儿童和青少年所表现出来的异常行为时，团体方案是必需的。将人和环境结合起来的观点有助于我们注意到CD患者的那些相互联系的各个方面，从而能够关注到生物学、智力、情绪、社会、家庭、宗教信仰、经济、社区等方面，认识到患者是和当前以及过去的环境联系在一起的。

破坏性行为障碍的确切病因我们目前还不得而知，但是目前普遍认为与患者的先天因素及后天的教养的相互作用有直接关系。承认先天和后天的相互作用，可以使我们更好地识别生物学、父母教养、心理学、行为习得，以及社会环境相关的风险因素。这些风险因素可以造成消极的影响，可以导致破坏性行为，如果不加以矫正，会延续到成年人阶段。准确的识别导致障碍的那些行为可以造福很多的儿童和青少年。通过越来越多的基于循证的、着眼于识别异常行为的计划，那些非常小的孩子，特别是来自低收入家庭的儿童，能够从早期干预中获益。此外，加强父母对于孩子发展阶段的认识，以及对于孩子精神障碍和治疗的更好的认识也是很有必要的。这一章节讨论了疾病的异常行为、症状、疾病分型、相关情况，以及 DSM 中关于疾病诊断方面的修改。病例研究完成了诊断性评估，评估过程中推敲了支持诊断的信息以及相关因素，然后综合这些信息制订了治疗计划。所有的精神科医生都须掌握关于破坏性行为障碍干预的最新的、基于循证的研究。随着行为治疗的增加，精神科医生需要探索哪种治疗方法或者哪种治疗方式组合对患者成本效益最佳，从而保证患者能够持续地接受必要的治疗。

未来的巨大变化或许会提高我们对破坏性行为障碍的病因和分类的认识，尤其是CD。最新研究提示精神疾病、破坏性行为障碍，以及 CD 最早可在 5 个月大的幼儿身上表现出相对稳定的症状，从而被识别出来（Brrggs-Gowan，Carter，Bosson-Heenan，Cruyer 和 Horwitz，2006；Romano，Zoccolillo 和 Paquette，2006；Shaw，Ailliom，Ingoldshy 和 Nagin，2003；Skovgaard 等，2007；Tremblay 等，2004）。儿童早期行为障碍的临床表现，以及临床医生对幼儿园孩子标准评估方法的发展，不仅对研究有帮助，也能够提高医生的干预和治疗效果。

Pottick、Kirk、Hsieh 和 Tian 通过一个 1 401 名资深心理学家、精神科医生、社会工作者参与的调查发现，社会工作者能够专业地识别出一个人正在经历精神疾病的可能性最小。调查结果还显示心理学家识别出精神疾病的可能性是社会工作者的 3 倍，精神科医生是 5 倍。正确识别精神疾病和过度诊断之间也有明确的界限。与患者情况相关的环境因素对诊断和治疗都是必需的。所有的精神科医生都应该追求更好的教育和培训，从而帮助那些想克服在生活中所有方面有持续的、严重的精神疾病症状的患者。这就需要一个全面的诊断性评估，丰富那些可以明确影响诊断和治疗过程的支持性信息。

（柯晓燕　刘寰忠　李文正）

参考文献

Achenbach, T. M. (2001). *The child behavior checklist manual and revised child behavior profiles.* Burlington, VT: Department of Psychiatry, University of Vermont.

American Psychiatric Association. (2000). *Diagnostic and statistical manual of mental disorders* (4th ed., text rev.). Washington, DC: Author.

American Psychiatric Association. (2013). *Diagnostic and statistical manual of mental disorders* (5th ed.). Washington, DC: Author.

August, G. J., Realmuto, G. M., Hektner, J. M., & Bloom-quist, M. L. (2001). An integrated components preventive intervention for aggressive elementary school children: The Early Risers program. *Journal of Consulting and Clinical Psychology, 69*(4), 614–626. doi: 10.1037/0022-006X.69.4.614

Baggerly, J. (2009). Play therapy research: History and current empirical support. In A. A. Drewes (Ed.), *Blending play therapy with cognitive behavioral therapy: Evidence-based and other effective treatments and techniques* (pp. 97–115). Hoboken, NJ: Wiley.

Barrera, M., Jr., Biglan, A., Taylor, T. K., Gunn, B. K., Smolkowski, K., Black, C., . . . Fowler, R. C. (2002). Early elementary school intervention to reduce conduct problems: A randomized trial for Hispanic and non-Hispanic children. *Prevention Science, 3*(2), 83–94.

Barry, C. T., Golmaryami, F. N., Rivera-Hudson, N., & Frick, P. J. (2013). Evidence based assessment of conduct disorder: Current considerations and preparations for *DSM-5. Professional Psychology: Research and Practice, 44*(1), 56–63. doi: 10.1037/a0029202

Beauchaine, T. P., & Hinshaw, S. P. (Eds.). (2008). *Child and adolescent psychopathology*. Hoboken, NJ: Wiley.

Beauchaine, T. P., Hinshaw, S. P., & Gatzke-Kopp, L. (2008). Genetic and environmental influences on behavior. In T. P. Beauchaine & S. P. Hinshaw (Eds.), *Child and adolescent psychopathology* (pp. 58–90). Hoboken, NJ: Wiley.

Bilham, S. (2013). Cultural aspects for children and young people. In C. Thurston (Ed.) *Essential nursing care for children and young people: Theory, policy, and practice* (p. 82–96). New York: Routledge.

Boyd-Webb, N. (Ed.). (2001). *Culturally diverse parent–child and family relationships: A guide for social workers and other practitioners*. New York, NY: Columbia University Press.

Briggs-Gowan, M. J., Carter, A. S., Bosson-Heenan, J., Guyer, A. E., & Horwitz, S. M. (2006). Are infant-toddler social-emotional and behavioral problems transient? *Journal of the American Academy of Child & Adolescent Psychiatry, 45*(7), 849–858.

Bromfield, R. (2007). *Doing child & adolescent psychotherapy: Adapting psychodynamic treatment to contemporary practice* (2nd ed.). Hoboken, NJ: Wiley.

Cicchetti, D. (2008). A multiple-levels-of-analysis perspective on research in development and psychopathology. In T. P. Beauchaine & S. P. Hinshaw (Eds.), *Child and adolescent psychopathology* (pp. 27–57). Hoboken, NJ: Wiley.

Cooper, W. O., Arbogast, P. G., Ding, H., Hickson, G. B., Fuchs, D. C., & Ray, W. A. (2006). Trends in prescribing of antipsychotic medications for US children. *Ambulatory Pediatrics, 6*(2), 79–83.

Dziegielewski, S. F. (2005). *Understanding substance addictions: Assessment and intervention*. Chicago, IL: Lyceum.

Dziegielewski, S. F. (2010). *Psychopharmacology and social work practice: A person in environment approach* (2nd ed.). New York, NY: Springer.

Faust, J., & Stewart, L. M. (2008). Impact of child abuse timing and family environment on psychosis. *Journal of Psychological Trauma, 6*(2–3), 65–85. doi: 0.1300/J513v06n02_05

Findling, R. L., McNamara, N. K., Branicky, L. A., Schluchter, M. D., Lemon, E., & Blumer, J. L. (2000). A double-blind pilot study of risperidone in the treatment of conduct disorder. *Journal of the American Academy of Child & Adolescent Psychiatry, 39*(4), 509–516.

Fischer, J. (2009). *Toward evidence-based practice: Variations on a theme*. Chicago, IL: Lyceum.

Floersch, J., Townsend, L., Longhofer, J., Munson, M., Winbush, V., Kranke, D., . . . Findling, R. L. (2009). Adolescent experience of psychotropic treatment. *Transcultural Psychiatry, 46*(1), 157–179. doi: 10.1177/1363461509102292

Frances, A., & Ross, R. (1996). *DSM-IV case studies: A clinical guide to differential diagnosis*. Washington, DC: American Psychiatric Press.

Gardner, W., Pajer, K. A., Kelleher, K. J., Scholle, S. H., & Wasserman, R. C. (2002). Child sex differences in primary care clinicians' mental health care of children and adolescents. *Archives of Pediatric and Adolescent Medicine, 156*(5), 454–459 [Electronic version]. Retrieved from http://archpedi.jamanetwork.com/article.aspx?articleid=191797

Gau, S. S. F., Shen, H., Chou, M., Tang, C., Chiu, Y., & Gau, C. (2006). Determinants of adherence to methylphenidate and the impact of poor adherence on maternal and family measures. *Journal of Child and Adolescent Psychopharmacology, 16*(3), 286–297. doi: 10.1089/cap.2006.16.286

Goldman, S. M. (1998). Preface. In G. P. Koocher, J. C. Norcross, & S. Sam (Eds.), *Psychologists' desk reference* (1–2). New York, NY: Oxford University Press.

Gopalan, G., Goldstein, L., Klingenstein, K., Sicher, C., Blake, C., & McKay, M. M. (2010). Engaging families into child mental health treatment: Updates and special considerations. *Journal of the Canadian Academy of Child & Adolescent Psychiatry, 19*(3), 182–196.

Grigorenko, E. L. (2009). *Multicultural psychoeducational assessment*. New York, NY: Springer.

Grills-Taquechel, A., & Ollendick, T. H. (2008). Diagnostic interviewing. In M. Hersen & A. M. Gross (Eds.), *Handbook of clinical psychology: Children and adolescents* (Vol. 2, pp. 458–479). Hoboken, NJ: Wiley.

Henderson, D. A., & Thompson, C. L. (2011). *Counseling children* (8th ed.). Belmont, CA: Brooks/Cole.

Hinshaw, S. P. (2008). Developmental psychopathology as a scientific discipline: Relevance to behavioral and emotional disorders of childhood and adolescence. In T. P. Beauchaine & S. P. Hinshaw (Eds.), *Child and adolescent psychopathology* (pp. 3–26). Hoboken, NJ: Wiley.

Hipwell, A. E., Stepp, S., Feng, Z., Burke, J., Battista, D. R., Loeber, R., & Keenan, K. (2011). Impact of oppositional defiant disorder dimensions on the temporal ordering of conduct problems and depression across childhood and adolescence in girls. *Journal of Child Psychology and Psychiatry, 52*(10), 1099–1108.

Hudson, J. P. (2014). *A practical guide to congenital developmental disorders and learning disabilities*. New York: Routledge.

Hutchings, J., Bywater, T., Daley, D., Gardner, F., Whitaker, C., Jones, K., . . . Edwards, R. T. (2007). Parenting intervention in sure start services for children at risk of developing conduct disorder: Pragmatic randomized controlled trial. *British Medical Journal,*

334, 678–682.

Ingoldsby, E. (2010). Review of interventions to improve family engagement and retention in parent and child mental health programs. *Journal of Child & Family Studies*, *19*(5), 629–645. doi: 10.1007/s10826-009-9350-2

Johnson, L., & Tucker, C. (2008). Cultural issues. In M. Hersen & A. M. Gross (Eds.), *Handbook of clinical psychology: Children and adolescents* (Vol. 2, pp. 789–832). Hoboken, NJ: Wiley.

Johnston, J., Roseby, V., & Kuehnle, K. (2009). *In the name of the child: A developmental approach to understanding and helping children of conflicted and violent divorce* (2nd ed.). New York, NY: Springer.

Kearney, C. A., Cook, L. C., Wechsler, A., Haight, C. M., & Stowman, S. (2008). Behavioral assessment. In M. Hersen & A. M. Gross (Eds.), *Handbook of clinical psychology: Children and adolescents* (Vol. 1, pp. 551–574). Hoboken, NJ: Wiley.

Kim-Cohen, J., Arseneault, L., Caspi, A., Taylor, A., Polo-Tomas, M., & Moffitt, T. E. (2005). Validity of *DSM-IV* conduct disorder in 4.5–5 year old children: A longitudinal epidemiological study. *American Journal of Psychiatry*, *162*, 1108–1117.

Landy, S., & Bradley, S. (2014). *Children with multiple mental health challenges: An integrated approach to intervention.* New York, NY: Springer.

LeCroy, C. W., & Okamoto, S. K. (2009). Guidelines for selecting and using assessment tools with children. In A. Roberts (Ed.), *Social workers desk reference* (2nd ed., pp. 381–389). New York, NY: Oxford University Press.

Leon, A. (2010). Latino cultural values in the United States: Understanding their impact on toddler social and emotional development. *International Journal of Interdisciplinary Social Sciences*, *4*(12), 13–25.

Leon, A. M., & Armantrout, E. (2007). Assessing families and other client systems in community-based programmes: Development of the CALF. *Child & Family Social Work*, *12*(2), 123. doi: 10.1111/j.1365-2206.2006.00450.x

Lewinsohn, P. M., Striegel-Moore, R. H., & Seeley, J. R. (2000). Epidemiology and natural course of eating disorders in young women from adolescence to young adulthood. *Journal of the American Academy of Child & Adolescent Psychiatry*, *39*(10), 1284–1292.

Maxmen, J. S., Ward, N. G., & Kilgus, M. (2009). *Essential psychopathology and its treatment* (3rd ed.). New York, NY: Norton.

McMahon, R. J., Wells, K. C., & Kotler, J. S. (2006). Conduct problems. In E. J. Mash & R. A. Barkley (Eds.), *Treatment of childhood disorders* (3rd ed., pp. 137–270). New York, NY: Guilford Press.

Nock, M. K., Kazdin, A. E., Hiripi, E., & Kessler, R. C. (2007). Lifetime prevalence, correlates, and persistence of oppositional defiant disorder: Results from the national comorbidity survey replication. *Journal of Child Psychology and Psychiatry*, *48*(7), 703–713. doi:

10.1111/j.1469-7610.2007.01733.x

Noggle, C. A., & Dean, R. S. (2009). Use and impact of antidepressants in the school setting. *Psychology in the Schools*, *46*(9), 857–868. doi: 10.1002/pits.20426

Pardini, D. A., Frick, P. J., & Moffitt, T. E. (2010). Building an evidence base for *DSM-5* conceptualizations of oppositional defiant disorder and conduct disorder: Introduction to the special section. *Journal of Abnormal Psychology*, *119*(4), 683–688. doi: 10.1037/a0021441

Patchin, J., & Hinduja, S. (2010). Cyberbullying and self-esteem. *Journal of School Health*, *80*(12), 614–621. doi: 10.1111/j.1746-1561.2010.00548.x

Perry, B. D. (2008). Child maltreatment: A neurodevelopmental perspective on the role of trauma and neglect in psychopathology. In T. P. Beauchaine & S. P. Hinshaw (Eds.), *Child and adolescent psychopathology* (pp. 93–128). Hoboken, NJ: Wiley.

Petitclerc, A., Boivin, M., Dionne, G., Zoccolillo, M., & Tremblay, R. E. (2009). Disregard for rules: The early development and predictors of a specific dimension of disruptive behavior disorders. *Journal of Child Psychology and Psychiatry*, *50*(12), 1477–1484. doi: 10.1111/j.1469-7610.2009.02118.x

Polier, G., Vloet, T., Herpertz-Dahlmann, B., Laurens, K., & Hodgins, S. (2012). Comorbidity of conduct disorder symptoms and internalizing problems in children: Investigating a community and a clinical sample. *European Child & Adolescent Psychiatry*, *21*(1), 31–38. doi: 10.1007/s00787-011-0229-6

Pottick, K. J., Kirk, S. A., Hsieh, D. K., & Tian, X. (2007). Judging mental disorder in youths: Effects of client, clinician, and contextual differences. *Journal of Consulting and Clinical Psychology*, *75*(1), 1–8. doi: 10.1037/0022-006X.75.1.1

Prout, H. T. (2007). Counseling and psychotherapy with children and adolescents: Historical developmental, integrative, and effectiveness perspectives. In H. T. Prout & D. T. Brown (Eds.), *Counseling and psychotherapy with children and adolescents: Theory and practice for school and clinical settings* (4th ed., pp. 1–31). Hoboken, NJ: Wiley.

Pumariega, A. J., Rogers, K., & Rothe, E. (2005). Culturally competent systems of care for children's mental health: Advances and challenges. *Community Mental Health Journal*, *41*(5), 539–555.

Rasic, D. (2010). Countertransference in child and adolescent psychiatry—A forgotten concept? *Journal of the Canadian Academy of Child & Adolescent Psychiatry*, *19*(4), 249–254.

Rivett, M., & Street, E. (2009). *Family therapy: 100 key points and techniques.* New York, NY: Routledge.

Roemmelt, A. F. (1998). *Haunted children: Rethinking medication of common psychological disorders.* Albany: State University of New York Press.

Romano, E., Zoccolillo, M., & Paquette, D. (2006). Histories of child maltreatment and psychiatric disorder in pregnant adolescents. *Journal of the American*

Academy of Child and Adolescent Psychiatry, 45(3), 329–336.

Saxe, G. N., Ellis, B. H., & Kaplow, J. B. (2007). *Collaborative treatment of traumatized children and teens: The trauma systems therapy approach*. New York, NY: Guilford Press.

Schoenwald, S. K., Kelleher, K., & Weisz, J. R. (2008). Building bridges to evidence-based practice: The MacArthur Foundation child system and treatment enhancement projects (Child STEPs). *Administration and Policy in Mental Health and Mental Health Service Research, 35*(1–2), 66–72.

Schore, A. N. (2014). Introduction. In J. J. Magnavita & J. C. Anchin (Eds.), *Unifying psychotherapy: Principles, methods, evidence from clinical science* (pp. xxi–xliv). New York, NY: Springer.

Schur, S. B., Sikich, L., Findling, R. L., Malone, R. P., Crismon, M. L., Derivan, A., . . . Jensen, P. S. (2003). Treatment recommendations for the use of antipsychotics for aggressive youth (TRAAY). Part I: A review. *Journal of the American Academy of Child & Adolescent Psychiatry, 42*(2), 132–144.

Schwebel, D., & Gaines, J. (2007). Pediatric unintentional injury: Behavioral risk factors and implications for prevention. *Journal of Developmental and Behavioral Pediatrics, 38*(3), 245–254.

Shapiro, J. P., Friedberg, R. D., & Bardenstein, K. K. (2006). *Child and adolescent therapy: Science and art*. Hoboken, NJ: Wiley.

Shaw, D. S., Gilliom, M., Ingoldsby, E. M., & Nagin, D. S. (2003). Trajectories leading to school-age conduct problems. *Developmental Psychology, 39*(2), 189–200. doi: 10.1037/0012-1649.39.2.189

Shear, K., Belnap, B. H., Mazumdar, S., Houck, P., & Rollman, B. L. (2006). Generalized anxiety disorder severity scale (GADSS): A preliminary validation study. *Depression and Anxiety, 23*(2), 77–82.

Skovgaard, A. M., Houmann, T., Christiansen, E., Landorph, T., Jorgensen, T., CCC 2000 Study Team, . . . Lichtenberg, A. (2007). The prevalence of mental health problems in children $1^1/_2$ years of age—The Copenhagen child cohort 2000. *Journal of Child Psychology and Psychiatry, and Allied Disciplines, 48*(1), 62–70.

Spetie, L., & Arnold, L. E. (2007). Ethical issues in child psychopharmacology research and practice: Emphasis on preschoolers. *Psychopharmacology, 191*(1), 15–26.

Sydow, K., Retzlaff, R., Beher, S., Haun, M. W., & Schweitzer, J. (2013). The efficacy of systemic therapy for childhood and adolescent externalizing disorders: A systematic review of 47 RCT. *Family Process, 52*(4), 576–618. doi: 10.1111/famp.12047

Thomas, C. P., Conrad, P., Casler, R., & Goodman, E. (2006). Trends in the use of psychotropic medications among adolescents, 1994 to 2001. *Psychiatric Services, 57*(1), 63–69. doi: 10.1176/appi.ps.57.1.63

Tremblay, R. E., Nagin, D. S., Séguin, J. R., Zoccolillo, M., Zelazo, P. D., Boivin, M., . . . Japel, C. (2004). Physical aggression during early childhood: Trajectories and predictors. *Pediatrics, 114*(1), e43–e50. doi: 10.1542/peds.114.1.e43

Walkup, J., Bernet, W., Bukstein, O., Walter, H., Arnold, V., Benson, R. S., . . . Stock, S. (2009). Practice parameter on the use of psychotropic medication in children and adolescents. *Journal of the American Academy of Child & Adolescent Psychiatry, 48*(9), 961–973.

Wekerle, C., MacMillan, H. L., Leung, E., & Jamieson, E. (2008). Child maltreatment. In M. Hersen & A. M. Gross (Eds.), *Handbook of clinical psychology: Children and adolescents* (Vol. 2, pp. 856–903). Hoboken, NJ: Wiley.

Wickramaratne, P. J., Greenwald, S., & Weissman, M. M. (2000). Psychiatric disorders in the relatives of probands with prepubertal-onset or adolescent-onset major depression. *Journal of the American Academy of Child & Adolescent Psychiatry, 39*(11), 1396–1405.

Wodarski, J., & Dziegielewski, S. F. (2002). *Human growth and development: Integrating theory and empirical practice*. New York, NY: Springer.

Woo, S. M., & Keatinge, C. (Eds.). (2008). *Diagnosis and treatment of mental disorders across the lifetime*. Hoboken, NJ: Wiley.

Woolston, J. L. (1999). Combined psychopharmacotherapy: Pitfalls of treatment. *Journal of the American Academy of Child and Adolescent Psychiatry, 38*(11), 1455.

Zielinski, D. S., & Bradshaw, C. P. (2006). Ecological influences on the sequelae of child maltreatment: A review of the literature. *Child Maltreatment, 11*(1), 49–62.

第十二章 物质相关及成瘾障碍

物质相关障碍（substance-related disorders，SUD）和成瘾障碍（addictive disorders，AD）给当今社会带来非常巨大的心理、社会和经济影响。而罹患这些障碍的人群经常出现躯体健康和精神健康问题（如抑郁和焦虑感觉），使得形势更为严峻。这些症状可能变得非常严重导致患者甚至不能进行吃饭、睡觉等日常生活活动（activities of daily living，ADLs）。这些影响可能毁坏个体和他的整个家庭系统（Lander，Howsare 和 Bryne，2013）。受到这类障碍困扰和处于这类疾病环境中的患者可能发展需求得不到满足。而与精神分裂症谱系及其他精神障碍相比，如抑郁障碍、双相障碍和焦虑障碍，大量可获得的物质和导致的后果经常导致症状成簇发生而很难诊断（Avery，2014）。随之出现的经济恶果和困顿的生活会产生深远的影响。此外，他们的孩子发展成同类障碍的风险很高（Zimic 和 Jakie，2012）。

从社会学角度，一种成瘾障碍的发展会导致某些人生产力或职业能力下降，而对另一些人则导致犯罪行为增加和可能遭到监禁。从经济学角度，药物滥用和依赖的社会花费巨大，特别是使用昂贵医疗资源和（不适当的）矫正设备来治疗物质渴求和滥用行为。精神健康和成瘾障碍是现在美国面临的最为严重的健康问题之一。

本章描述 DSM-5 关于物质相关及成瘾障碍的分类诊断标准（APA，2013）。在 DSM-5 中，这些障碍被命名为酒精相关障碍，咖啡因相关障碍，大麻相关障碍，致幻剂相关障碍，吸入性药物相关障碍，阿片类物质相关障碍，镇静剂、安眠药或抗焦虑药相关障碍，兴奋剂相关障碍，烟草相关障碍，其他（或未知）物质相关障碍，以及非物质相关障碍，赌博障碍。虽然本章对这类障碍的谱系进行简短概括，酒精使用障碍的诊断和治疗是核心内容。本章的应用部分介绍了一个 SUD 病例，并特别推荐要完成诊断性评估和随后的治疗计划。本章对问题行为和症状的程度、重要性和早期预测因子进行了探讨。本类障碍的不同方面主要通过强调诊断性评估、治疗计划和基于循证医学证据策略的一个病例应用来体现。最后关于实践方法和最新研究进展部分是为了扩展读者对那些毁灭性物质和成瘾相关疾病的了解。

物质相关及成瘾障碍的基本理解

作为公共健康关注的焦点，酒精和其他药物（alcohol and other drugs，AOD）滥用对社会、经济和人类福利成本造成极大危害。对个体、人际关系、社区和社会的影响和花费使得这个领域成为研究、干预和预防工作的重点。根据 WHO 的报告（2014a），仅仅酒精的有害作用每年就导致 250 万人死亡，而全世界范围内有大约 1 530 万人符合酒精使用障碍的相关标准。此外，在有报道的药物使用障碍人群中，调查的148个国家中有120个国家的人群中有继发于使用注射药物的HIV感染。精神活性物质的使用遍及全世界，大约有1.85亿的违禁药物使用者，而单独的酒精使用者最多，达到20亿（WHO，2014b）。这些数字可能只是保守的估计，典型的物质滥用经常包括一种以上的物质。由于没有考虑有依赖性的处方药的过度使用，这些数据也可能报告不足。然而，仅有很少一部分人群会积极寻求治疗，而他们也时刻面临复发的威胁。因此，国家药物滥用研究所（National Institute of Drug Abuse，NIDA）在持续寻找有利于所有学科的有转化的影响的合作研究项目方式（Michel，Pintello和Subramaniam，2013）。

在美国，约有800万人符合酒精依赖的诊断标准，其中约70万已在特定的时间接受治疗（Evans，Levin，Brooks和Garawi，2007）。酒精使用的决定因素，如人口统计学资料和社会经济因素、政策、教育和生活水平，可以影响酒精使用频率和饮料的消费种类（Poznyak，Saraceno和Obot，2005）。这些同样的环境因素和影响因素也适用于违禁药物和精神活性物质的使用。有高死亡率的发达国家中，违禁药物和精神活性物质的使用率很高。违禁药物使用影响人们60岁以前的死亡率，可导致早期寿命降低。而且我们可能还低估了这个问题，因为如疾病、受伤和犯罪等其他相关危险因素没有被考虑（WHO，2014b）。关于违禁药物和酒精使用发生率的信息非常有限，但是2006—2007年报道的其使用率为5.6%，相当于12～25岁的人群中有710万人正在使用这些物质 [物质滥用和精神健康服务行政部门，Substance Abuse and Mental Health Services Administration（SAMHSA），2009a]。2000年和2008年一样，在世界范围内精神活性物质所致的死亡在男性中居高不下，其中80%是由于违禁药品，90%是由于酒精使用造成的；而在女性中这一数字也很惊人，大约为6.3%～9.9%（SAMHSA，2009a，2009b；Schulte，Ramo和Brown，2009；WHO，2009b）。此外，不同性别之间精神治疗药物的使用率相似（女性2.6%，男性2.4%），这正在引起人们的警觉，因为这提示了物质使用障碍的发展新趋势（SAMHSA，2009c）。

2008年关于药物使用和健康的美国国家调查发现，大约2 010万大于12岁的人在被调查时是违禁药物的使用者。在物质使用记录中，大麻的使用率最高（1 520万使用者），之后是精神治疗药物（620万）、可卡因（190万）和致幻剂（110万）。在药物过度供应和缺乏管理的国家中，药物滥用呈现明显增加的趋势。其他过度使用和依赖的物质包括苯二氮䓬类药物以及其他通过处方、非法路边摊贩和互联网获得的抗焦虑药。而被合法批准并处方的药物正在被用于非医疗性的娱乐用途。在18～23岁的在校大学生中，Adderall（一种兴奋剂，用于治疗注意缺陷/多动障碍的使用）成为热门。Adderall与酒精和其他药物联合使用时的成瘾性质可能对健康和安全造成不良影响（SAMHSA，2009c）。

这些情况的发生与躯体和精神健康方面混合在一起，使得合作团队方式的治疗变得非常必要（Daley和Feit，2013）。经过医疗训练的人和未经过的人必须合作工作，因为每一方面的人员都有重要的技能。未经过医疗训练的人在评估时缺乏对医疗因素的关注，特别是当有潜在戒断发作风险时，可能导致严重不良后果。而经过医疗训练的人缺乏对人际关系、社会和家庭因素的关注，这些因素被忽略可能对个人和他的家庭支持系统造成毁灭性影响。而且，当就诊者回归到与诱发 SUD 或 AD 相似环境线索的熟悉环境中时，不管过去治疗如何好，都可能很快会复发。

了解物质障碍的患者

有物质相关问题的人们遍布于社会的各个阶层和文化背景，从不同的人口学背景（如性别、年龄和宗教角度），到各种系统（个人、夫妻、家庭和团体）和各种各样的环境中。关于酒精使用问题的早期理论包括道德问题、个人责任感丧失、自我控制能力缺乏和意志缺乏。在过去，由于物质使用导致的完成任务的功能丧失不仅被假定为一个患者的标志，患有物质使用障碍的个体还被认为会从这种"患者"角色中获益。这些观点在 20 世纪 60 年代后逐渐开始转变，患有酒精相关障碍的患者被认为是医学上的生病，而不是虚弱或者不道德（Jones，1969）。通过神经影像学技术发现的物质所致大脑改变的认识进一步消除了酒精使用问题是个人的、自我控制的行为失败这一荒诞说法（Chung，Ross，Wakhlu 和 Adinoff，2012）。

对于 DSM-5 中列出的物质相关障碍，与慢性照护有关的问题被提升到前面的位置。Tai 和 Volkow（2013）相信 2010 年的平价医疗法案（Affordable Care Act，ACA）能够通过多种途径满足 SVD 患者的需求。治疗情况和使用的药物类型可能很容易导致类似耐受和戒断的症状，甚至在处于治疗期时也可能出现被消极地称为成瘾的情况。对成瘾的恐惧和对自己被烙上患有精神疾病标签的担心可能使得人们不服药，或者服用不能被追访的药物。第二种途径可能很容易导致试图满足在需要和强度上不断增长的治疗方案的违法行为。

随时间始终保持一致的是 SUD 和 AD 患者相似的动机、人格、特征和特点，特别是与使用有关的人际因素。相似之处包括不完整、不完美和空虚的感觉。通常，这些患者不顾一切地追求一种完整的感觉。这种完整的感觉可能依赖于寻找和掌握住某种外界资源，如一个人或物品。犯罪和羞耻感成为突出的情感体验。为了增加应对能力，各种防御机制被用于控制焦虑。然而，由于防御机制的不稳定性和不同的解释，这些名词已被废弃不用，并且不再列入 DSM 附录中。

总之，动机或者成瘾机制的原因大部分被认为是很多因素的结合，而不是奖赏系统能简单说明的（Rose 和 Walters，2012）。始终一致的是目前研究强调人格特征和冒险行为之间存在强烈的相关关系（Schulte 等，2009）。此外，人格以及性格是如何与物质使用问题相关的，可能在决定治疗形式的类型（个体、群体或自我帮助）上有重要的临床意义。在治疗方面，人格特征经常保持一致，但是行为模式可能随着时间而改变（Schulte 等，2009）。

与物质相关障碍有关的重要特征

当准备进行诊断性评估和给予合适的诊断时，执业医生应该首先关注发生在物质相关及成瘾障碍中的关键特征。形成诊断印象和治疗计划总是需要创新性研究与执业医生的判断和经验之间微妙的平衡（Schore，2014）。开始这一过程要对支持诊断的信息足够了解和熟悉。

成瘾

在 DSM-5 中，没有对成瘾命名的限定，而且"成瘾"这个名词也不在诊断系统中。取而代之的是，物质使用障碍现在被用于描述导致慢性复发和强迫性使用的障碍的行为范围，而不管它的程度是轻度、中度还是重度。从这个角度，不使用成瘾这个名词有助于控制与特定物质有关的标注间的诊断混乱（Potenza，2006）。这种担心在于，如果将之包括在内，成瘾这个名词可能也会包括非物质性行为和障碍（如病理性赌博、肥胖症）。目前，这些非物质性行为被直接或单独归类，或者没有被纳入 DSM 中。建议替换掉成瘾一词的倡议者们提出使用这个名词可能无意识地增加，而不是降低经常与成瘾这个词联系在一起的耻辱感（Nunes 和 Rounsaville，2006；Potenza，2006）。在 DSM-5 中，由于成瘾这个名词现有意思的负面内涵和主观理解，这个名词没有被纳入物质障碍的标准中。但是，这一名词仍然广泛用于各学科和临床实践中。

慢性疾病和慢性疼痛

在大多数情况下，当出现强制性、失控的药物使用问题时，DSM-5 很小心地尽量避免使用"依赖"这一标签。特别注意的是要避免当患者出现正常的耐受和戒断症状时，将成瘾这个潜在标签用于那些患有慢性疼痛、正在服处方药的患者。这种假设是针对于产生成瘾的担心会引起治疗严重疼痛的适合的阿片类药物的剂量的削减。人们仅仅因为对成瘾的恐惧就害怕服用这类药物。因此，DSM-5 开始从分类上将用于疼痛治疗的医疗处方和非医疗处方加以区别。对于医疗处方情况，耐受性和戒断症状的存在不应该被诊断为物质使用障碍。然而，为了强化这一点，合适的处方药物治疗的背景应该被清晰地记录下来。治疗慢性疼痛必要性的增加最可能为本章中的很多改变提供基础。这些改变也有助于强调物质的成瘾本质，如 Adderall 与酒精和其他药物的联合使用问题，以及它会如何对健康和安全造成严重的不良反应和后果（SAMHSA，2009c）。

共病情况

考虑共病情况有助于避免一些物质使用引起的慢性、使人衰弱的疾病。使用处方药物用于非医疗和娱乐性目的的情况持续增加。这种非法使用加上患有慢性疾病的患者对物质使用的需要增加时，有问题的物质使用和误用的模式会增加。这些差异允许对共同存在情况和共病情况进行现象学上的分析。无论是对精神还是躯体方面的诊断进行列举和评估，都会使得综合的诊断性评估更为容易。因为很多患者可能满足使用超过一种以上物质的诊断，如果存在，第二个或第三个诊断也会被相应列出。符合诊断标准时做出有差别的诊断和增加其他障碍的诊断有助于决定应该首先考虑哪种疾病或者分别独立考虑这些疾病。这特别有意义，是因为它提供给临床医生一种工具，可以区分出一种精神障碍或物质相关障碍是否在目前情况的诊断之前出现，以及它随后的预后和所需要的治疗类型。照护也应该注意不要马上假设已存在的症状都是与物质有关，或由物质引起，在做出任何结论之前，应该仔细检查共病其他精神障碍的可能性。

药物测试：耐受性和戒断

耐受性是指持续使用某种物质时，如欲得到与用药初期相同的效应，必须加大物质使用剂量。耐受性因个体和使用物质不同而有所差异（见快速参考 12.1）。

快速参考 12.1

DSM-5——重要名词解释

耐受性

- 长期使用时为了达到同样效果要增加药物剂量。
- 长期使用时发现和过去相比，同样剂量的药物效果下降。
- 在规律使用一些不同的药物后，个体可能发现他须使用至少超过原来剂量50%的药物才能达到同样效果。

干扰日常活动：与药物使用有关，从事娱乐性、社会性和职业活动的时间明显减少。个体只关注使用药物，而不是从事业余爱好、花时间与朋友在一起或者去工作。

无法停止使用：减少或停止使用药物的努力或者停止药物使用的持续愿望无法成功。尽管努力希望在工作日停止使用药物，但他无法做到。

———
Source：Summarized definitions from the Diagnostic and Statistical Manual of Mental Disorders, Fifth Edition, by the American Psychiatric Association, 2013, Arlington, VA: American Psychiatric Publishing. Copyright 2013 by the American Psychiatric Association.

戒断是指减少滥用的物质使用剂量后出现的生理、认知和随后的适应不良的行为反应。简单地说，在戒断中，个体血液和组织中的物质浓度在长期大量使用后降低，这要求个体要摄入更多物质才能达到同样的反应。

为了收集病史以确定耐受性和戒断的可能性，口述病史是不够的，应该要有血液检查和其他检查方式，如实验室检查。当物质浓度很高，而几乎没有中毒迹象时，发生耐受的可能性很高。有各种类型的实验室检查可用于检查药物。不管已使用的检查，药物检查可以寻找系统中化学相关物质的痕迹。根据化验检查和人们使用物质的独特环境，其获益不同。药物检测有助于确定使用了哪些药物或物质、使用频率和在某些病例中的使用方式（如饮用、吸入或注射）。多数检查从阳性或阴性开始。阳性结果意味着在人体系统中发现了物质。通常，当获得阳性结果时，须在人体系统中进行进一步检查来检验这种物质或其他的物质。阴性结果意味着在系统中没有发现物质。假阳性是测试结果阳性，但是个体没有服用药物，最大的可能就是检查不够敏感，不能将一种药物与其他药物相区别，从而导致阳性测试结果。

根据国家药物滥用研究所的结果（National Institute of Drug Abuse，NIDA；2011），美国最常滥用的药物被分为 10 类：烟草、酒精、大麻类物质、阿片类药物、兴奋剂、

舞会药 [MDMA、GHB、氟硝西泮（迷奸药、忘我丸）、解离药物（氯胺酮、PCP）、致幻剂、其他化合物（合成类固醇、吸入剂）和处方药物（抑制剂、兴奋剂）]。多数药物检测可以发现下列物质：大麻类物质（大麻烟和大麻膏）、可卡因（可卡因、苯甲酰美沙酮、可卡乙碱）和苯丙胺类（苯丙胺和甲基苯丙胺）、阿片类药物（海洛因、鸦片、可待因、吗啡），以及罕见使用的苯环利定。在更广泛的检查中，处方药物，如氧可酮、氢可酮、地西泮、阿普唑仑、氯硝西泮、替马西泮，MDMA，GHB，其他巴比妥盐类都可能被包括在内。一些致幻剂，如蘑菇（赛洛西宾）、LSD 和培约他（麦斯卡林）也可以被检测，但是这些物质的检测只有在明确表示有此类物质时才会进行。

有不同类型的药物检测。例如，当怀疑有酒精时，通常选择呼吸检测。当使用体内酒量测定器时，个体将气吹入管子，酒精浓度以数字形式显示出来。对酒精测试来说，这种测验结果与尿液或血液检验结果一样好，而且是非侵入性的。尽管男性和女性血液乙醇水平不同，而且酒精含量经常与饮酒者体重有关，对于 140 磅（63.56 kg）的男性和 140 磅女性，驾驶技能明显受到影响的浓度是 0.03 以上。法律规定的中毒浓度对于前述体重的情况是男性 0.16、女性 0.19。该体重男性酒精致死浓度是 0.27，女性是 0.32。提供特定体重和性别的血液乙醇浓度图表请见"饮酒责任"（Be Responsible About Drinking，http：//www.brad21.org/bac_charts.html）。

血液检测可用于测定那些不能通过其他途径测出的物质。由于这种检测要求从手臂静脉或手指针刺采血，之后在实验室进行分析，所以最常用于住院患者。根据药物检测的代谢情况，多数物质在 3 天内脱离人体系统。因而，当怀疑体内有某种药物时，应该尽快做药物检测以便于揭示最有意义的结果。费用问题也可能是使用这类检测的一个障碍，该测验的费用超过 100 美元。

头发检测比其他标准检查能确定更长时间以前的药物使用情况，它可以检测几周甚至最长 3 个月内物质的使用模式。然而这种方法因为依赖设备且价格昂贵，很少使用，费用超过 150 美元。

因为检测简便易行，口腔液体或唾液检测在除美国以外的国家都很流行。受试者被要求将一个吸收剂收集器放入嘴中，让其吸收唾液。尽管像血液和头发检测一样，它们在工作场所和其他地方也很容易进行，但它需要送到实验室进行分析。口腔液体检测可用于检测 THC（大麻的活性成分），因而特别有助于检测大麻，同时也可以检测一些兴奋剂，如甲基苯丙胺、苯丙胺、MDS 和迷幻药。

最常用的检测形式是尿液药物筛查。将尿液干净地（没有被其他身体排泄物污染）收集入杯子中，使用试纸检测或送入实验室检查。如果通过基础测验发现尿液检查阳性，须进一步进行分析现在体内是否存在实际的物质。这类检测的费用大约为 10～50 美元。

就诊者经常很担心，不清楚应该做些什么检测，这些检测能够测出什么，而在一些病例中，他们考虑可以做些什么来制造假结果。事实上，没有什么方法能够制造假结果，除非药物已经通过人体系统代谢出去，或者该检测对使用的药物不敏感。当然，系统中的药物代谢和分解方式可以不同。但是当个体服用一种以上的药物，这比较复杂，身体需要更多时间来进行药物代谢和分解才能将化学物质的痕迹带离人体系统。

此外，一些药物在体内停留时间较其他药物更长。例如，THC（大麻的活性成分）在体内停留时间超过大多数药物。根据不同来源，在重复使用的情况下，物质可以在体内停留超过 6 周的时间。这种长期停留的原因与物质的类型和活性成分在体内储存有关。例如，个体第一次吸食大麻，药物需要几小时代谢。然而吸食越多，THC 在体内脂肪细胞中聚集得越多。这种储存使得药物在人体中很难分解，导致当物质的作用对使用者来说已经微乎其微后很长时间，检测结果仍然是阳性。此外，服用一种以上药物使得这些药物需要更长时间才能代谢完全，在药物本身效应之外，检测也会出现阳性结果。

症状测量工具的评估

测量工具可用于帮助评估，包括酒精使用障碍识别量表（Alcohol Use Disorders Identification Test，AUDIT），药物滥用筛查测试（Drug Abuse Screening Test，DAST），酒精、烟草和物质使用相关问题筛查测试（Alcohol，Smoking，and Substance Involvement Screening Test，ASSIST），CAGE 量表（Cut-Down，Annoyed，Guilt，Eye-Opener，CAGE）[包括药物（CAGE-AID）]。这些自我报告的测量工具（ASSIST 是访谈者测量工具）在研究中非常有用，在临床实践中可获得与物质相关依赖或滥用水平有关的信息。这些工具需要 15 min 至 1 h 来完成。目前，AUDIT 和 DAST 是用于评估的首选，也是物质滥用的长期或短暂干预的收费项目。自从 2008 年的 Wellstone-Domenici 精神卫生和成瘾公平行动，以及伴随的新版现行程序术语（current procedural terminology，CPD）编码，这些测评工具的使用开始普及。AUDIT 的主要功能是评估酒精使用问题，可与其他测评工具联合使用。它在世界上所有重要语言中均可使用，且有信息支持它在各类人群和文化群体的可靠性和有效性。它广泛用于世界范围内的健康筛查和主要短期干预程序（Foxcroft，Kypri 和 Simonite，2009；Humeniuk 等，2008；Parker，Marshall 和 Ball，2008）。AUDIT 一共有 10 个以李克量表为基础的问题，分值分布为 0 ~ 40 分（包括 2 个补充问题，但没有分数），阈值是 8 分，超过 8 分提示有酒精使用问题的风险。每个测评的分量表用于评估酒精相关使用、依赖和需要进一步调查的酒精相关问题。目前认为 AUDIT 在检测饮酒的危险性和有害性方面优于 CAGE 等其他自评方式（Parker 等，2008）。

DAST 经常与 AUDIT 联合使用，来评估违禁药物和精神活性物质的使用，特别是在物质所致的躯体、社会和行为事件的一般评估方面（Newcombe，Humeniuk 和 Ali，2005）。DAST 是一种包括 28 项条目，评价是否的定名问卷，分数范围为 1 ~ 28 分，6 分或以上提示物质滥用或依赖问题。DAST 的精简版，DAST-10，也可用于违禁药物和精神活性药物的滥用或依赖的评估和检测。

因为这些测量工具的成功，特别是 AUDIT，可用于人群健康筛查和短期干预程序，ASSIST 被设计用于识别人群的中度、重度物质使用问题，以及任何有灾难性和危险性的行为。它也被用于确定继发于风险之后、量表为基础的合适的治疗水平（Humeniuk 等，2008）。ASSIST 是一种访谈式测量工具，含有 8 个以李克特量表为基础的问题，评分范围为 0 ~ 40 分。它涵盖 10 个物质领域（烟草、酒精、大麻、可卡因、苯丙胺类兴奋剂、吸入剂、镇静药、致幻剂、阿片类物质和其他药物），并可评估使用频率和相关问题。每种物质单独评分，酒精的阈值是 11 ~ 26 分，为中等风险，违禁药物和精神活性物质的阈值是 4 ~ 26 分，为中等风险。ASSIST 还包括关于注射药物使用的问题。

CAGE 被用于迅速评估酒精依赖问题，CAGE-AID 可用于评估违禁药物和精神活性药物使用。但是 CAGE 量表不能用于检测非物质依赖人群的风险或问题性药物使用（Newcombe 等，2005）。

当这些和其他测评工具与生物心理 - 社会评估联合使用时，它们可以提供有用的自评式基础分析来处理和补充 SUD 的发现。

物质相关及成瘾障碍概述

DSM-5 提供了美国精神病性障碍的标准分类系统。使用 DSM-5 中概括的精神障碍诊断标准，使得不同障碍的诊断标准化，个体的精神病理学判断快速、统一和有效（Schmidt，Norr 和 Korte，2014）。为了更好地理解 DSM-5 以及物质相关及成瘾障碍的诊断标准，那些熟悉 DSM- Ⅳ 和 DSM- Ⅳ -TR 的人们将注意到该章节的标题已改变（APA，1994，2000）。该章节过去的标题只包括物质相关障碍，并以此命名。在 DSM-5 中，该章被重新安排并扩展，以新标题作为代表（见快速参考 12.2）。

快速参考 12.2
DSM-5——物质相关障碍的全部类别
物质相关障碍（物质使用障碍和物质所致的障碍） 酒精相关障碍 咖啡因相关障碍 大麻相关障碍 致幻剂相关障碍 吸入剂相关障碍 阿片类物质相关障碍 镇静剂、安眠药或抗焦虑药相关障碍 兴奋剂相关障碍 烟草相关障碍 其他（或未知）物质相关障碍 非物质相关障碍（赌博障碍）

非物质相关障碍：赌博障碍

将成瘾障碍增加到 DSM-5 该章节标题中的原因是为了将赌博障碍（Gambling Disorder，GD）包括在内。过去 GD 被列在冲动控制障碍下面。它被移到这个分类的原因是不断有证据显示赌博行为与大多数滥用药物相似，可以激活脑部奖赏系统。该障碍的诊断标准（A 到 B）提到必须有临床意义的损害或痛苦，个体在 12 个月内出现 4 项突出症状。如果个体符合 9 项症状中的 4 ~ 5 项，被认为是轻度；符合 6 ~ 7 项症状是中度；符合 8 ~ 9 项症状是重度。

围绕 GD 行为的症状概括为会导致极端后果的赌博需求。9 项指标中一开始就提到须加大赌注去赌博以实现期待的兴奋（指标 1）。当试图对压力反应，减少或停止赌博时，会出现坐立不安或易激惹（指标 2）。个体不能停止赌博行为，而且试图减少或控制赌博行为的努力失败（指标 3）。沉湎于赌博，持续地重新分析过去的赌博经历，个体希望通过多种冒险方法获得金钱，并期待在未来能够成功（指标 4）。赌博行为能够帮助减少痛苦和焦虑，使得他们很难抵抗赌博诱惑（指标 5）。赌博行为陷入不良模式，就是在输钱后不断企图重复赢回钱，有时它是指追回损失或返回本金。他们经常陷入无处不在的说谎模式，来试图掩盖赌博行为，除非须其他人帮助摆脱赌博导致的财务危机（指标 6 和 7）。他们认为赌博行为高于一切其他活动，由于该行为而影响家庭、朋友关系和工作（指标 8）。这种行为不能用其他障碍的表现（如躁狂发作）来解释，而且明显引起功能损害（指标 9）。它可被分为阵发性或持续性，表现为可以持续几个月至几年的模式。最重要的是，个体沉湎于自己认为没有太大风险的赌博行为，而赌博对心理、社会、职业和经济影响深远。

物质相关及成瘾障碍章节的这一部分令人觉得不同寻常的是本章中只有一种成瘾障碍，然而标题是指多种成瘾障碍。这最有可能与这部分预期会包括第二种成瘾障碍有关。尽管目前没有被包含在这章中，网络游戏成瘾被纳入第三部分，即进一步研究中。它与赌博障碍对大脑产生的效应类似。这种可能的障碍包括持续和反复使用互联网来从事游戏，导致职业和社会功能的明显损害。

物质相关障碍

物质使用障碍（substance use disorders，SUDs）是对使用物质（如医疗用药、滥用的药物或毒品）以及物质对人体系统作用的障碍的分类。在 DSM-5 中，与 DSM-Ⅳ-TR 相似，这种分类标准被用于多种物质的分类。一个变化是 DSM-Ⅳ 和 DSM-Ⅳ-TR 有 11 类物质种类，而 DSM-5 只有 10 类。一些物质被合并到同一类别。例如，过去的苯丙胺的类别现在变为兴奋剂，包括苯丙胺类物质、可卡因和其他未特定的兴奋剂。

在 DSM-5 中，拥有相似特征的 10 类药物是酒精、咖啡因、大麻、致幻剂、吸入剂、阿片类物质、镇静剂、兴奋剂、烟草和其他（或未知）物质（见快速参考 12.3）。

此外，这种分类被拆分成两部分：SUDs 和物质所致障碍（substance-induced disorders，SIDs）。SUDs 的主要特征是认知、行为和生理症状的症状群，而不管使用物质带来的不良后果和个体持续使用物质的行为。在 SIDs 中，与障碍相关的关键特征是与吸收某种物质有关的、可逆的物质特异性综合征。不管这类障碍是否被分为 SUD 或 SID，只要知道使用物质，就应该进行合适的编码。例如，如果是兴奋剂相关障碍，滥用的兴奋剂是苯丙胺，就应该标记为苯丙胺类物质（305.70）；如果物质是可卡因，也被标记为兴奋剂使用障碍，但是它也会进一步被标记可卡因对应的 ICD 编码，如 ICD-9-CM 编码

305.60 或 CD-10-CM 编码 F15.10。

快速参考 12.3

DSM-5 和 DSM-Ⅳ/DSM-Ⅳ-TR 之间物质相关障碍的比较

DSM-5：10 类物质

酒精	咖啡因	大麻
致幻剂	吸入剂	阿片类物质
镇静剂	兴奋剂	烟草
其他（或未知）物质		

DSM-Ⅳ/DSM-Ⅳ-TR：11 类物质

酒精	镇静剂	尼古丁
咖啡因	抗焦虑药	苯环利定（PCP）
吸入剂	苯丙胺	催眠药
阿片类物质	致幻剂	

　　所有物质相关障碍的综合性评估需要与物质有关的明确信息和实验室检查发现、尿液分析以及提示物质存在、使用、严重程度和耐受性的病史。按照 DSM-5 的规范设定，完善的评估包括就诊者的背景信息、人口统计学资料（背景和环境、物质使用的文化差异、年龄、性别）、物质摄入途径、物质选择、开始使用和持续时间、相关和特殊的躯体和（或）精神健康情况、总体功能和健康的损害、物质使用的家庭模式，以及对药品和毒品的接触和使用情况。

物质使用障碍

　　SUDs 适用于除咖啡因以外的全部 10 类物质。然而，咖啡因使用障碍被归入第三部分——未来研究中。当一些情况被纳入未来研究领域，代表着有充分证据证明它的归类，但在做出正式诊断之前还需要进一步研究。被纳入此类别的诊断需要进一步研究来确定其合适的阈值。尽管这一诊断被列入 ICD-10，基于惯常的、每日的、有报道的非问题性物质使用的较高频率，阈值应该更高。

　　在 DSM-5 中，本章与过去版本相比有重大修订，分类的修订是将物质滥用和物质依赖合并入同一类别，称之为物质使用。尽管一些诊断标准与过去保持一致，这种新合并的分类与过去有很大不同。在本章中的物质相关部分，诊断是现在的物质使用障碍，还伴有中毒、戒断、物质所致障碍和未特定的相关障碍（APA，2013）。

　　需要特殊注意的是新分类——物质使用。为了诊断这一障碍，应该检查 11 项诊断标准并记录它们的存在。与 DSM-Ⅳ-TR 相似，这一类别为使用物质（例如，医疗用药、滥用的药物或毒品）的障碍提供分类类别，包括不良反应、摄入物质，毒品的效应和风险（APA，2000）。这一定义现在包括，并适用于除咖啡因之外的全部具有相似特征的物质领域，包括酒精相关、大麻相关、致幻剂相关、吸入剂相关、阿片类物质相关、镇静剂相关、抗焦虑药相关兴奋剂（苯丙胺和可卡因）相关、烟草相关和其他（或未知）物质相关障碍，以及非物质相关障碍（见快速参考 12.4 和 12.5）。记住关于第 11和 12 条标准（药理学标准）的要点是，当耐受性和戒断症状发生在合适的处方药物治疗环境下，不能被当做物质使用障碍诊断的症状。

物质使用障碍被认为是一种物质使用的适应不良模式，会导致有临床意义的损害或痛苦，通过 11 项标注中 2 项（或更多）来表示。这些症状必须发生在 12 个月内。包括在标准 A 中的 11 项标注被分为 4 个领域：控制力损害（1～4）、社会功能损害（5～7）、有风险的使用（8～9）和药理学标准（10～11）（见快速参考 12.6）。物质使用必须引起有临床意义的损害或痛苦的适应不良模式，在 12 个月内发生，且表现在 2个或更多的领域（APA，2013）。

快速参考 12.4

帮助性提示 DSM-5——物质使用障碍的新分类

- 将滥用和依赖合并入同一分类：物质使用障碍。
- 新分类将临床严重程度分级。
- 删除"物质使用障碍诊断的法律问题标准"。
- 增加渴求的标准，被定义为对物质的强烈渴望，倾向于出现在病情严重的终末期。
- 除了咖啡因，包括全部 10 种物质。

在完成物质使用障碍患者的诊断性评估中，有 11 项标准被分为 4 个需要仔细评价的特定领域（APA，2013）。为了证明控制力受损，须检查 4 个领域。第一个包括评估物质使用量和使用时间。第二个是观察物质使用和记录任何控制行为失败的尝试，特别是自我控制和（或）中断使用的尝试。第三个包括记录获得物质的时间，以及对于得到物质的强烈渴望和投入，以试图避免由于没有得到物质而产生的反应。为了记录控制力损害的严重程度，要关注个体如何计划他每日寻求物质的活动。个体对物质有强烈需要，获得它的渴求会使得个体不顾及生活中其他重要活动。在这些病例中，特别是当个体暴露在过去发生此类行为的环境中时，复发非常普遍。因为处在这些环境可以诱发再次获得和使用物质的强烈渴望（APA，2013）。

特别描述了 3 项提示社会功能损害的行为标准。第一项主要包括反复发生的事件，它与不良表现和不能完成主要家庭责任，或者如工作、学习等家庭外的社会活动相关。为了证明该领域的下一个标准，这种行为必须是发生在很清楚这种行为正在引起可能直接由于物质使用导致的复发性的社会和人际关系问题的情况时。最后，对物质的需要如此强烈，以至于个体希望使用它，尽管它会干扰娱乐或职业活动。

为了评估有风险的使用，有 2 项标准，包括对自己或他人可能存在危险的模式，如即使损害身体也要使用物质，或者明知它正在引起与物质使用有关的身体和（或）心理问题，还是继续这种行为。

快速参考 12.5

物质使用障碍和标注

物质	物质使用
酒精	涉及 2 ~ 11 项标准为阳性 如果有此特征，标注： 早期缓解期；持续缓解期；在受控制的环境中 病程严重程度： 轻度（2 ~ 3 个症状）；中度（4 ~ 5 个症状）；重度（6 个或更多症状） NA
大麻	涉及 2 ~ 11 项标准为阳性 如果有此特征，标注： 早期缓解期；持续缓解期；在受控制的环境中 病程严重程度： 轻度（2 ~ 3 个症状）；中度（4 ~ 5 个症状）；重度（6 个或更多症状）
致幻剂 PCP 和其他致幻剂障碍	涉及 2 ~ 11 项标准为阳性 如果有此特征，标注： 早期缓解期；持续缓解期；在受控制的环境中 病程严重程度： 轻度（2 ~ 3 个症状）；中度（4 ~ 5 个症状）；重度（6 个或更多症状）
吸入剂	涉及 2 ~ 11 项标准为阳性 如果有此特征，标注： 早期缓解期；持续缓解期；在受控制的环境中 病程严重程度： 轻度（2 ~ 3 个症状）；中度（4 ~ 5 个症状）；重度（6 个或更多症状）
阿片类物质	涉及 2 ~ 11 项标准为阳性 如果有此特征，标注： 早期缓解期；持续缓解期；治疗维持期；在受控制的环境中 病程严重程度： 轻度（2 ~ 3 个症状）；中度（4 ~ 5 个症状）；重度（6 个或更多症状）
镇静剂、安眠药和抗焦虑药	涉及 2 ~ 11 项标准为阳性 如果有此特征，标注： 早期缓解期；持续缓解期；在受控制的环境中 病程严重程度： 轻度（2 ~ 3 个症状）；中度（4 ~ 5 个症状）；重度（6 个或更多症状）

快速参考 12.5（续表）	
物质使用障碍和标注	
物质	物质使用
兴奋剂	涉及 2～11 项标准为阳性 如果有此特征，标注： 早期缓解期；持续缓解期；在受控制的环境中 病程严重程度： 轻度（2～3 个症状）；中度（4～5 个症状）；重度（6 个或更多症状）
烟草	涉及 2～11 项标准为阳性 如果有此特征，标注： 早期缓解期；持续缓解期；治疗维持期；在受控制的环境中 病程严重程度： 轻度（2～3 个症状）；中度（4～5 个症状）；重度（6 个或更多症状）
其他（或未知）物质	涉及 2～11 项标准为阳性 如果有此特征，标注： 早期缓解期；持续缓解期；在受控制的环境中 病程严重程度： 轻度（2～3 个症状）；中度（4～5 个症状）；重度（6 个或更多症状）

Source：Table created from summarized information from the Diagnostic and Statistical Manual of Mental Disorders, Fifth Edition, by the American Psychiatric Association, 2013, Arlington, VA: American Psychiatric Publishing. Copyright 2013 by the American Psychiatric Association.

快速参考 12.6

DSM-5——关于物质使用障碍诊断性评估的帮助性提示

在诊断性评估中，有 4 个领域需要评估：控制力损害、社会功能损害、有风险的使用和药理学标准。

每个领域都需要检查，个体符合标准的方法须被确认。

根据涉及领域的数量来记录严重程度。11 项标准中，如果有 2 或 3 项是阳性，严重程度为轻度；如果有 4 或 5 项，程度为中度；如果有 6 项或更多，则为重度。

请记住，列入的 10 种物质的每一种物质都须被分别处理，特别是出现耐受或戒断时。

　　DSM-5 中的诊断物质使用障碍的最后两项标准，即为第 11 和第 12 项，为药理学标准。这两项标准对临床医生来说最重要的部分是清楚评价围绕使用物质的医疗行为是否必需。DSM-5 对耐受性提供了详细的解释，强调物质使用量增加的需要以及体验到的药物效果降低的事实，甚至在使用同样的药物剂量和模式时也是如此（APA，2013）。

DSM-5 在此部分也明确阐述了戒断的定义，注意到在成长期、大量物质使用模式后，中断物质使用的效应。这种效应变得非常明显，以致会有明显的躯体和心理效应，并且可以在个体的血液或身体组织中观察到。再次强调，如果物质是在医生指导下服用的，这两种药理学标准并不能被认为反映诊断的严重程度。为了避免戒断症状，个体经常拼命地寻找物质来舒缓戒断症状。

如前所述，诊断标准的主要变化是物质成瘾（见快速参考 12.7）。该领域的其他变化包括：更清晰地定义每一类物质，并且强调了与 TCA 和 SSRIs 有关的戒断综合征。DSM-Ⅳ 和 DSM-Ⅳ-TR 中定义了名词"多种物质"（见快速参考 12.8），但在 DSM-5 中未再看到相关概念，因为现在每种诊断标准都独立地列出物质。因而，多种物质这一概念已从 DSM-5 中被删除。

快速参考 12.7

DSM-Ⅳ-TR 中没有包括的障碍

物质使用障碍

酒精使用障碍	苯丙胺使用障碍
大麻使用障碍	致幻剂使用障碍
吸入剂使用障碍	尼古丁使用障碍
阿片类物质使用障碍	苯环利定使用障碍
多种物质使用障碍	物质戒断障碍
镇静剂、安眠药或抗焦虑药使用障碍	
其他（或未知）物质使用障碍	* 大麻戒断

* 提示没有被列入 DSM-Ⅳ 或 DSM-Ⅳ-TR 的障碍

物质所致障碍

对于 DSM-5 来说，SIDs 被进一步分为两类。一类与物质中毒和戒断有关，另一类与物质 / 药物所致精神障碍（与中枢神经系统改变有直接关系）有关。

物质中毒和戒断

对物质中毒和戒断领域中认可的 10 种物质类别来说，每种物质的诊断标准不同。物质有所不同，对身体的作用也就有相应的不同。这就须给每种使用的物质制定物质所致障碍的定义和标准。解释所有不同的物质以及可能与中毒和戒断一起发生的个体结局是超出本章范围的。替代的是，本章中贯穿着的对一些诊断标准的一般描述的概括。对每种物质所致障碍的具体诊断标准，请参见 DSM-5（见快速参考 12.9）。

对大部分物质来说，物质中毒是可逆的，但在近期摄入物质会导致认知和行为的适应不良反应，如好战和判断力受损。要特别注意：这 9 种物质相关类别中的每一种物质

快速参考 12.8

DSM-Ⅳ-TR 的物质——多种物质

- 多种物质依赖、中毒或戒断
- 任意地使用至少 3 种不同种类的物质，而且没有最喜欢的物质，能够单独使用达到依赖的程度。
- 所有 3 种物质在相同的 12 个月内使用。
- 仅有多种药物使用模式，而任何一种药物单独的使用都不能达到依赖的诊断标准。
- 在这种背景中，达到依赖诊断标准的唯一方式是考虑个体正在使用的所有物质是为了相互补充作用。
- 此障碍从 DSM-5 中被删除。

多种物质依赖的例子

个体已经有 1 年或者更久有以下模式：

吸食可卡因——定期的非法镇静剂使用——一天吸食几次来达到体内平衡。

该诊断保留如下：

- 任意地同时使用至少 3 种物质，对药物没有选择，没有药物比其他药物更占优势。
- 当物质作为整体同时而不是分别服用时，符合物质依赖的诊断标准。
- 在 12 个月的期间使用。
- 此障碍已从 DSM-5 中删除。

Source：Summarized criteria from the Diagnostic and Statistical Manual of Mental Disorders, Fourth Edition, Text Revision, by the American Psychiatric Association, 2000, Washington, DC: Author. Copyright 2000 by the American Psychiatric Association.

的症状与被评估的物质都直接相关。中毒领域中只有 9 种物质的原因是有 1 种物质——烟草，使用"中毒"这个名词是不恰当的，所以没有烟草中毒障碍这种疾病。

为了进一步检查中毒类别，须评估每种障碍的症状和伴随的诊断标准清单，即与物质有关的详情。所有 9 种物质类别中一个共同的特点是，与摄入后短期内产生的生理学效应有关。这些最后可能组成反应为标准 A 至 D 的诊断标准。由于特殊标准正在通过与某种特殊物质有关的症状来进一步制定，当一种物质与其他相比较时标准 C 可能会有不同。例如，大麻中毒标准 C 包括下列 2 项或更多在使用大麻 2 h 内出现的症状或体征：①结膜充血（眼白部分变红）；②食欲增加；③口干，④心动过速。酒精中毒的标准 C 则与之完全不同，在酒精使用后很快出现 1 项或更多的症状或体征：①言语含糊；②共济失调；③步态不稳；④眼球震颤（快速的不自主眼球运动）；⑤注意力和记忆力损害；⑥木僵或昏迷。

如果症状的原因与一种不同的物质有关，而不是正在处理的物质障碍，而且能够更好地用其他精神或躯体障碍解释时，不能给予特定诊断（可能为标准 C 或 D）。例如，

快速参考 12.9

物质分类：物质中毒和物质戒断

物质	物质中毒	物质戒断
酒精	最近摄入 标注： 无	大量、长期使用 如果有此特征，标注： 有感知觉紊乱
咖啡因	有12个症状中的5个 标注： 无	有5个症状中的3个 标注： 无
大麻	最近使用 如果有此特征，标注： 有感知觉紊乱（与现实检验和幻觉有关） 大麻中毒： 没有感知觉紊乱 有感知觉紊乱	大量、长期使用 标注： 无
致幻剂 PCP和其他致幻剂障碍	最近使用 标注： 无	NA
吸入剂	最近使用：注意物质 标注： 无	NA
阿片类物质	最近使用 如果有此特征，标注： 有感知觉紊乱（与现实检验和幻觉有关） 阿片类物质中毒： 没有感知觉紊乱 有感知觉紊乱	大量、长期使用 或长期使用后使用阿片拮抗剂 标注： 无
镇静剂、安眠药或抗焦虑药	最近使用 标注： 无	持续使用 如果有此特征，标注： 有感知觉紊乱
兴奋剂	最近使用 标注： 产生感知觉紊乱的特殊麻醉剂	中止使用物质或减量 标注： 引起戒断反应的特殊物质

快速参考 12.9（续表）		
物质分类：物质中毒和物质戒断		
物质	**物质中毒**	**物质戒断**
烟草	NA	每日使用物质，持续数周 标注： 无
其他药物 （或未知）	最近使用 标注： 无	大量、长期使用 标注： 无

Source：Table created from summarized information from the Diagnostic and Statistical Manual of Mental Disorders, Fifth Edition, by the American Psychiatric Association, 2013, Arlington, VA: American Psychiatric Publishing. Copyright 2013 by the American Psychiatric Association.

在进行其他（或未知）物质中毒诊断时，没有标准 D，但是由于检查这种情况是否是由于其他精神或躯体问题引起是这个诊断的关键，它被标示为标准 C 来替代 D。字母排序的差异和区别反复变化，对执业医生来说确保准确性的最简单方式是仅在描述物质时使用这项特殊标准。

每种物质中毒障碍中 3 个通用特点是：①最近接触或摄入某种物质；②对于接触或摄入物质的适应不良行为、生理和心理反应；③目前症状不是由于其他躯体问题或精神障碍所致。物质不同，它们对身体的作用也不同，个体的差异导致中毒期间常见的变化和紊乱也不同。中毒和其导致的行为经常引起问题性反应。这些症状包括适应不良所致的认知和行为改变，这些变化显示出随后可以影响个体的人际和社会环境的风险因素。结果的认知过程（如执行功能损害和紊乱）和躯体、行为过程（如精神运动性迟滞）的结果依赖于物质的差异、使用数量、使用持续时间、使用的情形和环境因素，以及其他相关风险因素（如法律问题、人际冲突、财务困难）（APA，2013）。

在物质戒断中，所致的行为、心理和躯体改变在给药停止后不会终止。然而在中毒时，由于摄入或接触物质带来的改变会随着物质效应的停止而衰减，而在戒断中，这些改变会持续存在，而且提示物质使用的严重程度和持续时间。在列举的 8 种物质中，致幻剂和吸入剂没有关于戒断的诊断。与所有关于戒断诊断一致的 3 项通用标准是：①对物质使用降低或中断的一种行为、心理和生理改变以及反应；②继发于物质使用的其他功能领域的明显损害；③存在的症状不是由于躯体问题或相关的精神障碍引起（APA，2013）。此外，为了准确的诊断印象，DSM-5 指定一定种类物质的戒断的症状、使用情况和持续水平，见快速参考 12.9。

中毒可能产生有害和有危险的并发症，但是通常来说没有长期持续的戒断症状。戒断是与体内化学刺激物水平降低有关的生物物理反应和综合征。这种反应需要医学上的关注，以除外并发症。戒断症状存在的临床特点和预测因子是脉率增快，以提示戒断症状的严重程度。例如，在酒精戒断中，可能产生酒精戒断综合征 [或震颤性谵妄（delirium tremens，DTs）] 的生理学表现。它们以震颤、出汗、焦虑、恶心、呕吐、激越、失眠、癫痫、心动过速和呼吸困难为特征。患者过去也可能有 DTs 发作史（Parker 等，2008）。这些症状可能与其他临床表现重叠，并且导致严重和持久的并发症。

第二个例子是韦尼克脑病，一种慢性酒精依赖所致的戒断并发症，起源于维生素 B_1 缺乏导致的经典三联征症状：意识错乱、共济失调和眼肌麻痹（Parker 等，2008）。其他韦尼克脑病的症状包括 DTs、低体温、低血压、记忆障碍、昏迷和意识丧失。如果症状可逆时不治疗，韦尼克脑病会引起持久的脑损害（科尔萨科夫综合征），导致严重的短暂性记忆丧失和功能性损害（Parker 等，2008）。个体缺乏快乐和希望的症状屡见不鲜，几乎等同于抑郁障碍的体验或者类似精神分裂症的阴性症状。此外，酒精戒断可以存在幻听和幻视、定向障碍、意识错乱、快感缺乏、意识迷糊、注意力受损、自主性活动过多和心理改变（Lee 等，2005；Pozzi 等，2008）。应该进行监护以确定这些症状是否与戒断有关，以排除其他精神健康或躯体问题。

物质 / 药物所致的精神障碍 列在物质所致障碍中的第二个领域是物质 / 药物所致的精神障碍。它们经常是暂时的，可以引起被认为是物质、药物和一些毒品滥用直接导致的中枢神经系统障碍。这些障碍可包括本章中列入的所有 10 类物质。而且，DSM-5 障碍中的每一章也将之列为一个分类。很多药物和其他物质可引起物质相关障碍。例如，麻醉药、肌肉松弛药、非处方药、抗抑郁剂和糖皮质激素可引起物质相关障碍。其他物质，如铅、一氧化碳和神经毒气等有毒物质，可能与意外中毒直接有关，而为了达到兴奋效果而故意使用燃油和油漆等吸入剂，可以引起中毒。

所有这些障碍的基本元素包括以下几方面。首先，它符合精神障碍的诊断标准（标准 A）。物质必须能够产生现有症状，障碍发生在 1 个月内，有物质所致的中毒或戒断经历（标准 B）。实验室检查、既往史和躯体检查发现支持该障碍存在的证据，而该障碍不能用一种独立诊断来更好地解释，而且没有发生在谵妄病程中（标准 C 和 D）。最后，它会引起临床上明显的痛苦。

开始诊断性评估：酒精相关的障碍

明确理解诊断性评估是必要的，因诊断性评估能决定治疗过程。开始对该障碍进行诊断性评估之前，应该明确理解从下几个因素。

遗传和环境的作用

酒精使用及所产生的酒精依赖是受遗传影响的，遗传度估计在 50% ~ 70% 之间，遗传因素可以解释 40% ~ 56% 的变异，这种影响相当稳定直至成年（Page 等，2006）。遗传表达受环境因素的影响。环境的影响因素而不完全是遗传因素，在决定是否开始使用药物中起着重要的作用。环境影响导致了开始酒精使用的 55% ~ 80% 的变异，而遗传因素导致了酒精使用频率、从开始和试验性酒精使用转变成常规和问题性使用的变化

（Page 等，2006）。一旦对环境刺激的反应已经开始，酒精使用中基因的表现和表达增加了饮酒行为的倾向性和重要性。

Pagan 等（2006）对双生子的纵向研究分析得出结论，共享的环境影响对于酒精的使用频率是不重要的，而附加的遗传因素和独特的环境因素对于酒精使用频率的影响更重要。遗传因素在开始酒精使用中的重要性与遗传因素影响酒精使用频率两者之间的重叠度小，然而在使用的各阶段，独特的环境因素没有重叠效应。在 25 岁的男性和女性中，遗传因素在问题性饮酒中起着最主要的作用，而共同的环境因素在男性和女性问题性饮酒中的作用均不重要。对于 25 岁的男女而言，实质上影响饮酒问题的遗传因素与那些影响使用频率的因素有相当多的重叠，共享的环境因素对开始酒精使用的影响和它对使用频率的影响有中等程度的相对小的重叠。

那些强调与编码酒精代谢酶（ADH1B、ADH1C 和 ALDH2）相关基因变异影响的研究有助于解释在不同个体和某些群体中酒精使用障碍的变异和风险（Schulte 等，2009）。身体内的酒精不能被分解，导致快速的中毒，这会支持依赖的倾向。在这种障碍的形成过程中，专业人士几乎都同意遗传是重要的。然而，在治疗中，单独的遗传因素不总是一个预测因素。一些没有遗传家族史的个体产生了这种障碍，而其他有遗传家族史的个体却没有产生这种障碍（Dallery，Meridith 和 Budney，2012）。

对问题性酒精滥用的认识

物质相关障碍能产生一种累积的行为模式，从而干扰社会、人际关系和工作。对于酒精相关障碍，中毒状态和行为紊乱时驾车产生的法律后果会出现特定的问题。与生理相关的疾病导致严重和慢性的身体虚弱。心脏问题和肝硬化仅仅是 2 种与酒精滥用相关的情况。一些个体会因为与酒精使用和依赖不相关的原因寻求医学处理，所以要追踪酒精滥用产生的真正效应是困难的。对直接或间接涉及与司法犯罪系统相关的原因，它们也会给出不同的解释。酒精使用超过了可接受的社会和文化规范的限制，同时也损害了健康和社会关系时则被定义为酒精使用障碍。

家庭系统经常处于紧张状态

注意到错乱的家庭模式是非常重要的，尤其是不良的父母关系、不良的父母监管、父母严厉的躯体惩罚和父母冲突导致个体来源于一个破碎的家庭。在酒精使用障碍中，其他因素包括个体来自于多子女的家庭、母亲年轻、单亲家庭、社会经济地位低下、在一个冲突的家庭环境中有酒精使用相关障碍（Swendsen 等，2009；WHO，2006a）。模仿父母的酒精使用对儿童的酒精使用和滥用有直接的作用。父母监督和儿童的酒精使用之间存在直接的相关：如果儿童被父母监管了，这种保护性因素能减少和控制危险性和有害性的饮酒行为模式（Schult 等，2009）。而且，在妊娠期，酒精和相关物质使用之间也存在联系，这可能与胎儿酒精谱系障碍（fetal alcohol spectrum disorder，FASD）、学习障碍、精神发育迟滞和发育性障碍（mental retardation，and developmental disabilities，MR/DD）相关。这也能增加未来的风险，这些个体本身将会成为酒精和物质相关障碍者（Huggins，Grant，O'Malley，Stesissguth，2008；Janikowski，Donnelly 和 Lawrence，

2007；Robertson，Davis，Sneed，Koch 和 Boston，2009）。

认识围绕在个体周围的社会应激源

已经在酒精使用问题中找到了与社区和社会因素的相关性。社会应激源如有组织的帮派、有违法史的朋友、可获得的酒精和不良的社会融合，所有这些都是有问题的（Swendsen 等，2009；WHO，2006b）。与异常的同伴联系，通过模仿其饮酒行为，把它作为一种处理应激的方式，尤其是那些缺乏自我调节或自我调节能力有限的个体来处理情绪反应时，其伤害性酒精使用就会增加（Schulte 等，2009）。这种模仿效应对于暴力和酒精的可获得性及使用会产生影响。处在这种影响下，一个人可能会经历不良的社会融合，因为酒精使用已经对所感受到的情绪线索的处理过程产生作用了。例如，在酒精使用后对面部情绪线索的处理功能可能损害了，这样会引起个体错误判断了面部线索，因此增加了行为反应不当的可能性，如攻击（Craig，Attwood，Benton，Peton-Voak 和 Munafo，2009）。当个体自我管理能力受限时，被误判的情绪状态和有害性及危险性饮酒联合在一起会引发问题。当见证或经历暴力成为常态和从文化的角度被实施惩罚，这种类型的应激源能导致接下来的酒精使用问题，增加形成酒精相关问题的风险。

不适合目前的这种诊断分类的多种物质障碍

患有某种物质使用障碍的就诊者不能完全符合一种既定的分类，尤其是使用的物质数多于一种时。就诊者经常有多个问题，需要多方面的方法去干预。这些问题的一部分容易与其他精神健康问题重叠，如情感障碍（双相障碍和抑郁障碍）、痴呆或以谵妄为基础的障碍。慢性使用某种物质会导致长久的损害，如肝硬化。

——— 病例分析 -Jack 的病例 ———

Jack 是一位 60 岁的白人男性，看上去显得比他的实际年龄要大，身高和体重正常。一住进医院的化学物质依赖病房，他就说他目前不太好，需要帮助。他说他希望自己已经死了，如果他有枪的话，他会开枪打死自己。在过去的 10 年里，他说对于酒精和物质滥用的控制一直有困难，但是在过去的 2 年里，这种困难明显增加了。他表示如果他有更多的家庭和朋友的支持，他认为自己能控制住饮酒。在入院前，他承认饮了几杯酒，但没有过长时间饮酒。在入院时，Jack 处于醉酒状态，血液乙醇浓度为 0.23，这明确达到了法律上的醉酒状态，且他的大麻测试为阳性。促使他来住院的原因包括没有住处，且他的妻子将他从家里赶了出来。在过去的几年里，他们一直因为 Jack 在杂货店优先考虑买酒吵架。当他向他的妻子许诺会停止饮酒，而他的妻子在后院的工作间里找到了几个啤酒罐时，他最后被赶出家门了。在他发生车祸，且撞了一棵树后，他的妻子对他下了最后通牒。他单独一个人在车里，尽管他承认当天饮了酒，他否认事故是受饮酒的影响。

由于后半夜和朋友们聚会导致工作上的迟到，被多次警告之后，Jack 说他已经失去工作 20 年了。他说由于他的"饮酒方式"，他也从正在住着的朋友家中被朋友赶了出来，现在没有地方可以去了。他感觉很压抑，他抽大麻是为了有助于睡眠。在入院前，他说自己整天抽烟和喝酒，在访谈时他是醉酒的。

Jack 报告他因化学物质依赖在门诊治疗的病史，多次入院解毒（至少 3 次）。他多次尝试在清醒时参加匿名戒酒互助会（Alcoholics Anonymous，AA）。在访谈时，他表现抑郁，有模糊的自杀意念，但没有具体的计划。他否认过去有自杀未遂的病史。在访谈时，他否认获得了武器。他否认任何幻视、幻听，幻触、幻嗅和幻味。

他报告定期饮酒和抽大麻。他承认使用过可卡因和几种其他物质，但是说不常用，他不会主动去找这些物质，除非免费送给他使用。他每天饮酒，每天要饮将近一箱啤酒和至少 1 品脱伏特加。他几乎每天抽 1 罐烟，在酒和其他毒品上，他一周花费超过 200 美元。他报告他没有大麻使用问题，但会有此担心，因为他不饮酒时，他会产生"震颤、出汗和呕吐"的症状。他报告当他呕吐有时会吐血。他否认癫痫发作，但是去年由于物质使用后出现癫痫接受了医学处理。他自述在那段时间处于稳定期，拒绝因与物质相关的问题接受治疗。继发于使用物质，他有睡眠困难。在访谈时他否认赌博问题。

在获得病史信息后，Jack 自述他的父母在他出生后几天就离婚了。对于物质相关的问题，他有阳性家族史。Jack 的生父因为酒精使用导致肝并发症死亡。他与他的父亲接触次数有限，他认为他的父亲在其生活中是缺席的。Jack 讲述他的母亲嫁给他的继父，这个婚姻维持了 20 年，但是他们现在离婚了。他与他们的接触有限。Jack 的继父在部队，家庭经常搬家。他陈述他的儿童期是没有问题的，否认任何物质滥用问题。Jack 说他有 2 个同母异父的弟弟和父亲的第二段婚姻的 2 个同父异母的妹妹。Jack 否认与他的妹妹们有过接触。他陈述他与他的同母异父的小弟弟很亲近，他最近死于癌症。当问及关于物质滥用的家族史时，他报告只有他的生父和他的一个弟弟过度饮酒。他报告他的继父是一个"社交"饮酒者，他的母亲也是的。Jack 否认他的弟弟因物质滥用接受过治疗。Jack 否认精神障碍的家族史。

在最近的一个体格检查后，Jack 没有表现出肝硬化的直接体征。他承认不会接受医学治疗，不管它是否与饮酒和非法毒品使用相关。根据病史、躯体检查报告和观察，他主诉有胃痉挛，但是否认有继发于物质使用的癫痫发作。他没有过敏史。

从前一次婚姻离婚后，在过去的一年时间里，他与第二任妻子一直处于分分合合的状态，由于饮酒两人经常打架和吵架。他报告曾几次"推搡"过她，当饮酒时"我从来没有打过她"。由于他饮酒导致夫妻性生活困难、性欲丧失和性能力下降，这进一步影响了他的婚姻。当他的经济状况恶化时，他的妻子将他赶出了家门。

Jack 讲述了他在部队里完成兵役后，在一段漫长时间里从事不同工作的情况。在部队服役期间，他从事汇编程序的工作，在操作管理岗位，他最后被提到一个高级的职位。在他服兵役后，他完成和获得了一个学士学位，然后在 1990 年获得了脊椎按摩师的学位。他的这个职业生涯是成功的，开展了自己的业务，一直到他出现酒精和其他物质使用问题时才恶化。他目前失业，失去了自己的业务，还正面临着一个从业不良的诉讼。他说零散的收入来自于为他的朋友干点"杂活"得到的。在访谈时，他否认主动找工作。

由于他的物质相关问题，Jack 面临广泛的法律问题。目前他面临着野蛮开车、疏忽致险行为及无证驾驶的指控。由于多个法律问题，他的驾驶证被撤销，相关指控待定，可能导致监禁。他还有一个从业不良的诉讼，因此他可能也丢掉了脊柱按摩师的执照。因为他的法律问题和没有收入，他申请破产。他知道这些法律困境都是物质使用导致的。他说他没有收入。Jack 感觉这些事情给他造成巨大的压力，他知道这会进一步增加他的饮酒和药物使用。

诊断性评估的完成

诊断性评估从首次访谈开始，对就诊者存在的症状进行评估，为了使访谈顺利，要进行一次完整的精神状况检查。通过检查，医生获得了与他的表现、精神功能、思维形式和内容相关的基本信息。治疗上，第一阶段是完成诊断性评估。在评估中，完整理解生物、心理和社会文化观点是很重要的。识别这些因素和使用许多评定工具对精神卫生执业医生有帮助。对于任何精神障碍，要获得基本的事实和考虑个体的情况，包括年龄、文化、性别、社会经济状况、婚姻状况、家族史、发育史或儿童期的病史、虐待或忽视（包括家庭暴力）的发生情况及受教育的状态。评估个体开始治疗和参与治疗的动机的程度是一个重要的因素，这会明显影响现有的和将完成的治疗选择。

评估其他因素，包括首次使用的年龄、对于使用的态度、使用情况的可信度、使用物质时的社会和职业功能情况、所使用的量、使用的时间、使用期间的变化情况、家人和其他人对使用物质的态度、娱乐活动、社交圈的组成情况、物质的可获得性、精神障碍问题（如抑郁、焦虑，残疾）、躯体问题（如戒断综合征的症状）、这些与精神状态的关系如何（对人物、地点、时间和情况的定向力）、选择的药物和（或）第二选择的药物（见快速参考 12.10）。

诊断性评估的病例应用：Jack

在对 Jack 访谈时，检查现有的诊断标准对于完整的诊断性评估是很重要的。开始这个过程和决定诊断何种物质使用障碍合适之前，应该完成一个完整的精神状况检查。这个过程从注意他的一般外貌开始：他60岁，显得比实际年龄要大。在访谈时，他开始时比较合作，显示了他的易接近性，尽管其他时间他对与目前情况相关问题的反应似乎是漠不关心的。酒的味道从他的衣服和皮肤传出。他的眼神接触是间接的，即使有眼神接触时，他说话时也经常向远处看。他的情绪反应似乎是迟钝的，他说话经常是慢的和经过考虑的。尽管可以进行对话，他似乎对一些细节谈得少，有时回避一些主题，这些主题似乎让他不舒服（见快速参考 12.11.）。

快速参考 12.10

在家庭过度饮酒的常见影响

酒精依赖者：

- 否认酒精问题，将使用问题最小化，责备他人，健忘表现和使用防御机制保护自我。
- 受到批评和失去了其他人和家人的信任。
- 把需要的钱花在酒精上而不是在必需品上。
- 经济上不负责任，优先考虑支付物质使用的花销而不是账单。
- 是不可预见的和冲动的。
- 采取言语和身体暴力而不是真诚和开放的谈话。
- 出现性唤醒的增加，但性功能下降了。
- 可能有不可预见的情绪波动或有过抑郁、自罪和羞耻感。

配偶或同伴

- 经常隐瞒和否认同伴的问题。
- 承担使用物质者的社会责任，保证同伴可以依赖自己。
- 找一份工作远离这个问题和（或）保证经济安全。
- 因为愤恨、生气、伤害和羞耻，难以与别人交心。
- 避免性接触，寻求分手或者离婚。
- 过度保护孩子和把他们作为情感支持。
- 表现为逐渐的社交退缩和孤立。
- 可能有自尊和自我价值感的丧失。
- 可能使用酒精或者处方药物来应对。
- 可能通过酒精与物质依赖的同伴共享关系。
- 因焦虑、抑郁、身心疾病症状，或家庭暴力的证据就诊。

儿童：

- 自己形成酒精依赖的风险增加。
- 出生缺陷的风险增加（母亲酒精使用）。
- 在父母冲突中受伤害。
- 缺乏情感和身体上的支持和培育。
- 对他人缺乏信任。
- 由于恐惧和羞耻，回避同伴活动。
- 处理问题和引起注意时自我毁灭和否定。
- 因为缺乏一致的父母监管或者严格的纪律，变得目光短浅，对价值和标准失去洞察力。
- 逃学或者在校成绩不及格，可能从事犯罪活动。
- 因在家庭中自我价值和状态的下降受折磨。
- 表现为学习困难、遗尿，或者睡眠障碍。

快速参考 12.11

精神状态的描述

表现	精神功能	高阶能力	一般常识
蓬头垢面、衣冠不整	平均智力	抽象思维有些困难	大部分正确
心境：焦虑、抑郁	情绪：迟钝/平淡	判断力：冲动的	洞察力：差
运动：有点坐立不安	思维、形式和内容：不专心的和心事重重的	妄想：没有 幻觉：没有	语言：吞吞吐吐的 思路清晰度：正常
态度：谨慎的	瞬时记忆：完好无损	长期记忆：完好无损	智力水平：平均水平
连续减7：计算正确	简单计算：大部分正确	成语解释：不清楚和令人沮丧的	定向力：完整

Jack 既往有过血液乙醇浓度为 0.436 的档案记录，目前报告每天使用大量的酒精。根据积累的数据、实验室结果和完成的 AUDIT，Jack 似乎有酒精使用障碍。这是他的主要诊断，是根据他的酒精问题性使用的病史和倒推过去 12 个月里的行为做出的诊断。在 11 个与酒精使用障碍相关的诊断指标中，须有 2 个指标才能满足这个诊断标准。根据评估，Jack 满足 11 个诊断指标中的 6 个，还没有评估与耐受和戒断相关的因素。他陈述他已经尝试去控制饮酒，但是承认他不能停止饮酒（第 1 条）。他尝试了许多次控制或中断饮酒，他最后一次尝试失败导致他的妻子把他赶出家门（第 2 条）。他承认有强烈的愿望或者冲动要饮酒，他已经把应该用于购买其他重要日常生活必需品如食品的钱花在买酒上了（第 3 条）。他近来由于前一天晚上聚会导致工作能力下降和迟到被解雇了（第 5 条）。他已经面临许多与饮酒相关的问题，饮酒破坏了他的家庭关系（第 6 条）。他近来有一次车祸，尽管不确定此次车祸是酒精导致的，但这是最可能的情形（第 8 条）。重大的事件包括没有收入来源、破产、与现任妻子分开。到预期出院的时候，他没有地方可以去，除非得到帮助，否则他无家可归。支持他的诊断和标注包括：

酒精使用障碍（就诊原因）
如果有此特征，标注：在一个可控的环境中
标注目前的严重性：严重 305.90（ICD9-CM）或 F10.20（ICD-10）

因 Jack 报告在清醒状态多次尝试脱毒，咨询和 AA 后尝试均失败，才给他做出这个诊断。他的就业、社交和亲密关系由于他不能停止酒精使用而受损了。尽管知道持续性酒精使用带来的身体、心理和社交/职业影响，他仍然持续性地沉醉于冲动性的寻找酒精行为。继发于他的酒精使用障碍的是偶尔使用大麻。在 12 个月里 Jack 报告没有使用大麻，他报告近来开始使用大麻是为了平静自己。他也否认冲动性寻求大麻，当他在使用酒精时，使用大麻将会持续进一步地影响他的社会和职业功能。考虑到这个信息，他目前暂不符合大麻使用的诊断。

可能成为临床关注焦点的其他状况

DSM-Ⅳ和DSM-Ⅳ-TR使用的多轴诊断淘汰后，之前在轴Ⅳ和轴Ⅴ中提供的信息，目前不再被作为一个诊断的要求。然而淘汰多轴诊断不应该导致这些重要的支持性信息排除在外。当包括这些信息时，应该特别关注DSM-5中的第21章和第22章。第21章，药物所致的运动障碍及其他不良反应；第22章，可能成为临床关注焦点的其他状况而非精神障碍。当然，它们可能是有助于概述和进一步记录这些对诊断重要的支持性信息。在Jack这个病例中，在第22章提供的信息可能是最有帮助的。在此章节，几个支持性的因素须纳入考虑来支持诊断性评估。第一个是生物-心理-社会应激源（尤其是那些与家庭情况和重要关系相关的）（见快速参考12.12）。

在这个病例中，Jack显然有紧张的家庭关系。不幸的是，DSM-5更新的修订版似乎不能完整描述Jack的特定情况和它是如何影响他的诊断的。他不再与他的妻子生活在一起，他的妻子因为他的前述物质相关的行为将他赶出了家门。因此，这个补充性信息和编码最能代表他的问题，他的主要支持和家庭情况如下：

快速参考 12.12

支持性问题

一般问题

来自家庭和社区的孤立
围绕着饮酒活动的生活事件

经济问题

与工作相关的问题
工作表现受损和近来停止工作

家庭问题

受挫的家庭关系，近来夫妻的分离
与家庭和朋友的疏远

同伴/配偶/家庭问题

由于物质相关的行为，近来与配偶分离
由于夫妻的资金使用不当，导致经济紧张

V61.03（Z63.5）家庭分离或离婚
Jack近来因物质相关的活动被他的老板解雇了，现在没有工作，目前没有收入来

源。最贴切的其他情况，可能是临床关注焦点，编码如下：

V62.29（Z56.9）与就业相关的其他问题

支持性信息中引起注意的最后一个方面就是他出院后缺乏适当的住处。一旦从机构出院后，他没有地方可以去，在住所方面他需要帮助，这是出院计划的一部分。继发于他自己和同伴的行为，Jack 的社会和职业功能出现了严重的损害，他失去了工作和职业生涯。目前，Jack 正在化学物质依赖病房住院。

V60.0（Z59.0）无家可归

总的来说，在物质使用障碍之前，Jack 否认有任何个人的、法律的、经济的和（或）职业上的问题。当就诊者的依赖问题完全缓解时，物质使用障碍的现象学分析发现人格障碍和情感障碍明显并存时，要进行人格障碍和人格特质的评估。一个计划好的心理评估应该安排在治疗后和稳定期，以排除残疾因素如发育延迟和学习障碍。

酒精性肝病的诊断，如肝硬化，须符合更具体的标准：重度饮酒超过 5 年，男性超过 40 g/d（女性超过 20 g/d），持续 2 周每天超过 80 g，并伴有黄疸、体重下降、血清酒精浓度升高，排除亲肝性病毒的感染和药物导致的和中毒性肝损害能解释的异常结果（Zeng 等，2008）。肝硬化的出现是另外一种确凿的体征，这个患者被确诊为物质所致的障碍，应该考虑酒精戒断。在最近的躯体检查后，没有肝硬化或者癫痫史的证据。将持续监测形成这种状况的可能性，尤其是若 Jack 持续现在的酒量。如果当前存在躯体问题，需要处方药物，处方者须考虑肝功能受损的可能性。由专业的工作人员监测癫痫发作的潜在风险，这样能进一步减少由于处方药物导致的医疗差错。

治疗计划和干预策略

在诊断性评估中获取的信息及目的和目标的确定为治疗提供了起始点，包括干预计划。作为干预过程的一部分，应明确已存在的问题行为和那些与陈述的目标和目的相关的问题行为。治疗服务应以连续的照护方式提供，允许在缜密的治疗计划的基础上灵活使用某些方式。

对于 Jack 和其他有物质滥用的就诊者，有效的治疗计划应该考虑情境性问题和所有在评估中讨论的信息。在形成治疗计划时，干预的计划——短期治疗目标——都应该反映就诊者即时存在的问题。较长期的功能目标须直接减少酒精使用、获得和维持戒断，改善社交和应对技能，获得工作和一个居住的场所。目标必须是切合实际的，和评估匹配，反映就诊者最初的需求，贯穿整个治疗过程。另外，在制订治疗计划时，这些因素如优点、支持系统、双重诊断和文化也要纳入考虑。

对于酒精相关障碍的治疗目的应该是明确的和简洁的。它们应该考虑到就诊者在哪里开始治疗、目前的需要、复发的潜在风险来支持就诊者的戒断需求。这将有助于他执行这种安排时不会失败（见治疗计划 12.1）。确定就诊者对治疗的态度对于让就诊者参与、评估动机的水平和制订一个成功的计划是很重要的。一旦开始构思治疗计划，对酒精依赖的考虑和对任何物质相关依赖的考虑一样，执行的第一步是一般性解毒治疗。

治疗计划 12.1

酒精使用障碍

问题性酒精使用的模式，在 12 个月期间，至少有 2 条记录在案的症状。酒精使用引起了明显的临床损害，能导致有害的和危险的人际和社交后果。这并不提示耐受或戒断。

症状和体征

描述控制力损害、社会功能损害、有风险的使用、与耐受和戒断相关的药理学标准的模式。

特定的行为包括：

- 在比计划更长的时间内摄入更大量的酒精。
- 希望控制物质使用和尝试控制物质使用不成功。
- 花大量的时间在试图获取物质上，妨碍了社交和其他关系。
- 由于饮酒导致的危险行为（如狂饮）。
- 被忽视的责任。
- 缺课或旷工。
- 使用时意识到酒精正在使问题恶化。
- 关系问题、暴力、言语和身体对抗。
- 在危险的情况下使用酒精。
- 经济困难和资金管理不当。

目标

1. 节制伤害性和危险性饮酒。
2. 医疗评估。
3. 引入新的应对技能和（或）建立已有的应对技能。

目的	干预
1. 评估饮酒量和就诊者摄入酒精的饮酒类型	鼓励就诊者自我报告饮酒模式（如狂饮）。 鼓励就诊者描述关于饮酒模式的信念。 关于饮酒模式、使用和后果，给就诊者提供教育。 鼓励将信念和后果联系在一起，以增加对酒精使用和饮酒模式的认识。 协助就诊者解决问题和制定策略，来减少酒精有害性使用。

治疗计划范例 12.1（续表）	
目的	**干预**
2. 减少与问题性使用相关的危险因素	鼓励就诊者报告由于物质使用导致就诊者的幸福、人际关系和职业状态处于危险之中的行为。 由于使用物质后对危险因素的反应，鼓励就诊者描述其想法、感觉和情绪。 关于饮酒模式、使用和后果，为就诊者提供教育。 协助就诊者制定解决问题的策略，减少危险行为和减轻后果。
3. 在康复过程中建立可以使用和依靠的支持系统	让就诊者发展可以提供正面支持的朋友和家庭成员。 和朋友/亲戚接触，询问他们记录的就诊者的物质使用情况 接触这些人和尝试去和他们见面或向他们讲述康复对于就诊者的重要性。
4. 由内科医生完成体格检查	把就诊者转诊到他的初级内科医生处做评估

有必要进行医学评估来发现同时存在的和戒断综合征类似的疾病，排除其他情况如创伤性脑损伤。这些状况经常和酒精及其他物质相关问题同时存在，是开始致残和持续使用的主要原因。然而，当不是物质相关的障碍，这些症状如意识错乱、记忆力受损、心境改变、语言改变、步态困难在其他躯体疾病（脑受伤、心脏问题）中也是明显的。得到 Jack 的允许，当他仍然在接受服务时，执业医生开始电话联系他的家人和各种疗养所。在真诚地和全面地将 Jack 的情况介绍给有能力提供服务的服务机构后，Jack 被接受进入短期疗养所，这是由他所在区域的精神卫生中心提供的，所设计的这些服务有助于他再调整后重新回归社区。

治疗计划和实施策略的一般性思考

治疗物质相关的障碍和计划治疗的方法是不同的和复杂的，可以使用多种治疗干预措施。Marinchak 和 Morgan（2012）建议在开始任何类型的行为治疗时，这 6 个因素总是应该纳入考虑范围（p.138）：

1. 不管使用何种类型的治疗，治疗都要在就诊者和执业医生之间建立一个合作关系。如果目标和目的不能相互协调的话，治疗方法取得的疗效有限。
2. 就诊者须承诺参与和主动说出在治疗期间和治疗期以外已经识别出来的问题行为。
3. 完成一次功能分析，明确就诊者正在经历的和须立即引起关注的那些问题。
4. 和就诊者一起去制订治疗目标和协助制定执行策略。对不同治疗策略的充分了解允许执业医生实行个体化的干预计划。

5. 有一个清晰的计划和指标来评估治疗的过程、成果和随访。

6. 尤其对于物质使用障碍，复发总是一个重要的关注点。为与复发相关的长期康复策略和具体的实施策略提供信息总是值得推荐的。

下面简单总结几种常见的方法。

家庭系统方法

根据家庭系统治疗的观点，对于化学上受影响的个体来说，治疗的成功要涉及就诊者的各个方面：他的家庭和更大的社会网络（McCrady，Ladd 和 Hallgren，2012）。有酒精使用和依赖的就诊者被看做是人类系统的一部分，需要不止一种干预，经常为多种干预方法的组合。家庭被看做一组互相连接的个体一起行动来维持稳态的平衡。这种模型的基本前提是允许家庭的每个成员取得更高水平的功能和情感上的安定（Curitis 1999；VanWormer，2008）。

认识家庭动力学对于完成既定的成果是必要的。物质使用者不存在于真空中，反而，这个人和他的成瘾是存在的，是环境和家庭环境中相互作用的部分，在这种模式下，把这些因素排除在外对该个体进行观察是不可能的。从这个观点来看，物质滥用被看做一种家庭疾病。其他重要的人和与物质滥用者联系紧密的其他任何人也须从治疗中受益。Milkman 和 Sederer（1990）讨论了可能要重建家庭结构去适应家庭成员恢复的需要。支持系统是就诊者康复能力的一个重要的和强有力的方面，不包含就诊者家庭系统的干预策略可能为长期康复带来不良的预后（Parker 等，2008；Van Wormer，2008）。除此以外，随着家庭系统的成熟、进化和改变，以静止的观点来认识这个家庭和接下来的治疗，就持续性干预的成功而言，可能会功亏一篑。

研究一个孤立的单个变量不能揭示系统作为一个整体所需要的信息。因此，不包括家庭系统的治疗模式是不完善的（McCrady 等，2012）。Duncan 和 Hops（1998）一致认为须在干预实施前对酒精滥用者的饮酒行为的认知、社会和行为方面进行一次彻底的分析。在环境中观察家庭系统和在长期成瘾中使用内稳态，使用此方法时执业医生要有特殊的考虑。

认知行为治疗

在此治疗中管理应激反应、焦虑、紧张、恐惧、担心和情感压力是很重要的。考虑到这个原则，一个人的情绪和行为反应是由他的认知和之后的行为之间的关系决定的。用于治疗的认知行为方法作为主要的干预模式被持续地使用。许多研究针对焦虑障碍、性问题、精神病、老年疾病、抑郁、肥胖和物质相关障碍这些问题进行研究，结果证实认知行为治疗（cognitive-behavioral therapy，CBT）是有效的。治疗依靠教育、支持性治疗和技术，让个体知道思维、情感和行为之间的关系，以及它们是如何与问题领域的相关因素相互联系的。个体学会自我调节、解决问题的策略及应对技能。

大部分的认知治疗方法的使用始于这个基本假设，"尽管人类行为的生物或遗传学成分的证据、人类行为，大部分被了解了，尤其在宏观水平"（Rotgers，2012，p.114）。因此，从这种观点来看，干预集中在就诊者陈述的想法、情感和目标，而没有去假定有不受意识控制的力量。这个诊断依靠就诊者相信他正在经历的，以及之后他对事件的感受可能存在扭曲或限制。这个观点强调了就诊者的优势，而不是病理。使用就诊者已被发现的优势，执业医生引导就诊者尝试进入被选择的经历，这可能改变他的不正确的感知。每个就诊者的行为是由个体的目标而不是由普遍的生物学驱动来塑造的。焦点是帮助就诊者意识到获得他们需要的改变来扩大自我、其他的及周围世界的意识。

干预的第一步是帮助就诊者意识到导致他们出现物质相关状况的信念。一旦就诊者意识到这些信念，医生要协助就诊者去识别与物质使用有关的环境，同时支持他们在其中解决问题的方式。一些就诊者对于整合生活方式的变化是成功的，而其他人需要更多的时间，获得整合与物质使用相关的变化的意识。在认知行为中的行为调整和改变对于达到这些目标是有效的，就诊者必须积极地获得他们，取得这些目标和从物质相关障碍康复的责任，决定了成功的程度。

负面的自我陈述、秘密的想法、自我谈话在一定程度上抑制了就诊者的外在表现和维持了物质使用，而这些能在认知上被重塑成正面的、积极的陈述，以及它可以和在抑制状态下就诊者对现实感受的重新定义相结合。学会使用正面的自我陈述增加自我调节和巩固新行为的信心。这些对于就诊者实现自我控制以及执行可替代的方法是很重要的。

期望在 CBT 中起着重要的作用。这个理论假设人们按预期的结果来行动，从可能获得最多和最好结果的选择中合理地选择一个。期望可能为正性的或者负性的，有 4 种类型的期望。首先，与饮酒效应相关的刺激可能成为从酒精寻求预期奖赏或为避免饮酒的负面影响的线索。第二，生理上的戒断症状成为饮酒用来临时减少厌恶的躯体症状的线索。第三，对结果预期的影响是社会环境因素。例如，个体在特定的背景或情况下可能形成针对同伴关系的酒精结果预期。第四，酒精结果预期是个体持有关于酒精的效应和他感受到的来自于酒精使用的益处或其花费的信念。认知行为理论认为如果他们缺乏使他们获得想要结果的自我效能，这部分人更可能滥用酒精。社交技能训练和培养及解决问题策略的再培养是重塑信念、态度和行动的组成部分，个体将使用它们获得想要的效果。

动机增强治疗

DiClemente、Bellino 和 Neavins（1999）认为"动机是改变任何行动或行为的重要步骤（p.86）"。"动机似乎是影响患者寻求、遵守、完成治疗及成功地在饮酒中做出成功的长期改变的一个关键因素"（p.87）。判断动机的水平包含内外动机源的评估。在实际评估中，在干预的每一个阶段允许干预提供者去评估患者的态度和动机水平，这将帮助患者参与和使患者发生改变。为了使评估过程变得容易，DiClemente 等（1999）将个体在考虑任何变化并做出决定的过程分 5 个阶段：思考前、思考、准备、行动和维持。

根据 Prochaska 和 DiClemente（1992）的改变模式阶段［也称为理论变化模型（transtheoretical model，TTM）］，内容如下：在思考前阶段，就诊者没有打算改变，通常是在压力下参加治疗，并没有认识到物质使用是一个问题。在思考期，就诊者已经开始意识到物质相关问题，仍然没有打算改变，但在权衡利弊。准备阶段标志着就诊者计划在不久的将来改变物质相关的问题，有行为目标但没有可执行的行动。行动期实施就诊者改变的计划，有适当的行为目标，改变与物质使用相关的生活模式、经历和背景。在维持期，就诊者维持生活方式的改变来防止复发或与物质使用的相关风险。这些生活方式的改变根据发生改变的想法是来自于个体本身或者来自于外在的或环境因素，是可以区分开来的。

一旦通过评估建立了动机水平的基线，几种干预方法中的某一种方法就可以开始实施了。简单的动机干预是要教育患者关于酒精滥用的负面效应，促使他们停止或者减少饮酒。这种方法可以用于非依赖的酒精使用障碍。课程一般分 1～4 次，每次持续10～40 min。一般在物质滥用门诊或者初级医疗办公室进行（DiClemente 等，1999）。

第二种方法是动机性干预（motivational interviewing，MI），这种方法已经在物质相关的一些情形如酒精滥用、非法药物使用，以及成瘾性障碍如赌博障碍中使用过（Tooley 和 Moyers，2012）。这种应用包括在改变期教育就诊者，对物质产生抵制感、否认和矛盾心理被认为是这些阶段的自然组成部分。协助客户从矛盾心理转向保持戒断。从社会心理学来看，动机理论是基于这样一个前提：我怎么能使某人自己积极做某件事而不需要强制或威胁？这个问题很重要，须强调，因为当某人有了自主权后，没有害怕、强迫和压力，就诊者会去做一些改变。

使用的技术包括 4 个 MI 原则：①鼓励就诊者意识到目标和阻碍目标的行为之间的矛盾性；②对于就诊者和他们的状况表示同情；③带着阻力前行，而不是与就诊者争论或使就诊者面对这些；④带着沉思去倾听。调查发生改变的利弊来支持就诊者的自我效能及改变和克服困难的能力。通过制作图表或者行为计数来评估所有行为，咨询者反馈有问题的行为。最后，咨询者引出就诊者关于自我动机的声明或者肯定（Van Wormer，2008）。对于治疗的时间长短没有限定，只要是产生改变，需要的时长都是可以的。每次持续 30～60 min，一般一周一次（DiClemente 等，1999）。

在动机治疗中的第三种方法是动机增强治疗（motivational therapy，MET）。这种方法是作为一种治疗模式发展起来的，它的构成是将动机访谈与较不密集的治疗背景相结合。它有 3 种形式：简单干预、整合动机增强治疗和动机增强催化剂（Walker，Roffmann，Picciano 和 Stephens，2007）。在 MET 中，强化治疗联盟强调避免对抗式的方法，这种方法可能导致草率地聚焦在成瘾行为和贴标签上，从而迫使就诊者去接受这样的标签，如成瘾者或酗酒者。咨询者在活动中经常问的问题，能够用是或否来回答，尽量避免专家陷阱式的问题，这些问题贬低了就诊者，而不是合作性地交流信息（Van Wormer，2008）。阻力是以一种类似于合理情绪行为治疗（rational emotive behavior therapy，REBT）和 CBT 的方式，将怀疑和拒绝当做自我决定的正常成分。就诊者自然而然地对于治疗模式会有信任问题，对于就诊者拒绝没有满足他们的需求或顾虑或者使他们感觉更糟糕的治疗服务，这是同样有效的。通过这种方法，忙于改变自己而没有采取强迫或强制手段的就诊者会有持续更长的和更有效的改变。MET 被认为是有效的，在某种程度上提供了治疗的成功，就诊者的社交支持网络支持就诊者的戒断行为。关于此主题的随访研究发现情侣的支持在长期康复中是一个关键因素（Van Wormer，2008）。

应用动机访谈技术，MET 尤其对于那些改变的动机是最小的或易变的就诊者是有效的（Parker 等，2008；Walker 等，2007）。

整合动机增强治疗

整合动机增强治疗（integrated motivational enhancement therapy，IMET）对于有更严重依赖问题的个体联合了多个临床方法。包含在这种治疗模式中的有 MET、认知行为技术训练和病例管理，有 9 次干预课程或更多（Walker 等，2007）。

动机增强催化剂（motivational enhancement catalyst，MEC）的目的是为那些还没有准备好接受治疗的个体引入改变的动机。为启动这个过程，要对个体进行筛选。当识别出了危险因素时，独立的邀请发给那些感兴趣的个体，使他们意识到服务是可得到的。要将联系方式留给他们，让他们更多地了解该项目和它所提供的服务（Walker 等，2007）。一旦接受到提供服务的请求，这些干预可以通过电脑化检查来传递，它也可以提供有反馈的微评估。这些信息可以用来帮助个体决定或者肯定他们是否有一个严重到需要干预的问题。个体化的反馈，被称做个体化的反馈报告（PFRs），包括标准的数据和制图法的使用来加强自我评价、危险相关的指数和就诊者对改变产生的利弊的预期的识别（Walker 等，2007）。根据 Walker 等的报告（2007），独立的 MEC 方法有 5 种变异：

1. 而对面的驱动式的检查（driver's checkup，DCU）：这种方式的目的是服务于问题饮酒者，他们对正规的治疗不感兴趣，但是担心自己有问题。它提供了一种自愿的评估，酒精使用是如何影响不同领域的功能的。这种整合的方法包含结构性访谈、神经心理评估和测量血液乙醇水平来反馈每周饮酒量。识别高风险行为，将他的数据与平均饮酒量、其他个体及家庭相关的风险行为比较。

2. 以计算机为基础的驱动式检查（Computer-Based Driver's Checkup，CDCU）：这种方法通过电脑来与问题性饮酒者交流。CDCU 是一个电脑化的评估和反馈活动，使用测量工具，参与者完成决策模块。这些练习概述了饮酒的正面和负面影响，当评估矛盾的感觉时会有反馈。

3. 面对面的大麻检查（Marijuana Checkup，MCU）：像 DCU 一样，MCU 是打算评估成年人大麻使用者。它尤其关注那些抵制寻求治疗或者行为改变，但是表现出了大麻使用后的负面后果的使用者。这种完整的评估提供关于物质的教育及反映和特异性行为反馈的机会。

4. 学校青少年大麻检查（Teen Marijuana Checkup，TMCU）：有了父母允许的豁免证书，TMCU 打算去服务学校背景下的青少年。这种方法识别矛盾的态度，通过电脑化和自我管理的评估，为改变提供支持和策略。在完成电脑化的评估后，咨询者给予青少年个性化反馈。教育和解决问题的努力聚焦在传递改变策略和技巧。

5. 通过电话的性检查（Sex Checkup，SCU）：尝试去吸引寻找男性的男性（Men Seeking Men，MSM），减少因高危性行为后 HIV 的发生率，这种评估依靠电话干预，为不安全性活动产生矛盾感的个体提供谈话的机会。参与者能通过租用邮政信箱（他们是有收益的）匿名加入。然后传递教育资料，可能有一次随访的访谈机会。

这些 MET 干预针对不同需要和通过不同的方法来服务不同人群。这些应用技术对于提供者来说是可获得的，在改变和需要的不同时期，应对酒精和物质相关问题的需要。在完成一次密集的评估过程后，在启动后的 12 周内提供 4 次活动。标准化测量的使用发生在第一次活动，关于患者成瘾行为的清晰和准确的反馈会在每次活动时传递给患者。第二次活动是打算制订一个改变计划。第三次活动被用于强化和加强对动机的实施和改变。第四次活动是终止（DiClemente 等，1999）。在评估这个模式时，研究结果提示每种个体干预方法对经历酒精滥用的不同就诊者都是有可能有用的。从未来干预的角度来说，关于使用联合治疗如认知和动机技术的更多信息是需要的。

传统的自助方法

对于那些经历酒精和其他麻醉药物滥用的人来说，经典的 12 步治疗已经被传统地认为是一种主要的干预策略（Wallance，2012）。2 个流行的 12 步项目是 AA 和匿名戒麻醉品互助会（Narcotics Anonymous，NA）。两者都围绕着从化学物上受到影响但却觉得无能和无力的人，期望达到终身戒酒和戒断其他滥用的物质（Marinchak 和 Morgan，2012）。这些方法，尤其是 AA，被称为传统的方法。通过 AA 提供的疾病模式对于酒精相关问题来说是主要的非医学支持系统。这种类型的治疗提供了情感上的支持和来自有相似情况的个人的实际建议。许多但不是所有受化学物影响的人可能从这种类型的互助团体中获益。这是一个在世界范围内相互对等的自助团体的广泛模式（被描述为同行业的临床关系服务），有与长期戒断有关的超过 10 万个团体（Carroll，2009；Parker 等，2008）。

12 步模式（见快速参考 12.13）禁止推广，匿名是最重要的。"一些成瘾的个体由于各种原因不接受或不参加自助项目，而这些项目产生了一个好的经验，绝大多数成瘾的男性和女性将获得支持、鼓励、信息、领悟、指导、友谊和真正的关怀，以及偶尔来于自助项目的友好鞭策"（Carroll，2009，p.331）。AA 也从精神和基本信念处于"自我理解的更高的能力"与宗教相区别。AA 也鼓励家庭成员参加嗜酒者家庭互助会（Al-Anon）。尽管这种干预模式受到批评，许多人强烈地感觉到这种模式起了作用，这类团体项目仍然是任何形式的病例管理和随访的一个重要的组成部分。

快速参考 12.13

康复 12 步

1. 我们承认，在应对酒精上，我们自己已经无能为力。我们的生活已经难以操控。

2. 要相信，有一个比我们自身更强大的力量，这力量能够使我们恢复神志清醒。

3. 做出一个决定，把我们的意志和我们的生活，托付给我们所理解的"上帝"。

4. 做一次彻底的和无惧的自我品德上的检讨。

5. 向"上帝"、向自己、向他人承认自己错误的本质。

6. 要完全准备好，让"上帝"除去自己一切人格上的缺点。

7. 谦逊地乞求"上帝"，除去我们的缺点。

8. 列出一份所有我们所伤害过的人的名单，并使自己甘愿对这些人做出补偿。

9. 在不伤害他们和别人的前提下，尽可能直接向曾经受到我们伤害的人直接补偿。

10. 继续经常自我检讨，若有错误，要迅速承认。

11. 透过"祈祷"与冥想，增进与我们所认识的"上帝"的有意识的接触。"祈祷"中只求知道他对我们的旨意并祈求有力量去奉行旨意。

12. 实行这些步骤的结果是我们拥有一种精神上的觉醒。我们设法把这些信息带给别的酗酒者，并在我们的一切日常事务中实践这些原则。

Source：National Institute on Alcohol Abuse and Alcoholism，No. 30 PH 359，October 1995.

初级医疗机构的短期干预

对于物质相关障碍，尤其是酒精使用障碍，在初级医疗机构，短期的干预可能是有帮助的（Barry 和 Blow，2012）。这种措施能帮助到那些有危险性和有害性饮酒问题，但非依赖性酒精使用障碍的就诊者。这些方法经常被初级医疗机构和应急、急诊机构的执业医生和护士使用，只须进行非常简单的培训，从几分钟至 20 ～ 30 min 不等，或者把这种短期的干预扩展为 4 次及以上的活动（Parker 等，2008；Walker 等，2007）。Parker 等（2008）对短期干预进行了概述，须对就诊者进行酒精滥用不良反应的宣教，促使他们减少对酒精的使用或降低风险水平，提供改变行为方式所需的工具，应用这种框架性的干预模式，去揭示潜在性的问题。这种框架传递的干预信息是：(a) 要尊重性地给予反馈信息，把就诊者关注的要点概括出来，可提供指导结构，减轻伤害；(b) 应该重点强调让就诊者能将改变行为方式作为一种责任去接受；(c) 对于改变饮酒方式，要给出明确的建议；(d) 讨论出可供选择的改变行为方式的方案；(e) 要去倾听和表示同情，不要存有偏见；(f) 要增强患者的自信心，强调积极的改变是可能的，而且，当这么做的时候，你会从中受益 (p. 498)。

解毒和戒断

在物质使用的个体中，开始治疗常常是从解毒开始的，然而，这并不是一种单一的治疗（Zweben，2012）。解毒是就诊者从系统中清除物质和毒素的一种医学辅助治疗。这个阶段的完成通常发生在住院时（Henderson，Landry，Phillips 和 Shuman，1994）。和酒精解毒有关的风险是可能会造成风险性的戒断综合征，使得就诊者迫切地需要紧急处理（Fuller 和 Hiller-Sturmhofel，1999；Wesson，1995）。除了酒精，阿片类物质、镇静剂和安眠药也会导致大量躯体戒断症状的出现（Carroll 和 Kiluk，2012）。一般来讲，苯二氮䓬类很容易成瘾，需要标准化的治疗来减少戒断症状的发生。戒断症状以持续的信号和症状为特征，经常发生在停止摄入后的 12 ～ 48 h。轻度的戒断症状包括震颤、乏力、出汗、反射亢进和消化系统症状。一些患者还存在全身强直性 - 阵挛性癫痫发作（酒精中毒性癫痫或朗姆酒发作），但短期内发作不超过 2 次（Mattoo 等，2009；Wesson，1995）。

药物作为一种治疗方式

解毒药物治疗和不间断的对物质相关障碍的治疗，可作为一种主要的治疗方案尤其是用在酒精和阿片类物质中（Carroll 和 Kiluk，2012）。然而精神卫生执业医生不能开具药物处方，如果他们没有接受这方面的培训，明显会存在不足之处（Dziegielewski，2010）。近来，神经影像学研究进展发现，成瘾障碍的个体存在脑部的实质性改变。这种物质使用障碍的医疗处理方式能够帮助大家认识到物质滥用的神经生化基础，从而减少和个人失败相关的社会羞耻感（Chung 等，2012）。一旦我们认识到个体遗传和生物学方面的大概情况，我们就能更好地筛选和修改药物治疗方案，将安全和疗效做到最大化。

大脑包括多个神经传导系统，调节多种机体功能，包括阿片类物质，如谷氨酸盐、5- 羟色胺和多巴胺（Johnson 和 Ait-Daoud，1999）。这超出了该章节描述物质使用的神经生物学范畴，但是，本章内容能让我们了解到多巴胺这种神经递质（Chung 等，2012）。多巴胺发挥了非常重要的作用，尤其是在多巴胺富集细胞如何影响奖赏系统方面。除此，阿片类物质是疼痛阻断药，和大脑中天然性的吗啡或海洛因效应相似。

在酒精使用中，饮酒时，这些疼痛阻断药会增强奖赏系统的感觉。γ - 氨基丁酸（gamma-amino butyric acid，GABA）的抑制效应是厌恶性药物疗法的关键组成部分。越来越多的证据证实，谷氨酸能神经传递受体激动剂联合 N- 甲基 -D- 天冬氨酸（N-methyl-D-aspartate，NMDA）的调节作用，会抑制 GABA，减少对酒精的响应，防止出现酒精依赖（Evans 等，2007）。通过阻断 GABA 并同时降低 NMDA，这些阻断药会降低酒精渴求的反应。谷氨酸是一种兴奋性递质，作用于大脑受体部位，会增加中毒效应、认知损害，还会产生一些饮酒后的戒断症状。5-HT 会以多种心理和生理的方式影响机体功能，如认知、心境、睡眠和食欲。多巴胺和大脑更高的功能状态有关，有整合思维和感知的作用（Johnson 和 Ait-Daud，1999）。

有 3 类药物通过 FDA 的认证，用于治疗酒精依赖，这 3 类药物为双硫仑（Antabuse）、纳曲酮（Revia）和阿坎酸（Campral）。在防止酒精使用障碍复发时，长期使用的药物为Antabuse（Chung 等，2012）。双硫仑在社区中为人群熟知，也称为 Antabuse，被当做一种让人厌恶的物质。因为在使用酒精时，它会产生一些令人不愉快的反应（Evans 等，2007；Parker 等，2008）。这些药物会造成不良的生理学反应，包括恶心、呕吐和血压增高、心率加快，还会出现分离性症状、认知障碍和记忆受损的情况（Evans 等，2007）。但是，依从性差的问题会降低药物的有效性。安全性须关注个体的禁忌证，如有心血管疾病、心血管意外病史、高血压、怀孕或精神病都会造成双硫仑的使用减少（Evans 等，2007；Parker 等，2008）。

纳曲酮和阿坎酸被认为安全性要比双硫仑更高，且能产生相同的效果，但禁忌证较少。纳曲酮是阿片类阻断药，阿坎酸可调节 GABA/ 谷氨酸盐（Bonn，1999；Petrakis 和 Krystal，1997）。美金刚（Namenda）在欧洲被用来治疗酒精依赖，2003 年通过了 FDA 认证，它同样也会降低渴求感。有报道称，美金刚的让人厌恶的效应不像其他药物治疗那么严重，但是相同阳性反应的比较需要进一步的研究（Evans 等，2007）。

酒精戒断症状的一些药物治疗，为中枢神经系统抑制剂，同时也认为这是一种心理治疗（如苯二氮䓬类）（Carroll 和 Kiluk，2012）。这类药物会降低戒断反应的症状和信号，长效的苯二氮䓬类药物 [如氯氮卓（Librium）、地西泮（Valium）]，可能有助于预防癫痫；短效的苯二氮䓬类 [如劳拉西泮（Ativan）、奥沙西泮（Serax）] 可能有助于预防严重的肝病（Parker 等，2008）。在所有物质相关障碍的领域中，应用苯二氮䓬类最主要的问题为这些药物会导致中毒、依赖和戒断症状，造成进一步的成瘾问题（Hood，O'Neil 和 Hulse，2009；Miller 和 Gold，1998；Myrick 和 Anton，1998）。药物辅助疗法（Medication assisted therapy，MAT）中，会使用美沙酮和丁丙诺啡，可帮助改善戒断症状，并减低和物质依赖有关的渴求感。但是，单纯以药物为主的治疗，不会成为健康的生活支持方式，应补充其他的治疗方式（Rabinowitz，2009）。

有兴趣的主题

酒精：年龄差异性

饮酒在未成年到成年人群中，存在多样化的模式。未成年中尝试性的饮酒是一种常见的进展模式，但在早期就开始饮酒的个体，会出现成年后的饮酒问题。首次使用酒精的年龄较小可成为从酒精（或药物）使用发展成为依赖的强有力的预测因子（Pagan 等，2006；Swendsen 等，2009）。从尝试性的饮酒到问题性使用的差异，认为可能是由于生物学进展性的改变和环境因素影响的结果，包括激素的波动，都会影响酒精的敏感性和神经认知的发育。酒精敏感性会随着年龄升高，这是造成成年人出现强烈而迅速镇静作用的原因，但这在未成年中不会发生。和未成年相比，它可能导致成年人在更短的时间后停止饮酒（Schulte 等，2009）。这也就解释了，早年阶段的饮酒会出现耐受性的升高，造成成年期出现酒精依赖。

酒精：性别差异

酒精使用障碍的患病率，男性要比女性高。由于酒精使用造成的归因死亡数，在全球范围内，男性仍高于女性，男性高达 90%，女性为 6.3% ~ 9.9%（SAMHSA，2009a，2009b；Schulte 等，2009）。不同性别间生物学方面的差异会造成酒精反应性的不同，也解释了它们如何与问题性饮酒相联系的。饮酒中的酒精敏感性对于女性呈非线性的影响，比起男性，会造成更多的抑制性运动和认知方面的损害，同时在酒精浓度水平相似时，女性比男性任务完成方面损害更严重（Schulte 等，2009；Sohrabji，2003）。这种差异性也就解释了为什么男性比女性酒精使用障碍的发生率更高。一般来讲，男性的饮酒量要高于女性，才会在酒精中毒方面达到相同的效果。这种饮酒量的逐渐增加也会提高他们的耐受性水平，并因此发展成为酒精依赖。从饮酒量和酒精对认知的敏感性的角度来讲，当饮酒量为 0.5 L（不超过 3 杯）时，和非饮酒者比较，这些人的认知功能都是有改善的；当饮酒量达到 1 L（超过 6 杯）时，男性和女性的认知功能均会受损，当饮酒量在 0.5 ～ 1 L 时，认知功能在男性中有改善，但在女性中变化不大，这就会造成酒精相关的认知性痴呆的易感性（Sohrabji，2003）。

在身体质量比方面，生理性别不同可能会解释对于酒精效应保护性的差异。体脂较高的女性和相同体重比例的男性相比，其激素的改变会降低身体中水的含量，增加对酒精的敏感性，并因此会造成血液乙醇浓度的增高（Schulte 等，2009）。正是因为女性的敏感性要高于男性，女性对酒精产生依赖的可能性降低。这是由于代谢率的差异所造成的，因为在再生循环过程中，酶和激素的波动性不同，女性对酒精的清除率要更慢。

男性中，酒精的代谢要更早，因为男性中用于降解乙醛的脱氢酶水平高于女性。在再生循环过程中，由于雌激素的存在，会对女性中的酒精代谢产生进一步的影响——而男性中没有这样的激素（Sohrabji，2003）。因为较低的清除率，会引发女性中和饮酒相关的继发疾病，包括乳腺癌、骨密度丢失（骨质疏松症）和阿尔茨海默病。在评估物质相关障碍和后续的治疗时，这些差异都应该考虑到。尽管有这么多的差异存在，然而因性别不同所造成的治疗方面和得到医疗服务方面的差异更为显著。在定性为酒精相关障碍时，这种情况可能会归因于不同性别间的病耻感率的差异。

物质障碍和残疾

特定的造成残疾的疾病，例如学习障碍、感官损伤（例如失明和失聪）、发育残疾、精神发育迟滞和损伤后残疾（如脑外伤和脊髓损伤），会增加物质相关障碍发生的风险。这些疾病中，学习障碍造成酒精使用障碍的发生率为 40% ～ 60%，感官损伤为 35% ～ 50%，损伤后残疾为 25% ～ 75%，精神发育迟滞约为 10%。对于个体共患的其他残疾的发生率未有明确的估算，像是边缘性智力功能和发育性残疾（Janikowski 等，2007；Robertson 等，2009）。50% 的创伤性脑损伤与脊髓损伤与酒精相关障碍也有关，很多个体在病情稳定后转而开始使用酒精。在戒酒时，不良的躯体反应（如癫痫）会造成其需要住院治疗。帮助这些个体康复的机构很少，尤其是那些共患精神障碍和酒精及其他物质相关障碍的个体（Huggins 等，2008；Janikowski 等，2007；Robertson et al.，2009）。

一些残疾的个体也会有酒精和物质相关障碍的家族史，而且这种行为模式会持续一生。例如，产前物质使用和 FASD、学习障碍、智力残疾、神经发育缺陷会造成 3 方面功能的损害和（或）受限（如执行功能、交流和行为），这种社会交往功能的受限，也会对已存在损害的个体造成更大的情绪调节方面的压力。相反地，对于这些缺陷须开具处方药物给予治疗，并对酒精和物质相关的戒断进行管理，包括找到可替代的生活方式

（如限制生活范围和职业）、通过问题解决方式（认知缺陷）提供可替代的方式、在同伴监督下使用和定点使用（针对那些已经存在社会交往能力受限，且存在情绪问题的个体）（Janikowski 等，2007）。

因为学习差异、功能受限和焦虑障碍的因素，存在特定神经发育障碍和神经生理残疾的个体，在临床上的表现有很大的差异，从而使辨别他们有很大的挑战性，这要求我们要结合这些风险因素进行评估和治疗。尽管治疗在每个阶段都可以开始，但因为这些疾病会造成较严重的并发症，因此治疗的目标为在早期阶段就进行干预，从而预防持久性脑损伤和死亡的发生（见快速参考 12.14.）。

快速参考 12.14

对酒精相关问题的早期识别

早期指标

- □ 大量饮酒（男性每天超过 6 杯，例如每天乙醇的摄入量在 60 g 以上，女性每天超过 4 杯，例如乙醇的摄入量为 40 g 以上）。
- □ 自己、家人或同时关注饮酒的问题。
- □ 智力受损，尤其是抽象、计划、组织和适应技能方面。
- □ 进食少或不吃饭。
- □ 饮酒速度快。
- □ 对酒精的耐受性增加。

社会心理因素

- □ 和饮酒有关的意外和受伤。
- □ 和饮酒有关的旷工。
- □ 大多数朋友和熟人都是大量饮酒者，大部分娱乐和运动的空闲时间都在饮酒。
- □ 尝试减少饮酒量，但鲜有成果。
- □ 频繁地使用酒精来缓解压力。
- □ 工作时间也频繁饮酒，尤其是在中午休息时。
- □ 大量吸烟。

检查项目

- □ 在没有贫血的情况下，巨红细胞症（红细胞的平均细胞积超过 100）。
- □ γ-谷氨酰转移酶升高（GGT）。

- □ 血尿酸水平升高。
- □ 高密度脂蛋白升高。
- □ 随机血液乙醇浓度水平（BAC）超过 0.05g%。

临床症状和指征

- □ 外伤
- □ 和手术无关的瘢痕
- □ 脉搏加快
- □ 手震颤和出汗
- □ 银屑病
- □ 白天呼吸时有酒精的味道
- □ 消化不良
- □ 晨起恶心、呕吐
- □ 反复出现的腹泻

- □ 胰腺炎
- □ 肝大
- □ 阳痿
- □ 心悸
- □ 高血压
- □ 失眠
- □ 梦魇

整合方案：对使用的启发

物质使用是一个多方面的问题，是由调节和社会学习因素、神经生物发育过程、遗传、认知过程，以及来自家庭系统、社会和文化多方面的因素导致的（Lam，O'Farrell和Birchler，2012；Latorre，2000）。Turner（1996）是这样阐述的，"长期以来，我们一直坚持用一种排他方式而确定诊断印象。这有一些不确定的因素，或者是基于当时情况，有意地去操控，尝试从一种方案变为另外一种方案"（p.709）。当把这些观念拆分开来用于实践，我们发现每个干预策略都有它自身的优势和局限性。例如，如果忽视环境因素和家庭支持，最好的方案认知行为干预也很容易误入歧途。整合系统理论中的想法，作为干预过程中的一部分，可以让执业医生了解环境的重要性，考虑整体情况。干预须涉及的不仅仅是个体本身，也须涉及能影响家庭行为改变策略的系统。

当前流行的一种干预策略，结合了目前所重视的循证实践，是一种降低危害的方案。在降低危害方案中，物质相关障碍在公共卫生照护治疗模式中被提及。降低危害是在持续存在物质相关使用的基础上，就诊者不拒绝服务和治疗时，力图减少物质使用所引发的问题（伤害）。从这个观点来看，服务的目标在于使患者的行为模式发生改变，努力去增强就诊者坚持下去、持续改变的动力。降低危害模式的服务包括静脉药物使用者中的针头交换项目，告诉注射者如何去清洗针头；美沙酮维持项目，为性活跃的就诊者提供避孕套；为共病精神障碍的患者提供治疗精神病的药物；帮助求助的人获得治疗的机会（Carroll，2009）。

像MacMaster（2004）描述的一样，降低伤害取决于5个假设：

1. 比起关注减少药物使用，更要关注减少药物相关的伤害。
2. 禁用在减少物质相关伤害方面是有效的，但也有其他的服务和目标可以帮助来减少物质相关的损害。
3. 物质滥用和依赖是有害的，但更有害的是其所造成的后果（如获得性免疫缺陷综合征、肝炎），这些是可以消除的，也不必完全禁用物质。
4. 对物质相关问题的服务必须和物质相关障碍有关，而且对使用者要在最低的伤害下实现最大的效果。
5. 要以全面的角度去理解物质滥用和依赖，而不只是关注个体所表现出来的问题、要避开强制性的解决方案和刑事司法体系的相关问题。

降低危害的框架和治疗方式利用的是治疗的阶段性模型（如动机增强疗法），为就诊者进行动机状态的评估，通过就诊者的动机和准备的状态来选择相应的干预模式。从这个角度来看，个体在整个决策过程中都是能获得支持的，尽管他们仍会主动使用物质，但他们还是会接受所有相关的服务。这种方式的重点在于整合照顾和整个团队的治疗，并经常和公共卫生的整合方式同时使用。因为它重点强调有效的方案、高质量的照护和高成本效益的方案，降低危害被保险公司和管理性的组织所青睐。同样，2008年，通过Wellstone-Domenici精神卫生和成瘾公平平等法案，原则上，降低危害模型将精神卫生医疗与物质滥用服务相结合，而不是区分开。

但是，降低危害方案并不是不存在非议。一项以禁用为基础的项目和降低危害模式存在不一致。这个项目要求就诊者自动放弃对物质的使用，如果就诊者没有做到，我们就最好认为，在他接受和认识到对行为改变的需求前，他们已经在人生的谷底了（Van Wormer，2008）。其他人因为此项目没有除外或排除那些未禁用物质的就诊者，而质疑这种方式。当然，这个以禁用为基础的项目要求就诊者在治疗中保持禁用相关物质，如果在治疗中出现复发，他们会被转入其他治疗项目（Carroll，2009）。

在面对降低危害这个问题上，把照护的焦点放在要求禁用物质使用上是不太现实的。当根据 DSM 的定义时，这个界限会使我们很难理解到物质相关障碍的严重程度和并发症。相反地，以禁用为基础的项目主张将物质使用作为一个问题，根据 DSM 对物质使用问题的定义，禁用是达到控制的一种方式，因为就诊者无法到达有节制的使用。这两种方式共有的是他们的关注点在于识别和治疗物质使用的问题。以禁用为基础的方式意味着每次失败的机会都是一次学习经验，这会激励就诊者更迅速地去渴望做到禁用相关物质（经常是基于每次学习经验的结果）。这种以禁用为基础的方式仅仅关注个体的表现和物质使用对个体的影响，以及直接的社会关系，但是此方案不能很主动地去干涉这些因素。降低危害的方式意味着就诊者改变的动机在所有时间都能存在，而不会导致所希望的结果落空。它为那些已经有过物质滥用和依赖经历，而没有近期影响发生的就诊者提供支持。它关注个体表现和社会关系，以及因物质相关使用受到影响的所延伸出的社会关系。在降低危害项目中，针头交换项目作为一种预防措施被实施（如降低获得性免疫缺陷综合征、葡萄球菌感染和其他传染性疾病的发生率）。

关于整合性的治疗和服务，以市场为基础的服务传递模式的改变持续地将健康和联合的专业服务转变为专门化的治疗（可能是由于保险、保健医疗付费，报销要求和限制）。这就对服务提供者的专业学历和培训有了更高的要求，使其在物质相关项目中提供预后为基础的服务。以降低危害为基础的项目在方案中强调这些规定和所提供服务的执行。来自以禁用为基础的项目的工作人员经常使用点对点的服务模式，这些工作人员会提供咨询，但没有专业培训的学历要求。这种情况已经造成以禁用为基础的项目的服务人员从之前没有被要求教育培训的物质使用服务提供者，转变为现在须接受专业培训并拿到许可证的咨询顾问［如酒精和物质滥用咨询项目证书（Credentialed Alcohol and Substance Abuse Counseling Programs（CASAC）］，这也有助于对这些所提供的服务花费进行报销。

对于执业医生，要对就诊者进行一个系统的检查，并结合多角度的方式，针对所明确的问题，制订个体化的治疗策略。不论所采用的方案是什么，执业医生最基本的角色是教育者，他们希望就诊者能够制定自己的标准，监督自己的表现，适当地奖励或强制自己。在这一方面，执业医生努力使拥有自我权利的就诊者成为主动改变自己行为方式的代表。综合性的方式包括家庭宣教，并结合自助小组的支持，这对治疗中的患者尤为重要。和就诊者关系密切的重要人物及其他重要人物，如果存在物质相关障碍也会很明显地会从治疗中受益。家庭和就诊者的支持系统对于他康复的能力是非常重要和有利的。如果干预措施中不包括就诊者的家庭系统，从疾病中长期康复的预后将会有很大程度地下降。但从传统观点来看，家庭成员应该参与嗜酒者家庭互助会。

在执业医生帮助就诊者的工作中包括：①帮助就诊者家庭接受酗酒是最主要的问题；②推荐治疗选择；③灌输就诊者对康复的希望。可选择治疗包括双硫仑的使用、个体疗法、家庭疗法和 AA。当复发被妥善处理时，会帮助物质滥用的个体接受面对酒精时的无力感。对和特殊人群一起工作的公众免费的治疗手册会在下文中会列出。这些在美国健康和人类服务部，物质滥用中心是可以获得的，地址为 Choke Cherry 路 1 号，洛克维尔市，MD 20857（http：//www.samhsa.gov）。

- 解毒和物质滥用的治疗：治疗改进草案（treatment improvement protocol，TIP）。（2006）．N. S. Miller 和 S. S. Kipnis。
- 针对女同性恋者、男同性恋者，双性恋和变性人群，工作人员对物质滥用治疗进行的介绍（2009）。
- 针对获得性免疫缺陷综合征患者的物质滥用治疗：治疗改进草案系列（37），（2008）。S. L. Batki 和 P. A.Selwyn，共识专家组联合主席。

处方药物的滥用

精神治疗药物有发展成为物质相关障碍的新趋势，美国的年龄在 12 岁以上的人群中，620 万人有滥用和依赖的问题（SAMHSA，2009b；WHO，2009a）。是继大麻使用后的第二大物质使用问题。过度的可获得性和不恰当的管理，处方、非法街道摊贩和网络贩卖增加了精神治疗药物的消耗。这些获得方式导致苯二氮䓬类和其他抗焦虑药的使用。预计有 15% ~ 44% 的慢性苯二氮䓬类使用者会成瘾，而且一旦中断，就会经历严重的戒断症状，包括急性焦虑和抑郁症状（Hood 等，2009）。

在物质相关障碍分类的 10 类物质中，DSM-5 确定了镇静剂、安眠药或抗焦虑药相关障碍（APA，2013）。其中药物的种类包括苯二氮䓬类 [如地西泮（Valium）和氯硝西泮（Klonopin）、氨基甲酸酯（如 gluthethimide）和巴比妥类（如司可巴比妥），以及类巴比妥盐安眠药，包括所有的睡眠处方药物 [如右佐匹克隆（Lunesta），唑吡坦（Ambien）] 和几乎所有抗焦虑处方药，除外非苯二氮䓬类抗焦虑药物 [如丁螺环酮（Buspar）、吉哌隆]，这一类药物和滥用关系不大（APA，2013，p.552）。在恰当使用时，精神治疗药物能够减轻精神障碍和（或）神经障碍带来的症状，当然前提是这些用药个体确实患有这些疾病。长期使用这些为心理社会应激源（而不是治疗精神障碍）而开的药物会导致问题的出现，其中包括依赖。而且，在年轻人中以娱乐为目的，把它们当作兴奋剂，而不是有目的的使用，也使这种非医疗性的精神治疗药物的使用增加 [如苯丙胺和右苯丙胺（Adderall）和哌甲酯（Ritalin）]。

有 3 方面的原因使得这一领域存在争议。

1. 对于精神治疗药物的使用和滥用已使得精神障碍服务结构和提供发生了主要变化。治疗系统的重建会导致 DSM 理论基础的改变。随后，这种改变会造成精神障碍理论和分类及治疗的改变。须声明的是这些药物对于提供改变整个结构系统的解决方案是非常有帮助的。它增加了有效性，而无监管的使用情况是无意识的和非期望的结果。

2. 社会对于精神治疗药物的认可（不像非法药物）会令大家相信，这些药物通过了可以信任的机构的认证（如 FDA），是安全的。这些药物被认为是有治疗作用的，而不是引发社会问题的原因。然而，因为对这个问题的关注和使用精神治疗药物的人口数量较大，安全性和有效性就成为被讨论较多的话题。正是因为很多处方医生意识不到这些药物的副作用和令人上瘾的效应，FDA 授权标注了抗抑郁剂的修订标签，列出了药物的兴奋剂作用（尤其是新型的精神治疗药物）。

3. 由于处方药物的使用，会把重点局限在成瘾、依赖和戒断上。通常，中毒和依赖主要与毒品和酒精有关，而不是处方药物。对于处方药物的观念是它和治疗有关，非法药物和酒精并不是这样——即使它们的成分和效应不完全相同，也是极其相似的。大多数使用处方精神治疗药物的人，之前没有这些药物中毒反应的经验，他们的朋友和家人也没有，但是大多数人还是很容易能识别酒精或其他类型药物的令人上瘾的效应（如言语含糊、步态紊乱）（Breggin，2006）。

处理有物质使用问题的就诊者（合法的或非法的），执业医生须与受过医学和未受过医学训练的人员合作，以确保能充分识别到所使用的药物，尤其是在就诊者有过物质滥用史时。断定药物（不管是处方药还是非处方药）是安全的，这本身就是错误的，这会最小化物质滥用问题的可能性，进而导致中毒和戒断症状的出现。执业医生的作用是帮助就诊者理解、交流、监督和记录处方药或非处方药使用相关的问题，这是很重要的。在就诊者不恰当地应用处方或非处方药物，可能造成依赖时，要进行医学检查来确定所需干预的级别。除此，全面的用药史会帮助干预团队找出合适的治疗方案。用药史应该包括既往物质滥用史和就诊者用过的所有药物（包括凭处方可购买的非处方药、中草药和开具的处方药）（Dziegielewski，2010）。精神治疗药物和滥用它们都会产生长远的影响。

总结与展望

患有物质相关和成瘾障碍的个体会体会到严重的社会、心理和生理后果。这些障碍也会对个体、家庭和社会产生深远的影响。物质成瘾的原因和这些痛苦一样也是多种多样的。这些不同的障碍，其病因学可能是由于遗传和环境、社会应激源和家庭系统造成的，和风险因素如年龄、性别和残疾有关。然而，早期的干预能将认知和生物性的恶化程度降低到最小，尤其是物质所引起的戒断症状。除此，家庭的加入也是很重要的，正如 Lander 等（2013）充分描述的那样，不包括家庭的治疗在 2 个基本方面是有缺陷的：

忽视了疾病对家庭毁灭性的影响，放任家庭系统不接受治疗，也让他们没有把握去应对和重建关系。

有物质使用障碍和成瘾障碍的个体，像是赌博障碍，康复后的个体仍需要同伴、家庭和社区的支持。社会和心理与物质使用相关的理论，提供了这些模式、实践、治疗干预和预防措施形成的基础。依据不同的物质，多样化的治疗模式会在康复过程中的不同阶段为就诊者提供帮助（如医疗辅助的解毒和药理学）。这些方法能教会就诊者改变适应不良、有害性和危险性的物质使用模式，找到合适的供选择的方案。模式包括认知行为治疗、动机增强治疗和起到辅助作用的自助小组。目前，对降低危害和以禁用为基础的方式，对帮助咨询师确定哪种能更好地为就诊者提供帮助是可靠的。不管选择哪种治疗方式，有一点一直是明确的。在普通人群中，物质使用障碍的发生很高，不管是否接受过识别这些障碍的培训，都须以实际使用为准。一条最基本的原则是要竭尽全力做好保密工作，以及与就诊者开诚布公（Lander 等，2013）。所有执业医生应该具备相应的涉及物质相关障碍、疾病发展和物质对他本身及支持系统的影响的知识，这些知识对有效的临床实践和服务是很有必要的。

（夏　炎　向小军　张云淑）

参考文献

American Psychiatric Association. (1994). *Diagnostic and statistical manual of mental disorders* (4th ed., rev). Washington, DC: Author.

American Psychiatric Association. (2000). *Diagnostic and statistical manual of mental disorders* (4th ed., text rev.). Washington, DC: Author.

American Psychiatric Association. (2013). *Diagnostic and statistical manual of mental disorders* (5th ed.). Arlington, VA: American Psychiatric Publishing.

Avery, J. (2014). Substance-related and addictive disorders: Introduction. In J. W. Barnhill (Ed.), *DSM-5^{TM} clinical cases* (pp. 251–252). Washington, DC: American Psychiatric Publishing.

Barry, K. L., & Blow, F. C. (2012). Addressing substance abuse in primary care settings. In S. W. Walters & F. Rotgers (Eds.), *Treating substance abuse: Theory and techniques* (3rd ed., pp. 355–375). New York, NY: Guilford Press.

Bonn, D. (1999). New treatments for alcohol dependency better than old (News). *The Lancet, 353*(9148), 213. doi: 10.1016/S0140-6736(99)00012-4

BRAD. (n.d.). *B.R.A.D.: Be Responsible about Drinking.* Retrieved from http://www.brad21.org/bac_charts.html

Breggin, P. R. (2006). Intoxication anosognosia: The spellbinding effect of psychiatric drugs. *Ethical Human Psychology and Psychiatry, 893,* 201–215.

Carroll, J. F. X. (2009). Concerns about aspects of harm reduction and the overselling of evidence-based practices in the treatment of alcohol/other drug problems. *Alcoholism Treatment Quarterly, 27*(3), 329–337.

Carroll, K. M., & Kiluk, B. D. (2012). Integrating psychotherapy and pharmacotherapy in substance abuse treatment. In S. W. Walters & F. Rotgers (Eds.), *Treating substance abuse: Theory and techniques* (3rd ed., pp. 319–354). New York, NY: Guilford Press.

Chung, P. H., Ross, J. D., Wakhlu, S., & Adinoff, B. (2012). Neurobiological bases of addiction treatment. In S. W. Walters & F. Rotgers (Eds.), *Treating substance abuse: Theory and techniques* (3rd ed., pp. 231–318). New York, NY: Guilford Press.

Craig, L. C., Attwood, A. S., Benton, C. P., Penton-Voak, I. S., & Munafo, M. R. (2009). Effects of acute alcohol consumption and alcohol expectancy on processing of perceptual cues of emotional expression. *Journal of Psychopharmacology, 23*(3), 258–265.

Curtis, O. (1999). *Chemical dependency: A family affair.* Pacific Grove, CA: Brooks/Cole.

Daley. D. C., & Feit, M. D. (2013). The many roles of social workers in the prevention and treatment of alcohol and drug addiction: A major health and social problem affecting individuals, families and society. *Social Work in Public Health, 28*(3–4), 159–164.

Dallery, J., Meredith, S. E., & Budney, A. J. (2012). Contingency management in substance abuse treatment. In S. W. Walters & F. Rotgers (Eds.), *Treating substance abuse: Theory and techniques* (3rd ed., pp. 81–112). New York, NY: Guilford Press.

DiClemente, C. C., Bellino, L. E., & Neavins, T. M. (1999). Motivation for change and alcohol treatment. *Alcohol Research and Health, 23*(2), 86–92.

Duncan, T. E., Duncan, S. C., & Hops, H. (1998). Latent variable modeling of longitudinal and multilevel alcohol use data. *Journal of Studies on Alcohol, 59*(4), 399–409.

Dziegielewski, S. F. (2010). *Psychopharmacology and social work practice: A person in environment approach* (2nd ed.). New York, NY: Springer.

Evans, S. M., Levin, F. R., Brooks, D. J., & Garawi, F. (2007). A pilot double-blind treatment trial of memantine for alcohol dependence. *Alcoholism: Clinical and Experimental Research, 31*(5), 775–782. doi: 10.1111/j.1530-0277.2007.00360

Foxcroft, D. R., Kypri, K., & Simonite, V. (2009). Bayes' theorem to estimate population prevalence from alcohol use disorders identification test (AUDIT) scores. *Addiction, 104*(7), 1132–1137. doi: 10.1111/j.1360-0443.2009.02574.x

Fuller, R. K., & Hiller-Sturmhofel, S. (1999). Alcoholism treatment in the United States: An overview. *Alcohol Research and Health, 23*(2), 69–77.

Henderson, R., Landry, M., Phillips, C., & Shuman, D. (1994). *Intensive outpatient treatment for alcohol and other drug abuse: Treatment improvement protocol (TIP)* (Series No. 8, Publication No. SMA 94B2077). Rockville, MD: U.S. Department of Health and Human Services.

Hood, S., O'Neil, G., & Hulse, G. (2009). The role of flumazeil in the treatment of benzodiazepine dependence: Physiological and psychological profiles. *Journal of Psychopharmacology, 23*(4), 401–409. doi: 10.1177/0269881108100322

Huggins, J. E., Grant, T., O'Malley, K., & Streissguth, A. P. (2008). Suicide attempts among adults with fetal alcohol spectrum disorders: Clinical considerations. *Mental Health Aspects of Developmental Disabilities, 11*(2), 33–41.

Humeniuk, R., Ali, R., Babor, T. F., Farrell, M., Formigoni, M. L., Jittiwutikarn, J., . . . Simon, S. (2008). Validation of the alcohol, smoking and substance involvement screening test (ASSIST). *Addiction, 103*(6), 1039–1047. doi: 10.1111/j.1360-0443.2007.02114.x

Janikowski, T. P., Donnelly, J. P., & Lawrence, J. (2007). The functional limitations of clients with co-existing disabilities. *Journal of Rehabilitation, 73*(4), 15–22.

Johnson, B. A., & Ait-Daoud, N. (1999). Medications to treat alcoholism. *Alcohol Research and Health, 23*(2), 99–106.

Jones, K. (1969). *Drugs and alcohol.* New York, NY: Harper & Row.

Lam, W. K., O'Farrell, T. J., & Birchler, G. R. (2012). Family therapy techniques for substance abuse treatment. In S. W. Walters & F. Rotgers (Eds.), *Treating substance abuse: Theory and techniques* (3rd ed., pp. 256–280). New York, NY: Guilford Press.

Lander, L., Howsare, J., & Byrne, M. (2013). The impact of substance use disorders on families and children: From theory to practice. *Social Work in Public Health, 28,* 194–205. doi: 10.1080/19371918.2013.759005

Latorre, M. A. (2000). A holistic view of psychotherapy: Connecting mind, body, and spirit. *Perspectives in Psychiatric Care, 36*(2), 67–68. doi: 10.1111/j.1744-6163.2000.tb00693

Lee, J., Jang, M., Lee, J., Kim, S., Kim, K., Park, J., . . . Yoo, J. (2005). Clinical predictors for delirium tremens in alcohol dependence. *Journal of Gastroenterology and Hepatology, 20*(12), 1833–1837. doi: 10.1111/j.1440-1746.2005.03932.x

Levounis, P. Addiction. In J. W. Barnhill (Ed.), *DSM-5^{TM} Clinical cases* (pp. 257–259). Washington, DC: American Psychiatric Publishing.

MacMaster, S. A. (2004). Harm reduction: A new perspective on substance abuse services. *Social Work, 49*(3), 356–363.

Marinchak, J. S., & Morgan, T. J. (2012). Behavioral treatment techniques for psychoactive substance disorders. In S. W. Walters & F. Rotgers (Eds.), *Treating substance abuse: Theory and techniques* (3rd ed., pp. 138–166). New York, NY: Guilford Press.

Mattoo, S. K., Singh, S. M., Bhardwaj, R., Kumar, S., Basu, D., & Kulhara, P. (2009). Prevalence and correlates of epileptic seizure in substance-abusing subjects. *Psychiatry and Clinical Neuroscience, 63*(4), 580–582. doi: 10.1111/j.1440-1819.2009.01980.x

McCrady, B. S., Ladd, B. O., & Hallgren, K. A. (2012). Theoretical bases of family approaches to substance abuse treatment. In S. W. Walters & F. Rotgers (Eds.). *Treating substance abuse: Theory and techniques* (3rd ed., pp. 224–255). New York, NY: Guilford Press.

Michel, M. E., Pintello, D. A., & Subramaniam, G. (2013). Blending research and practice: An evolving dissemination strategy in substance abuse. *Social Work in Public Health, 28*(3–4), 302–312. doi: 10.1080/19371918.2013.774660

Milkman, H., & Sederer, L. (1990). *Treatment choices for alcoholism and drug abuse.* New York, NY: Lexington Books.

Miller, N. S., & Gold, M. S. (1998). Management of withdrawal syndromes and relapse prevention in drug and alcohol dependence. *American Family Physician, 58*(1), 139–147.

Myrick, H., & Anton, R. F. (1998). Treatment of alcohol withdrawal. *Alcohol Health and Research World, 22*(1), 38–44.

National Institute of Drug Abuse (NIDA). (2011). *Commonly abused drug chart.* Retrieved from http://www.drugabuse.gov/drugs-abuse/commonly-abused-drugs/commonly-abused-drugs-chart

Newcombe, D., Humeniuk, R., & Ali, R. (2005). Validation of the World Health Organization alcohol, smoking and substance involvement screening test (ASSIST): Report of results from the Australian site. *Drug and Alcohol Review*, 24(3), 217–226. doi: 10.1080/09595230500170266

Nunes, E. V., & Rounsaville, B. J. (2006). Comorbidity of substance use with depression and other mental disorders: From Diagnostic and Statistical Manual of Mental Disorders, fourth edition (*DSM-IV*) to *DSM-V*. *Addiction*, 101(Suppl. 1), 89–96.

Pagan, J., Rose, R., Viken, R., Pulkkinen, L., Kaprio, J., & Dick, D. (2006). Genetic and environmental influences on stages of alcohol use across adolescence and into young adulthood. *Behavior Genetics*, 36, 483–497.

Parker, A., Marshall, E., & Ball, D. (2008). Diagnosis and management of alcohol use disorders. *British Medical Journal*, 336, 496–501. doi: 10.1136/bmj.39483.457708.80

Petrakis, I., & Krystal, J. (1997). Neuroscience: Implications for treatment. *Alcohol Health and Research World*, 21(2), 157–161.

Potenza, M. N. (2006). Should addictive disorders include non-substance-related conditions? *Addiction*, 100(Suppl. 1), 142–151.

Poznyak, V., Saraceno, B., & Obot, I. (2005). Breaking the vicious circle of determinants and consequences of harmful alcohol use. *Bulletin of the World Health Organization*, 83(11), 803–804.

Pozzi, G., Martinotti, G., Reina, D., Dario, T., Frustaci, A., Janiri, L., & Bria, P. (2008). The assessment of post-detoxification anhedonia: Influence of clinical and psychosocial variables. *Substance Use & Misuse*, 43(5), 722–732.

Prochaska, J. O., & DiClemente, C. C. (1992). Stages of change in the modification of problem behaviors. In M. Hersen, R. M. Eisler, & P. M. Miller (Eds.), *Progress on behavior modification* (pp. 184–214). Sycamore, IL: Sycamore Press.

Rabinowitz, A. (2009). Enhancing medication-assisted treatment: Success beyond harm reduction. *Journal of Social Work Practice in the Addictions*, 9(2), 240–243. doi: 10.1080/15332560902858745

Robertson, S. L., Davis, S. J., Sneed, Z., Koch, D. S., & Boston, Q. (2009). Competency issues for alcohol/other drug abuse counselors. *Alcoholism Treatment Quarterly*, 27(3), 265–279. doi: 10.1080/07347320903014347

Rose, G. W. & Walters, S. T. (2012). Theories of motivation and addictive behavior. In S. T. Walters & F. Rotgers (Eds.), *Treating substance abuse: Theory and application* (3rd ed., pp. 9–27). New York: Guilford.

Rotgers, F. (2012). Cognitive-behavioral theories of substance abuse. In S. W. Walters & F. Rotgers (Eds.), *Treating substance abuse: Theory and techniques* (3rd ed., pp. 113–137). New York, NY: Guilford Press.

Schmidt, N. B., Norr, A. M., & Korte, K. J. (2014). Panic disorder and agoraphobia: Considerations for DSM-V. *Research on Social Work Practice*, 24(1), 57–66.

Schore, A. N. (2014). Introduction. In J. J Magnavita & J. C. Anchin (Eds.), *Unifying psychotherapy: Principles, methods, evidence from clinical science* (pp. xxi–xliv). New York, NY: Springer.

Schulte, M., Ramo, D., & Brown, S. (2009). Gender differences in factors influencing alcohol use and drinking progression among adolescents. *Clinical Psychology Reviews*, 29(6), 535–547. doi: 10.1016/j.cpr.2009.06.003

Sohrabji, F. (2003). Neurodegeneration in women. *Alcohol Research & Health*, 26(4), 316–318.

Substance Abuse and Mental Health Services Administration. (2009a). *The NSDUH report: Concurrent illicit drug and alcohol use*. Research Triangle Park, NC: Office of Applied Studies and Substance Abuse and Mental Health Services Administration.

Substance Abuse and Mental Health Services Administration. (2009b). *Results from the 2008 National Survey on Drug Use and Health: National findings*. Research Triangle Park, NC: Office of Applied Studies and Substance Abuse and Mental Health Services Administration.

Substance Abuse and Mental Health Services Administration. (2009c). *The NSDUH Report: Nonmedical use of Adderall among full-time college students*. Research Triangle Park, MD: Office of Applied Studies and Substance Abuse and Mental Health Services Administration.

Swendsen, J., Conway, K. P., Degenhardt, L., Dierker, L., Glantz, M., Jin, R., . . . Kessler, R. C. (2009). Sociodemographic risk factors for alcohol and drug dependence: The 10-year follow-up of the National Comorbidity Survey. *Addiction*, 104(8), 1346–1355. doi: 10.1111/j.1360-0443.2009.02622.x

Tai, B., & Volkow, N. D. (2013). Treatment for substance use disorder: Opportunities and challenges under the Affordable Care Act. *Social Work in Public Health*, 28(3–4), 165–174.

Tooley, E. M., & Moyers, T. B. (2012). Motivational interviewing in practice. S. W. Walters & F. Rotgers (Eds.), *Treating substance abuse: Theory and techniques* (3rd ed., pp. 319–354). New York, NY: Guilford Press.

Turner, F. J. (Ed.). (1996). *Social work treatment: Interlocking theoretical approaches* (4th ed.). New York, NY: Free Press.

Van Wormer, K. (2008). Counseling family members of addicts/alcoholics: The states of change model. *Journal of Family Social Work*, 11(2), 202–221. doi: 10.1080/10522150802174319

Walker, D. D., Roffman, R. A., Picciano, J. F., & Stephens, R. S. (2007). The check-up: In-person, computerized, and telephone adaptations of motivational enhancement treatment to elicit voluntary participation by the contemplator. *Substance Abuse Treatment, Prevention, and Policy, 2*(2), 1–10. doi: 10.1186/1747-597X-2-2

Wallace, J. (2012). Theory of 12-step-oriented treatment. In S. W. Walters & F. Rotgers (Eds.), *Treating substance abuse: Theory and techniques* (3rd ed., pp. 319–354). New York, NY: Guilford Press.

Wesson, D. R. (1995). *Detoxification from alcohol and other drugs* (Publication No. SMA 95-3046). Rockville, MD: Department of Health and Human Services.

World Health Organization. (2006a). *Interpersonal violence and alcohol.* Geneva, Switzerland: Author.

World Health Organization. (2006b). *Youth violence and alcohol.* Geneva, Switzerland: Author.

World Health Organization. (2009a). *Depression.* Retrieved from http://www.who.int/mental_health/management/depression/definition/en/print.html

World Health Organization. (2009b). *Other psychoactive substances.* Retrieved from http://www.who.int/substance_abuse/facts/psychoactives/en/index.html

World Health Organization. (2014a). *Facts and figures.* Retrieved from http://www.who.int/substance_abuse/facts/en

World Health Organization. (2014b). *The global burden.* Retrieved from http://www.who.int/substance_abuse/facts/global_burden/en/index.html

Zeng, M. D., Li, Y. M., Chen, C. W., Lu, L. G., Fan, J. G., Wang, B. Y., & Mao, Y. M. (2008). Guidelines for the diagnosis and treatment of alcohol liver disease. *Journal of Digestive Diseases, 9*(2), 113–116. doi: 10.1111/j.1751-2980.2008.00332.x

Zimic, J. I., & Jakic, V. (2012). Familial risk factors favoring drug addiction onset. *Journal of Psychoactive Drugs, 44*(2), 173–185.

Zweben, A. (2012). Case management in substance abuse treatment. In S. W. Walters & F. Rotgers (Eds.), *Treating substance abuse: Theory and techniques* (3rd ed., pp. 403–418). New York, NY: Guilford Press.

第十三章 人格障碍

前言

本章主要介绍有关在成年人中诊断精神障碍中的一种人格障碍的相关知识。在美国及其他国家，不同人群的流行病学调查显示人格障碍发病率有一致的结果（Lenzenweger，引用 2008）。人格障碍平均患病率估计为 10.56%（Lenzenweger，2008）。这个数据表明每 10 个人当中就有 1 个可能诊断为人格障碍，但实际的诊断标准和治疗选择却存在争议。这类疾病与个体的人格直接相关，而人格是个体自我认同的核心基础，反映了个体对世界的认识，影响了由此衍生的所有互动。我们的人格决定了我们的个性基础，在此基础上我们做出对外界的反应与行为（Barnhill，2014）。当其变得僵化或泛化时，这些持久的行为模式可在个人生活的各个方面引起麻烦而混乱的关系。人格功能与个体与他人之间的亲密关系一样，影响着个体的才能与反应的发展。出现人格障碍以及相关的问题行为对家庭系统的影响之间的关系目前尚不明确。随着个体的发展，人格障碍的确与早期分离和丧失、父母的忽视，以及其他家庭功能障碍有关，尽管多数专业人士认为单一因素并不能完全地解释人格障碍的出现（Sherry，Lyddon 和 Henson，2007）。也有证据提示人格障碍与物质使用之间有较强的关联，以至于一些执业医生认为当评估个体的人格障碍时，应同时注意物质相关障碍的可能（McMain 和 Ellery，2008）。

本章简要回顾了各种人格障碍，并通过病例来展示特定的治疗方案及其与干预相关的应用。对所爱之人所表现出的人格障碍症状的理解缺乏会破坏家庭关系，并导致有加强功能作用的支持系统的关系疏离。本章着重介绍精神障碍诊断与统计手册（第 5 版）[Diagnostic and Statistical Manual of Mental Disorders，Fifth Edition，DSM-5；美国精神病学会（APA），2013] 的使用指南，以帮助大家更好理解和评估这些情形。DSM-5（2013）特设有人格障碍章节，包含在 4 个领域的共 13 种不同的人格障碍类型。A 组包括偏执型人格障碍、分裂型人格障碍与精神分裂型人格障碍（该型在本节中描述，但同时也被列为精神分裂症谱系及其他精神病性障碍的一个亚型）；B 组包括反社会型人格障碍（该型在人格障碍中描述，但同时也被列为破坏性行为障碍、冲动控制及品行障碍的一个亚型）、边缘型人格障碍、自恋型人格障碍与表演型人格障碍；C 组人格障碍包括回避型人格障碍、依赖型人格障碍和强迫型人格障碍。另外，3 种其他类型的人格障碍为其他躯体疾病所致人格改变、其他特定的人格障碍及未特定的人格障碍。

对在 DSM-5 中提到的所有诊断和特定的诊断选择进行深入探索超出本章的范围。本章会介绍 DSM-5 中的几个主要障碍。本章的应用部分将提供一个边缘型人格障碍的病例。本章还将深入探讨有关问题行为和症状的广度、重要性以及早期预测因子。人格障碍的各方面内容包括诊断性评估、治疗计划以及循证治疗策略都将在病例应用中予以展示。另外，本章也将提供最新的实用技术与最新的研究发现，以供大家对这类通常持续性加重的疾病进行深入地了解。

DSM-5 还提供了一个替代研究模型，通过该模型可进一步设计能更好地理解那些人格障碍特质的研究。人格障碍的概念化聚焦于人格的功能性与人格特质，并被视为一种有现今的思考及未来使用价值的新兴措施。本章的焦点将讨论在 DSM-5（2013）中列出的人格障碍，并概括性地介绍在第三部分中提到的用于今后研究的一个替代模型的概述。

对人格障碍的基本理解

每个个体的人格介导环境、认知、情感、精神、躯体以及人际事件等因素。当某个个体人格受到破坏时，将对个体理解自身以及与其所处世界的互动带来负面影响。对人格障碍的关注可追溯到古埃及时代，在《埃伯斯纸草卷》中就有提及（Okasha 和 Okasha，2000）。古希腊人描述了阿喀琉斯的反社会型人格特征。阿西比亚德的传记中也记录了他具有自恋特征的反社会型人格障碍。另外尽管还未肯定人格障碍是否会在家族中传递，但罹患人格障碍的个体可能会具有与一级亲属所诊断疾病的相似疾病的遗传易感性。对家庭成员的研究以及如何在家庭系统内对患者开展最好的治疗正在得到越来越多的关注（Heffman，Buteau 和 Fruzzetti，2007）。

DSM-5（2013）对 *DSM-IV-TR*（APA，2000）中有关人格障碍的分类做了细微调整。同时 DSM-5 也提供了一个解释人格障碍是如何形成的替代模型，美国精神病学会（APA）董事会决定纳入该模型，以建立目前临床实践与今后可选择的方法研究间的连续体。

了解人格障碍的患者

罹患人格障碍的个体通常会报告社会功能上有显著痛苦或功能损害（APA，2013）。人格障碍可分为 3 个组别，每组都有导致社会功能受损的行为症状，而且这些行为表现形式多样，从奇特 - 怪异行为到戏剧性 - 情绪化再到焦虑 - 恐惧。另外，这些异常的症状可影响患者与家庭成员的互动、在学校及工作上的功能，以及个体生活的其他方面。

A 组人格障碍可能会表现出奇特与怪异的行为。具有分裂型和精神分裂型特征的个体会回避社会接触，并且在他们必须与他人互动的场景中感到困难。对于不了解他们的人，他们通常看起来很怪异或者充满威胁。偏执型与分裂型人格障碍的患者通常表现出多疑和警觉。当此特征在与他人交流时表现出来，其他人会因为他们的多疑与表现出的威胁性而回避他们。

在 B 组人格障碍中，个体表现出戏剧性和情绪化。反社会的个体可能会侵犯他人的权利，对他人有躯体伤害、撒谎、盗窃或有其他对抗他人的行为。有边缘型人格特征的个体在开始时看起来和他人很亲密、崇拜他人，而一旦关系建立之后则变得愤怒和挑剔。他们强烈的愤怒可能导致争吵与肢体冲突。这些怪异而强烈的行为使得他们难以形成与他人的长期联系。表演型与自恋型人格障碍主要表现为戏剧性地寻求关注的行为，这些行为阻碍了个体建立友谊和恋爱关系。他们也常常不明白为什么其他人会回避自己。

C组人格障碍个体具有与焦虑和恐惧相关的个性特征，他们因而多表现出焦虑和恐惧行为。回避型人格障碍个体因为认为自己不够好或害怕他人对自己的负面回应而避开社交互动。依赖型人格障碍个体害怕分离，并依附于他人，希望他人来替自己做决定。即使是在并不严肃的社交场合，他们也会让人觉得是一种负担。强迫型人格障碍患者执着于控制其所处的环境，而他们的完美主义则会让他人感觉不舒服。

各层面的社交互动都可以导致人格障碍患者在情绪上，甚至躯体上受到伤害。由于存在有问题的社交互动，人格障碍患者通常会感到被孤立或受到负面评价。同时因为他们对自身品行的洞察力以及接受针对其问题行为的干预意愿都比较缺乏，也使得对其开展治疗变得更加困难。

DSM 和人格障碍的历史

在过去 50 年中，每一版 DSM 中罗列的人格障碍数量以及类型都有变动。DSM-Ⅰ（APA，1952）中共有 17 种"人格紊乱"，另外还列有"暂时情境性人格障碍"，其中有 4 种被标注为"适应性反应（adjustment reactions）"（见"快速参考"13.1.）。

DSM-Ⅱ（APA，1965）的相关内容与 DSM-Ⅰ 所列障碍基本一致。它的几处修改包括删除了"不合适的人格模式紊乱""情感不稳定人格模式紊乱"以及"在社会病态人格紊乱下的社会不良性反应"。同时还从列表中删除了"特殊症状反应"。名词人格障碍开始取代人格模式紊乱、人格特质紊乱以及"社会病态人格紊乱"。DSM-Ⅱ（APA，1965）加入了"性偏离"，并对其进行了具体描述。

DSM-Ⅲ（1980）和 DSM-Ⅲ-R（1987）在人格障碍列表删除了性偏离和物质相关障碍（酒精和药物依赖）。DSM-Ⅲ-R（1987）里介绍了 3 组人格障碍。A 组障碍主要表现为奇特或怪异的行为特征。B 组障碍包括了戏剧性、情绪化或不稳定性行为。C 组障碍的特征则是焦虑和恐惧。

与之前在 DSM-Ⅲ-R 中所形容的相似，在 DSM-Ⅳ-TR（2000）里人格障碍被分为 3 组。DSM Ⅲ-R C 组障碍中被标注为被动 - 攻击型人格障碍，从人格障碍中移除，没有在 DSM-Ⅳ-TR（2000）里列出。因为这些症状可能仍然存在问题，所以在本版本中被列在潜在的防御机制列表中。

在 DSM-5 中，非特指（NOS）分类被删除，取而代之为 3 个诊断编码：由于其他躯体疾病所致的人格改变、其他特定的人格障碍及未特定的人格障碍。此外，在第三部分里介绍了一个关于人格障碍的可选择的模型，APA 董事会纳入了这个模型，以备今后开展相关研究（Kreuger 和 Markon，2014）。

快速参考 13.1

各版 *DSM* 中人格障碍列表

DSM-I（1952）D	*DSM-II*（1965）	*DSM-III*（1980） *DSM-III-R*（1987）	*DSM-IV*（1994） *DSM-IV-TR*（2000）	*DSM-5（2013）
人格模式紊乱（PPD） ▪ 不合适的 PPD ▪ 分裂型 PPD ▪ 循环型 PPD ▪ 偏执型 PPD **人格特质紊乱（PTD）** ▪ 情绪不稳定型 PTD ▪ 被动-攻击型 PTD ▪ 强迫型 PTD ▪ 其他 PTD **社会病态人格紊乱** ▪ 反社会反应 ▪ 社会不良性反应 ▪ 性偏离：特殊术语 ▪ 成瘾 酗酒 药物成瘾 **特殊症状/反应** ▪ 学习紊乱 ▪ 言语紊乱 ▪ 遗尿症 ▪ 梦游症 ▪ 其他	**人格障碍（PD）** ▪ 偏执型 PD 循环型 PD ▪ 分裂型 PD 暴怒型 PD 强迫型 PD ▪ 癔症型 PD ▪ 虚弱型 PD ▪ 反社会型 PD ▪ 被动-侵袭型 PD ▪ 不合适型 PD ▪ 其他 PD NOS ▪ 未特定的人格障碍 **性偏离** ▪ 同性恋 ▪ 恋物癖 ▪ 恋童癖 ▪ 异装癖 ▪ 露阴癖 ▪ 窥阴癖 ▪ 施虐癖 ▪ 受虐癖 ▪ 其他性偏离 ▪ 未特定的性偏离 **酒精及药物依赖**	**A 组** ▪ 301.00 偏执型 ▪ 301.20 分裂型 ▪ 301.22 精神分裂型 **B 组** ▪ 301.70 反社会型 ▪ 301.83 边缘型 ▪ 301.50 表演型 ▪ 301.81 自恋型 **C 组** ▪ 301.82 回避型 ▪ 301.60 依赖型 ▪ 301.40 强迫型 ▪ 301.84 被动攻击型 ▪ 301.90 人格障碍 NOS **注意：** 301.89 的非典型、混合型或其他人格障碍被列于 DSM-III 里并且在 DSM-III-R 里被改为 301.90 人格障碍 NOS	**A 组** （奇特-怪异性） 301.0 偏执型 PD 301.20 分裂型 PD 301.22 精神分裂型 PD **B 组** （戏剧性-情绪化） 301.7 反社会型 301.83 边缘型 301.50 表演型 301.81 自恋型 **C 组** （焦虑-恐惧性） 301.82 回避型 301.6 依赖型 301.4 强迫型 301.9 人格障碍 NOS **注意：** 在 DSM-IV 里，301.84 被动攻击型人格障碍（列于 DSM-III-R 里）被移除出人格障碍，而列入了待进一步研究的诊断标准与轴的部分。	**一般性人格障碍** **A 组** （奇特-怪异性） 301.0 偏执型 PD 301.20 分裂型 PD 301.22 精神分裂型 PD **B 组** （戏剧性-情绪化） 301.7 反社会型 301.83 边缘型 301.50 表演型 301.81 自恋型 **C 组** （焦虑-恐惧性） 301.82 回避型 301.5 依赖型 301.4 强迫型 **注意：** NOS 被改为 3 个诊断分类 310.1 由于其他躯体疾病所致的人格改变 301.89 其他特定的及未特定的人格障碍 301.9 未特定的人格障碍

* 在这个表格里 *DSM-5* 列出了 ICD-9-CM 编码，DSM-5 中还有 ICD-10-CM 编码

什么是人格障碍?

在DSM中,人格障碍现行标准的发展与使用提供了一系列清晰的诊断定义,以便对特定人格障碍做出精确诊断。一般性人格障碍的诊断标准包含一个长期的内在体验和行为模式,并且这个模式与个体所在文化的期望明显不同。该模式在以下诊断标准A中的2个领域上要有所表现:①认知功能,例如观察了解自我、他人和事件的方式;②情感反应,包括范围、强度、心境的波动以及恰当的情感回应;③社会功能;④冲动控制。

诊断标准B包含1种在一定范围内的个人和社会环境里持续僵化的模式。诊断标准C规定该持续性的模式导致了临床意义上的严重痛苦或在社会、工作及其他重要领域的功能损害。诊断标准D要求起病开始于青少年或成年早期,并且是一种长期及稳定的行为模式。诊断标准E规定这种长期模式不是其他明显因素或者精神障碍所致的结果。诊断标准F需要这种长期模式不是物质滥用、药物的生理效果及躯体疾病,如创伤性脑损伤所致的结果。

当评估与诊断相关的症状时,执业医生首先需要检查最低程度的人格障碍诊断标准的存在。一旦症状被确认,须注意某些主导症状形成的行为群。为方便大家完成这个过程,对按照DSM-5的诊断标准分为A、B、C组人格障碍进行了简要的讨论。此外,对每种人格障碍,都将以一个简短的病例来呈现患者的行为是如何符合诊断标准的。人格障碍展现出的行为虽然持久但是通常较轻,本书以简短的情景病例来更清楚地概述问题行为的出现。在人格障碍的诊断标准内容后的情景病例,将说明这些行为与诊断性评估间是如何相关的。

A 组人格障碍

A组人格障碍包括偏执型人格障碍、分裂型人格障碍和精神分裂型人格障碍。这3种人格障碍的共同点都是奇特或怪异的行为。当被诊断为A组人格障碍时,个体将有与他人有关的问题。其他人可能公开或私下评论A组人格障碍的人有着奇怪的行为活动,并且在他们身边感到非常不舒服。因为A组人格障碍患者被他人认为奇特和怪异的,所以他们通常都是孤身一人,或者因让别人感觉不适而被他人回避。

偏执型人格障碍 [301.0 (F60.0)]

偏执型人格障碍(paranoid personality disorder,PPD)的基本特征是对他人不信任和猜疑,以至于把他人的动机解释为恶意的。这些感知觉开始于成年人早期并且在若干情景中出现。PPD患者假设他人的动机是不纯的,并且相信他人可能会剥削、伤害或欺骗他们。有些时候,即使并没有证据证明其伤害发生,他们也可能会相信他人很严重地伤害了自己(APA,2013)。这些个体及他们在人际互动中表现出的多疑特点,使得他人感觉非常沮丧。所以偏执型人格障碍患者经常被他人所回避。偏执型人格障碍诊断在男性中最常见。

根据 DSM-5，偏执型人格障碍有 2 个主要的诊断标准（A-B）。在组成诊断标准 A 的 7 个特征里，必须至少符合 4 个。通常来说，偏执型人格障碍患者都表现出不信任的态度，并且在与他人互动时总认为他人的动机都是报复性的或恶意的。这种模式通常十分明显，以至于偏执型人格障碍患者会因为怀疑他人的真实动机，质疑别人的忠诚、信任及意图，而时常回避他人。这些行为模式通常在成年早期非常显著，并且在多种情景中出现。

要做出偏执型人格障碍的诊断，需要达到 7 个标准 A 特征性症状中的 4 个：（A-1）该个体没有充分的依据地怀疑或不相信他人，认为他们在利用他。他也相信他们在试图伤害他，且掩盖了自己的真实目的；（A-2）就诊者有不合理地怀疑朋友或同伴对他的忠诚和信任的先占观念；（A-3）通常偏执型人格障碍患者总是不愿意信任他人，因为会毫无根据地害怕一些信息会被恶意地用来针对自己，他们也不愿与他人分享；（A-4）即使他人非常清楚地表明没有任何伤害的意图，患者也认为一般谈话中他人的评论有隐含意义；（A-5）他们的关系通常受到限制，因为就诊者怀有怨恨并且不原谅他人，即使这些伤害都不是故意的；（A-6）个体通常都是防御性的，感到他遭到攻击，然后给予反击，不过反击是对事件的过度反应；（A-7）亲密关系受到限制，因为该个体确信他的伴侣有外遇并且无明显原因怀疑其忠诚。在诊断标准 B 中，其他可能造成这些症状的精神障碍须被评估，例如精神分裂症、双相障碍、伴有精神病性特征的抑郁障碍，不能归因于一般躯体疾病的生理效应的其他精神病性障碍（APA，2013）。如果在精神分裂症起病前已符合此诊断标准，可加上"病前"，即偏执型人格障碍（病前）。以下的病例展示了偏执型人格障碍的特点。

病例分析 -Leon 的案例

今天早上，Leon 起床起晚了，他怀疑是有人想害他，故意弄坏了他的闹钟，导致他今天早上迟到（标准 A1）。他认为这是同事 Morgan 做的，他认为 Morgan 希望他在上司面前表现得糟糕，然后他就会被开除（A6）。当他上班晚了 1 h 时，前台 Mary 接待了他，并对他说："早上好，Leon"（A4）。她本希望能表现出友好，但是 Leon 认为她在故意让他在上司面前出丑，这样上司会发现他迟到了。Morgan 认为 Mary 是 Leon 的好朋友，他和 Leon 打了招呼。Leon 并没理会 Morgan 而径直走到他自己的工作台。他一直在想 Morgan 对他有多么不忠（A2）。Leon 看到了 Morgan 和他的上司 Jacob 正在小声地谈论一些事情，他认为他们是在讨论他今天早上的迟到的事，并且计划着把他的迟到情况上报（A1 和 A2）。他再也不能控制住自己，去问他的上司和 Morgan 在说什么。上司告诉 Leon，他们正在准备给同事一个惊喜——庆祝这名同事的 50 岁生日。Leon 并不相信他的上司，这件事情更加深了他对 Morgan 的怨恨，他不能原谅 Morgan 今天早上弄坏了他的闹钟（A5）。

回顾这个病例，Leon 符合了关于 PPD 的 5 条诊断标准（A1、A2、A4、A5 和 A6）。PPD 的患者常常因为自己的错误而责怪他人。在诊断这种疾病时，文化因素可能对不了解本地文化的移民群体有影响，他们可能会经历语言障碍，或者不能了解国家的规章制度。有一些民族也会做出一些可能会被误判为 PPD 的行为（APA，2013）。因为个性中长期多疑和攻击性，PPD 的患者在心理治疗中会遇到很多困难（Dobbert，2007）。

分裂型人格障碍 [301.20（F60.1）]

分裂型人格障碍（schizoid personality disorder，SPD）以与社交体系的隔离和在需要人际交流的情况下受限的情感表达为特征。SPD 患者不寻求或者不愿建立亲密关系，甚至是恋爱关系。他们并不希望成为社会团体的一部分，而更愿意独处。他们更喜欢从事机械的或抽象的工作，并且在日常的爱好或者活动中无法获得乐趣。当别人社交时，他们更喜欢独处。他们与他人不能很好互动，并尽可能地回避社会接触。

根据 DSM-5 的诊断标准，个体满足标准 A 的 7 条特征中的至少 4 条就可以诊断为 SPD。SPD 患者以与社会关系的分离和在社交情境中受限的情感表达为特征。他们避开与其他人的接触，是一个喜欢隐居、更愿参与无须与他人接触的活动的孤独者。这些患者可能除了近亲外，就没有亲密的朋友（DSM-5）。

要达到诊断标准，标准 A 需要满足 7 项特征中的 4 项：（A-1）就诊者不寻求亲密的关系，包括与原生家庭成员的关系；（A-2）和与其他人共度时光相比，就诊者更喜欢独自一人的活动；（A-3）就诊者对于和他人间发生性活动不感兴趣；（A-4）就诊者很少进行让他感到愉快的活动；（A-5）除了近亲，就诊者不发展亲密的、值得信赖的朋友关系；（A-6）就诊者对其他人的赞扬或批评缺乏反应；（A-7）就诊者显示出情感平淡和冷漠。在标准 B 中，其他能引起这类特征症状的精神障碍也应该被评估，如精神分裂症、双相障碍或伴有精神病性特征的抑郁障碍、其他精神病性障碍、孤独症谱系障碍，而且该症状不能归因于一般躯体问题导致的心理反应（APA，2013）。如果在精神分裂症起病前已符合此诊断标准，可加上"病前"，描述为分裂型人格障碍（病前）。病例中 Sal 的例子就显示了这种障碍的特征。

——— 病例分析：Sal 的病例 ———

Sal 是一个仓库的守夜人，他是夜班的唯一员工，他刚下班。Sal 在早餐时见到兄弟，并告诉他自己选择了这份工作是因为这份工作可以让他有大量的时间独自一人（标准 A2）。他从来没有约会过，并且独自在一个一室的公寓住了 28 年。他对性关系不感兴趣，尽管他的兄弟多年来都试图为他安排约会（A3）。他从家步行去上班，在极少的情况下去他的兄弟家吃饭。他对于熟人或朋友没有任何需求，他只是不喜欢周围有其他人（A1）。他只喜欢一个人独处。他有几次告诉他的兄弟，他不喜欢人。自从他上学以来，他从没有试图交过朋友，并且只有当他需要一些东西又不能靠自己满足需要时，他才联系他的兄弟（A5）。3 个星期前，他因对公司 15 年的服务获得荣誉。他的上司对他保证公司免受非法闯入表达了赞扬，并且表示他是用人单位想要的作为团队一部分的最佳员工之一。典礼结束后，Sal 告诉他的老板，他不知道这种喧闹的典礼是为什么，而且他不渴望也不配获得这种认可（A6）。Sal 明确向他的上司表示他只是做他的工作而已，并不愿意在将来再次参加这种类型的典礼。

Sal 符合分裂型人格障碍诊断的 5 项诊断标准（A1、A2、A3、A5、A6）。SPD 患者不认为自己有问题并且乐意独处。一些来自不同的文化背景的人可能表现出防御性行为，避免社会接触，他们被误认为 SPD 患者。例如，一个从农村环境到纽约的人，可能被城市里不同的、充满紧张气氛的环境所震撼。例如，个体可能看起来冷漠、充满敌意和距离感，他们更喜欢独处（APA，2013）。当这种固有的行为模式与这种障碍联系起来，心理治疗可能对他们无益。如果一个患有 SPD 的人要去见一个心理治疗师，可能是由于健康专家或亲戚的推荐。一般来说心理治疗是 SPD 患者的禁忌，因为他们对改变生活方式有强烈的抵触。

精神分裂型人格障碍 [*301.22（F21）*]

精神分裂型人格障碍（schizotypal personality disorder，STPD）以在社交活动和亲密的人际关系中感到明显不适，缺乏对发展持久友谊的兴趣为特征。另外，有精神分裂型人格障碍的人存在着认知扭曲和怪异行为。这些经验开始于童年早期，并且出现在多种情况中。这种人格障碍虽然不等同于精神分裂症，但常认为与精神分裂症最相似。其中一个区分是一个有牵连观念与一个有关系妄想。诊断为 STPD 的患者常常从偶发的、对个体有特殊的事件上的附加意义中体验到牵连观念。患者沉迷于超自然事件或者喜欢迷信，而这些行为已经超越了其本人所在的文化环境的标准。这就与精神分裂症很相似，在精神分裂症中个体有被称为"关系妄想"的更明显的妄想性思维。在人格障碍中，牵连观念并不是特别明显，而常与特定的观点或事物相关，而不会涉及个体生活每一方面。为了评估这种障碍，文化背景，包括信仰和实践都须加以考虑。一些宗教仪式、信仰和实践可能看起来也满足了 STPD 的标准。如萨满教、用舌头来说话和唱歌、神奇的信念、伏都教的仪式、看见并与死去的亲属讲话、与精神健康和躯体疾病有关的"魔鬼之眼"等，是在很多文化中都很常见的。至于该障碍的病因，与一般人群相比，生物学的一级亲属被诊断为精神分裂症的情况的人群中，表现出 STPD 的家族遗传易感性。家庭中的儿童可能也因为观察到精神分裂症亲属的行为而模仿这些行为（APA，2013；Dobbert，2007）.

根据 DSM-5 描述，标准 A 有 9 条特征，要确诊就必须至少满足其中 5 条。STPD 的特征是对亲密关系感到强烈的焦虑和建立亲密关系能力下降。同时他们存在对现实的错误解释和古怪行为。通常这些被诊断为 STPD 的患者存在牵连观念，但应注意与关系妄想区分。另外，他们还会专注于一些那些没有被其他人的文化背景所普遍认同的超自然或迷信观念。满足下列 9 条中的 5 条就能确诊：（A-1）就诊者有牵连观念，但不包括关系妄想；（A-2）就诊者专注于影响行为的古怪信念或神奇信念，且与个人的文化背景不相符；（A-3）就诊者有躯体幻觉或奇怪的知觉；（A-4）就诊者有古怪的言语和思维过程，如隐喻性的想法或表达；（A-5）就诊者对他人存在猜疑，有偏执观念；（A-6）不恰当或受限制的情感影响患者的现实知觉；（A-7）就诊者有古怪的行为；（A-8）除了近亲外，就诊者缺少亲密的朋友或信赖的人；（A-9）就诊者有过度的社交焦虑，并不随着熟悉程度而减弱，且与不信任的恐惧有关，而不是与自己有关的负性信念有关。在标准 B 中，应评估引起症状的其他精神疾病，如精神分裂症、双相障碍或有精神病性特征的抑郁障碍，或其他精神病性障碍或孤独症谱系障碍（APA，2013）如果在精神分裂症起病前已符合此诊断标准，可加上"病前"，描述为精神分裂型人格障碍（病前）。Marge 的例子就显示了该障碍的特征。

病例分析 -Marge 的病例

Marge 成年以后便独自一人生活。她会穿着在 20 世纪 20 年代流行的衣着，她的妆容使得她在众人面前很突出（标准 A7）。目前她怀疑她的邻居，她认为邻居正在监视她（A5）。在过去的 2 周里，她的邻居每天和她同时离开公寓，而且她认为邻居正在密谋利用她（A1）。Marge 没有朋友并且她说她害怕他人，尽管他们是她偶然间认识了很长时间的人（A8）。她认为熟人们可能会某一天突然利用她（A9）。她在后院里养了 3 只大型犬，据她自己说是为了保护自己，让其他人远离她。据熟悉她的人说 Marge 持有古怪的信念（A2）。根据 Marge 的同事们所说，她坚信她具有千里眼，而且她能够对不确定的未来做出预测。她最近去和神父讨论她的超自然天赋，当神父要求她清晰地解释她的这种超自然能力是如何运作的时候，她显得含糊其辞（A2）。她因此对教区神父的咨询不满。因为不确定自己是否有能力爱孩子，她公开表达过她不约会，不想生育孩子。

Marge 达到了 STPD 标准中的 6 条（A1、A2、A4、A5、A7 和 A9）。Marge 对人际关系感到不舒服，她拥有不寻常的知觉体验并且被周围的人认为很怪异。Marge 的治疗选择取决于她愿意接受哪一种。心理治疗并不总是治疗的选择，特别是如果患者有抵抗的话，STPD 则是心理治疗的禁忌证（Dobbert，2007）。

B 组人格障碍

B 组人格障碍包含了反社会型、边缘型、表演型和自恋型人格障碍。大部分的人格障碍属于 B 组（Caligar，2006）。这些人格障碍的个体通常有戏剧化和情绪化的行为。通常这些人很容易会处在紧张的家庭关系和朋友关系之中。这让他们社会支持系统中的人感到很挫败，而且对家庭成员和朋友而言，要他们说出自己根本无法忍受与这组人格障碍患者紧张和戏剧性的人际关系并不容易。特别是照料者更能发现这些行为特点令人挫败（Scheirs 和 Bok，2007）。

反社会型人格障碍 [*301.7（60.2）*]

反社会型人格障碍（antisocial personal disorder，APD）的特点是有漠视他人或者侵犯他人权利的病史，始于童年或青春期早期并且持续到成年（APA，2013）。关于APD的关键要素包含了欺诈、操纵他人以及不遵守社会规范。要诊断APD，患者必须在15岁之前具有品行障碍症状的病史（APA，2000）。躯体标志物和社会认知模型解释了APD。这两种模型均纳入了皮质（前额皮质）和边缘结构（杏仁核）的大脑结构，作为一个整体而被视作APD发生的潜在过程（Sinclair和Gansler，2006）。环境因素也可能会影响到APD的发生。成长于父母有反社会行为的家庭，包括家庭暴力、分居、离婚以及被家庭寄养，会剥夺孩子的情感纽带，这可能会导致APD（Black，2006）。混乱的纪律制度、儿童虐待以及不当的监管也与APD的发生有关（Black，2006）。那些具有攻击性的人和APD有潜在的联系，同时他们可能会成为打架团伙的成员（Black，2006）。人际关系紧张问题和家庭暴力会与物质滥用、极度的忌妒和暴力反应相关，或因这些原因而变得更加复杂（Costa和Babcock，2008）。理解APD（原来的术语为"精神变态"）患者的关键在于从规范中观察行为偏离的证据（Federman，Holmes和Jacob，2009）。APD的诊断在男性中比在女性中更常见。

在DSM-5中APD的诊断须在标准A中的7条症状至少达到3条。被诊断为反社会型人格障碍的患者有一种始于童年或青春期并持续到成年的侵犯他人权利的模式。这些人经常被诊断为品行障碍。诊断的核心特征为欺诈和操纵他人。个体必须年满18岁方可给予反社会型人格障碍诊断，同时必须在15岁之前具有品行障碍的一些症状的病史。

要符合诊断标准，必须到达到7条标准A的特征性症状中的3条：（A-1）就诊者反复在遵守法律上有困难，有不考虑法律后果的冒险行为；（A-2）就诊者几乎不会在意他人的感受或权利，经常优先考虑个人想法，不顾他人利益，欺骗别人做就诊者自己想做的事；（A-3）就诊者具有冲动性，经常不考虑后果便开始行动；（A-4）就诊者希望按照他自己的方式，并且几乎不考虑是否会伤害他人，他会打架或使用攻击性行为来保护他自己想从他人那里得到的东西；（A-5）就诊者肆意漠视他人的安全；（A-6）就诊者一贯是自我奖赏性的，经常须维持经济和职业责任；（A-7）就诊者明显缺乏懊悔之心，经常对自己的行为进行合理化，认为是满足自己需求所必需的。通常这种侵犯性行为的结果被认为只是导致了不便而不是一个问题。在标准B中，个体至少18岁。标准C要求在15岁之前出现过品行障碍。标准D要求反社会行为并非仅仅出现于精神分裂症或双相障碍的病程之中（APA，2013）。

━━━━━━ 病例分析 -David 的病例 ━━━━━━

David今年14岁，伴有有关社会规则的终身问题而且经常有反复涉及法律系统的事件（标准A1）。作为一个青少年，他经常从父母和商店处盗窃（A1）。当他因为盗窃被询问的时候，他说谎并且责怪其他人（A2）。在他14岁的时候他用刀砍了他们家的狗，不久之后他被诊断为品行障碍，这通常是诊断反社会型人格障碍的前兆。David

几乎不能控制他的冲动性。例如，当他想要什么的时候，如果他没有钱，他就干脆去偷那个东西（A3）。当他被抓住了，他就会说他只关注了自己想要的东西而没有关注到盗窃和违反法律的结果。因为他对冲动的控制力低，他在学校里有打架斗殴的经历，最终他被开除了（A4）。当他偷了一辆汽车后，他以超过 100 mph 的速度开车，将自己和他人置于危险之中（A5）。当面对违法行为时，他对自己带给别人的伤害从来不会表现懊悔之意（A7）。他从来只是认为他的错事是其他人的过错。

David 达到了反社会型人格障碍诊断标准中的 6 条（A1、A2、A3、A4、A5 和 A7）。诊断一个人为反社会型人格障碍不能光依靠经验。这与尝试解释反社会型人格障碍形成的社会认知和躯体标志物模型一致。反社会型人格障碍似乎和城市环境以及社会经济地位低有关。如果一个人生活在充满敌意的环境中而且他的反社会行为作为他的保护性生存策略的话，执业医生须持谨慎态度，不能诊断他为 APD。APD 的患者经常会因为同样的犯罪行为被多次逮捕。由于他们缺乏洞察力，APD 的个体对于有明确目标、以目标为导向的治疗反应良好，这些目标直接和行为结果相关。

边缘型人格障碍 [*301.83*（*F60.3*）]

边缘型人格障碍（borderline personality disorder，BPD）的特征是"人际关系、自我形象和情感的不稳定，以及始于成年早期、存在于各种背景下的显著冲动性"（APA，2013，p663）。和男性相比，女性 BPD 比例较高（75%）。BPD 始于成年早期，症状体现在人际关系的不稳定、自我形象问题、不稳定的情感和显而易见的冲动性方面（APA，2013，p666）。BPD 症状常在有很多人在场的情况下表现出来。这种环境会加重 BPD 的症状，包括情绪不稳定、存在的困境、不确定性、诱发焦虑的选择、有关性取向的矛盾，以及决定职业生涯竞争性的社会压力（APA，2013，PP.665-666）。困难通常出现在设置和建立界限上。因为回避界限常导致危机情况的出现，而这类行为会让家人和朋友非常沮丧。

根据 DSM-5，边缘型人格障碍的诊断标准区别于其他人格障碍之处在于它的标准不用字母进行划分。它只是以数字的顺序列出诊断标准。当使用评估提纲概述个体时，个体必须有这种障碍的 9 条特点，至少明显地表现出 5 条。被诊断为 BPD 的个体症状要表现出一种持续性的模式，有社会人际关系、自我形象、情绪的不稳定，以及冲动行为，它的发病开始于成年早期。边缘型人格障碍存在于多种文化背景之下。通常边缘型人格障碍的患者害怕被抛弃，而且会付出所有的努力来避免被抛弃。此外，他们的社会人际关系紧张而不稳定。

要达到诊断的话，9 条特征性症状中至少要满足 5 条：①极力避免真正的或想象出来的被遗弃；②一种不稳定的、紧张的人际关系模式，在理想化和贬低之间的交替变动；③关于自我形象或自我感觉方面持续而不稳定的身份紊乱；④至少认定在 2 个特定情况下有自我损伤情形和冲动行为，如鲁莽驾驶、过度消费、物质滥用、暴食，以及不安全的性行为；⑤反复的自我伤害、自伤姿态和威胁或自杀行为；⑥由于对生活环境反应的显著的反应性心境所致的情绪不稳定；⑦持续的空虚感；⑧难以控制发怒或控制不恰当的强烈愤怒；⑨严重的分离性症状或短暂的、与应激有关的偏执观念，可能（通过分离性症状）同事件产生分离性（APA，2013）。

病例分析 -Sarah 的病例

　　Sarah 长期失业，因为她在控制自己的愤怒和紧张中存在困难，在工作中人际关系紧张和不稳定（2）。她已经在心理治疗师那里接受了 10 年的治疗了。在治疗中，她着重于解决自己的空虚感（7）、被遗弃问题（1）和不稳定的人际关系，包括恋爱关系和非恋爱关系（2）。在治疗中，她曾经 4 次企图自杀（5），并且称她的伴侣应该为她的危险行为受到责备。她想要逃避治疗，并且不响应治疗师的要求。她拒绝接听治疗师打来的确认她安危的电话。她割腕（自伤行为），并且，当她在下一次治疗中见到心理治疗师时，她说，她感到了强烈的痛苦情绪，并希望自己的身体也能够感受到这种痛苦（5）。她以前企图自杀时，在手臂上留下了许多的切痕。为了掩盖这些痕迹，她经常穿长袖衬衫。然而，当她与治疗师见面时，常常挽起袖子，露出手臂上的瘢痕。她经常在治疗师面前展示出不稳定的人际关系。有时，她说，她会理想化她的治疗师，有时又贬低治疗师的贡献（2）。她多年来沉迷于处方药，她总能获得足够的药物，并且还吸食大麻（4）。

　　Sarah 符合 6 条 BPD 的诊断标准（1、2、4、5、7 和 8），该病患者的一级亲属患病率是普通人群的 5 倍。基因相关的家庭及 BPD 的研究结果混杂因素很多。Dobbert（2007）研究发现神经化学物质——血清素水平与冲动行为呈负相关。进一步研究表明，儿童期受到虐待的儿童血清素水平抑制，并且这种生活状况在 BPD 的形成中起到了非常重要的作用。据报道，症状随着年龄、恰当的药物治疗及心理治疗好转。尽管 BPD 是一种慢性的疾病，大多数 BPD 患者能够缓解症状，成功地摆脱心理治疗。

表演型人格障碍 [301.50（F60.4）]

　　表演型人格障碍（histrionic personality disorder，HPD）的特征是"对情况的过度表达和寻求关注的行为"。这种行为模式在成年早期形成，并且出现在各种背景中（APA，2013，p. 667）。被诊断为 HPD 的患者在他人面前展示自我时具有戏剧性天赋。他们非常喜欢成为注意的焦点，如果没有成为环境中的焦点，他们常常感到不安以及被忽视。他们常常把日常活动当成舞会，不适当地穿着富有挑逗意味的服饰，并且行为方式诱人。虽然他们的呈现方式常常是戏剧性的，但他们经常对细节非常含糊，并且给人很深的印象。HPD 患者非常迷信那些极具暗示性的权威人物，且很容易受影响。

　　根据 DSM-5，HPD 患者至少要符合 8 条特征性症状中的 5 条。与本章节中的其他人格障碍一样，这种障碍也不用传统的字母顺序编码。诊断为这种障碍的患者的特征是对生活事件产生过度的情绪反应，并且非常关注于引起他人的注意。当他们不是社交的关注焦点时，这些患者常常感到尴尬，认为其他人不欣赏他们。因为他们的情感极具戏剧性又很迷人，他们的热情、诚恳、开朗常常会吸引新的同伴。此外，他们还常常表现出不恰当的对性方面的殷勤以及侵略性。

为了符合诊断图谱，需要具备 8 条特征性症状中的 5 条：①当不是注意的焦点时，会感到不适；②当与他人交往时，在性方面过分殷勤，并且具有攻击行为；③情感表达转移迅速并且肤浅；④通过定期改变自己的外貌来吸引注意力；⑤表现出过分的令人印象深刻的、却缺乏特色的讲话方式；⑥过分情绪化和戏剧化的表现；⑦容易受到他人或生活情境的暗示；⑧常常将人际关系想象得比实际情况更亲密。Celeste 的病例就展示了这种疾病的特征。

病例分析 -Celeste 的病例

Celeste 在她的心理治疗师的提议下，去找了她的职业康复顾问。她今年 42 岁，350 磅重（158.9kg），5 英尺 10 英寸（177.8 cm）高。她穿着一套非常有挑逗意味的衣服：很短的短裤和能够突出她的大胸部的上衣（标准 4）。她私下里称她寻求能够成为注意焦点的工作环境（1）。她说她的生活非常混乱，并且有许多戏剧化的人际关系（6）。在交流时，她的音量很大，也显得非常兴奋，但却缺乏实质性内容。她讲话时辞藻华丽，却缺乏细节，让人印象深刻（5）。她讲话速度很快，情绪来回波动且变化迅速，表现得十分肤浅和不一致。在顾问进行评估时，Celeste 似乎表现得过于熟络，她在回答顾问的问题时不断地眨眼睛，触摸顾问的肩膀（2）。当被告知她的行为欠妥的时候，她耸耸肩，笑笑。当这样行为再次出现时，她直接面对这种不恰当的行为，她否认自己越界了。她说她现在相信她和她的顾问之间有一种特殊的连接，并且他们的关系更加亲密了。在专业的关系中，当界限被建立起来时，她对此的反应并不容易，并且总是显示出不恰当的亲密（8）。Celeste 满足了 HPD 诊断标准中的 7 条（1、2、3、4、5、6、8）。在给出 HPD 的诊断时，考虑这种障碍是否导致了明显的临床损害很重要。一些研究提示，HPD 的患病率男女相同。

自恋型人格障碍 [301.81（F60.81）]

自恋型人格障碍（narcissistic personality disorder，NPD）的特征是过于自负，觉得自己非常重要，需要被予以肯定，并且缺乏同情心。该病在成年人早期形成，并且在多种情况下会存在（APA，2013，p. 670）。NPD 患者常常表现为自夸、炫耀、夸大自己的成就，以给人留下深刻的印象。他们常常自大地觉得自己非常重要……并且高估自己的能力，夸大自己的成就（APA，2013，p. 670）。NPD 患者还有一个共同特点是情感上的冷漠，以及缺乏与他人利益上的互动。

根据 DSM-5，患者至少应具备 9 条特征性症状的 5 条。患者被诊断为该病必须具备特征性的症状：缺乏同情心、过分的自命不凡，需要被他人肯定。他们常常高估自己的能力，夸大自己的成就，表现得自命不凡、妄自尊大。这些患者要求与他们的成就不相符的钦佩，并且非常在意别人如何积极地看待他们。至少要具备 5 条特征性症状，才能给出诊断：①展现虚荣心，例如在没有相应的成就时希望别人把自己看得很杰出；②专注于概念上的巨大成功、权力、天赋、身体上的吸引力以及爱；③坚信因为自己是特殊的和卓越的，所以应该和优秀的人或机构在一起；④坚持不懈地追求与他不相称的崇拜感；⑤展现出一种享有特权的感觉（例如，对积极治疗的过高预期，或者过分地服从个人意愿）；⑥利用别人实现自己的意愿；⑦缺乏对他人的同情心；⑧嫉妒他人，认为别人也嫉妒他；⑨表现出傲慢、自负的行为或观点（APA，2013）。

病例分析 -Gary 的病例

　　Gary 告诉他的家人和朋友他加入了门萨，因为他相信自己地位崇高、天赋异禀（标准 1）。但是他没有告诉任何人他是怎么加入门萨的。他让朋友们发誓，要保持自信并且绝不透露加入门萨的事情，Gary 让他的朋友参加了加入组织的资格考试。在所有的环节中，Gary 都在谈论他的辉煌成就和创新能力。他也谈到了自己与家人有关的梦想，即让他的家族变得强大而富有（2）。他喜欢去人多的地方，并且十分关注他所谓的成功和辉煌的成果（3）。他最喜欢的是那些关注他、赞美他以及相信他的故事的人（4）。他有强烈的特权感，坚信他应该获得名望和财富，别人应当遵从他的意愿（5）。当没有按照他的意愿行事时，他变得十分好斗，并且要求取遵循他的方式（9）。在工作中，他利用别人来晋升（6）。他在过去的 4 年里，他 2 次让他的监管者辞职。他非常冷淡地谈起他们，说他很厌恶这样的人。最近的一次，他在市场上遇到了他以前的监管者。Gary 实际是导致他失业的罪人。他告诉 Gary，从他被 Gary 的工作单位终止劳动合同之后，他已经失业 3 年了。前监管者说，他的财政情况非常糟糕，并问 Gary 能不能帮助他回到他原来的机构中。Gary 摇摇头，也并不同情他的处境（7）。他冷冷地驳回前主管，公开地说这不是他的问题。

　　Gary 符合 NPD 的诊断标准中的 8 条（1、2、3、4、5、6、7、9）。要注意，青少年往往显示出自恋的特性，然而这并不意味着他们长大之后就会成为 NPD 患者。NPD 患者非常不能够适应衰老的过程，因为年龄限制了身体和职业功能（APA，2013，p.671）。目前尚无 NPD 的病因学共识。一级亲属中有 NPD 的人患病率较高（Dobbert，2007）。NPD 患者如果认真地改变他们的行为，则可以获得较好的疗效。Dobbert（2007）断言："惩罚奖赏机制的持续应用有效"。

C 组人格障碍

　　C 组人格障碍包括回避型人格障碍、依赖型人格障碍和强迫型人格障碍。这类人格障碍具有焦虑和担心的共同的行为特征。这 3 种人格障碍的诊断标准中并无字母指代方式，仅提供数字编码。

回避型人格障碍 [*301.82（F60.6）*]

回避型人格障碍（avoidant personality disorder，AVPD）被描述为"社会抑制、能力不足感和对负面评价极其敏感，始于成年早期，存在于各种背景下"（APA，2013. p.673）。AVPD 患者因为害怕被批评、否定或反对，而回避和他人接触。他们尽可能地回避社交，因为如果他们进入交往，对于可能出现的困窘和被否定的恐惧会让他们难以面对（CRS-Behavioral Health Advisor，2009）。他们不愿意与陌生人打交道，除非能够确定自己被认可和喜欢，而不被批评。因为害怕被贬低或否定，他们总是在所处的环境中表现得害羞和拘谨，似乎是不起眼的。相较于其他精神障碍，如重性抑郁障碍，AVPD 的成年人更少参加业余活动，并被认为更不受欢迎（Rettew，2006）。因为孤僻，他们的各种社会支持更加有限，在遭遇危机时很难找到工作资源。

按照 DSM-5 的诊断标准，诊断回避型人格障碍至少需要符合 7 条主要特征中的 4 条。患者表现为社会抑制，能力不足感和对他人的负面评价极度敏感。因为害怕被排斥、批评和反对，回避型人格障碍的患者通常不会主动参与那些涉及人际交往的工作。他们经常夸大日常生活中可能存在的危险。这种自我保护性的生活模式是他们对安全和需要得到保证的需求的体现。达到回避型人格障碍的诊断标准，需要符合 7 条特征性症状中的 4 条：①因为害怕批评、否定或拒绝而回避职业活动；②不愿与人打交道，除非确定能被喜欢；③因为害羞或怕被嘲笑、被拒绝而不想有亲密关系；④有在社交场合被批评或被嘲笑的焦虑；⑤因为能力不足感而避免新的人际关系情况，如交新朋友；⑥认为自己在社交方面无能力、缺乏个人吸引力或低人一等；⑦害怕窘迫，而不愿意把握个人的机会或参加新的活动（APA，2013）。Linda 的病例呈现出回避型人格障碍的各种特征。

——————— 病例分析 -Linda 的病例 ———————

Linda 是一名 30 岁的美籍英国人，她已经在纽约的一个服装厂工作了 12 年。她很喜欢工厂的环境，每当她到达工厂，总是立即来到工作岗位，不参与任何交流（标准 1）。休息的时间她总是一个人待着，即使有人邀请，她也不会参加对话（5）。她的一些同事加入了工作以外的社会团体。她也曾被邀请参加打牌俱乐部，缝纫妇女会，以及一个帮助老年人的服务性组织。她说，她没有加入任何一个团体，因为她不确定当其他成员真正了解她以后是否会喜欢她（2）。她也担心在超过 3 个人的群体中，一些人会开她的玩笑（4）。一名同事试图安排她和一名叫 Sam 的同事约会，Sam 是一位很帅气和善且人缘很好的同事。Linda 说她没有和 Sam 约会，是因为她害怕自己会说一些让 Sam 嘲笑自己的话（3）。最近 Linda 开始接受心理治疗，她希望自己能够更加自信，并交到一些朋友。她告诉治疗师，她认为自己是没有吸引力的，感到自己不如别人（6）。在试图开始新的社交活动，如参加照顾老年人的服务性组织时，她总会害怕感到尴尬（7）。她非常希望能够在治疗师的帮助下发生积极的变化。

Linda 符合回避型人格障碍诊断标准中的 7 条（1、2、3、4、5、6、7）。那些在父母亲存在过度焦虑的家庭中成长起来的人，更容易发生 AVPD。他们的父母可能被诊断为社交恐惧症或 AVPD。尽管如此，遗传易感性和环境因素的影响与 AVPD 发生之间的关系并不明确（Tillfors，Furmak，Ekselius 和 Fredrikson，2001）。文化实践可以帮助思考回避行为的适应性，相反，回避行为也可能是移民迁入过程中文化适应的结果。例如，当一个人想要参与社交时，语言交流障碍可能让人感到被隔离和害怕被批评，增加个体融入社会的困难。

依赖型人格障碍 [*301.6（F60.7）*]

依赖型人格障碍（dependant personality disorder，DPD）被描述为"一种过度需要他人照顾，以至于产生顺从或依附行为，并害怕分离的障碍"（APA，2013，p.675）。这种行为模式始于成年早期，并存在于各种背景中。DPD 的患者难以做出日常决定，如穿什么或吃什么，因而需要他人大量的建议和保证。DPD 患者要求父母或配偶在所有事情上为他们做决定。他们很难对自己依赖的人发脾气，因为害怕被疏远。当一段亲密关系结束时，他们会迫切地寻找另一段关系来替代。

按照 DSM-5 的诊断标准，诊断依赖型人格障碍至少须符合 8 条主要特征中的 5 条。患者表现为过度而持久的需要他人照顾，因为分离焦虑，可能产生顺从或依附行为。如果没有他人的参与，患者难以对最简单的日常生活做出决定。他们表现出对被抛弃的极度害怕，认为自己完全依赖于决策者，和他们认为在自己的生活中很重要的人的帮助。

达到依赖型人格障碍的诊断标准，需要符合 8 条基本特征中的 5 条：①如果没有他人大量的建议和保证，难以做出日常决定；②需要他人为其大多数重要生活领域承担责任；③当表达不同意见时，害怕失去支持或赞同且感到紧张（不包括对被报复的现实的担心）；④自己开始一些项目或做一些事情（因为对自己的判断或能力缺乏信心，而不是缺乏动机或精力）；⑤为了获得他人的培养或支持而过度努力，甚至为此甘愿做一些令人不愉快的事情；⑥因为过于害怕不能自我照顾而在独处时感到不舒服或无助；⑦在一段亲密人际关系结束时，迫切寻求另一段关系作为支持和照顾的来源；⑧有只剩自己来照顾自己的不现实的担忧。

--- **病例分析 -Mark 的病例** ---

Mark 是一名 33 的无业男性，他一直住在家里。他的父母亲已经快 70 岁了，从 Mark 出生起就一直照顾他。长期以来，Mark 依靠母亲帮助自己处理各种社会经济事务（标准 2）。他的父母亲有中等收入，他们希望 Mark 能独立工作，而 Mark 没有。Mark 的母亲对于他的依赖已经感到疲惫，不再愿意帮助他做日常的细碎决定了，她不想一直给予 Mark 保证和安慰（1）。Mark 的叔叔有一家勘测公司，并且已经支持了 Mark 许

多年。为了获得叔叔的支撑和养育，Mark 答应参加一个项目的工作，他须在及膝盖深的阴湿的沼泽地里放置勘测标记。Mark 说他并不愿意去沼泽地，因为那里可能有毒蛇，但是他要这样做来让叔叔高兴（5）。Mark 的母亲最近开始带他看医生。Mark 向治疗师谈到，他极度害怕父母去世后一个人生活（8），他害怕不得不自己照料自己，并认为自己做不到。Mark 不知道父母去世后他可以向谁寻求帮助。

Mark 符合 DPD 诊断标准中的 6 项（1、2、4、5、6、8）。那些一级亲属中有 AVPD 诊断的个体，有更高的风险发生 DPD（Dobbert，2007）。有假设认为，在一个父亲过于依赖于母亲的家庭中，孩子可能通过观察父母亲的关系而习得这种依赖的行为模式（Dobbert，2007）。针对 DPD 患者的心理治疗是格外有挑战性的，因为就诊者很容易对治疗师产生依赖。

强迫型人格障碍［301.4（F60.5）］

强迫型人格障碍（obsessive-compulsive personality disorder，OCPD）被描述为"一种沉溺于有秩序、完美，以及精神和人际关系上的控制，而牺牲灵活、开放和效率的普遍行为模式，始于成年早期，存在于各种场景中"（APA，2013，p.679）。OCPD 患者专注于对环境的控制，他们沉溺于对秩序、完美和对生活中精神与人际关系的控制。这种控制导致对于规则、重要细节、制订计划、精准地遵从步骤等的过度关注，以至于忽略了完成活动的主要原因。OCPD 患者常常因为管理事件的能力有限，而把重要的工作拖延到最后一刻。他们对于生活和对不切实际的结果的期待的完美主义倾向，会给自己带来巨大的压力，并导致功能失调性行为。

按照 DSM-5 的诊断标准，诊断强迫型人格障碍至少须符合 8 条被列出的主要特征中的 4 条。此障碍的患者有过分关注秩序，追求完美和以牺牲效率、开放性和灵活性为代价的控制。他们可能因为沉溺于追求最后结果的各个方面的完美，而永远无法完成一件事。

达到强迫型人格障碍的诊断标准，须符合 8 条特征性症状中的 4 条：①沉溺于细节、规则、条目、秩序、组织或日程，以至于忽略了活动的要点；②行为上追求完美，以致不能完成任务（例如，由于规则过于严格而不能完成某个项目）；③过度沉浸于工作（并非出于经济需求）而忽略了休闲与友谊；④细心的、僵化的，且有与所属文化及宗教不相符的过分的道德观、伦理或价值观；⑤不能舍弃那些即使没有感情价值的废品与无用的物品；⑥不愿意给那些不能严格按照自己方式工作的人分派任务或与他们共事；⑦为了储蓄以备今后的不测，对自己和他人都很吝啬；⑧僵化及固执的行为。Ray 的病例就展示了这类障碍的特点。

病例分析 -Ray 的病例

Ray 是一个住在芝加哥的意大利裔美国中年人，最近 28 年一直住在自己的公寓里。他在家里几乎很难四处走动，因为他几乎从不丢弃买回家的东西，除了食物（标准5）。由于他的刻板和固执，他在工作当中经常步履维艰。他的老板最近有一次要他改变下他手头的一个家具设计方案，但是他拒绝了，并说必须按照原方案制造。他也曾因为坚持己见和不顺从被书面警告过。尽管他固执，他的老板很欣赏他的完美主义（2）及工作狂的特质，这些可以从他的高产出率中看出来。Ray每天工作至少12 h，因为他极度在意细节。他追求完美，例如他认真规划工作空间，并严格在自己设定的截止期限前完成工作（1）。他从未抱怨过加班，但是当其他工人在进行类似工作时没有按照他认为最好的方法进行，他会经常挑其毛病。Ray经常自愿在节假日加班，并认为他的工作就是自己的生命（3）。

Ray符合5项OCPD的诊断标准（1、2、3、5和8），而在符合这个标准的患者中，男性是女性的2倍。一个执业医生应学会评估就诊者的文化以及宗教背景来排除受就诊者团体表现的被文化背景允许的反映习俗、实践、习惯或人际关系的行为举止。虽然成功的心理疗法干预会因患者刻板及固执而变得复杂，但是认知行为疗法联合选择性5-羟色胺再摄取抑制剂［如氟西汀"百忧解"］在治疗OCPD患者中可能有效（Greist和Jefferson，2007）。

其他人格障碍

这一组包含了3种不属于前面A、B、C分类的人格障碍，这些障碍取代了（2000版）*DSM-Ⅳ-TR*分类中的"NOS"分类。它的主要诊断标签在于患者的人格改变由另外一种躯体疾病、其他特定和未特定的人格障碍所引起（DSM-5）。第一种人格障碍与人格改变出现前存在的躯体疾病相关，可能符合一种和多种人格障碍的诊断标准。其他特定的人格障碍适用于这种情况：即特定人格障碍不符合所有标准，并且患者正在经历有临床意义的痛苦，或者存在社会、职业或其他功能的损害（DSM-5，2013，p684）。

其他躯体疾病所致的人格改变［310.1（F07.0）］

本病患者有以下几点特征：

（A）与其损伤前功能相比，患者功能水平伴随持续的人格障碍而下降；（B）查体中有证据支持这种障碍是另一种躯体疾病的直接病理生理学改变所致；（C）这种障碍不能被另一种精神障碍诊断所解释（包括一种不同的躯体疾病所致的另一种精神障碍）；（D）这种障碍不是发生在谵妄过程中；（E）这种障碍导致临床上显著的痛苦或者损害其社交、工作、其他重要领域的功能。这种障碍共有6种亚型标注：心境不稳定、脱抑制、侵略性强、淡漠、偏执、其他混合和未特定型。DSM-5（2013）还附有一个编码注解：其他躯体疾病所致的人格改变须分别编码，并且列在另一种躯体疾病所致的人格改变之前。

其他特定的人格障碍 [*301.89*（*F60.89*）]

这个标签适用于症状不符合 A、B、C 分类人格障碍中任何一型的全部诊断标准，但是就诊者受到临床上的明显困扰，或者社交、工作及其他重要领域的明显损害。当临床医生决定对就诊者症状没有达到某个人格障碍的诊断标准的原因进行描述时使用。临床医生会记录其他特定的人格障碍，然后指出具体原因。

未特定的人格障碍 [*301.9*（*F60.9*）]

这个诊断标签适用于不符合任何人格障碍的全部诊断标准，但目前存在明显的人格障碍症状的个体。这个标签适用于当临床医生决定不详细说明个体不符合特定人格障碍诊断标准的理由，包括目前没有充分证据支持给予一个特异性诊断的情况。

—— 病例分析 -Peter 的病例 ——

Peter 是一名 60 岁的工程师，他已经结婚 40 年了，他患有大血管性神经认知障碍以及行为障碍 [ICD-9–290.40（F01.51），标准 B]。他被送到一个门诊患者职业团队就诊，并且因其不能认识到自己的认知功能缺陷而感到非常愤怒（标准 E），最近他与妻子去超市并在产品区爱抚妻子的乳房（标准 A，脱抑制行为）；他的妻子称患者心境不稳定，并且他的心境是从抑郁到乐观摇摆不定的，他的临床症状不能被之前存在的精神障碍所解释（标准 C）；在治疗期间，Peter 没有经历过谵妄过程（标准 D）。Peter 满足了以下诊断的 5 条诊断标准：

290.40 [F01.51] 大血管性神经认知障碍，混合型

310.1 [F07.0] 大血管性神经认知障碍混合型所致的人格改变

人格障碍总论

当评估个体为一个人格障碍的诊断时，执业医生须尽可能多地收集他们的信息，理解其家庭起源动力学、个体的成长环境、一般居住情况、宗教文化背景，目前身心健康情况、近期可能导致压力的生活事件、继续影响个体日常事务的过去经历、人际关系、个人社会支持系统，都是评估过程中的关键点。一个详细的病例展示了以下内容，包括一个边缘型人格障碍患者的评估、诊断、干预计划，这个病例提供了诊断为此型人格障碍患者的多因素诊断性评估的概况。

边缘型人格障碍

BPD 是一种慢性精神疾病，病程波动。确诊该疾病具有挑战性，因为其表现出的症状可能与其他疾病的症状相重叠，例如心境障碍。这种共性在 DSM-5（Biskin 和 Paris，2012）中被称为横断面症状。这种人格障碍的诊断在精神科与一般环境很常见，有 10% 的精神科门诊患者诊断出有 BPD，有 20% 的精神科住院患者诊断出有 BPD，有 6% 的其他疾病患者诊断出有 BPD。在临床工作中，发现 BPD 患者中女性占 70%（Biskin 和 Paris，2012）。总体而言，研究表明这类人格障碍对大约 1 000 万美国人或 2% ~ 3% 的美国人造成了影响（Gershon，2007；Goodman，Jeong 和 Triebwasser，2009）。在所有人格障碍中，BPD 被认为是最具破坏性的人格障碍之一，且对它的诊断也须考虑更广泛的因素。这种人格障碍的行为特点可以从简单的威胁开始，到身体攻击，甚至发展为自杀威胁和自杀行为（Sieleni，2007）。

像其他人格障碍一样，BPD 一般指的是行为的终生模式。因此，当一个人被诊断出人格障碍如 BPD，在干预过程中我们必须要考虑很多的因素，并有众多的干预措施。本节讨论的是已知的最常见和最严重的人格障碍之一。为了减少 BPD 对个人、家庭、社会造成的巨大的干扰，执业医生必须完成完整的评估和诊断，制订详细的治疗计划，并实施有效地识别和治疗 BPD 患者的方案。

边缘型人格障碍概述

在 1938 年，Adolph Stern 首次诊断边缘型人格障碍，并把它描述为在治疗干预过程中患者情况趋于恶化，并伴有自虐行为和固执的心理（Biskin 和 Paris，2012）。一般来说，人格障碍在儿童或青少年时期形成，并在成年早期逐渐变得明显（Grim，2000）。BPD 患者会伴有很多行为问题，以致损害现在的职业和社交功能。然而到目前为止，这种人格障碍的确切病因仍然不明确。一项研究表明，大量被虐待和（或）被忽视的儿童在成年后符合 BPD 的诊断标准（Widom，Czaja 和 Paris，2009）。在这个疾病的治疗史上，还没有发现该病对任何心理治疗或药物干预有较好的反应，这对治疗慢性精神疾病来说特别令人沮丧。

DSM-5 和诊断系统

根据 DSM-5，BPD 患者有一种普遍的模式，即人际关系、自我形象和情感的不稳定，并在成年早期便表现出明显的冲动性（APA，2013）。这些人会很努力以避免真正的或想象出来的被抛弃，有时甚至导致自杀企图或自伤行为。BPD 的其他特征包括频繁的情绪波动、反复自杀或自伤或两者兼有、慢性的空虚感，以及难以控制的不恰当的愤怒（Dobbert，2007）。

根据 DSM-5，BPD 的诊断标准要求至少满足下列 9 条行为模式中的 5 条（APA，2013）。对于 BPD 患者而言，这些列出的标准是较典型的。

1. 患者常做出疯狂的努力，以避免真实的或想象出来的被抛弃。当这种情况发生时，保持长期稳定的关系对家人和朋友来说就变得困难，因为日常关系的波动或沮丧情绪常被患者认为是灾难性的。

2. 因为患者的强烈的反应和不断的要求，所以人际关系模式变得不稳定。这种紧张的人际关系往往以就诊者强烈且波动的情绪表达为特点，这些情绪在理想化和贬低之间波动。当利用理想化的防御机制时，患者通过夸张他人的积极品质，来处理情绪冲突或内部或外部的应激源。在利用自我贬低的防御机制时，患者通过对自己或他人的贬低，来处理情绪冲突或内部、外部压力。经常使用这些类型的防御机制可以轻易将最亲密的人际关系变紧张。

3. 这些患者常受身份紊乱的困扰，导致他们，明显地无法理解自我与他人的关系。行为方式保持持续的不稳定，自我形象或自我意识也常受损。为了控制这些矛盾的情感，在至少 2 个方面患者常被视为带有强迫性的，并且这种冲动性往往是不可预测的和自我毁坏的。有时，这些患者反复有自杀企图、自杀姿态或威胁，以及自伤行为。患者明确表达对被抛弃的恐惧，家庭暴力能加剧患者的这种恐惧（Costa 和 Babcock，2008）。

4. 在至少 2 种情况下，自我伤害与自我毁坏的行为须被记录下来。对 BPD 患者而言，有冲动性的危险行为是很常见的。须小心留意相关诊断标准中提到的特定的事件。例如，患者是否能因为匆忙就多次鲁莽驾驶或非法停车？在"必备物品"上的预算超支时，患者是否谈论过度消费和过度购物的问题？患者是否谈论过冲动性的物质使用的无法预测的行为及可能导致的不良后果？记录这些类型的行为是诊断必不可少的，并能为获得后续治疗计划和治疗目标提供基础。

5. 治疗 BPD 患者中最令人沮丧和困惑的方面是与自伤有关的持续的姿态或威胁。患者也可能会声称他将要实施自杀，这些企图自杀的声明往往与患者认为被忽视或关注不够有关，而且在他们看来，关注是很重要的。对于自杀威胁，特别是既往有过自杀史（自杀未遂）的患者，始终应该严肃对待。尽管治疗的一个重要组成部分是患者与治疗师之间设定界限，但当紧急情况发生时，无论是自然发生还是患者故意造成的，行为的界限没有患者的安全重要。

6. 评估心境和情感对临床诊断至关重要。BPD 患者的情感障碍往往与对日常生活应激源的极端反应有关，且这种情感障碍会使家人、朋友及与患者日常交往的那些人感到筋疲力尽。患者虽然可能没有意识到这些行为和反应看起来有多极端，但是难以维持长期的关系却是明显的。

7. BPD 患者反映说，无论是否处于一个坚定的关系中，他们常有持续的空虚感。有的患者也可能提到须填补空虚，这种空虚感似乎总是在耗尽他们的精力，且使患者对当前人际关系的坚固度和持续性产生怀疑。这种在患者、家人及与其关系亲密的人身上的压力是真实存在的。

8. 由于怕被抛弃的恐惧往往太过强烈，以至于 BPD 患者在控制愤怒方面极其困难。这种须被控制的绝望感可能会导致无法接受的强烈愤怒。患者频繁地发脾气可导致肢体冲突，或破坏性太强以至于产生法律后果。

9. 最后一个可能的标准与短暂的、强烈的偏执观念有关，这使得长期的亲密关系难以维持，会导致伙伴和家庭成员想要结束或逃避这段关系。这种逃避会进一步增强患者的被抛弃感，造成一个关系强度的恶性循环。一些患者也反映可能出现分离性症状。当这些症状严重的时候，可以导致患者将他自己与情境隔绝开来，并进入一个不和任何事情或环境相联系的超现实状态。一个患者解释说：这像是在看一场只由自己参演的电影。

回顾这9个可能的诊断标准，BPD患者很容易有不稳定的心境，也经常抱怨长期的空虚感，由于有被抛弃的恐惧感，这种空虚感表现为不恰当的愤怒的爆发，或难以控制的冲动行为。患者反映，想要控制这种情况时，恐惧感和绝望感可能变得非常明显，以至于伴有短暂的且与压力相关的偏执观念，或严重的分离性症状。当这种情况变得严重时，患者坚信人们在密谋破坏他的人际关系（例如，偏执的观念），或是在精神上把他从关系中分离出来，而在现实中这种关系仍然是完整的（例如，分离性症状）。

BPD患者表现出的核心症状是情绪反应机制失调，是一种对正常生活事件过度敏感和过度反应的情绪反应机制。患者无法调节自己感受到的强烈情绪和行为。此外，导致情绪失调的发展环境是一个无效的环境，在此环境下患者无法识别、调节强烈的情绪和承受痛苦，相信他们对于发生在身边事情的情感反应是合理的（Linehan，1993）。高达75%的BPD患者在童年经历了不同程度的性虐待，但是被虐待与形成此人格障碍之间的确切联系仍然未被证实。在诊断性评估中，评估亲子关系是非常重要的（Widom等，2009）。总的来说，那些BPD患者往往会经历一个严重损害社会和职业功能的、长期且波动的过程（Maxmen，Ward和Kilgus，2009）。

BPD的慢性病程使我们可以不断探索其他可供选择的治疗形式。这类人对精神卫生服务有较高的使用率而且经常到急诊室就诊。对于这些患者，精神卫生使用成本很高，治疗退出率也很高，据估计，患者完成自杀的平均概率约为5%（Paris，2002）。此外，BPD患者的药物治疗依从性是普遍很低的，且药物滥用率很高（Koerner和Linehan，2000；Stefansson和Hesse，2008）。BPD患者可能使用防御机制来应对他们强烈的感受。防御机制常用来控制BPD患者的焦虑，在BPD中，被用来控制焦虑的常见防御机制包括行动、被动攻击、投射、投射同一性及分裂（Zanarini，Weingeroff和Frankenburg，2009）。

测量工具和诊断性评估

为了方便诊断性评估BPD患者，有几个可供使用的临床量表。在自伤的风险评估方面应用这些量表的总体假设是：许多消极想法加上极少的积极想法，即表明有自杀风险（Fischer，1999）。此外，这些测量量表有助于识别症状，评估患者病程，并确定治疗干预的方向。为了帮助进行快速及时的风险评估，BPD患者使用的量表应该关注到自杀行为、抑郁和焦虑这几个方面。此外，侧重于性虐待的量表可以帮助医生确定一个可能的虐待病史，以及此事件对患者现阶段功能水平的影响。

设计这样一个生存理由量表（Reasons for Living Inventory，RFL）的目的是，通

过观察自杀的适应性特点来协助测量自杀的风险性（Linehan，Goodstein，Nielsen 和 Chiles，1983）。生存理由量表基于认知行为理论，这个理论主张认知模式影响自杀行为。此量表从患者缺乏适应性的应对技能方面来研究自杀的主题。Fischer 和 Corcoran（2007a，2007b）列出一个更加全面的量表，这将有利于这个领域的研究。

有很多量表可以测量抑郁水平。由于其长期和持续性的病史，在临床上鉴别人格障碍与慢性抑郁，特别是心境恶劣障碍，是很重要的（Farabaugh，Fava 和 Alpert，2007）。这些抑郁量表可以用于这种鉴别。自评量表可以为执业医生提供一个很容易完成的简短量表（Zung，1965）。可选择量表上的项目来测评抑郁情绪，包括认知、情感、精神运动、躯体症状和社会人际关系等项目。

由于许多 BPD 患者都有焦虑症状，所以需要侧重于这个症状的合适量表。Zung 发明了焦虑自评量表，将焦虑作为一种临床障碍进行评估，并量化焦虑症状。

大多数确诊为 BPD 的患者可能是儿童虐待的受害者（Widom 等，2009）。为了测量经历过性虐待的患者的想法，制订了儿童性虐待相关想法量表（Beliefs Associated with Childhood Sexual Abuse，BACSA）（Jehu，Klassen 和 Gazan，1986）。这个量表有助于描绘接受认知疗法期间患者的认知变化情况，并能识别出患者歪曲的想法（见病例。）

—— 病例分析 -Cara 的病例 ——

Cara 是一位 27 岁的白人妇女，目前与丈夫和 3 个孩子一起生活。Cara 最近申请了社会残疾保障，且被批准了，每月可收入 488 美元。她有一个与髋关节有关的躯体问题，且导致了她的活动受限。她的丈夫是一个长途卡车司机，当他承包跨州货运时一般都会离开一段时间。Cara 反映了一个主要表现为焦虑和抑郁的情感问题的病史。她反映说，她会过多地担心生活中的大部分事情。她担心她的孩子、母亲、丈夫和她自己。她经常发现这些症状难以控制，并反映有焦躁不安或临近崩溃的情况，她感到烦躁，并难以集中注意力，但她最担心的是她会做一些错误的事情，以至于每个与她亲近的人都将离开她。她太过担心这些问题以至于她丈夫开车的时候，她经常和他吵架。他虽然带着手机，但大多数时候都不接妻子的电话。她觉得这非常令人沮丧，如果万一是孩子出什么事情了呢？所以她一再打电话给他。他解释说不接电话是出于驾驶安全原因，但她基本不相信这个理由。在描述她的丈夫时，她说她爱他，因为他是一个好父亲。另一些时候，她说丈夫不能被信任，而且丈夫对她和他的关系期望太多。她似乎对他们的关系很矛盾：有时，她因为他们之间的许多问题责备丈夫，然后又转向责怪自己。她也谈到了与母亲的关系，也是类似的情况，她说："母亲可能不是最好的，但她是我的全部"。

Cara 讲述，当她第一次感觉到焦虑和被抛弃时是在童年时期，大约 3 年前这些症状复发并且更加明显。Cara12 岁时第一次接受精神卫生服务，在 23 或 24 岁时，她也接受过精神科门诊治疗。她讲述，在告诉丈夫她相信自己的想法有能量，并已经让儿子生病后，她便被送进了医院。因为感觉有人在监视她的一举一动，所以她害怕独自一人待在家里。她说她将不再与丈夫分享这类的信息，而且她最近也没有任何这样的想法。此外，3个月前她参加了一个为期2个月的部分住院治疗计划。她目前正在接受门诊治疗，偶尔参加一个每周举行的焦虑支持团体，并每2个月去看一次精神科医生，每月看一次病例管理人员。她现在每天规律服用医生给她开的药物，帕罗西汀。

Cara出生在一个乡村小镇，是孪生姐妹中的一个。她们早产了2个半月，她不得不在出生后的4~6个月待在恒温箱里。Cara的姐姐出生不久后就死了。Cara认为，许多婴儿期的问题都与她母亲在怀孕期间吃药和吸烟有关，并说自己正学着原谅她，但这往往也是她们吵架时争论的主题。Cara有8个哥哥和姐姐。在2岁时，母亲便离开她的家庭。Cara随后分别与祖父母、父亲、母亲，以及几家寄养家庭一起生活过。她说她和母亲保持定期的联系，她母亲也遭受过几次情绪崩溃。虽然她表示已经尝试过了，但现在她与其他家庭成员仍然没有联系。她说与他们的关系开始时总是很好，但因为一些原因，他们不回她的电话，并对她的努力沟通没有回应。Cara还反映在童年时有过身体、情感和性方面的虐待。她曾在个体治疗时探讨过虐待情况，但她说她仍会持续做噩梦，并有闪回和性关系上的问题。

Cara在学校学习了主修课程，并且从没有重修的情况。在2004年，她作为一个成绩中等的学生从高中毕业。毕业后1年，她开始从事医学秘书工作，但6周后就放弃了。Cara的就业史是断断续续的。她曾经从事过服务员工作，但由于惊恐发作失去了工作。

Cara在2007年5月结婚，当时19岁。婚后2年，她生了一个健康的男孩。之后她和同一个男人又有了另一个2岁的儿子和一个4岁的女儿。她现在和丈夫以及他们的3个孩子一起生活。除非Cara感到情绪非常低落，她一般也会注意自己的个人卫生。只有当绝对必要的时候，她才会做一些家务，如做饭和打扫。她喜欢照顾孩子、看电视、听音乐。她没有其他任何爱好。Cara要求自己每周进行1次或2次散步来锻炼。尽管她尝试去交一些朋友，但在当地仍没有朋友。她说她不明白鉴于她有一个"真正的社会残疾保障，为什么她的家庭还是对她不够好"。她说："别人一定觉得我很无聊或糟糕。"Cara不参加任何俱乐部，也不参加教会。她有一个有效的驾驶执照，但只有当必需时她才会开车。由于害怕惊恐发作，她不能独自去购物。

Cara回忆她第一次饮酒时是16岁。她承认高中毕业后有一段时间会和朋友一起在周末酗酒，但她否认有酒精滥用问题，并否认当前正使用酒精。她16岁时尝试了几次大麻，但她否认了目前还在吸食大麻。Cara曾在她22岁时服用过一次粉状可卡因。她从未有过任何真正的物质滥用史，也从未参与任何12步治疗计划。Cara否认目前使用任何酒精或毒品。她每天吸1包香烟。

Cara说，在她20多岁时候发生过两起家庭暴力事件，并产生了法律纠纷，但是控告的第二天便被撤诉了。Cara说，在过去，丈夫对她有言语上和身体上的虐待，但他拒绝参加婚姻治疗。他告诉她和社会工作者，他的妻子身边充斥着"戏剧性事件"，而且有时候她的问题太多了。虽然他爱她和他的孩子，但他需要休息，并期待着开长途卡车，以便可以逃离这个环境。

Cara的诊断性评估的完善

诊断性评估从收集相关社会心理信息开始。Cara出生时是双胞胎姐妹中的一个（双胞胎中的另一个在婴儿期死亡），并有 8 个哥哥和姐姐。当患者 2 岁的时候，母亲离开家庭。Cara 随后在一个不稳定的生活环境中成长，与不同的人（祖父母、父亲、母亲、寄养家庭）在几个地方生活过。她说她母亲有过几次情绪崩溃。Cara 还反映了童年期间遭受过大量的身体上、情感上的虐待和性虐待。就她的情感发展而言，其情绪不稳定的问题与她成长的家庭经历有关。不幸的是，这些情况使诊断复杂化，因为对于许多受虐待的幸存者来说，慢性焦虑和抑郁可能持续到他们成年以后。Cara 显然在建立稳定的关系方面存在困难。普通的人际关系冲突可能引发强烈的焦虑、抑郁或愤怒。她与丈夫发生过很多次争吵，每次争吵她都在责备自己和责怪丈夫的矛盾中转换。她在一个动荡的关系中长大，渴望被保护，而且被抛弃的恐惧环绕着她。在童年时期，她不能够保护自己免受父亲的虐待，且现在她也无法坚定自信地在目前的关系中保护好自己。她急切渴望被养育和关怀，这使得她难以与他人建立安全和适当的交往界限。此外，她没有亲密的朋友，不轻易信任别人，总是害怕被抛弃。有效的人际关系既依靠于一个稳定的自我感知，也依靠于适当的情感表达，Cara 似乎在这方面存在困扰。

Cara 提出的问题包括难以处理关系以及婚姻关系紧张。她反映她现任丈夫有家庭暴力，并说当他生气的时候，威胁要对她进行身体上的伤害。她否认他曾经打过她，但她担心他可能会打她。Cara 称，家庭暴力通常是情感上的虐待，但她担心，当争吵升级，可能会变成相互躯体上的虐待。虽然她所有孩子看起来很健康，且都被抚养、照顾得很好，但她仍显得非常担心。她有一段性虐待、身体虐待以及焦虑的病史，但她不相信她的伴侣会伤害他们的孩子。

总体而言，Cara 有一个很差的自我形象，这在遭受虐待的患者中很常见（见快速参考 13.2）。和其他逃脱虐待情景的成年幸存者一样，Cara 有一个很差的自我形象，并用蔑视、羞耻和罪恶的眼光看待自己。虽然 Cara 说她已经从她父亲和兄弟的虐待经历中逃离出来，但她目前与丈夫的关系也有可能变成带有虐待色彩的关系。她说："我逃离了一个充满虐待的家庭生活，但是又陷入了另一种虐待关系中，在这种关系中我不得不再一次为了生存和控制而斗争。"

快速参考 13.2

精神状态的描述

表现	一般精神状态	高阶能力	思维形式 / 内容
外貌：恰当	简单计算：基本准确	判断力：冲动地	思维过程：逻辑有序
心境：焦虑	连续减 7：准确	洞察力：受损	妄想：无
态度：防御的	智力水平：中等	一般常识：准确	成语解释：基本准确
语言：正常	长期记忆：完整	瞬时记忆：完整	
身体活动：不安	定向力：定向完整	阐述异同：基本准确	

　　一旦现阶段的首要问题已经确定，执业医生的第一个任务是对 Cara 进行一次风险评估，特别是对那些有自伤或自杀企图和既往有冲动行为的患者。关键问题是须确定自杀风险、对他人的暴力风险、冲动行为的风险，以及评估这些事件是否可能导致她虐待孩子。这些问题是以一个直截了当的方式提出的，并且这些信息须被清楚地记录下来。Cara 表示，为了她的孩子，她不会自杀，也不会伤害自己，但她给我们看了几年前因自杀企图在手腕上留下的割伤痕迹。这是当她丈夫说要离开她的时候发生的。她还说，她不会以任何方式伤害她的孩子。虽然她看起来有冲动性的行为，但是她还没有在生气或恼怒时伤害孩子的历史。Cara 还指出，目前在她的婚姻中还没有任何的身体虐待，但是她感觉家庭关系和斗争变得如此紧张，以至于很有可能发生虐待。她说，当他们发生吵架时，她的丈夫通过大喊她的名字并说她疯了，来进行言语上的虐待。

　　精神卫生执业医生的第二步是确定导致患者日常功能受损的行为。此外，临床医生应观察患者的外貌、心境、态度、情感、言语、身体活动和定向力。精神功能的评估须在接下来的几个方面进行，即简单计算、连续减 7、瞬时记忆、长期记忆、一般常识，成语释义，以及阐述异同的能力。此外，关于大脑高阶功能的问题，思维形式和内容，也须进行评估。

　　Cara 的首要问题是难以建立并维持健康的人际关系。她目前的人际关系都很紧张、不稳定并且混乱。在她丈夫开车时他们就会争吵，而且她担心如果这种关系模式继续下去，他会离开她。她的母亲提供了一些支持，然而，她形容和母亲的关系为"就像某一天他们就会变成不共戴天的敌人"。

诊断系统的应用

　　我们对 Cara 做出了 2 个临时诊断。她初步诊断为广泛性焦虑障碍（generalized anxiety disorder，GAD），因为她的行为以焦虑、担心、不安或濒临崩溃为特征，以及伴有注意力难以集中和易怒的表现（见快速参考 13.3）。然而，目前还不清楚她经历的这些焦虑相关的症状是否由焦虑障碍引起，或者可以更好地解释为 BPD 患者的特征性表现，即难以维持人际关系。因为她的病史中明确记载了影响社会和职业功能的焦虑症状、既往的治疗经过和处方，在进一步的研究中可谨慎地利用上述内容。此外，很难判断目前症状的严重程度是否达到 GAD 的诊断标准，因此需要一个与心境波动相关的风险评估（见快速参考 13.4）。诊断 BPD 的 9 条一般标准中，Cara 显然满足其中 5 条，才能支持 BPD 作为主要诊断，以及 Cara 就诊的原因。她不断给她的丈夫打电话反映了标准 1，因为她害怕被抛弃。很明显她也有人际关系方面的困扰，这符合标准 2。她与配偶存在一种不稳定的人际沟通模式，她的配偶总结为"太戏剧化"。她有着较低的自尊，正如她没有能力交朋友和维持朋友关系（标准 3），以及她极度地想控制她和配偶的关系（4），便可以证明这一点。她对被抛弃的恐惧以长期的空虚感为特征（标准 7）。她最近一次住院与她在儿子生病后产生的偏执观念有关，她相信是她间接导致了儿子生病。

快速参考 13.3	
确定主要的和存在的问题	
主要诊断：	边缘型人格障碍
主要问题：	与该诊断有关的思维、情感和行为的症状
现阶段的问题：	人际关系困难、较差的自我形象

快速参考 13.4	
风险评估	
记录和评估自杀风险：	目前无自杀证据，以前有自杀企图
记录和评估暴力风险：	轻微，无既往史
记录和评估对她孩子的虐待风险：	轻微，无既往史

此外，第二个临时诊断以及创伤后应激障碍（posttraumatic stress disorder，PTSD）的可能性将被进一步探讨。这个诊断以一个极大的创伤性事件为特征，这个事件伴随着警觉性增高的症状，患者也回避与创伤相关的刺激，这与她儿童时期身体虐待和性虐待史有直接关系。Cara 表示，她经常对与丈夫发生性关系有一种强烈的恐惧，并害怕丈夫离开她或因为他们间的问题而责备她。每当她听到关于虐待儿童的内容，或想到曾经发生在她身上的事情的时候，她会感到极度的痛苦。那些事件会在她脑中重现。正因为这种经历的反复重现，她试图摆脱她的丈夫，以避免这种经历再次发生。虽然本患者可能符合 PTSD 的标准，但是目前还不能确定的是，她目前的症状是否直接构成 PTSD 的诊断，或是初步诊断 BPD。

显然，Cara 的情感发展可能会因她成长时期在家庭中情绪不稳定而受到限制。她长期感到焦虑和抑郁可能与她难以建立稳定的人际关系有关。对 Cara 来说，普通人际冲突可能引发强烈的焦虑、抑郁或愤怒。无论如何，这两个诊断被列为临时诊断，确保了在制订治疗计划和干预措施时的进一步的探索和关注。

Cara 的主要诊断及就诊原因是 BPD。BPD 的特点包括不稳定的、紧张的人际关系模式，不稳定的自我形象或自我感觉，冲动性，频繁的心境改变，长期的空虚感和难以控制的或不恰当的愤怒。对于 Cara 而言，这种障碍显然是与早期的被抛弃以及身体虐待和性虐待相关的。对她来说，维持一个坚定的自我或在一段关系中扮演一个积极或消极的角色均是非常困难的。具有人格障碍的个体生活在一个独特的自我防御机制系统内，他们依靠这个自我防御机制来避免或克服各种感受。虽然这些防御机制可以造成很多的困难，但是像 Cara 这样的患者却把它们作为解决问题的唯一方法。

防御机制包括理想化和自我贬低。Cara 通过理想化处理情感冲突和内外部的应激源，同时，她在与家庭成员及其他人相处时，易将对方的积极品质过分夸大。她还采用自我贬低的机制，在处理情感冲突和内外部的应激源时，过分夸大自己行为的消极方面。例如，Cara 很难建立和维持健康的人际关系，这样就可以理解她建立的人际关系总是很混乱。虽然她右手腕上遗留有几年前自杀未遂的割伤痕迹，但是这些情况目前并不须被立即关注和处理。她既往也有过髋关节置换手术，并且现在仍处于残疾状态。她确实诉说了一些行动上的常见问题，但仍感觉她在医疗上得到的照顾是充足的。

支持性环境因素和应激源包括配偶间的攻击性行为造成的关系冲突（潜在的家庭暴力）和由于低收入和贫穷的生活环境造成的社会环境压力。她和丈夫有很多争吵，并因此而责怪自己。她总是心甘情愿地把错误归于自身，来为她丈夫的暴力行为辩解。Gregory（2008）声称："从我们早期经历的回忆中，我们期待的只有遗弃和虐待。"（p.4）。Cara 在童年期间无法保护自己免受父亲的虐待，在目前的人际关系中她也难以保护自己。她是如此渴望被爱和被关注，以至于她在人际关系中很难确立安全和适当的界限。

主要诊断和临时诊断的应用
边缘型人格障碍（就诊原因）
广泛性焦虑障碍（临时诊断）
创伤后应激障碍（临时诊断）
可能成为临床关注焦点的其他状况
亲子关系问题（童年时期）
远离父母的成长环境
儿童时期的性虐待史
与社会心理因素相关的其他问题

治疗计划的思考

BPD 的治疗是困难的，什么是最好的治疗方案仍然是讨论的一个主题。精神科医生通常同时识别双相障碍（bipolar disorder，BD）的症状和 BPD，这也给诊断造成了一定的困难（APA 引用，Johnson，Gentile 和 Correll，2010）。其次，能被作为 BPD 患者的首选的治疗方案极少（Bateman，Ryle，Fonagy 和 Kerr，2007）。一个被逐渐关注的方法是基于心理化的疗法（mentalization based therapy，MBT）。在这个治疗模式中，关于认知心理学（权变理论）的概念被强调了，并结合了依恋理论的发展。该模型最先是在长期住院治疗的背景下发展的。它忽略潜意识的精神分析原理，而专注于与神经生理学的联系（Bateman 等，2007）。另一个流行的治疗方法是认知分析治疗（cognitive analytic therapy，CAT），它旨在治疗设定中重新引入精神分析客体关系的关键理论观点（如分离和个体化），同时承认治疗环境中的认知方面。BPD 的首选治疗将仍会是心理治疗（Marcinko 和 Vuksan-Cusa，Johnson 等引用，2010）。

虽然专门针对这一类人群而设计的治疗是有限的，但是在这一领域的研究越来越多。最近，有一项研究评估了 BPD 的 3 种治疗方法：移情 - 聚焦治疗、辩证行为治疗和支持性治疗。比较这 3 种方法，被标注为移情 - 聚焦心理治疗的结构动力方法能使患者在 6 个主要方面感受到变化；辩证行为治疗、支持性治疗在患者中引起的变化则更少

（Clarkin，Levy，Lenzenweger 和 Kernberg，2007）。Clarkin 等（2007）发表的研究表明，个体化治疗可能是最有益的。应用这些治疗方法时所引起的变化的特殊机制，还需要进一步研究。在本章节的"干预策略"这一节，对辩证行为治疗进行了更详细的讨论。

无论使用什么方法，其中最重要的技术仍然强调与精神科医生建立稳定的、信任的关系。执业医生不应该对挑衅行为做出惩罚性的反应，并应积极参与治疗，同时向患者保证治疗师的关注。应向患者概括自我毁灭行为的负面效应。边缘型人格障碍是一种终身疾病，在这个疾病中存在一种普遍的模式，即始于青春期的漠视，并且侵犯他人的权利。精神卫生执业医生采取的第一步是要明确定义患者目前所表现的行为。一旦确定了这些行为，如何处理这个行为的最好的治疗方案也就形成了（见治疗计划13.1）。

治疗的目标是减少或消除这些行为，并且提高患者对变化的适应能力（见快速参考13.5）。许多医生拒绝给这些患者看病，或在他们工作中将 BPD 患者就诊数量限制到1～2个，因为这样的患者往往被视为煽动者和高明的操纵者（Perry，1997）。患有这种疾病的人常被认为难以相处、不配合治疗，且控制欲强。尽管治疗中存在这些障碍，研究表明这些患者未来及预后仍是乐观的（APA，2000）。

治疗计划 13.1

边缘型人格障碍

一种人际关系、自我形象和情感不稳定的普遍模式，以及在成年早期便开始的明显的冲动性，并在各种背景下表现出来。

体征和症状

- 非常努力以避免真实或想象的抛弃。
- 不稳定和紧张的关系模式，以理想化和自我贬低之间的交替为特征。
- 身份紊乱——不稳定的自我形象。
- 至少 2 个方面的社会功能存在冲动性：消费冲动、性冲动、物质滥用、鲁莽驾驶。
- 反复的自杀行为、自杀姿态、威胁，或自伤的行为。
- 由于显著的情绪反应导致的情感不稳定。
- 长期的空虚感。
- 不恰当的愤怒或难以控制的愤怒。
- 应激相关的偏执观念或严重的解体症状。

目标

1. 就诊者将停止自我伤害行为。
2. 就诊者将维持规定的药物治疗方案。
3. 就诊者将学会调节自己的情绪。
4. 就诊者将学会适当地表达情感。
5. 就诊者的家庭将增加对 BPD 了解。

治疗计划 13.1（续表）	
目标	**任务／干预**
1.　以就诊者的自我报告来评定其是否停止了自伤行为（割伤自己、自杀企图）。	执业医生将和就诊者签署一份旨在禁止她割伤自己或试图自杀的、没有伤害、没有风险的协议，作为安全计划的一部分。
2.　像就诊者在日记中记录的一样继续服用处方药。	就诊者按处方服用药物。 就诊者每次服药都在日记中记录。
3.　确定更好地管理情绪的方法，可以用平均得分来衡量，如在情绪化强度的日常报告中，从基线的平均得分5分到治疗结束时平均得分2分。	执业医生每周与就诊者进行2次辩证行为治疗。
4.　识别并学会适当的情感表达，可以用平均得分来衡量，从基线的平均得分2分到治疗结束时平均得分为15分，这是基于在治疗期间临床医生认为恰当的行为的计数。	执业医生增强就诊者表达情感的适当行为的意识。在治疗过程中，就诊者通过临床医生／就诊者制订的表格每天3次对她的情绪强度进行评估。 医生在每一个治疗阶段结束时，以他培养的恰当行为数为基础，评估患者的治疗进程。
5.　若所爱之人是边缘型人格障碍患者，则要持续不断地学习相关知识和解决问题的技能，通过前后测试分数的对比来证实他们对此障碍的知识的了解程度。	就诊者的家庭将参加6周的关于BPD的教育课程。 就诊者的家庭成员将与其他BPD患者的家庭成员进行沟通互助。

大量的研究显示，任何一种治疗方法获得持续成功都是很困难的（Perry，Tarrier，Morriss，McCarthy 和 Limb，1999）。然而，可能的药物及心理联合治疗是有希望的。Dobbert（2007）认为，使用抗抑郁药物调控 5- 羟色胺的水平并且联合心理治疗，可以帮助减少攻击性行为。见快速参考 13.6。

快速参考 13.5
确定问题行为
■ 确定与冲动控制相关的问题（例如，不安全的性关系、物质滥用或鲁莽驾驶）。 ■ 确定冲动未被控制时的行为后果及带来的问题。 ■ 评估物质滥用史及现在的使用情况。 ■ 确定脾气爆发时段或最有可能发生的侵略性威胁。 ■ 确定低自尊和不稳定的自我形象的具体例子。 ■ 确定被抛弃感和为了减少这种感觉的尝试。 ■ 确定潜在的致命性或给自己或他人造成危险的可能性。

快速参考 13.6

治疗目标

- 评估自杀风险和稳定性。
- 培养和演示处理情绪波动的应对技巧。
- 培养控制冲动的能力。
- 培养和演示处理愤怒的技巧。
- 学习和练习人际关系的交往技巧。
- 减少自我伤害行为。

干预措施

似乎对 BPD 患者最有效的干预措施包括强化的门诊个体与团体心理治疗。此外，抗抑郁剂、心境稳定剂、非典型抗精神病药物经常用于 BPD 患者（NIMH，2009）。因此，BPD 患者理想的治疗方式最有可能是一种结合扩展的个体和团体的联合心理治疗，以及对那些有更严重症状的患者提供精神科服务。此外，对 BPD 患者最好的治疗结果是消除自杀和自伤行为，以及改善抑郁、焦虑情绪，并针对性地干预儿童期性虐待的相关问题。如果可以的话，在治疗中纳入家庭成员也是必要的。这样做有助于为患者建立一个支持系统，并最大限度地提高人际交往关系的质量。因为 BPD 患者有强烈的、混乱的和情绪化的关系，所以教会他们管理自己情绪的技能是很有必要的（Linehan，1993）。

个体治疗和干预的策略

Yen、Johnson、Costello 和 Simpson（2009）报道称，一个为期 5 天的在部分住院计划中实施的辩证行为治疗（dialectical behavior therapy，DBT），证明了患者症状的改善可以持续超过 3 个月。虽然这个治疗计划降低了综合医院的住院天数，但这种以社区为基础，并结合医院治疗的模式帮助这些患者提高了他们整体功能的水平。强化的住院治疗和个体咨询，改善了患者慢性适应不良的关系和行为模式。

Bateman 和 Fonagy（1999）通过在 BPD 患者中比较精神分析为导向的部分住院治疗项目和标准的精神科照护的效果，评价部分住院治疗效果。他们评估了结构化的、灵活的、连续的、限定背景的，以及可靠的团体精神分析心理治疗中的部分住院项目。在这项研究里，部分住院项目里的 BPD 患者与那些进行标准的精神科照护的 BPD 患者相比，改善非常明显。在部分住院项目中有自杀企图患者的数量、住院天数、焦虑和抑郁的程度，以及自伤行为都明显减少了。因为 BPD 是一种需要强化的精神科照护的慢性精神疾病，长期随访治疗是必要的。那些接受强化团体治疗和个体治疗的患者在获得社区支持后表现得更好。对于 BPD 患者，结合个体心理治疗与技能训练的治疗的疗效是最佳的。个体治疗的目的是让患者学会应用技能替代不良行为（Linehan，1993）。

对 BPD 而言，流行的干预方式是 DBT，一个随着时间的推移变得多样化的、广泛的认知 - 行为治疗（Fruzzetti 和 Fruzzetti，2009）。它最初是为 BPD 患者开展起来的。通过临床对照试验证明，它对这种疾病仍然有效（Feigenbaum，2007）。"心理治疗中的主要辩证观点是接纳和改变"（Fruzzetti 和 Fruzzetti，2009，p. 230）。辩证观点包含 3 个主要特征，每一个都对了解 BPD 和其行为的变化和发展非常重要。

1．辩证法引导患者将注意力转向即刻的和更广泛的行为内涵中，也要注意到患者行为模式之间的相互关联性。须认识到，改变是一个正在进行的过程，渴望改变的动机是治疗的核心。改变可能发生在患者身上、在治疗过程中、甚至发生在治疗师身上（Fruzzetti 和 Fruzzetti，2009）。
2．现实是改变的基础，认识到内部对立性思维的合成将不断变化，并用一套新的对立思维来反驳和替代有问题的思考方式（Linehan，1993）。问题思维的识别包括使过程变得困难的极端的思维、行为和情绪。
3．我们假设患者和其所处的环境正在不断地演变。这个看法旨在帮助患者更坦然地接受变化。

因为 BPD 的核心障碍是情感失调，所以这种治疗形式可以通过教会患者去识别和调节激烈的情绪反应，学会承受痛苦，并相信他自己的情绪反应可以合理地解释，并将这种意识应用到生活事件中来管理情绪（Linehan，1993）。这种治疗试图重塑功能失调的行为，来作为患者学习到的解决问题技能的一部分，促使执业医生和患者都专注于积极主动解决问题。与此同时，重点要放在理解患者对当前的情感、认知和行为方面的反应上。在此方法中，我们期待精神卫生执业医生可以系统地解决患者所有的问题行为，包括进行协同的行为分析、提出可能影响改变的假设、促成可能的变化，并尝试和评估解决方案。这种干预强调教会患者接受自我和他们当下的生活环境的必要性。

此外，BPD 的诊断标准反映了行为、情绪以及认知模式上的不稳定和失调。在此前提下，*Linehan*（*1993*）概述了 4 个旨在解决这些问题的特殊技能培训模块。在第一个模块中，教学的核心理念包括情绪管理的技能。在第二个模块中，患者学习有效地处理混乱的和困难的人际关系的技能。第三个模块教会患者学习情绪调节的技能。第四个模块教会患者学习忍受痛苦的技能，帮助他学会有意识地体验和觉察周围的环境。

在为 BPD 患者制订治疗计划时，辩证行为治疗可以作为全面治疗模型的基础。即使精神卫生执业医生无法让患者在长期治疗中一直使用这种方法，但 DBT 对提高患者的整体功能水平仍有帮助。总之，似乎没有任何一个干预措施是完全适合所有障碍的。

根据 Fruzzetti 的研究（2009），在处理人格障碍尤其是 BPD 时，当符合以下情况时，辩证行为治疗的方法可能是最有用的：

- 以改变为导向的治疗或以接受为导向的治疗本身不成功。
- 治疗没有达到进一步改善的目标而进入一个平台期。
- 患者和治疗师陷入掌控权的较量。

■ 通常所说的多问题患者（p.231）。

精神药物干预

精神药物作为治疗计划的一部分可能对 BPD 患者有帮助。此类患者的一系列广泛而明显的症状可使每种治疗方法都能被尝试，包括综合治疗和药物治疗。虽然药物治疗已被证明是有效的，但单独用药是不够的（Dobbert，2007；NIMH，2009）。

对于 BPD 患者，治疗退出率较高，药物不依从很常见，物质滥用率也很高（Koerner 和 Linehan，2000）。执业医生必须强调患者依从各方面治疗的必要性，并帮助监控患者的治疗进度，特别是监控治疗期间潜在的物质滥用可能。让患者参与 AA 团体、物质滥用治疗中心，或同时加入两者，都将能帮助他们建立一个以禁用为中心的支持系统。

关于此障碍的具体药物使用，某些心境稳定剂与非典型抗精神病药物引起了较多关注（Lehmann，2003）。这些患者的精神病性症状包括偏执、妄想、牵连观念和分离。正因为这个原因，一种对常规治疗没有反应的严重精神分裂症患者使用的抗精神病药物，如氯氮平，已被用于伴有 BPD 的精神病患者，试图减少严重自伤和攻击性行为的发生（Chengappa，Elbeling，Kang，Levine 和 Parepally，1999）。精神病性症状通常在患者处于较大压力时更加明显。与分离相关的症状包括人格解体、痛觉缺失、现实解体和感知觉改变，这些患者经常伴有闪回。研究发现，纳曲酮（Revia）能够减少 PTSD 患者的闪回症状（Bohus 等，1999）。研究结论提示：由于阿片系统的活跃性增加导致分离性症状，包括闪回，其他阿片拮抗剂治疗这些症状也可能有效。唯一不受纳曲酮治疗影响的是患者的紧张程度。

虽然 BPD 的药物干预存在争议，但是由于疾病的长期性，它值得进一步深入探讨。因此 BPD 的治疗需要更进一步的研究。这种慢性人格障碍的核心表现是行为的不可预测性和症状的多变性。正如很多心理治疗干预研究所示，药物治疗作为边缘型人格障碍的补充治疗需要进一步评估，以确定其不仅仅是对症治疗。

第三部分：人格障碍的 DSM-5 替代模型

在 DSM-5 的第三部分，提出了人格障碍的替代模型。在将人格障碍概念化的过程中，另一种方法则更关注人格功能和人格特质。这种方法标注了人格障碍的特质（personality disorder-trait specified，PD-TS），用于囊括那些符合人格障碍的一般标准，但不符合某种障碍的特定标准的患者。PD-TS 的诊断可对应于 DSM-Ⅳ TR2000 版的 NOS 分类。DSM-5 的人格量表已经被用于评价有人格障碍的患者（Krueger，Derringer，Markon，Watson 和 Skodol，2012；Krueger 等，2011）。

这种替代模型原计划用来取代目前的人格障碍的系统命名方法。在确定最后的修订版之前，有太多关于这种变化的担忧，且根据评审员的反馈，最终没有变化。大家普遍认为，这种替代模型会改变诊断模型，而且我们接受到的反馈建议说这种重大调整太过极端（http：//www.dsm5.org）。然而，这个被提出来的替代模型，的确引起了足够的重视，也被列入 DSM-5 的第三部分，属于需要进一步研究的领域。进一步研究的目的是为了概述临床医生如何用该方法来进一步巩固评估与诊断（Krueger 和 Markon，2014）。

这种替代模型涉及 25 种人格特质、5 个领域和 7 种人格障碍的进一步研究。目前人格障碍分类中的 3 种（精神分裂型、反社会型和边缘型）不包括在这个模型中（Hopwood，Schade，Krueger，Wright 和 Markon，2013）。对这种特质类型最大的担忧之一是它缺乏经验性证据来支持这些疾病的关键特征（Livesley，2012）。

关于人格障碍和它在一般情况下的应用，围绕着当前 DSM-5 的修订，有显著的争议。一些专业人士认为它未经科学证实，未经适当测试，并且它的应用可能对患者存在潜在的害处。此外，一些专业人士感觉此次修订引出了完整性的问题（Frances 和 Jones，2014）。对于替代模型最主要的担忧是，此模型假定人格特征和功能是病理性的。此外，它在识别支持性信息时，如环境问题和其他因素，如贫穷等，会出现缺陷。这些生活环境可能会导致不寻常行为的产生，这些行为可能被诊断为一种人格障碍，但是这种行为是为了生存，并且这样的行为可能会随受教育而改变，不适合被贴上消极的标签（Gambrill，2014）。

总结与展望

在所有精神障碍中，人格障碍对日常功能有最直接影响，常使日常社会交往变得困难，但完全终止它又面临非常严峻的挑战。尤其是 BPD 这种从未对治疗或药物干预有较好反应的慢性精神疾病。根据 DSM，BPD 的基本特征包括人际关系、自我形象、情感的普遍的不稳定模式和明显的冲动性（APA，2013）。诊断为任意一种人格障碍的患者经常被赋予难以相处、不配合治疗、控制欲强的名声。尽管在治疗上有这些障碍，但是研究显示了未来的积极的方向，这些患者的一个良好的预后。

在诊断性评估方面，一旦人格障碍的类型被确定，由于这类疾病的慢性和长期性的特质，须对它进行一个全面的风险评估。人格障碍患者经常中断治疗，但这不仅仅只与人格障碍的症状相关。个体治疗如辩证行为治疗以及其他个体和团体的社会心理治疗，可以帮助提高患者的一般人际交往能力（Fruzzetti，2009）。虽然有些人格障碍患者在开始可能会抵抗治疗，但这些治疗对提高患者的功能水平，增进他们的社会关系，以及防止自我破坏性的自杀和自伤行为均有好处。

为了对治疗干预进行充分的评估，须在几个领域完成更多的研究。特别对 BPD 来说，需要更多的研究来确定 DBT 的哪些部分会产生积极的结果。此外，需要纵向随访研究来确定自杀率和长期治疗的维持时间。尤其对于 BPD，治疗方案的建立须包括后续随访和社区支持。许多患有此疾病的患者是精神科住院部的常客。因此，他们长期适应不良的关系和行为模式在住院治疗时就须被首先解决。门诊随访治疗帮助患者重新建立他的社会关系网，并解决导致入院的行为。对于人格障碍患者，尤其是 BPD 患者，帮助的关键是防止复发。

（张 岚 周 波）

参考文献

American Psychiatric Association. (1952). *Diagnostic and statistical manual of mental disorders*. Washington, DC: Author.

American Psychiatric Association. (1965). *Diagnostic and statistical manual of mental disorders* (2nd ed.). Washington, DC: Author.

American Psychiatric Association. (1980). *Diagnostic and statistical manual of mental disorders* (3rd ed.). Washington, DC: Author.

American Psychiatric Association. (1987). *Diagnostic and statistical manual of mental disorders* (3rd ed., rev.). Washington, DC: Author.

American Psychiatric Association. (2000). *Diagnostic and statistical manual of mental disorders* (4th ed., text rev.). Washington, DC: Author.

American Psychiatric Association. (2013). *Diagnostic and statistical manual of mental disorders* (5th ed.). Arlington, VA: American Psychiatric Publishing.

Barnhill, J. W. (2014). Personality disorders: Introduction. In J. W. Barnhill (Ed.), *DSM-5^{TM} clinical cases* (pp. 297–300). Washington, DC: American Psychiatric Publishing.

Bateman, A., & Fonagy, P. (1999). Effectiveness of partial hospitalization in the treatment of borderline personality disorder: A randomized controlled trial. *American Journal of Psychiatry*, 156(10), 1563–1569.

Bateman, A. W., Ryle, A., Fonagy, P., & Kerr, I. B. (2007). Psychotherapy for borderline personality disorder: Mentalization-based therapy and cognitive analytic therapy compared. *International Review of Psychiatry*, 19(1), 51–62.

Biskin, R. S., & Paris, J. (2012). Diagnosing borderline personality disorder. *Canadian Medical Association Journal*, 184(16), 1789–1794.

Black, D. (2006). *What causes antisocial personality disorder?* Retrieved from http://www.psychcentral.com/lib/2006/what-causes-antisocial-personality-disorder/

Bohus, M. J., Landwehrmeyer, G. B., Stiglmayr, C. E., Limberger, M. F., Bohme, R., & Schmahl, C. G. (1999). Naltrexone in the treatment of dissociative symptoms in patients with borderline personality disorder: An open-label trial. *Journal of Clinical Psychiatry*, 60(9), 598–603.

Caligar, E. (2006). Personality disorders: Psychodynamic treatments. *Psychiatric Times*, 23(8), 12, 17–18.

Chengappa, K. N., Elbeling, T., Kang, J. S., Levine, J., & Parepally, H. (1999). Clozapine reduces severe self-mutilation and aggression in psychotic patients with borderline personality disorder. *Journal of Clinical Psychiatry*, 60(7), 477–484.

Clarkin, J. F., Levy, K. N., Lenzenweger, M. F., & Kernberg, O. F. (2007). Evaluating three treatments for borderline personality disorder: A multiwave study. *American Journal of Psychiatry*, 164(6), 922–928. doi: 10.1176/appi.ajp.164.6.922

Costa, D. M., & Babcock, J. C. (2008). Articulated thoughts of intimate partner abusive men during anger arousal: Correlates with personality disorder features. *Journal of Family Violence*, 23(6), 395–402. doi: 10.1007/s10896-008-9163-x

CRS-Behavioral Health Advisor. (2009, January 1). Avoidant personality disorder. *Health Source: Consumer Edition*, 1.

Dobbert, D. L. (2007). *Understanding personality disorders: An introduction*. Westport, CT: Praeger.

Evans, K. (2006). Alcibiades: Ancient Greek aristocratic idea or antisocial personality disorder? Proceedings of the Fourth International Conference on New Directions in the Humanities, Tunis, Tunisia. July 3–6.

Farabaugh, A., Fava, M., & Alpert, J. (2007). Differentiating chronic depression from personality disorders. *Psychiatric Times*, 24(6), 64–68.

Federman, C., Holmes, D., & Jacob, J. D. (2009). Deconstructing the psychopath: A critical discursive analysis. *Cultural Critique*, 72, 36–65.

Feigenbaum, J. (2007). Dialectical behaviour therapy: An increasing evidence base. *Journal of Mental Health*, 16(1), 51–68. doi: 10.1080/09638230601182094

Fischer, J. (Ed.). (1999). *Measures for clinical practice: A sourcebook* (3rd ed., Vol. 2). New York, NY: Free Press.

Fischer, J., & Corcoran, K. (2007a). *Measures for clinical practice: A source book. Volume 1: Couples, families, and children* (4th ed.). New York, NY: Oxford University Press.

Fischer, J., & Corcoran, K. (2007b). *Measures for clinical practice: A source book. Volume 2: Adults* (4th ed.). New York, NY: Oxford University Press.

Frances, A., & Jones, K. D. (2014). Should social workers use *Diagnostic and Statistical Manual of Mental Diorders-5*? *Research on Social Work Practice*, 24(1), 11–12.

Fruzzetti, A. R., & Fruzzetti, A. E. (2009). Dialectics in cognitive and behavior therapy. In W. T. O'Donohue & J. E. Fisher (Eds.), *General principles and empirically supported techniques of cognitive behavior therapy* (pp. 230–239). Hoboken, NJ: Wiley.

Gambrill, E. (2014). The *Diagnostic and Statistical Manual of Mental Disorders* as a major form of dehumanization in the modern world. *Research on Social Work, 24*(1), 13–36.

Greist, J. H. & Jefferson, J. W. (2007, Summer). Obsessive compulsive disorders. *The Journal of Lifelong Learning in Psychiatry, 5*(3), 283–298.

Gershon, J. (2007, May 1). The hidden diagnosis. *USA Today, 135*, 72–74.

Goodman, M., Jeong, J. Y., & Triebwasser, J. (2009). Borderline personality disorder and bipolar disorder distinguishing features of clinical diagnosis and treatment. *Psychiatric Times, 26*(7), 55–59.

Gregory, D. (2008). *Broken bones, broken lives: Adult recovery from childhood abuse.* Bloomington, IN: AuthorHouse.

Grim, P. (2000, July). Cut to the quick. *Discover, 21*, 38.

Hoffman, P. D., Buteau, E., & Fruzzetti, A. E. (2007). Borderline personality disorder: Neo-Personality inventory ratings of patients and their family members. *International Journal of Social Psychiatry, 53*(3), 204–215.

Hopwood, C. J., Schade, N., Kreuger, R. F., Wright, A. G. C., & Markon, K. E. (2013). Connecting *DSM-5* personality traits and pathological beliefs: Toward a unifying model. *Journal of Psychopathology and Behavioral Assessment, 35*(2), 167–172. doi: 10.1007/s10862-012-9332-3

Jehu, D., Klassen, C., & Gazan, M. (1986). Cognitive restructuring of distorted beliefs associated with childhood sexual abuse. *Journal of Social Work and Human Sexuality, 4*(1), 49–69.

Johnson, A. B., Gentile, J. P., & Correll, T. L. (2010). Accurately diagnosing and treating borderline personality disorder: A psychotherapeutic case. *Psychiatry, 7*(4), 21–30.

Koerner, K., & Linehan, M. M. (2000). Research on dialectical behavior therapy for patients with borderline personality disorder. *Psychiatric Clinics of North America, 23*(1), 151–167.

Krueger, R. F., Derringer, J., Markon, K. E., Watson, D., & Skodol, A. E. (2012). Initial construction of maladaptive personality trait model and inventory for *DSM-5. Psychological Medicine, 42*(9), 1879–1890. doi: 10.1017/S0033291711002674

Krueger, R. F., Eaton, N. R., Clark, L. A., Watson, D., Markon, K. E., Derringer, J., . . . Livesley, W. J. (2011). Deriving an empirical structure for personality pathology for *DSM-5. Journal of Personality Disorders, 25*(2), 170–191. doi: 10.1521/pedi.2011.25.2.170

Krueger, R. F., & Markon, K. E. (2014). The role of *DSM-5* personality trait model in moving toward a quantitative and empirically based approach to classifying personality and psychopathology. *Annual Review of Clinical Psychology, 10.* doi: 10.1146/annurev-clinpsy-032813-153732.

Lehmann, C. (2003). Antipsychotics appear effective for borderline personality disorder. *Psychiatric News, 38*(2), 18.

Lenzenweger, M. F. (2008). Epidemiology of personality disorders. *Psychiatric Clinics of North America, 31*(3), 395–403.

Lenzenweger, M. F., Lane, M. C., Loranger, A. W., & Kessler, R. C. (2007). *DSM-IV* personality disorders in the National Comorbidity Survey Replication. *Biological Psychiatry, 62*(6), 553–564.

Linehan, M. (1993). *Skills training manual for treating borderline personality disorder.* New York: Guilford Press.

Linehan, M. N., Goodstein, J. L., Nielsen, S. L., & Chiles, J. A. (1983). Reasons for staying alive when you are thinking of killing yourself: The Reasons for Living Inventory. *Journal of Counseling and Clinical Psychology, 51*(2), 276–286.

Livesley, W. J. (2012). Disorder in the proposed *DSM-5* classification of personality disorders. *Clinical Psychology and Psychotherapy, 19*(5), 364–368. doi: 10.1002/cpp.1808

Maxmen, J. S., Ward, N. G., & Kilgus, M. (2009). *Essential psychopathology and its treatment* (3rd ed.). New York, NY: Norton.

McMain, S., & Ellery, M. (2008). Screening and assessment of personality disorders in addiction treatment settings. *International Journal of Mental Health Addiction, 6*(1), 20–31.

National Institute of Mental Health. (2009). *Borderline personality disorder.* Retrieved from http://www.nimh.nih.gov/health/topics/borderline-personality-disorder/index.shtml

Okasha, A., & Okasha, T. (2000). Notes on mental disorders in pharaonic Egypt. *History of Psychiatry, 11*(44), 413–424. doi: 10.1177/0957154X0001104406

Paris, J. (2002). Chronic suicidality among patients with borderline personality disorder. *Psychiatric Services, 53*(6), 738–742. doi: 10.1176/appi.ps.53.6.738

Perry, A., Tarrier, N., Morriss, R., McCarthy, E., & Limb, K. (1999). Randomised controlled trial of efficacy of teach patients with bipolar disorder to identify early symptoms of relapse and obtain treatment. *British Medical Journal, 318*(7177), 149–154. doi: doi.org/10.1136/bmj.318.7177.149

Perry, P. (1997, July–August). Personality disorders: Coping with the borderline. *Saturday Evening Post, 269*(4), 44–54.

Rettew, D. C. (2006). Avoidant personality disorder: Boundaries of a diagnosis. *Psychiatric Times, 23*(8).

Scheirs, J. G. M., & Bok, S. (2007). Psychological distress in caretakers or relatives of patients with borderline personality disorder. *International Journal of Social Psychiatry, 53*(3), 195–203. doi: 10.1177/0020764006074554

Sherry, A., Lyddon, W. J., & Henson, R. K. (2007). Adult attachment and developmental personality styles: An empirical study. *Journal of Counseling and Development, 85*(3), 337–348.

Sieleni, B. (2007). Borderline personality disorder in corrections. *Corrections Today, 69*(5), 24–25.

Sinclair, S. J., & Gansler, D. A. (2006). Integrating the somatic marker and social cognition theories to explain different manifestations of antisocial personality disorder. *The New School Psychology Bulletin, 4*(2), 25–47.

Stefansson, R., & Hesse, M. (2008). Personality disorders in substance abusers: A comparison of patients treated in a prison unit and patients treated in inpatient treatment. *International Journal of Mental Health Addiction, 6*(3), 402–406. doi: 10.1007/s11469-007-9134-0

Tillfors, M., Furmark, T., Ekselius, L., & Fredrikson, M. (2001). Social phobia and avoidant personality disorder as related to parental history of social anxiety: A general population study. *Behavior Research & Therapy, 39*(3), 289–298.

Walling, H. W. (2002). Antisocial personality disorder: A new heel for Achilles? *Western Journal of Medicine,* *176*(3), 212–214.

Widom, C. S., Czaja, S. J., & Paris, J. (2009). A prospective investigation of borderline personality disorder in abused and neglected children followed up into adulthood. *Journal of Personality Disorder, 23*(5), 433–446.

Yen, S., Johnson, J., Costello, E., & Simpson, E. B. (2009). A 5-day dialectical behavior therapy partial hospital program for women with borderline personality disorder: Predictors of outcome from a 3-month follow-up study. *Journal of Psychiatric Practice, 15*(3), 173–182. doi: 10.1097/01.pra.0000351877.45260.70

Zanarini, M. C., Weingeroff, J. L., & Frankenburg, F. R. (2009). Defense mechanisms associated with borderline personality disorder. *Journal of Personality Disorders, 23*(2), 113–121. doi: 10.1521/pedi.2009.23.2.113

Zung, W. W. (1965). A self-rating depression scale. *Archives of General Psychiatry, 12,* 63–70.

附录 快速参考：特定障碍——诊断标准与治疗计划

特定的精神发育障碍的概述及治疗计划

快速参考 A.1

智力障碍 *

命名更改：这种障碍之前命名为精神发育迟滞。ICD-11 命名为智力发育障碍，DMS-5 命名为智力障碍。

简介：智力障碍是在发育时期发生的障碍，包括智力和适应功能两方面的缺陷，主要表现在概念、社交和实践领域。智力障碍的诊断必须经过临床评估和标准化的智力测试的确认。该障碍在发育时期表现明显，特征为保持注意力的能力不足、完成任务的能力不足和较差的组织能力。

简要诊断标准：在简要的指南中，必须符合以下 3 项诊断标准：①智力功能缺陷；②适应功能缺陷；③发育时期起病。

严重程度标注：严重程度是通过适应功能而不是 IQ 分值来区分，分为：轻度、中度、重度和极重度。

轻度：需要极少的帮助，也许需要一些监管和指导，多生活在社区中或在较低程度的监管环境中；

中度：需要适度的监管，生活可自我照料，可进行一些无技巧或简单技巧的工作，多生活在一个有监管的社区中；

重度：一般需要一些专业机构的照顾，极少能进行或不能进行流畅的交谈，可能需要一个能提供多方面支持的教养院和能帮助完成日常生活活动的照料者；

极重度：一般需要全面护理来完成日常生活活动。

快速参考 A.1（续表）

进一步诊断性评估：

1. 智力功能缺陷：

问题推理（为了补充标准化测试，执业医生可运用个体每天将会面对的、与他们发育年龄相适应的日常生活情景，并记录有问题的应答）

解决困难的问题［为了补充标准化测试，问一些与年龄和（或）发育相适应的基本问题，并记录有问题的应答］

计划［为了补充标准化测试，问一些与她们预期中日常任务相关的问题，以及怎么解决这些任务，这些问题要与年龄和（或）发育相适应，并记录有问题的应答］

抽象思维（为了补充标准化测试，问一些同年龄相适应的与概念或概括性思考相关的问题，以及与个体目前日常生活将会面临的情景相关的问题，并记录有问题的应答）

判断（为了补充标准化测试，问一些与年龄相适应的关于基本决断的问题，以及与目前日常生活中可影响个体身体健康和安全的情景相关的问题，并记录有问题的应答）

学业学习（为了补充标准化测试，从父母及教师那里收集与学业兴趣及熟练度相关的信息）

经验学习（从父母及教师那里收集犯错后学习能力的相关信息，以及其他经验基础上的日常经历中行为如何提升的相关信息）

2. 适应功能缺陷（包括多种环境：家、学校、工作地点、社区）：

个人独立（能否独立完成与其年龄相适宜的任务？）

社会责任感（个体在家庭中如何与他人产生联系，或者在有监管的生活设施、学校及其他相关场所？）

3. 发育时期起病

首次发病（如出生、事故、受伤等，没有特殊年龄的限制，只要在发育时期）

帮助性提示

- 如果出现以上情况，执业医生应该利用智力测试来检验个体的智商（IQ）得分，并将它们列出以获得支持性信息。个体智力测试的 IQ 得分必须在 70 分或以下；
- 这些个体必须有明显低于平均水平的智力和适应功能缺陷。这种障碍在男性中略常见。

Source: Summarized criteria from the Diagnostic and Statistical Manual of Mental Disorders, Fifth Edition. Copyright 2013 by the American Psychiatric Association.

治疗计划

智力障碍

需要注意的体征和症状：

- 低于平均水平的智力；尤其是在标准化的测试中，IQ 得分为 70 或以下。
- 在交流、自我照料、社交与人际交往技巧、自我定位以及学业技能中受限。
- 在处理每天的需求时存在困难。
- 存在智力功能缺陷、适应功能缺陷，以及发育时期起病。
- 不能够从始至终地完成工作 / 任务。
- 对细节不注意 / 经常犯粗心大意的错误。
- 对活动失去兴趣 / 频繁地从一个未完成的项目转移注意力到另一项目上。
- 工作空间或区域脏乱。
- 厌恶须保持注意力的活动。

治疗目标：

1. 在社会环境中行为可以与适当的功能水平相对应，如在学校、家庭和社区环境中。
2. 在强项上最大化智力能力。
3. 减少不恰当的社交行为的数量。
4. 增加集中注意力 / 专注的时间长度。
5. 遵守父母和老师制定的严格规定。
6. 增强自尊心。

支持性照护目标：

1. 父母及其他人（家庭、学校或工作）要发展简单的日常生活活动，帮助解决完成任务时的挫败感，并积极强化遵守规则。
2. 如有必要，患者可服用医生开具的药物。

目的	干预措施
1. 增加对活动的持续注意时间。	协助父母和儿童制订一个例行程序；安排儿童每天的工作和任务，并规定在一定的时间内完成。在完成日常任务后做一些娱乐活动，同时系统性地增加完成这类任务的时间长度。
2. 提升自信心和自我价值感。	就诊者须罗列、辨别并专注于自己的强项，同时着手于建立人际关系。
3. 为完成日常生活活动提供便利的环境。在合适的学校或工作环境中，让学业或工作成绩达到最佳。	根据就诊者的能力和需要照料的水平确定合适的居住环境。 咨询老师、父母以及精神卫生专业人士，根据就诊者的智力能力和技巧水平确定合适的课堂环境。

治疗计划（续表）

目的	干预措施
4. 引进、使用自我监督技术，帮助患者开始并保持任务状态。	在环境中引入自我暗示，提醒患者开始或继续完成任务。 建议使用连续播放的有声磁带，经常提醒儿童反问自己"我专注于被安排的任务吗？"。
5. 制订教育计划，以最大限度地学习技能，识别自己的优势和劣势。	建议设置奖赏/代金券系统，来鼓励良好的行为和积极的学术表现。
6. 制订和实施与儿童的发育相适应的，且儿童可以完成的一项日常家务清单，并积极巩固成果。	家长在家需要经常强化训练。
7. 设置奖赏系统，以加强儿童的社会适应行为。	当儿童出现不恰当的社会行为时，家长和老师要立即发现并口头指出。
8. 用药咨询：确定用药是否有所帮助，并按照处方说明规律服药。 建立提供咨询及药物相关支持性信息的机构，并阐明其如何帮助完成任务。	提供解决用药需求相关问题的支持性教育，并阐明其如何影响任务的完成。 儿童会遵从父母的要求，每天坚持按时服用药物。
9. 当儿童完成日常生活活动时，就须发展、建立和实施针对儿童行为的规则。	协助家长为儿童制定明确的行为规则，对儿童不恰当的行为也要形成一套须承担后果的机制。
10. 建立、强化任务并发展适当的行为。	利用口头表扬来奖励遵守支持系统规则的行为。 利用奖赏系统来巩固儿童在家和在教室时的任务行为，促进任务的完成。

快速参考 A.2

孤独症谱系障碍（ASD）*

命名更改及重新分类：DSM-IV-TR（2000）定义是普遍的发育障碍条件下的几种疾病的组合。个体障碍合并进了 ASD，包括原来称为孤独障碍（一种严重的精神发育障碍，起病于婴儿期或儿童期，表现为自我兴奋、自我损伤行为，例如摇摆、旋转、撞头等）、Rett 障碍（女孩在 5～24 个月大脑发育减缓，之前获得的手部技能丧失、社交参与丧失、出现刻板动作、语言功能受损，通常伴有严重的精神发育迟滞，与特定的基因突变有关）、儿童紊乱性障碍（病前有 2 年的正常发育期，然后发育过程中出现急剧的退化，伴有既往获得技能的丢失，并逐渐出现孤独样症状）、阿斯伯格综合征（存在孤独症样症状，伴有严重的社会交往障碍，但是没有语言障碍），以及非特指的广泛发育障碍的诊断。

简介：该疾病的基本特征是在社会沟通和社会交往方面持续性地显示出困难。儿童早期即可发现症状，沟通和互动行为存在问题，以重复、限制性行为模式为特征。该行为严重影响患者的日常功能及日常生活的其他方面。被命名为谱系障碍是因为该类疾病的行为表现和严重程度受环境、发育水平及实际年龄的影响。此外，该谱系障碍中出现的一些行为不能用智力障碍这一概念做出很好的解释，因为它们常与智力障碍同时出现。

简要诊断标准：在简明指南中，孤独症有两大特征：在多种领域中存在的社会沟通和社会交往缺陷，局限的、重复的行为、兴趣或活动。

严重程度标注：由于本病的多样性，标准 A 和 B 都需要严重程度的标注，标准 A 是社会沟通和社会交往缺陷，标准 B 是重复限制性行为模式。这两点须分别进行评估，并且每个标准的严重等级分为 1 级（需要支持，在 1 个或多个方面行为功能受损）、2 级（需要大量支持，在多种背景下行为功能明显受损）和 3 级（需要大量支持，在所有背景下行为功能都出现极端严重的问题）。附加标注包括有无智力损伤、语言损伤，是否存在躯体疾病、遗传情况或环境因素，是否合并其他神经发育性精神行为障碍或紧张症。

进一步诊断性评估：

1. 多个领域中存在的社会沟通和社会交往缺陷：社会情感交流受损（如对社会交往反应不佳，与其发育年龄不一致）

非语言的交流缺陷（如不能用语言或非语言很好地表达自己的需求或与他人交流时不能做出合适的语言或非语言反应来促进沟通）

发展和维持关系缺陷（如可能对同伴关系缺乏兴趣）

2. 重复限制性行为模式，至少表现为以下 2 点：运动、说话和对物体的使用是刻板、重复的

不能对变化做出合适的反应，坚持和过去保持一致，对于打破常规无法适应；缺乏灵活性，极度固执，有强烈的仪式行为化。

感觉传入和自我调节功能受损，对环境中的某些方面敏感性反应过度或过低（例如温度、质地、气味或物体的触感）。

快速参考 A.2（续表）

帮助性提示

- 满足上述条件后，执业医生应该判断患者是否合并智力障碍，以及患者的行为是否可以用其他障碍更好地解释。
- 关注以识别社会沟通和社会交往问题、识别重复性行为，且应该独立评估各自的严重程度。
- ASD 一般包括社会交往功能受损和刻板行为，并达到性质层面的受损，即沟通、语言或非语言反应偏离预期。
- 相对于实际发育水平，患者展现的技能极为有限、缺乏。
- 该谱系障碍可能终身存在，因此早期支持性评估和干预可能有助于改善预后。

Source: Summarized criteria from the Diagnostic and Statistical Manual of Mental Disorders, Fifth Edition. Copyright 2013 by the American Psychiatric Association.

治疗计划

孤独症谱系障碍（ASD）

一般定义：ASD 的主要特征是社会交往和沟通异常和受损，以及重复行为。

需要注意的体征和症状：

对他人缺乏兴趣。

不能发展合适的人际关系。

沟通技巧和语言发育迟缓。

重复的仪式化行为或自我刺激行为，如摇摆。

自我损伤行为，如撞头或咬自己。

过分关注环境或固有模式的改变。

智力和认知功能损害。

治疗目标

1. 促进并建立基本语言发育（需要时），提高人际沟通技能。
2. 在就诊者解决问题能力有限的条件下，专注于就诊者的优势，强调就诊者的能力。
3. 减少并最终消除就诊者的自伤行为。
4. 经历社会交往及重复行为带来的极度痛苦时，学会放松、集中注意力。
5. 学会识别环境诱发的不正常的兴趣及重复行为模式。

目的	干预措施
1.促进交际性语言和对话的发育。	将就诊者转诊至言语治疗师处接受治疗，促进儿童的言语技能发育。 与就诊者一起工作，巩固沟通交往模式。

治疗计划（续表）

目的	干预措施
2. 与他人多交流，帮助改善沟通技能。	使用正性强化或者建模技术鼓励就诊者与他人交流，从而提升交际能力。 同时使用正性强化方式使他人融入支持系统和学习环境中。
3. 建立并且强化任务，促进适当的行为发育。	将口头表扬与服从支持系统相关规则的奖励结合起来。 使用一套奖赏系统强化就诊者在家中或者教室进行并完成任务的行为。
4. 减少任何自伤行为。	使用问题解决方法以帮助患者处理与交流和重复性行为相关的过度焦虑。 参加行为管理计划，学习一些技能或技术，以识别自伤行为的促发因素并加以预防。
5. 增加对疾病的理解，强调现实性期望，避免过多感觉刺激。	就 ASD 的知识对父母进行教育，解释对其表现的预期及现实的期待可能存在的问题。 为家庭推荐支持小组，帮助家长学习如何处理孩子的个体化的需要。 鼓励父母识别什么时候需要暂时休息，并提供需要的转诊。
6. 识别和减少异常兴趣的发生率及在日常交往中的感官超负荷。	协助就诊者及其父母识别环境中的促发因素、对感觉输入的过度反应或反应不足。
7. 学习和训练其与交流相关的冲突解决技能。	协助就诊者识别潜在的社交局限，学习训练，帮助患者有更多的社会性应答方式。

快速参考 A.3

注意缺陷/多动障碍（ADHD）*

简介：本病主要的特点为持续的注意力集中困难、多动 - 易冲动。症状多首次发生于儿童早期，影响儿童的功能和发育。行为表现与个体目前发育水平不一致，严重程度足以影响日常生活功能和其他日常活动。此外，此种行为障碍不能被其他精神障碍如心境障碍、焦虑障碍或其他相关的精神障碍所解释。

简要诊断标准：简要来说主要表现为 2 方面，注意缺陷及多动和冲动。

严重程度亚型及标注：基于本病的多样性，特将其分型并予以标注。主要分为 3 个亚型：综合表现型（同时具有注意障碍及多动冲动）、注意障碍主要型（在过去的 6 个月内符合注意障碍诊断标准，但不符合多动冲动标准）、多动/冲动主要型（符合多动/冲动诊断标准，但不符合注意障碍标准）。

快速参考 A.3（续表）

另一种标注是基于过去及现在的体征和症状考虑，足够严重以做出诊断：轻度（导致社交及职业功能的轻微损伤）、中度（症状介于轻度及重度之间）、重度（存在非常多超出诊断所需的症状，或存在若干特别严重的症状，或症状对完成工作或日常生活的其他活动产生非常严重的影响）。

进一步诊断性评估

1. 注意障碍至少符合 6 项下列症状，并且至少持续 6 个月，影响社会学业 / 职业多个领域：

不能密切关注细节或经常犯粗心大意的错误（很快完成或者不能完成作业、工作）。

在学习或者游戏等基本活动中不能集中注意力。

当别人对其讲话时，不能对讲话人集中注意力，抓不住讲话重点。

不能坚持到底，很快失去注意力（很难完成家庭作业或工作相关任务）。

难以组织工作和进行日常生活活动。

注意力集中有限以致经常回避要长时间维持注意力的任务。

经常无组织或丢失完成任务所需的物品。

注意力经常分散。

经常忘事。

2. 多动和冲动至少符合 6 项下列症状，并且至少持续 6 个月，影响社会 / 学业 / 职业多个领域：

坐立不安的行为（抖腿、踢椅子、坐立不安）。

当应该坐在座位上时却经常离座。

感觉焦躁不安，必须要消耗身体的能量。

不能安静地玩耍或休息。

经常忙个不停，好像是有内在的驱动力。

经常在提问还没讲完之前就将答案脱口而出。

经常难以等待轮到他。

经常违反社交准则，迫不及待地开口突然打断或侵扰他人。

帮助性提示

- 当记录此障碍的 3 个亚型（综合表现型、注意障碍主要型、多动 / 冲动主要型）时，记录为标注是否有此特征，而不是如果有此特征，标注。
- 注意去辨别问题和担忧是集中于注意力不集中和多动、冲动的行为，所有行为必须在社交、学习情景中或在家庭系统中。
- 表现为极度冲动并与实际发育水平不相符。
- 本病具有终身性，但早期支持性评估和干预能够改善社会功能。

Source: Summarized criteria from the Diagnostic and Statistical Manual of Mental Disorders, Fifth Edition. Copyright 2013 by the American Psychiatric Association.

治疗计划

注意缺陷/多动障碍（ADHD）

一般定义：本病以注意力不能集中、难以完成任务、组织能力差为特点，症状在儿童时期较明显。基本表现为注意缺陷、多动和冲动。

需要注意的体征和症状

不能自始至终完成家庭作业及任务。

不能注意细节，经常犯粗心大意的错误。

对活动失去兴趣，频繁地从一个未完成的项目转移注意力到另一项目上。

工作空间或区域脏乱。

厌恶参与须保持注意力的活动。

无法在较长的一段时间内保持坐位。

过度坐立不安。

说话过多或制造噪音。

在提问还没讲完之前就将答案脱口而出，在说话前不经思考，在被要求回答问题前不经举手和老师同意便回答。

交谈、活动频繁中断，等等。

频繁出现差错。

治疗目标：

1. 问题解决效果不理想时，将治疗目标集中于患者的优势或强调患者的能力。
2. 学会识别环境中导致注意力不集中和冲动行为的诱因。
3. 为患者开具处方时，希望患者按推荐方式服药。
4. 将治疗的主要目的放在延长注意力集中的时间上。
5. 树立以家长和老师为主导的、以任务为导向的限制性任务。
6. 增加患者的自尊和自信。

目的	干预措施
1. 通过增加间隔时间来保持就诊者对活动的注意力。	帮助就诊者设计一个日程表：制订就诊者每天须完成的家务和作业时间表，确保每个时间框内的任务完成。 当就诊者完成日常任务时确保其有娱乐活动，同时系统地增加完成这些任务所需的时间。
2. 识别就诊者的优势并加以利用，以提升其自尊和自信。	在就诊者依从性好时给予口头表扬。 使就诊者能够认同自我积极评价和增加产生自我积极评价的频率。 使就诊者能够识别出自身擅长的方面。 就诊者须罗列、辨别并专注于自己的优势，同时着手于建立人际关系。 帮助就诊者将自身的优势和改善其自尊和自信相关联。

治疗计划（续表）	
目的	**干预措施**
3. 开发和利用自我监督技术来帮助患者坚持做任务。	建议使用连续播放的有声磁带，经常提醒儿童反问自己"我专注于被安排的任务吗？"
4. 识别问题行为及其产生的后果，并能够制订计划消除后果。	安排就诊者讨论其最近的破坏性行为，并协助其探讨下次遇到这种情况采取何种措施更好。 协助父母为儿童制定明确的行为规则，对儿童的不恰当行为也要形成一套须承担后果的机制。 与就诊者共同进行行为演练，并向其概述行为及并承担其后果。
5. 识别并且增强就诊者的适当行为，增加其和同伴、父母和教师之间的互动。	按照规则采取口头表扬奖励其遵从规则。 采取奖赏系统来强化就诊者在家或教室中进行并完成任务的行为。 帮助就诊者的父母和老师为就诊者及就诊者的责任制定明确的规则和界限。 父母和老师负责制订在学校或家里即刻预警就诊者冲动或任务外行为（注意力训练系统）的系统。 就诊者对在学校或家中多动／冲动行为的意识增加。
6. 药物使用的教育。	父母监督就诊者按照处方日常坚持服药。 就诊者能够识别药物相关副作用，并将其担忧向医生和家长表达。

特定的焦虑障碍的概述及治疗计划

快速参考 A.4

分离焦虑障碍 *

章节变化：这一分类之前归于初次诊断在婴儿期、儿童期、青春期的障碍中。自DSM-5起，这一章开始归于焦虑障碍。所有此类别的障碍，都表现出过度恐惧和焦虑的行为。

简介：此种障碍在发育期越来越明显，被认为是不适当的发展以及过度恐惧，与无法同个人依恋对象分离有关。在儿童中，最可能与照料者有关。在儿童和青少年中，持续记录到至少4周的过度的恐惧和焦虑可诊断此病，在成年人中这一标准则被扩展至6个月。如大多数诊断一般，干扰将会引起临床明显的痛苦和多领域的功能损害。此病将造成患者在社会、学习、职业或其他方面的日常功能中的重大损害。另外，此诊断不能被其他躯体或精神障碍更好地解释。

快速参考 A.4（续表）

简要诊断标准：不论年龄，其首要特征是当个体离家或与其依恋对象分离时表现出过度的害怕和焦虑。此障碍有 8 项潜在特点，个体符合至少其中 3 项则可满足该疾病诊断。

进一步诊断性评估：

个体与其依恋对象分离时，会产生与其发育阶段不相符的、过度的害怕或紧张，至少符合以下症状中的 3 项：

1. 当离家或与依恋对象分离时产生的反复的、过度的痛苦（如儿童将要或去上学或去日间托儿所）。
2. 持续性和过度地担心失去依恋对象（如担心他们受伤死亡，或因其他原因分离）。
3. 持续地和过度地担心会经历导致与依恋对象分离而不能再见的不幸事件（如绑架）。
4. 持续地担心离开依恋对象，因为这种害怕，而不能完成预期的生活活动（如离开家去学校或工作）。
5. 持续地担心被独自留在家中，随之不愿独处并不愿离开依恋对象（如不愿在没有依恋对象的陪伴下留在家中）。
6. 持续地担心、焦虑，并随之在没有依恋对象的情况下拒绝在家以外的地方留宿（如拒绝朋友外宿的邀请）。
7. 持续和反复地做关于离别和不能回家的噩梦（如经常记得梦的内容并担心梦的内容将实现）。
8. 当预期会离家或与重要的人分离时，反复地担心和抱怨躯体不适或未被证实的躯体反应（如当有离别想法时会呕吐）。

帮助性提示

- 如果这种情况是持续性的，请确保持续时间与发育年龄一起考虑。成年人至少持续 6 个月，但有一定灵活性。而儿童和青少年至少持续 4 周。
- 这种障碍易与广场恐惧症（当和重要的人一起时也拒绝离家）及广泛性焦虑障碍（担心疾病和过度焦虑）相混淆。
- 如果儿童存在依恋障碍，要考虑其环境和处境。看他是否反复被寄养或处在混乱的环境中。因为生活环境会明显影响个体反应，在给出诊断时要将支持性信息考虑在内。
- 当儿童开始去日间托儿所或学校时诊断应该谨慎，因为这一转变对于所有人而言都是艰难的。谨慎关注这些症状是否足够过度，而症状持续的时间也须考虑。
- 在此障碍的评估中，患病率并没有性别差别。在临床样本中该病男女比例相当，但在社区中，女性则表现出更高的患病率。
- 应确保评估与文化的相关性。不同的文化团体可能对于儿童的养育及与重要照料者的离别问题表现出十分不同的期望值。

快速参考 A.4（续表）

- 重要的依赖对象可能对其行为感到窒息或受挫。确保将此人加入治疗中。为了他的身体健康将此人转诊是合适的。

Source: Summarized criteria from the Diagnostic and Statistical Manual of Mental Disorders, Fifth Edition. Copyright 2013 by the American Psychiatric Association.

治疗计划

分离焦虑障碍

定义：分离焦虑障碍的主要特征是离家或与依恋对象离别时有过度的焦虑和担心。

需要注意的体征和症状

当离开父母或其他照料者时有很强烈的痛苦。

过度地担心失去重要依恋对象或担心当他们离别时会发生一些事情。

害怕独自一人而依恋对象不在身边。

经常做与依恋对象离别的噩梦。

因为过度害怕离家及与依恋对象分离，而缺乏在社交、学术或职业活动中的参与。

治疗目标

1. 当离别发生或预期发生时减少焦虑及恐惧。
2. 解决可能继续导致恐惧的潜在问题。
3. 儿童应该和同龄人参加活动，并离开父母的陪伴独立玩耍。
4. 父母应建立明确的界限，当分离即将发生时设置儿童反应行为的明确的限制。

目的	干预措施
1. 识别和描述恐惧以及这些恐惧如何不合理。	结合其发展水平，探索为什么害怕离开家或者与重要的依恋对象分离。
2. 识别和描述促发过度担忧、恐惧的事件和解决问题的途径。	探讨促发过度焦虑的对象，练习深呼吸和行为训练以便更好地面对和处理完成任务时的不情愿。
3. 确定与完成任务相关的积极结果。	使用行为训练来系统地应对引起的恐惧状况，特别要注意完成时会发生什么事。
4. 逐渐增加远离重要依恋对象的时间。	鼓励患者表达恐惧是如何的不合理。 鼓励患者在没有依恋对象的陪伴下，逐步地花更长的时间来完成独立活动。 与他人在支持系统中一起工作，来鼓励患者尽可能以缓慢而不产生焦虑的方式独立活动。

治疗方案（续表）

目的	干预措施
5. 逐渐增加远离家庭或安全环境的时间。	鼓励个人表达离开家的恐惧是如何不合理的。 鼓励个人逐步花更长的时间完成独立的户外活动，如在外面独立阅读等。 帮助患者增加远离安全环境时放松的体验。 在支持系统中一起工作，鼓励患者与他人独立进行活动，尽可能以缓慢而不产生焦虑的方式远离家庭。
6. 教育和用问题解决的方式处理患者和依恋对象的引起过度焦虑和担忧的原因、可能导致其发生的因素。	鼓励孩子去检查并口头表达恐惧可能如何与过去的分离、创伤或虐待相联系。 鼓励家长检查他们如何可能引起或加强孩子的焦虑和恐惧。
7. 当分离发生时协助主要依恋对象设置限制针对就诊者的哭、依赖、恳求、发脾气的行为。	在过度担忧引起儿童发脾气、哭和依赖时，教育父母设定一致的限制。 对儿童重要的人进行关于空间和隐私的必要性教育，允许表达对当前的行为感到挫折和（或）接受。

快速参考 A.5

广泛性焦虑障碍 *

章节变化：在之前版本的 DSM 中，这种障碍是一大组障碍的一部分，也被称为焦虑症。在 DSM-5 中，本章原本分为 3 个不同的障碍。这种疾病和其他几个仍保留这一章的标题。因此这一章的标题是一样的，但此处列出的障碍已经改变了。一个共同的特征是在这一章的所有障碍都是与过度恐惧和焦虑有关的行为障碍。

简介：这种疾病变得最明显多在成年后（初次发病，在 30 多岁），引起与多方面的和反复的生活情况相关的过度担心和恐惧。障碍的特征被认为是不恰当的、过度的恐惧和担心，可能随时间的变化有起伏。为了满足诊断的标准，恐惧和焦虑必须发生在大多数日子里，在至少 6 个月内每天都有持续的恐惧。像大多数诊断，障碍必须引起临床上显著的痛苦和多领域的功能损害。这种疾病预计将引起社会、学术、职业或其他领域的日常功能重大损害。另外，诊断应该永远不会被其他躯体或心理障碍更好地解释。

简要诊断标准：根据简要的指南，有 6 个症状是最为特征性的症状，并且在过去的 6 个月期间至少必须存在 3 个典型症状。在罕见的情况下，它可适用于儿童，只有 1 个反复的症状是需要的。

进一步诊断性评估

过度的焦虑和担心，包括至少以下 3 个症状：

快速参考 A.5（续表）

1. 与生活环境有关的内心的不安，广泛的担心感觉和过度痛苦（烦恼和痛苦可以过分消耗精力）。

2. 容易疲劳，缺乏精力来完成日常任务（感觉疲惫）。

3. 注意力集中困难（经常描述因过度紧张和担心，脑子一片空白）。

4. 持续不断的、在人际交往和生活环境中的易怒和挫败（如个别个体报告与描述或参与的事件不相称的极端刺激）。

5. 身体的反应，如肌肉紧张（肌肉紧张与持久的担心行为相关）。

6. 睡眠障碍（报告睡眠模式障碍相关问题，最常见的有入睡困难或保持睡眠状态困难）。

Source: Summarized criteria from the Diagnostic and Statistical Manual of Mental Disorders, Fifth Edition. Copyright 2013 by the American Psychiatric Association.

帮助性提示

- 广泛性焦虑障碍在成年人中最为明显，而且在所有的焦虑障碍中，该疾病的初次发病年龄最晚，大约为 30 岁。尽管这种疾病在儿童以及青少年时期也可能发生，但却极为少见。为了便于疾病的诊断性评估，一定要做到对其他情况的评估：尤其是显示出相似症状的与焦虑相关的情况，以及那些更可能发生在儿童和青少年的疾病（如分离焦虑障碍和社交焦虑障碍）。

- 复杂多样的主诉和关注点可能会涉及疾病的多方面，在疾病的诊断和治疗中，最难的任务之一便是如何让患者首先将注意力集中在最为困扰的 3 个问题上，并逐个加以解决。

- 在完成诊断印象时，这种疾病很容易与广场恐惧症相混淆（当个体拒绝离开家时），当个体表现出对身体健康以及躯体相关状况的担心时也容易混淆。

- 由于焦虑相关的症状常常包括认知、躯体，以及行为反应三方面，因此须对药物以及其他原因所引起的焦虑样症状加以检查。由于许多药物使用和（或）躯体症状常容易与广泛性焦虑障碍的症状相混淆，因此在确诊以及治疗前有必要进行完整的检查。

- 在对个体进行评估时，要做到识别并处理关系、环境以及其他状况的影响。这些因素常常会加重疾病症状的表现或使其持续。另外，在这种情况下，由于个体对所处的各种不同的生活环境的焦虑与恐惧，会使得关系问题变得更加紧张。在确定诊断前所有这些因素都应该考虑。

- 确保要做到对文化相关因素的评估，因为不同文化背景的人会表现出不同的期望，这与他们所接触的生活环境有关。

Source: Summarized criteria from the Diagnostic and Statistical Manual of Mental Disorders, Fifth Edition. Copyright 2013 by the American Psychiatric Association.

治疗计划

广泛性焦虑障碍

定义：广泛性焦虑障碍的特点是对于很多的事件或活动表现出过分的焦虑和担心，并且症状持续至少6个月。

需要注意的体征和症状

坐立不安或感到紧张或濒临崩溃。
容易困倦。
注意力难以集中。
易怒。
肌肉紧张。
睡眠障碍，如难以入睡或睡眠不安。
难以控制担忧。

治疗目标：

1. 减少焦虑的强度以及发生的频率。
2. 增加应付日常生活基础的能力。
3. 解决导致焦虑发生的核心问题。
4. 培养自己以后面对各种焦虑问题的处理能力。

目的	干预措施
1. 完成精神疾病的评估，当诊断成立时，依据处方服用药物。	安排精神疾病药物治疗的评估，并且监测患者治疗中的药物副作用。
2. 识别引起焦虑情绪的起因。	分配个体的家庭任务，识别引起焦虑的认知扭曲。
3. 识别各种应激源，并且开始集中对2～3种因素进行检查。	识别应激源，并且帮助患者制订一个认知重建的方案，用于帮助解决已发现的1～2个担心的问题。通过强调这种解决有问题的想法和担忧，再缓慢地转移至另一个问题所取得的进步，强调先前所成功解决的问题，来对其加强鼓励，并提高其对活动的关注度。
4. 了解这种担心是多么不理性的。	利用心理治疗来解决个体认知扭曲的问题。通过心理治疗帮助就诊者建立一个这种恐惧是不理性的认识。
5. 利用思维停顿的技巧来防止焦虑的发生。	教给就诊者思维停顿的技巧，帮助阻止那些产生焦虑的想法。

治疗计划（续表）	
目的	**干预措施**
6. 识别焦虑发生的促发因素，并且通过加强积极的自我鼓励来减少焦虑的程度。	通过认知疗法帮助就诊者建立一些更加现实的想法，有助于提高就诊者应对焦虑的自信心。
7. 识别可选择的、更加积极的观点来反驳那些产生焦虑的观点。	通过支持个体用另一种方式看待这种焦虑和恐惧，对就诊者的焦虑和恐惧重新定义，帮助就诊者扩展他们的观点。
8. 识别出一种放松的方式，制订一个有规律的锻炼计划，从而减少焦虑的程度。	教导就诊者引导性想象这种技能。 鼓励有规律的锻炼作为一种减少焦虑的方式。
9. 识别与过度焦虑和恐惧有关的关系紧张的问题所在，并理清它是如何对焦虑情绪产生影响的。	提供适当的夫妇或家庭咨询服务。 教育以及教导就诊者这种疾病引起的关系问题的解决方法。

特定的睡眠 - 觉醒障碍的概述及治疗方案

快速参考 A.6

失眠障碍 *

命名更改：失眠障碍之前在 DSM- Ⅳ 和 DSM- Ⅳ -TR 中被称为原发性失眠，原发性这一术语从名称里面被去掉是因为这意味着存在原发和继发的区别，而其诊断情况与这一术语不存在关系。另外，本章节也存在一些结构的改变，重新分类和增加了两种诊断名称，取代了以前 DSM 版本的 NOS 的分类（快速动眼睡眠行为障碍和不宁腿综合征）。

简介：这种疾病在成年人最多见，主要症状为睡眠模式障碍的问题以及对睡眠时长和质量的不满意。在疾病的评估中，尽管被扰乱的睡眠问题是主要问题，个体也有可能会存在某些时间段的睡眠很好。这种疾病主要以睡眠模式紊乱为特征，表现有早醒、维持睡眠状态困难或入睡困难。该疾病的诊断标准强调症状至少每周发生 3 次，并且至少持续 3 个月。即便个体尝试着创造一个有益于睡眠的环境，并且有适当的机会睡在一个温度适宜的安全舒适的环境里，这种睡眠问题还是会持续存在。与大多数诊断一样，这种疾病必须要引起临床上明显的痛苦，并且涉及多方面的功能的损害。这种疾病可能会引起严重的社交、学业、职业，以及日常生活其他方面的损害。此外，失眠不能用其他躯体状况、精神障碍或与之相关的物质使用障碍来更好地解释。同时，该障碍不应与其他睡眠 - 觉醒障碍相混淆（如发作性睡病、与呼吸相关的睡眠障碍、昼夜节律睡眠 - 觉醒障碍或深眠状态）。

快速参考 A.6（续表）

简要诊断标准：根据简要的指南，有与睡眠时长和数量有关的 3 项典型临床症状中的 1 项或更多症状，且上述症状每周至少出现 3 晚，持续至少超过 3 个月。

进一步诊断性评估

对睡眠质量或时长不满意，至少伴有下列 3 项症状中的 1 项症状：

1. 入睡困难（尝试多种方法入睡，但均未成功）。

2. 频繁觉醒或醒后再入睡困难，这些症状引起显著的痛苦和睡眠周期紊乱（如担心不能再入睡、儿童需要照料者帮助才能重新入睡）。

3. 早醒、反复觉醒或在期望时间前醒来（未达到计划的睡眠时间，引起就诊者沮丧和苦恼）。

严重程度标准：由于疾病的多样性，须提供严重程度的标注。失眠障碍有 3 种亚型：与非睡眠障碍的精神障碍共病（包括物质使用障碍）、与其他疾病共病（失眠障碍与其他躯体疾病共同存在）、与其他睡眠障碍共病（如发作性睡病、与呼吸相关的睡眠障碍、昼夜节律睡眠 - 觉醒障碍或深眠状态）。在失眠障碍的编码之后，也应伴有相关的精神或躯体情况，应在标注之后列出。此外，应注意症状发生的频率，强调症状引起的完成任务、日常生活活动等的明显损害。

症状持续至少 1 个月但少于 3 个月，标注为间歇性。

症状持续 3 个月或更长，标注为持续性。

症状在 1 年内发作 2 次或更多，标注为复发性。

帮助性提示

应熟悉非恢复性睡眠的意义，非恢复性睡眠是不良睡眠质量导致的，个体常常自我报告醒后仍然过度困倦。尽管它是失眠障碍的常见症状，但如果非恢复性睡眠单独出现而没有其他相关的症状，则不能诊断失眠障碍，而应该考虑诊断其他以此症状为主的疾病。此症状也是嗜睡障碍的常见症状，但是嗜睡障碍最主要的临床表现是睡眠过多。

- 多导睡眠图是一项涉及多个测试的睡眠研究方法，主要监测就诊者的鼻及口腔的呼吸气流、血压、心电图信息、眼动、身体其他功能、睡眠的质量和类型等。通常要就诊者整夜在睡眠实验室里。它是评估睡眠障碍的一种非常有效的方法。

- 由于睡眠时间表因人而异，须制订符合就诊者生活习惯的干预方案。失眠可以是各类精神障碍的症状之一，无论它是否是主要症状，都值得重点干预。

- 在评估阶段，失眠障碍的就诊者偶尔有良好的、安宁的睡眠，这种情况在临床上并不少见。但是这种情况会变成压力，使患者更加沮丧，因为就诊者无法有规律性地拥有良好的睡眠。

- 在临床评估症状时，应着重观察就诊者的睡眠时间表，特别是儿童和青少年，因为儿童和青少年会被诊断为失眠障碍的情况十分罕见。每次都应当检查入睡前的行为和睡眠 - 觉醒时间表，并特别关注入睡前的不良习惯（在床上玩手机、发短信、卧室里有电脑）和培养健康的睡眠习惯。

快速参考 A.6（续表）

- 在评估青少年和年轻成年人时，他们最主要的问题是入睡困难，老年人则恰好相反，通常是保持睡眠状态困难。
- 识别生活中的应激源与睡眠模式之间的关系。生活事件或者有慢性压力会是睡眠的干扰因素，这种情况在焦虑型人格或者过度担忧的人群中较为明显。
- 失眠障碍是最常见的睡眠障碍类型，最常见于成年人。为了进一步诊断性评估，一定要评估其他的情况，特别是与焦虑症状相关的情况也会表现出类似的症状。尽管有些症状更有可能发生在儿童和青少年（如分离焦虑障碍、社交焦虑障碍），也应当评估。以上全部情况都会影响睡眠模式。
- 失眠障碍通常会带来多方面的困扰和担忧。睡眠不足对就诊者来说可以是毁灭性的，影响其生活的各个领域。帮助教育就诊者和家庭成员睡眠如何影响日常生活是治疗的重要组成部分。
- 通常要检查睡眠环境。环境中是否有噪音？是否是舒适和安全的睡眠环境？夜晚是否有干扰或发生问题（如昆虫叮咬）？
- 就诊者是否因过度使用咖啡因而干扰了良好的睡眠？做出诊断前对环境情况仔细评估是十分必要的。评估就诊者的症状是否为暂时的和短期的，包括症状产生的原因如时差、轮班工作、日常生活活动、过多或令人不愉快的噪音、不舒服的房间。这些因素可以产生、维持或加重失眠的症状。此外，因为焦虑和恐惧涉及不同的生活环境，产生紧张的感觉这会导致紧张的人际关系，可能会影响睡眠。因此，做出失眠障碍的诊断前应考虑各种支持诊断的因素。
- 一定要评估与文化的相关性，因为有不同文化背景的个体对睡眠模式以及睡眠-觉醒时间表有不同的期待。

Source: Summarized criteria from the Diagnostic and Statistical Manual of Mental Disorders, Fifth Edition. Copyright 2013 by the American Psychiatric Association.

治疗计划

失眠

定义：失眠障碍最常见的主诉是入睡困难、保持睡眠状态困难或非恢复性睡眠。失眠障碍或白天疲劳感导致有临床意义的显著的痛苦以及社交、职业及其他重要领域功能的损害。睡眠紊乱不会仅仅出现在发作性睡病、与呼吸相关的睡眠障碍、昼夜节律性睡眠障碍、深眠状态，它也不能归因于物质对患者产生的直接生理效应（如滥用毒品、药物）或者其他躯体疾病。

需要注意的症状和体征

入睡困难或保持睡眠状态困难。
患者主诉非恢复性睡眠持续至少 3 个月。

治疗计划（续表）

注意

任何心理问题如焦虑等应激源可以引起失眠。

注意精神障碍如精神分裂症、躁狂或轻躁狂（双相障碍）或抑郁可以影响睡眠模式。

注意任何躯体疾病都可以引起失眠，如慢性疼痛综合征、慢性疲劳综合征、充血性心力衰竭、心脏疾病所致夜间心绞痛（胸痛）、酸反流病、慢性阻塞性肺疾病、夜间哮喘（哮喘伴夜间呼吸症状）、阻塞性睡眠呼吸暂停，退行性疾病（如帕金森病和阿尔茨海默病）、脑肿瘤、脑卒中或脑外伤等。

注意任何正在使用的药物或物质（包括合法与非法使用）都可能干扰睡眠；识别患者处理睡眠模式紊乱的策略（如睡前喝中药、睡前运动锻炼等）。

治疗目标

1. 确定睡眠习惯和方式，来提高睡眠舒适性和计划。
2. 减少对影响睡眠 - 觉醒周期的应激源的过度关注。
3. 减少对不重要的事件的思考。

长期治疗目标

1. 合理安排睡眠 - 觉醒时间表。
2. 培养开始良好睡眠的习惯。
3. 提高自我调节想法和自我放松的能力。
4. 提高完成日常生活活动的能力。

目标	干预
1. 进行体格检查以识别可能导致睡眠问题和困扰的躯体或心理疾病。	在全面的病史采集并评估可能引起失眠样症状的躯体疾病之后，转诊并讨论。
2. 多导睡眠图通过监测多个测试以测量与睡眠质量和类型有关的身体功能，从而识别睡眠困难。	转诊和对结果进行后续讨论，来探讨信息是如何补充治疗策略的。 协助安排预约，很可能整个晚上都在睡眠实验室中。
3. 完成精神状态检查，评估精神健康相关的问题和可能涉及的药物、物质或酒精滥用。	评估精神障碍、药物和酒精使用。如果需要，可寻找精神病专家或物质滥用专家。

治疗计划（续表）

目标	干预
4. 识别睡眠模式紊乱的促发因素。	完成 2 周的睡眠日记，寻找引起睡眠 - 觉醒周期紊乱的生活事件和环境。 除了睡眠日记，提供其他可以协助记录睡眠 - 觉醒模式的工具。解释体动记录仪（一种长时间评估睡眠 - 觉醒模式的技术）。 体动记录仪是一种小型的戴在手腕上的装置（约手表的大小），用于测量活动。它包括一个微处理器和内存，可以提供白天活动的客观数据。
5. 过度疲劳时识别高危因素。	识别高危因素和环境，以及在出现下列情况后如何去解决问题： 记忆力受损。 运动协调受损（即不协调）。 易激惹和社会交往受损。 因疲劳或睡眠剥夺后驾驶导致车祸。
6. 把培养睡眠卫生习惯作为行为治疗的一部分。 步骤包括放松训练、刺激控制和睡眠限制。	介绍睡眠卫生的重要组成部分，帮助就诊者制订计划以改善睡眠质量和时长。 步骤包括：满足个体放松需要的睡眠时间；不要睡得太久。增加运动锻炼，培养每天至少有规律的运动 20 min 的习惯，并在睡前 4 ~ 5 h 完成。 避免强迫自己入睡。 制订并维持有规律的睡眠和觉醒的时间表。 避免下午喝含咖啡因的饮料，如茶、咖啡和软饮料。 避免临睡前饮酒。 不要吸烟，特别是晚上。 不要饥饿时睡觉。 调整卧室环境（灯光、温度、噪声等）。 不要带着担忧睡觉，努力在睡前解决这些问题。
7. 识别引起焦虑和（或）产生焦虑的认知机制。	就诊者能够认识并用语言表达引发焦虑的认知情绪时可以得到帮助，然而就诊者不能够认识引发焦虑的因素时可能会影响睡眠。 提供关于系统脱敏治疗作用机制及应用的训练。 教授就诊者自我放松训练以减轻担忧、恐惧和（或）压力。 根据需要，协助就诊者练习自我放松的技巧并实施。
8. 参与支持系统。	教育就诊者和家庭识别失眠的症状和保持睡眠卫生习惯的重要性。

快速参考 A.7

嗜睡障碍 *

命名更改 嗜睡障碍在 DSM-Ⅳ 与 DSM-Ⅳ-TR 中被称为原发性嗜睡症。从原术语中去除"原发性",是因为这意味着存在原发和继发的区别,而其诊断情况与这一术语不存在关系。此外,该疾病名称由"hypersomnia"修改为"hypersomnolence",二者相互关联,都指睡眠过多。此外,DSM-5 中睡眠 - 觉醒障碍这个章节还进行了其他一些修改,如进行重新分类和增加了另外 2 种情况(快速动眼睡眠行为障碍和不宁腿综合征),代替了 DSM 之前版本的 NOS 分类。

简介: 嗜睡障碍最常见于青春期后期或成年人早期(17 ~ 24 岁),最主要的特征是自我报告的睡眠过多,平均睡眠时间为每晚 6 ~ 9 h。在嗜睡障碍中,尽管睡眠周期常常超过 9 h,但就诊者仍然觉醒困难或无法保持清醒。就诊者晚上至少睡眠 7 h,但醒来后仍然需要反复小睡才能保持清醒。就诊者报告即使有正常的睡眠时长,睡眠仍然没有让他们得到足够的休息,他们还需要更多的睡眠。评估过程发现,尽管睡眠过多仍占主导地位,但有些就诊者在某些时段也会穿插良好的睡眠。自我报告的睡眠过多每周至少发生 3 次,持续至少 3 个月才能满足诊断标准。尽管在温度适宜的安全环境中,有合适的睡眠环境和足够的睡眠机会,但就诊者仍然有上述症状。正如大多数疾病诊断,嗜睡障碍必须引起有临床意义的显著的痛苦和社交、学业、职业及其他日常生活等多领域的功能损害。此外,嗜睡障碍不能用其他躯体疾病、精神障碍或物质使用来更好地解释。同时,该障碍不应与其他睡眠 - 觉醒障碍相混淆(如发作性睡病、与呼吸相关的睡眠障碍、昼夜节律睡眠 - 觉醒障碍或深眠状态)。

简要诊断标准: 根据简要的指南,有 3 项与过度睡眠有关的临床症状,且上述症状每周至少出现 3 晚、持续至少 3 个月。

进一步诊断性评估

对睡眠质量或时长不满意,至少伴有下列 3 项症状中的 1 项症状:

1. 在同一天内反复开始睡眠或陷入睡眠之中(如需要反复小睡,这会导致危险的自动行为)。

2. 睡眠超过 9 h,但仍然自我报告非恢复性睡眠和睡眠紊乱(即总是感觉疲劳和睡眠不好)。

3. 突然觉醒后难以完全清醒(如似乎无法开始重要的任务,行动迟缓,导致患者沮丧和苦恼)。

严重程度的标注: 由于疾病的多样性,须提供严重程度的标注。嗜睡障碍有 3 种亚型:伴精神障碍(包括物质使用障碍)、伴躯体疾病(嗜睡障碍与其他躯体疾病共同存在)、伴其他睡眠障碍(如发作性睡病、与呼吸相关的睡眠障碍、昼夜节律睡眠 - 觉醒障碍或深眠状态)。若患者伴随有精神疾病或躯体疾病,在嗜睡障碍的编码之后,也应伴有相关的精神或躯体情况,应在标注之后列出。

此外,应特别说明诊断所需要的病程。满足诊断的标准,但病程少于 1 个月为急性;满足诊断的标准,但病程为 1 ~ 3 个月为亚急性,满足诊断的标准,但病程超过 3 个月为持续性。

快速参考 A.7（续表）

情况的严重程度是基于就诊者维持日间和活动时间清醒的困难程度，表现为不可抗拒的睡眠发作，就诊者无法保持谈话，即使在喜欢和需要的活动中也很难抗拒睡眠发作，并很难完成活动。据报道，这种情况多次发生在白天应该保持清醒的时间内。

当保持活动（日间）困难发生频率为每周 1 ~ 2 天为轻度。

当保持清醒困难发生频率为每周 3 ~ 4 天为中度。

当这些症状发生频率为每周 5 ~ 7 天为重度。

Source: Summarized criteria from the Diagnostic and Statistical Manual of Mental Disorders, Fifth Edition. Copyright 2013 by the American Psychiatric Association.

帮助性提示：

- 当评估嗜睡障碍时，最重要的第一步临床评估是确保就诊者已经完成全面的体格检查。躯体疾病如气道阻塞和肥胖肯定会影响睡眠模式，治疗躯体疾病有助于解决与睡眠相关的问题。

- 医学检查还包括评估潜在的物质使用的风险（合法或非法）。药物也会影响症状，所以药物和躯体疾病应该是临床评估的第一步。此外，就诊者是否有过量饮用咖啡因的情况，这可能会扰乱正常的睡眠吗？

- 多导睡眠图是一项涉及多个测试的睡眠研究方法，主要监测就诊者的鼻及口腔的呼吸气流、血压、心电图信息、眼动、身体其他功能、睡眠的质量和类型等。通常需要就诊者整夜在睡眠实验室里。由于嗜睡障碍的症状几乎总是来自就诊者简单的自我报告，多导睡眠图对诊断有帮助。

- 应熟悉非恢复性睡眠的意义：非恢复性睡眠是不良睡眠质量导致的，个体常常自我报告即使有足够的睡眠时间醒后仍然疲劳。尽管它是嗜睡障碍的常见症状，但如果非恢复性睡眠单独出现而没有其他相关的症状，则不能诊断嗜睡障碍，而应该考虑诊断其他以此症状为主要临床症状的疾病。

- 在诊断性评估中，要注意鉴别过度睡眠和疲劳。过度睡眠是指就诊者在执行任务如驾驶、阅读、工作中无法保持清醒。疲劳而是指就诊者报告疲倦感增加，而无法完成任务。反过来讲，疲劳可以导致过度睡眠和渴望休息而无法完成任务。

- 一些就诊者可以出现被称做自动行为的表现。当就诊者出现自动行为时，可能仍然处于睡眠状态。例如，开车几英里后不知道是如何到达那里的。其他的例子还包括工作、与朋友相处或在社交聚会时打盹。在临床评估时，一定要询问是否有这些危险行为。

- 由于睡眠时间表因人而异，须制订符合就诊者生活习惯的干预方案。嗜睡障碍可以是各类精神障碍的症状之一，无论它是否是主要症状，都值得重点干预。

- 在评估阶段，嗜睡障碍的就诊者偶尔有良好的、安宁的睡眠，这种情况在临床上并不少见。但是这种情况会变成压力，使就诊者更加沮丧，因为就诊者想睡觉，但会焦虑可能不能再次拥有良好的睡眠。

- 在临床评估症状时，应着重观察就诊者的睡眠时间表，以甄别就诊者在没有不可抗拒的睡眠发作的情况下是否可以完成任务。特别关注可能对自己或他人造成危险的潜在的风险。

快速参考 A.7（续表）

- 青少年和年轻的成年人最大的担忧通常是持续的无法避免的疲倦感觉，甚至小睡之后这种感觉也一直存在。
- 识别生活压力和人际关系因素，以避免患者通过睡眠过多逃避责任。
- 嗜睡障碍最常见于青少年后期和成年人早期，虽然也可见于儿童，但儿童被诊断为嗜睡障碍的情况十分罕见。为了进一步诊断性评估，应同时评估其他情况，特别注意抑郁和焦虑相关的疾病也会表现类似的症状，尽管有些症状更有可能发生在儿童和青少年（如分离焦虑障碍、社交焦虑障碍），也应当评估。以上全部疾病都会影响睡眠模式。
- 嗜睡障碍通常会带来多方面的困扰和担忧。睡眠过多对就诊者来说可以是毁灭性的，影响其生活的各个领域。帮助教育就诊者和家庭成员睡眠如何影响日常生活是治疗的重要组成部分。
- 通常要检查有规律的睡眠活动周围可能会导致过度嗜睡的环境条件。在有规律的睡眠周期里，环境中是否有噪音？是否是舒适和安全的睡眠地方？夜晚是否有干扰或发生问题（如昆虫叮咬）而导致在家中的睡眠中断？对于青少年，这些特别重要，因为这些问题可能导致他们在学校中睡觉。此外，会不会有些就诊者觉得无聊，把睡觉看做是一个逃避的方式？
- 一定要评估与文化的相关性，因为有不同文化背景的个体对睡眠模式和工作 - 睡眠时间表有不同的期待。

Source: Summarized criteria from the Diagnostic and Statistical Manual of Mental Disorders, Fifth Edition. Copyright 2013 by the American Psychiatric Association.

治疗计划

嗜睡障碍

定义：嗜睡障碍主要表现为持续至少 3 个月的睡眠过多，包括几乎每天发生的延长的夜间睡眠或日间进入睡眠。对于大多数患者而言，主要睡眠持续时间为 7 ~ 9 h，并伴有晨间觉醒困难。睡眠过多导致有临床意义的显著的痛苦以及社交、职业及其他重要功能的损害。此外，睡眠过多不能用失眠来更好地解释，不会仅仅出现在有其他睡眠障碍期间，也不能归因于睡眠时间不足，此障碍不能由物质对患者产生的直接生理效应或者其他躯体疾病导致。

需要注意的症状和体征

觉醒时间中有睡眠过多。

与睡眠过多相关的症状：无法在没有睡眠的欲望的情况下长时间完成任务、阅读和驾驶。

与疲劳相关的症状：个体太疲惫而不能完成任务。

非恢复性睡眠至少持续 3 个月。

治疗计划（续表）

在类似睡眠的状态下出现自动行为（例如，开车时没有意识到是如何到达的，与朋友谈话时陷入恍惚状态）。

心理问题如抑郁或逃避目前生活的期望等可以导致嗜睡障碍。

精神障碍如抑郁或精神分裂症谱系障碍可以影响睡眠模式。

药物或物质（合法与非法的）可能增加睡眠问题，干扰睡眠的质量和时长。

躯体疾病可以影响当前的行为，因此须转诊进行全面的身体评估。须特别注意是否有呼吸问题、气道阻塞以及肥胖。

治疗目标

1. 识别睡眠习惯和方式，来提高睡眠舒适性和计划。
2. 识别过度睡眠的潜在原因。
3. 识别与睡眠有关的危险行为发生的自动促发因素。
4. 识别可能增加进入睡眠发作的潜在的危险工作或其他日常活动，从而导致对自己或他人的威胁。
5. 睡眠可能作为一种逃避方式，所以要减少对不重要的事件的关注。

长期治疗目标

1. 提高就诊者功能，减少过度睡眠发作。
2. 培养开始和结束良好睡眠的习惯。
3. 提高自我调节和自我放松的能力。
4. 提高完成日常生活活动的能力，并避免潜在的危险情况。

目标	干预
1. 进行体格检查以识别可能导致睡眠过多和疲劳的躯体或心理疾病。评估是否需要药物治疗如兴奋剂或其他促醒药物。	在全面的病史采集并评估可能引起过度睡眠的躯体疾病之后，转诊和讨论。必要时可以转诊，做心理评估以判断是否可以使用促醒药物来减少睡眠过多。
2. 多导睡眠图通过监测多个测试以测量与睡眠质量和类型有关的身体功能，从而识别睡眠困难。	转诊和对结果进行后续讨论，来探讨信息是如何补充治疗策略的。协助安排预约，很可能整个晚上在睡眠实验室。
3. 完成精神状态检查，评估精神健康相关的问题和可能涉及的药物、物质或酒精滥用。	评估精神病性障碍、药物和酒精使用、如果需要可寻找精神病专家或物质滥用专家。

治疗计划（续表）	
目标	干预
4. 确定与睡眠过多和疲倦相关的自动行为的促发因素。	完成 2 周的睡眠日记，寻找引起睡眠 - 觉醒周期紊乱的事件和环境。 除了睡眠日记，完成自我评定量表以帮助识别问题行为。 参考多次睡眠潜伏期试验（multiple sleep latency test，MSLT），它是一种评估过度睡眠的方法，可以确定快速动眼期睡眠模式。
5. 过度疲乏、过度睡眠和疲劳时识别高危因素。	识别高危因素和环境，以及在出现下列情况后如何解决问题： 操作机器 驾驶机动车 其他有潜在危险的活动
6. 把培养睡眠卫生习惯作为行为治疗的一部分。步骤包括放松训练、刺激控制和识别睡眠诱发因素。	介绍睡眠卫生的重要组成部分，帮助就诊者制订计划以改善睡眠质量和时长。 增加运动锻炼、培养每天至少有规律的运动 20 min 的习惯，并在睡前 4 ~ 5 h 完成。 制订并维持有规律的睡眠和觉醒的时间表。找出触发事件，并形成睡眠过多和疲乏的应对策略。
7. 识别引起焦虑和（或）产生焦虑的认知机制。	教授就诊者自我放松训练以减轻担忧、恐惧和压力。根据需要，协助患者练习自我放松的技巧并实施。
8. 参与支持系统。	教育就诊者和家庭识别嗜睡障碍的症状和保持睡眠卫生习惯的重要性。

进食障碍的概述及治疗计划

快速参考 A.8

神经性厌食症

章节变化：在 DSM-5 中进食障碍这个章节有多方面的变化。尽管神经性厌食症没有从本章节移除，但增加了一些新的诊断，同时改变了某些特定的诊断标准。许多婴儿、儿童早期进食相关障碍列出的疾病被合并到喂食和进食障碍章节中。本章强调无论患者年龄大小，进食障碍可能贯穿终身这一事实，进食障碍的严重程度是提供

快速参考 A.8（续表）

适当治疗的关键。反刍障碍从儿童进食障碍章节中取消，是因为已经阐明该疾病不仅仅发生于婴幼儿和儿童，而是可以发生在任何年龄。此外，婴幼儿与儿童喂养和进食障碍被重新命名为回避性/限制性摄食障碍。这种宽泛的诊断分类扩展到与显著限制摄食量有关的各种各样的临床症状，并导致不同的生理或心理问题。

简介：所有喂食和进食障碍共同特征是与进食及进食相关行为的持续性功能紊乱。不恰当的进食模式会导致与食品有关的物质消化和吸收的改变，并显著损害躯体健康和心理社会功能。必须始终存在以下3个基本的临床症状才能诊断神经性厌食症：第一个与进食行为有关的症状涉及能量摄取。基于第二个症状——强烈害怕体重增加，就诊者严格限制能量摄取。由于强烈害怕体重增加，就诊者体重明显低于同龄人，且他们对超重有错误认知，这是第三个症状。

简要诊断标准：与食物摄取相关的3个基本的临床特征须在此障碍中出现：不可抗拒的限制能量摄取和促进消耗的欲望、对体重增加的强烈恐惧，以及自我评估时对自我体重和体形的感知障碍。

进一步诊断性评估

1. 不可抗拒的限制能量摄取和促进消耗的欲望（如能量摄取远远低于正常的健康需要）。
2. 强烈害怕体重增加（这个标准很特别，体重减少的患者更专注于减掉更多的体重）。
3. 自我评估时对自我体重和体形的感知障碍（虽然体重已经明显低于健康值，但减少热量摄取的行为仍在继续）。

严重程度亚型和标注：由于疾病的多样性，需要提供亚型和标注的特别说明。神经性厌食有2个亚型。在过去3个月内，体重下降仅仅由于节食而不是其他方法为限制型。在过去3个月内，体重下降是由于暴食或清除行为所致为暴食/清除型。

补充标注包括该疾病过去和现在的症状和体征（过去满足诊断标准），着重于现在的表现。第一个标注为部分缓解期，是指3个症状之一——低体重不再符合诊断标准，但另外2个症状（对体重增加的强烈恐惧和自我感知障碍）仍然符合诊断标准。完全缓解期是指过去符合神经性厌食症的症状，并且满足3个月的时限，可以诊断。但在一段时间内，3个障碍的标准都不再满足。由于没有特别说明"一段时间"到底是多长时间，所以执业医生的判断是预期。

基于症状的严重程度，神经性厌食症也须进行编码。神经性厌食症患者往往体重不足，因此需要测量体重的具体方法来记录症状的严重程度。体重指数（body mass index，BMI）是常用的体重测量标准，该指数是一个计算数量，考虑了身高和体重2个因素，来衡量个体的理想体重。尽管BMI不是一个完美的测量方法，但这是一个判断个体低于或超过健康体重的很好的指标。

BMI ≥ 17 kg/m^2 时，情况标注为轻度。BMI 为 $16 \sim 16.99$ kg/m^2 时，情况标注为中度。BMI < 15 kg/m^2 时，情况标注为重度。

快速参考 A.8（续表）

帮助性提示

- 因为体重与躯体疾病直接相关，因此总是建议进行全面的医学检查和体格检查。尽管神经性厌食症导致的死亡很罕见，但是一旦死亡现象发生，最可能与躯体问题有关，而躯体问题是由于长期能量摄取减少和此精神障碍导致的。

- 使用 BMI 和了解这种方法，来评估神经性厌食症的严重程度（轻度、中度或重度）很重要，它在成年人和年长的青少年中很有用，但对于儿童 BMI 作用不大。在这种情况下，应把 BMI 测量与临床判断结合起来，以了解有问题的减肥模式以及治疗的紧迫性。

- 神经性厌食症的就诊者潜在的自杀风险升高，因此在临床评估的早期就应该进行仔细的风险评估。

- 神经性厌食症通常起病于青春期或成年人早期，很少起病于成年人。女性比男性更常见，男女比例为 1∶10，但是该疾病的确也发生于男性，因此，不排除男性患该病的可能性是很重要的。

- 对体重增加的恐惧是神经性厌食症的持久的诊断标准。在评估的过程中，医生可能发现就诊者体重减轻得越多，就越沉溺于减轻更多的体重。发现与体重减轻一致的惯例和行为是识别导致持续和危险的限制能量摄取的行为的促发因素的关键点。

- 就诊者可能沉溺于节食，过分关注于他们吃（或不吃）什么食物和锻炼。过度热衷于测量热量摄入量或频繁地称体重的行为模式很突出。如果能够识别上述行为的促发因素，也许对避免这些行为的行为训练有帮助。

- 一定要评估与文化的相关性：不同的文化群体对于体重和外貌有非常不同的期待。以瘦为美的文化导致的巨大的压力可能会促使个体维持不健康的、不切实际的体重。

- 家庭成员或重要的人可能感受到特别大的压力；尽管他们知道就诊者是有问题的，但却明显地否认个体的问题信念和问题行为。即使就诊者能够应对与进食无关的问题，家庭成员或重要的人仍然认为就诊者所表现的症状是不可改变的、有道理的。此外，社会支持系统已经做了大量的工作来帮助就诊者，但就诊者仍然否认自己有病。发现就诊者重要的社会支持提供者至关重要，使其加入治疗最有可能成功。

Source: Summarized criteria from the Diagnostic and Statistical Manual of Mental Disorders, Fifth Edition. Copyright 2013 by the American Psychiatric Association.

治疗计划

神经性厌食症

定义：该疾病与食物摄取相关，表现为不可抗拒的限制能量摄取和促进消耗的欲望、对体重增加的强烈恐惧，以及自我评估时对自我体重和体形的感知障碍。

需要注意的症状和体征

对体重增加的强烈恐惧。

治疗计划（续表）

拒绝体重增加或拒绝遵循营养指南。

严格限制与食物摄取有关的行为。

医学检查：水肿（肿胀）、角化过度（外层皮肤异常增厚）、胡萝卜素血症（假性黄疸，血液中过量的胡萝卜素导致皮肤黄染）、低血压或高血压。

恶病质。

闭经（节食和其他问题行为直接相关的月经周期停止）。

胎毛（细而柔软的毛发）。

治疗目标

1. 减少愤怒和内疚的感觉，尤其是与食物和进食有关的。
2. 培养健康的进食习惯。
3. 识别和改变与食物和体重有关的扭曲的信念。
4. 建立与体重和体象无关的自我价值感。

长期治疗目标

1. 无论身材如何，都接受自己的体重和体象。
2. 达到改善营养和有益于健康的生活质量。

目标	干预
1. 全面的体格检查。	转诊给内科医生进行体格检查。
2. 识别与进食障碍有关的担忧，加强对可能出现的问题的教育。	提供与严格节食和限制能量摄取有关的问题行为及其后果的教育。
3. 识别不正常的进食模式可能导致的健康问题。	开始写日记，记录食物消耗和过去常常采用的控制体重增加的方法。
4. 增进对体象障碍和进食障碍的了解。	监控饮食限制行为；在暴食/清除型中，制订有营养的进食计划，并促进形成健康的进食模式。
5. 识别低自尊、完美主义倾向、恐惧失败与进食障碍之间的关系。	帮助就诊者探索完美主义倾向和对控制感的需要如何导致和维持问题行为。 鼓励对自己正面的品质的识别；鼓励就诊者达到自我实现。
6. 建立可选择的应对策略来处理潜在的情绪问题。	帮助发现导致绝食和饮食限制行为的促发因素；解决问题行为，并寻找替代行为。 通过有益于健康的情感表达来发展自信行为。推荐参加进食障碍支持小组。
7. 确定与体象感知有关的信念。	记录负性的身体认知，并创建积极或中立的陈述来应对每一个消极的陈述。

治疗计划（续表）

目标	干预
8. 识别自我的正面的人格特征，不是基于体重和体形，而是基于性格、价值观和人格特质。	帮助就诊者明确自我价值不是基于体形、体重或身材，而是基于才华、正面的特质以及对重要他人（如家人和朋友）的重要性。
9. 认识到重要的人和其他家庭成员对就诊者身份的认同和治疗成功的重要性。	评估家庭支持系统，确定重要的人协助治疗、提供与神经性厌食症相关的教育。 分享并讨论进食障碍导致的危害的教育信息（身体问题如皮肤颜色异常、脱发、口臭、精神不振、注意力不集中等）。 开展夫妻或家庭咨询，讨论目前的行为、担忧，以及相互合作的方法。

快速参考 A.9

神经性贪食症

章节变化：DSM-5 喂食和进食障碍中有多个诊断，包括神经性贪食症。本章强调无论患者年龄大小，进食障碍可能贯穿终身这一事实。这种宽泛的分类扩展到与暴食和暴食 - 清除模式有关的各种各样的临床症状，并导致不同的生理或心理问题。

简介：所有喂食和进食障碍的共同特征是与进食及进食相关行为的持续性紊乱。不恰当的进食行为模式会导致与食物有关的物质消化和吸收的改变，并显著损害躯体健康和心理社会功能。必须始终存在以下 3 个基本的特征才能诊断神经性贪食症：第一和第二个特征与反复发作的暴食行为相关，就诊者大量进食，为防止发胖，只有采取代偿行为如清除最近进食的食物。第三，就诊者过分关注体形、体重和身材并无法摆脱这些想法。此障碍可能与神经性厌食症有部分症状重合，但并非仅伴有此症状。

简要诊断标准：神经性贪食症首次发病常见于青春期或成年人早期。代偿行为每周至少 1 次，并持续 3 个月。

进一步诊断性评估

反复的暴食发作：该症状在 3 个月内平均每周至少 1 次，明确的反复暴食发作有以下 2 个标准：

1. 进食量远远超过绝大多数人在 2 h 内的进食量（以很快的速度进食大量的食物）。
2. 不能停止进食。在已经感觉很饱的情况下（即迅速进食大量的食物同时担忧如何消耗掉它），仍然失去控制并无法停止进食。

反复出现不恰当的行为以预防体重增加：有问题的代偿行为包括使用轻泻药迅速刺激肠道蠕动以防止食物吸收、自我催吐，以及使用的其他物质来防止体重增加。患者也有可能过度运动。

快速参考 A.9（续表）

严重程度标注：由于疾病的多样性，须提供严重程度的标注。标注包括该疾病过去和现在的症状和体征（过去满足诊断标准），着重于现在的表现。第一个标注为部分缓解期，是指过去符合神经性贪食症的全部诊断标准，但现在只有部分症状符合诊断标准。完全缓解期是指去符合神经性贪食症的症状，并且满足 3 个月的时限，可以诊断。但在一段时间内没有任何症状符合诊断标准。由于没有特别说明"一段时间"到底是多长时间，所以执业医生的判断是预期。

基于症状的严重程度，神经性贪食症也需要进行编码。可以监控代偿行为（如清除和使用轻泻药）来量化症状的严重程度。就诊者报告每周平均有 1 ~ 3 次不恰当的代偿行为为轻度。就诊者报告平均每周有 4 ~ 7 次不恰当的代偿行为为中度。就诊者报告每周平均有 8 ~ 13 次不恰当的代偿行为为重度。就诊者报告每周平均有 14 次或更多的不恰当的代偿行为为极重度。

帮助性提示

- 清除行为可能导致医学问题和牙齿问题。因此建议全面的医学检查、体格检查和口腔检查。BN 患者常发生涎腺病（唾液腺扩大），应对此进行评估。患者也可能由于反复的暴食和清除行为导致电解质紊乱。
- 反复呕吐导致牙釉质丢失。因此有必要进行口腔检查以评估牙齿和牙龈目前的健康状况。
- 建议请精神科医生进行药物治疗的评估。有些 BN 患者抗抑郁药物治疗有效，如 SSRIs，包括喜普妙（西酞普兰）、百忧解（氟西汀）、左洛复（舍曲林）等。这些抗抑郁剂需要几周才能完全发挥疗效，因此早期评估非常重要。抗抑郁剂联合认知行为治疗效果更佳。
- 神经性厌食症通常起病于青春期或成年人早期，起病于成年人很罕见。虽然与神经性厌食症一样，神经性厌食症患者女性与男性比例为 10 : 1，但该疾病也可见于男性。因此注意不要排除男性神经性厌食症患者的可能性，一旦确诊，男性 BN 的治疗与女性相似。
- 就诊者普遍对体重增加充满恐惧和过度关注。他们花费大量的时间负面评价自己的体形和身体形象，总是对自己的小瑕疵不满并很难对自己的体象有积极的评价。因为 BN 患者一般没有体重过低（一般体重正常或高于正常），因此相比体重低于正常的神经性厌食症，神经性贪食症更难诊断。
- 寻找体重减轻的方式或者行为，并付诸行动，如强迫运动和滥用轻泻药。
- 就诊者常常沉溺于节食，通常体重正常，也可能超重。家庭成员通常是注意到就诊者不恰当的行为模式的第一人，如他们不愿在公共场所进食或不在别人面前进食。
- 一定要评估与文化的相关性：不同的文化群体对于体重和外貌有非常不相同的期待。以瘦为美的文化导致的巨大的压力可能会促使个体维持不健康的、不切实际的体重。

快速参考 A.9（续表）

- 家庭成员或重要的人可能感受到特别大的压力，因为他们知道就诊者有问题，但是却不知道如何帮助正在患病的自己所爱之人。通常就诊者能够应对与进食无关的其他问题。此外，社会支持系统已经做了大量的工作来帮助就诊者，但就诊者仍然否认自己有病。发现就诊者重要的社会支持提供者至关重要，使其加入治疗最有可能成功。

Source: Summarized criteria from the Diagnostic and Statistical Manual of Mental Disorders, Fifth Edition. Copyright 2013 by the American Psychiatric Association.

治疗计划

神经性贪食症（清除型）

定义：神经性贪食症的主要特征为暴食和防止体重增加的清除行为。

需要注意的症状和体征

一次性进食大量食物，尤其是高脂食物或甜食。
采用自我催吐、滥用轻泻药、过度运动锻炼等方式防止体重增加。
过度关注自己的体象和体形。
不断担忧或者抱怨变胖。
害怕超重。
过度运动。
不愿在公共餐馆或别人能看见的地方进食。
歪曲和负面的体象认知。
进食障碍所导致的电解质紊乱和牙齿问题。
大量进食后马上去洗手间。

治疗目标

1. 停止暴食和清除模式。
2. 恢复更健康的进食模式，保持适当的营养摄入以维持健康的体重。
3. 理解导致进食障碍的认知和情绪，建立可选择的应对策略。
4. 改变自我认知，不再关注体重和体形，也不再把它们作为自我接纳的主要方法。

长期治疗目标

1. 停止暴食和清除的循环模式。
2. 建立自尊，接纳健康的体象。

治疗计划（续表）

目标	干预
1. 全身体格检查和口腔检查，可能需要药物治疗，以帮助处理症状和反复出现的负面思维。	转诊给内科医生进行全面的体格检查，转诊给口腔科医生进行口腔检查。 转诊给精神科医生进行药物评估。
2. 识别进食模式，记录任何控制体重增加的方法。	与患者讨论不正常的进食模式可能导致的健康问题。
3. 识别暴食和清除行为的促发因素和滥用的模式。	监控患者的暴食和清除行为，制订有营养的进食计划，并促进形成健康的进食模式。 分析保持进食障碍模式的利弊——识别行为模式和信念的功能性高阶目标。
4. 识别低自尊、完美主义倾向、恐惧失败与进食障碍之间的关系。	帮助患者探索完美主义倾向和对控制感的需要如何导致进食障碍。鼓励对自己正面的品质的识别，鼓励患者达到自我实现。
5. 建立可选择的应对策略，来处理潜在的情绪问题。	通过有益于健康的情感表达来发展自信行为。推荐参加进食障碍支持小组。
6. 建立基本的自我认同观念，不是基于体重和体形，而是基于性格、价值观和人格特质。	帮助患者明确自我价值不是基于体形、体重或身材，而是基于才华、正面的特质，以及对重要的人（如家人和朋友）的重要性。
7. 认识到重要的人和其他家庭成员对患者身份的认同和治疗成功的重要性。	评估家庭支持系统，确定重要的人协助治疗。 提供与神经性贪食症相关的教育。 分享并讨论进食障碍导致的危害的教育信息（如躯体问题和口腔问题、口臭、精神不振、注意力不集中等）。 开展夫妻或家庭咨询，讨论目前的行为、担忧，以及相互合作的方法。

（王惠玲　李　静　李东晓　简雨涵）